生薬とからだをつなぐ

自然との調和を目指した生薬の使い方

鈴木達彦　著

医道の日本社
Ido・No・Nippon・Sha

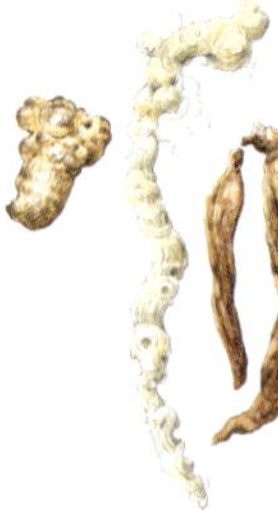
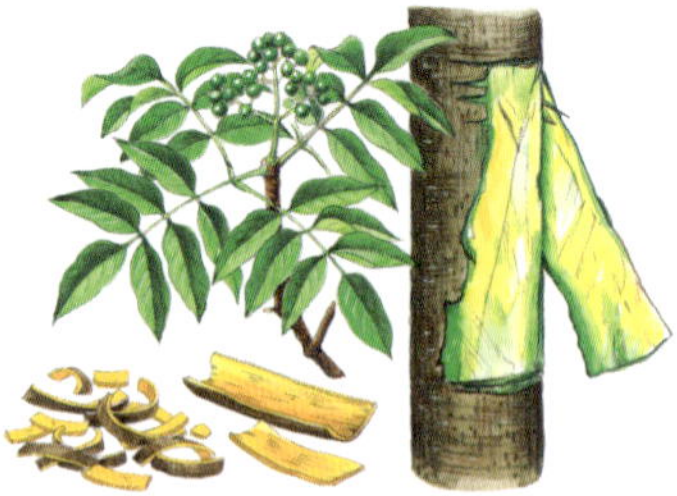
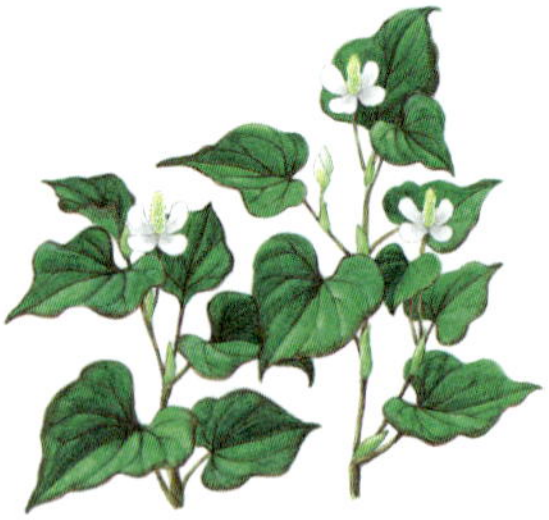

目次

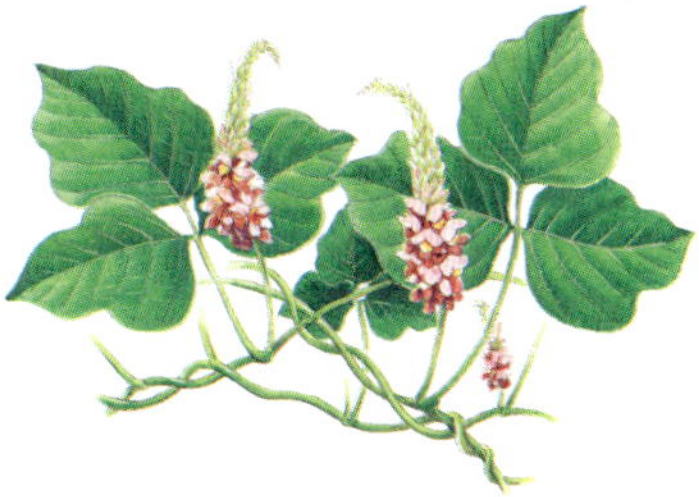
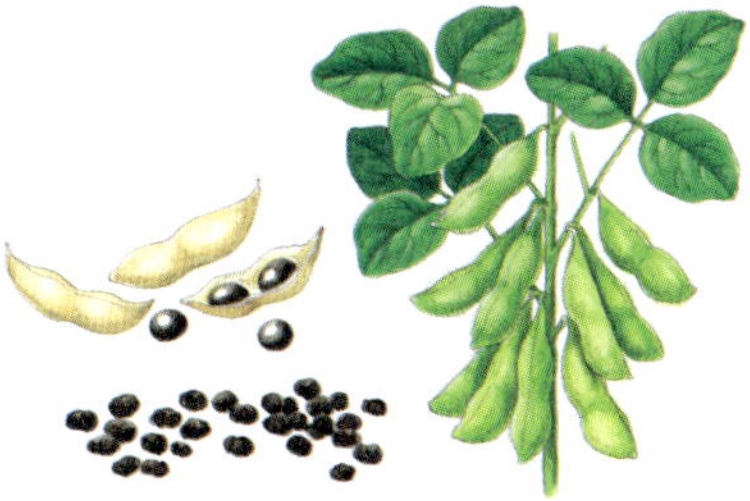
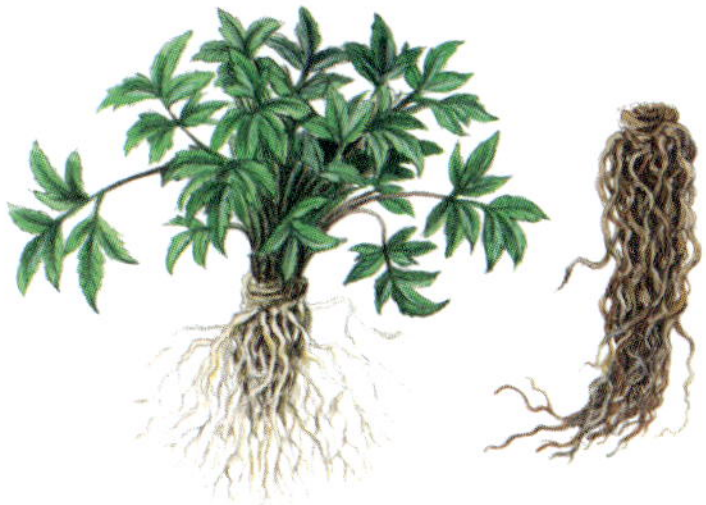

推薦の辞

私は千葉大学医学部付属病院・和漢診療科にて、漢方薬を治療に用いている。

何千年もの歴史がある漢方を応用して、現代の患者を治療していくなかで、「昔からの漢方の活用法の意味と有用性をより詳細に、科学的に研究する必要がある」と考えるようになった。そんなとき、薬学・医史学に優れている鈴木達彦氏と知り合った。これが約5年前である。現在、彼は私のよき理解者であり、協力者でもある。

多くの場合、薬学の世界では「薬を開発する」ことが研究のメインとなり、実績につながる。そのなかにいて、鈴木氏は過去の文献などから新たな発見を探す「薬学界での考古学」の道を進んでいる。彼のように、古典に基づいた薬学を心から推進している研究者は、専門家が少なくなっている漢方界の中でも、さらに少なく貴重な存在である。

臨床の現場でも、古典から学ぶ先人の知恵のすばらしさは日々実感している。例えば、現在は科学的にも証明されている「生姜は生のままだと胃腸に良いジンゲロールが多いが、熱を通すとショウガオールが増え、温める効果が何倍も強くなる」といった発見も、科学がなかった時代に、我々の先祖が失敗を繰り返しながら得た、努力の賜物である。

こうした修治による生薬の性格の変化までを考え、先人は生薬の主流をつくり、現代の我々はその知恵を利用させてもらっているのである。残されることなく消えていった利用法も多々あるのであろうが、古典を学ぶにつれ、いろいろと試してくれた先人に感謝が溢れてくる。

生薬についての書籍は、科学的な解釈から述べられている本と、古典に準拠し、その延長線上で生薬を考察している本が存在する。本書は当然後者にあたるわけだが、加えて「生薬をいかに用いるか、全体像から考えたときの使用法」について書かれていることも、大きな特徴である。

植物は単体でひとつの小宇宙となってお

り、バランスがとれた存在である。しかし、同じく小宇宙である人間と比較すると、「突出している」部分が存在する。例えば、寒い地域で採取される植物は、寒さに抵抗して自分を温める物質が溜まっている。附子に含まれるアコニチンなどがそうであるが、これは気候や環境によって生まれた植物の「突出している」部分である。

また、植物は排出をしづらいため、本来は不要であるはずの物質を隔離し、自分のなかにストックしていることがある。この不要物は人体にとって毒になる物質もあるが、これもまた植物の「突出している」部分となる。

我々は、この植物の「突出している」部分を賢く活用し、人間のバランスが崩れている部分を治そうとしているのである。

自然界にあるものは、「役立つ」、「役立たない」という基準で存在しているわけではない。雑草だからといって抜いてしまってよいわけではないし、アリの巣から怠け者のアリを排除したからといって働きアリが増えるわけではない。それぞれがそれぞれの役割をもっており、何をもって「役立つ」のかは立場によって異なる。

本書は、人間に「役立つ」活性物質がある植物・動物を採り上げているわけだが、一方で小宇宙・大宇宙のバランスを重視した包括的な目線でも生薬を論じている。

科学がなかった時代から、生薬はいかにして利用されてきたのか。そして、生薬はなぜ人間に役立つのか。

生薬と人間のかかわりを、鈴木氏のこれまでの研究からの解釈や、哲学を交えて解説している本書は、幅広い方々の生薬についての見識を広げる1冊となるだろう。多くの人に読んでいただきたい良書であり、運命の書のひとつになってほしいと願っている。

平成三十年五月吉日

千葉大学医学部附属病院
和漢診療科長・診療教授
医学博士　並木隆雄

序に代えて

本書は雑誌『医道の日本』において、２０１２年１月から連載を続けているものを中心としており、本書の刊行に際してこれまで支えていただいた編集者の方々、鮮やかなイラストを描いていただいてきたイラストレーターのお二方、そして何よりも読者の方々に感謝を申し上げます。序に代えまして、連載が始まった経緯について、私自身回想をしながらお伝えしたいと思います。

私は生薬や漢方を、東京理科大学の遠藤次郎先生と中村輝子先生からご指導を受け、漢方研究室で学びました。先生方の生薬に対する見方は深い洞察のもとに成り立っているようで、単に生薬学の本を読むだけでは到底得ることができないもののように感じました。在学中はもちろん、卒業してからもご指導を受け、生薬や漢方のことを勉強していき、私も少しずつですが生薬というものについて理解を深めていくことができました。漢方研究室で学んだ卒業生のなかには、漢方薬局や鍼灸院を営まれて臨床の場で研鑽を積まれている方もいらっしゃいます。そのなかでも近しくお付き合いさせていただいている方から、「遠藤先生の生薬の見方、特に象形薬理にもとづいた見方はどの本を見ても勉強できないから、本にまとめて欲しい。臨床にとても役立つから」という声があったことを以前から知っていました。こうした声がありながらも、先生方はご執筆のお気持ちはあまりなかったと思いますし、そばにいた私も話半分で聞き流していました。

漢方処方を運用するうえで、それに配合される生薬の使い方を自分なりに整理しておくことは非常に重要です。生薬を複雑に組み合わせた漢方処方を理解しようとするとき、生薬に含まれる成分、薬効、薬理作用の知識だけではどうしても足りません。生薬ひとつをとっても、そこに含まれる成分は極めて多く、なかには生薬同士で共通するものもあったり、どうしても薬理作用がわからないものもあります。これらがいくつも配合されて漢方処方が成り立っているわけですから、複雑さは極まりないのです。しかし、臨床にあたるときは、これらの情報や見解が複雑に絡み合ったままではいけません。生薬、ひいては漢方処方について、自分はどのように考えて整理しているかということがとても重要になると思うのです。歴史に名を残す医家も、自身の生薬に対する考えを記した薬物書を著しています。それらの書籍を見ると、何度も書き直していた形跡も感じられますし、ついには生前には出版されず、没後に門人たちがまとめたというものもあります。推し量るに、生薬についての見方というのは、それぞれが経験を重ねるうえで塗り替えていき、精錬を積んでいくものであるということです。そのため、未熟な私のようなものが、生薬について公に見解を述べるなど、ひどくおこがましいことと思っていました。そうした気持ちに変化をもたらしたのが、２０１１年の東日本大震災でした。

震災当時、千葉県の北西部にある大学におりましたが、大学の校舎が割れそうなほどの揺れに驚き、慌てて外に出ました。大きな揺れが引いてからも、大地は足元をこんこんと突き上げるように沸騰していました。キャンパスの木々も大きく揺れ、驚いた小鳥たちは足場を見失い、散りぢりに飛び回っていました。

私はそれまでに、「中国伝統医学では、四時の正気、つまり外界である自然の法則性に従わないときに病気になる。漢方処方によって失われた法則性をいかにからだに導入するかということが基本になっている」と論文に書きました。天地人三才思想を掲げる中国伝統医学、あるいはもっと広く東洋思想といってもよいかもしれませんが、自然の法則性にからだを同調させることが理想だと言えるのです。しかし、震災時に私の足元を突き上げる自然は、身を寄せるべき存在では決してありませんでした。論文を書いた私の自然観は、大きく揺れる木々に足元を見失い、あのときあてもなく飛び回っていた小鳥に等しいと痛感しました。

2つの神農像

「神農」とは農業と医薬の神で、「炎帝」とも呼ばれています。神農は人々に農耕を教え、また、植物を舐めてその毒性や薬効を調べて、人々に教えたとされています。大阪の道修町や東京の湯島聖堂では、毎年神農祭が催され信仰を集めています。

神農の信仰は古くからあり、神農が描かれた絵画や像は多くみられます。神農像はその伝承から、牛の頭をしていて角が描かれ、木の葉でつくった服をまとっています。「赤い鞭（赭鞭《しゃべん》）で草木を打って取り、口に含んで気味を探ることで生薬の効能や毒性を知った」ということから、片手に赭鞭、もう一方の手に草や稲穂を持っている像が一般的です。ところが、神農の表情には、穏やかな表情をした像と、目を見開き憤怒の表情を浮かべる像があるのです。穏やかな表情をした神農像は、民に農耕を教え、自然の恵みを与えたとい

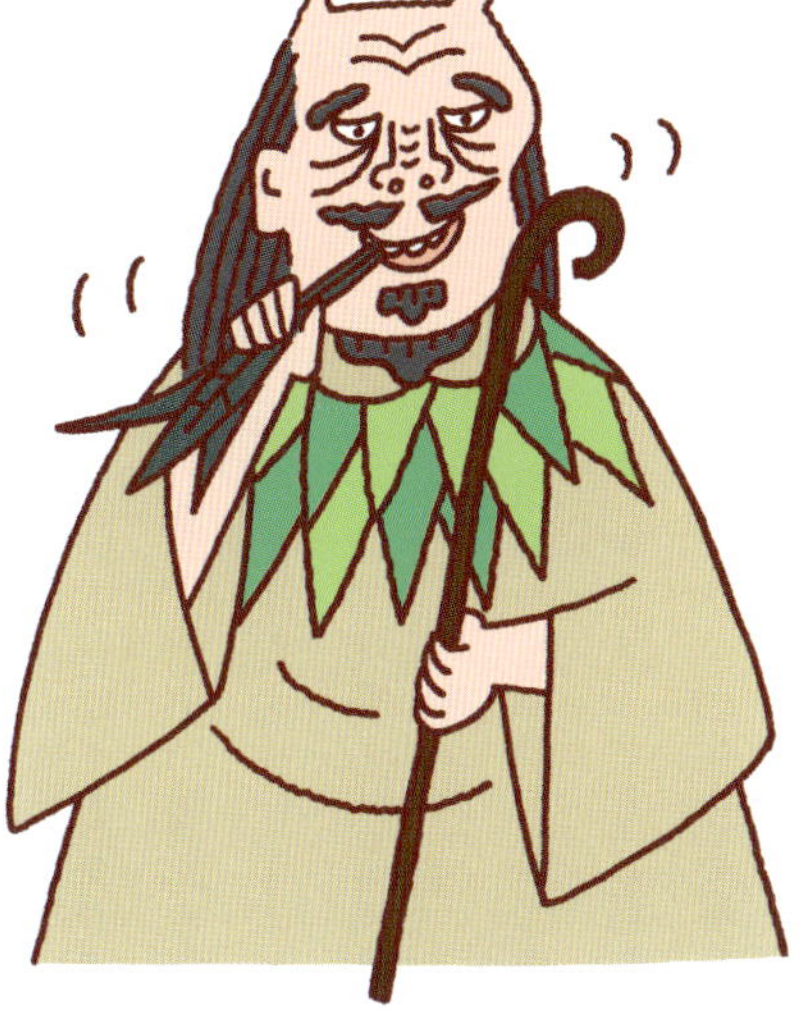

穏やかな神農像

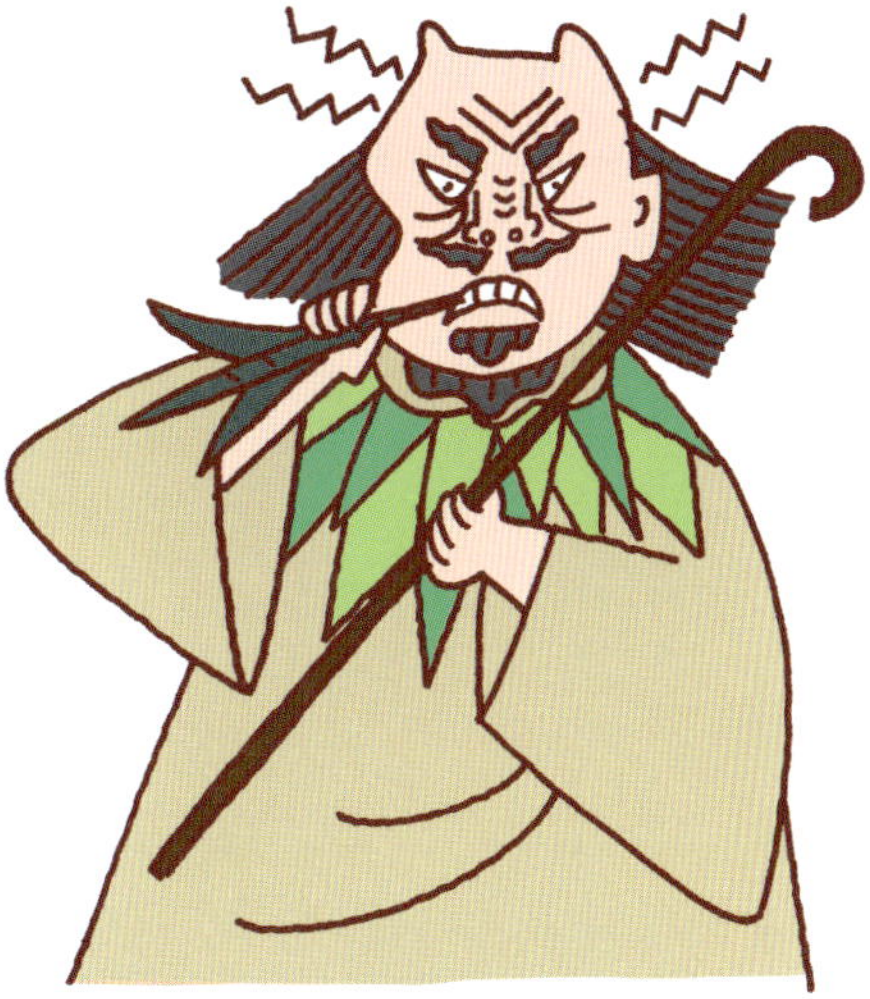

憤怒の神農像

うイメージによるものでしょう。

一方、生薬の効能と毒性を見定めるとき、神農は幾度となく中毒になったと言います。憤怒の神農像は、あるときは自然はからだにとって毒をもたらすことになる、という厳しさを伝えるものでしょう。

穏やかな神農と憤怒の神農、これらはいずれも正しく自然を表しています。自然は私たちに生命を与えてはぐくむ一方、いとも簡単に多くの生命を奪うものなのです。

生薬とからだの関係の多様性

中国の本草書（生薬についての薬物書）は、神農の名を冠した『神農本草経《しんのうほんぞうきょう》』から始まり、多くの本草書が著されました。そして主流の本草書ではそれまでの記載に続いて新しい記載を重ねていきます。歴代の本草書の記載が古い順に並んでいて、一読するだけで時代時代の生薬に対する見解が見てとれます。面白いことに、それらの記載を比べてみると、新たな薬効が付け加えられるだけでなく、それまでの見解を批判したり、異なったものが示されることも少なくありません。

生薬に対する見解というものは、時代に応じて、また、個人の経験に応じてさまざまな知見が積み重ねられてきています。生薬は自然のなかから生まれたものであり、人間もまたそれに相違ありません。生薬と人間のからだとのかかわりについてみると、「多

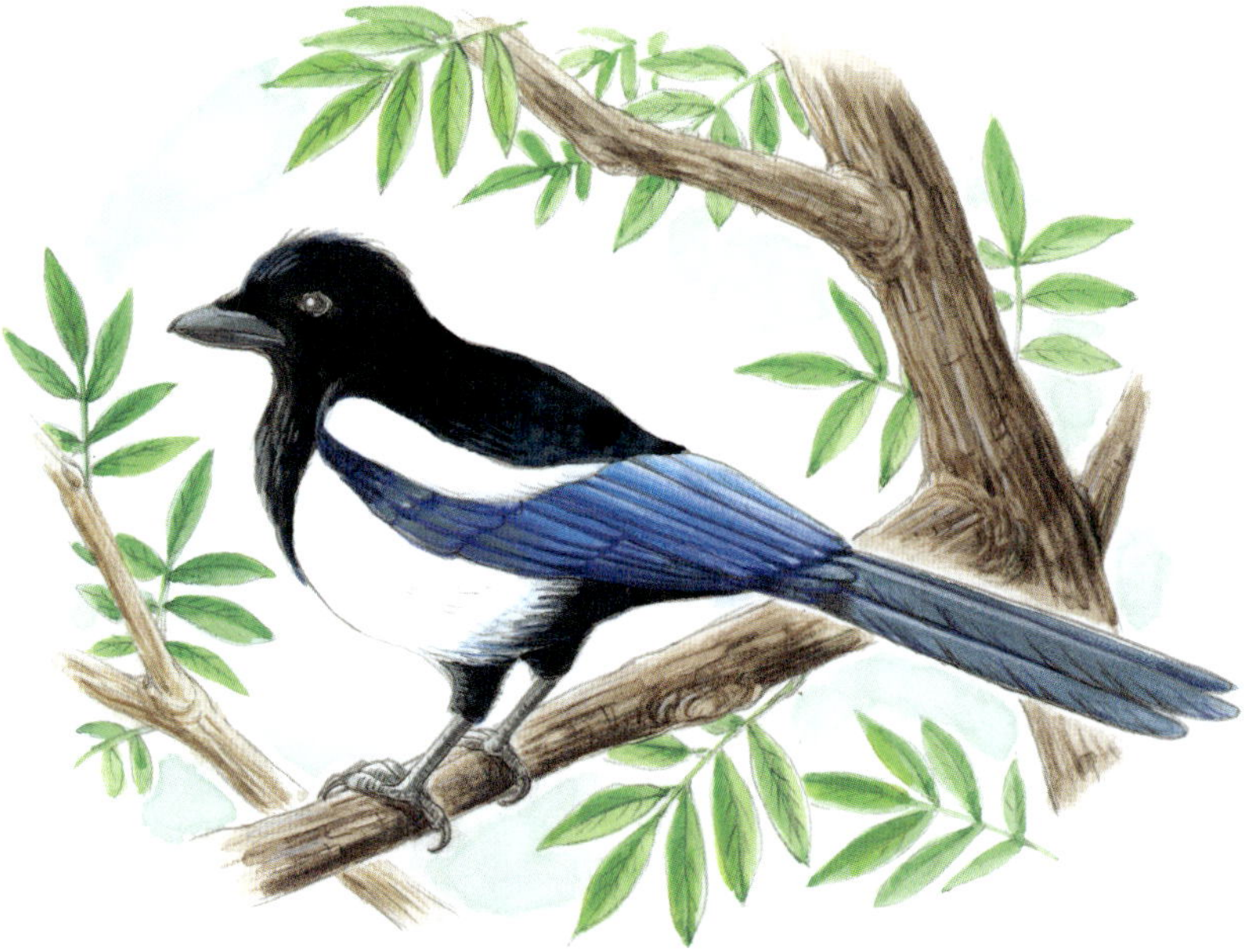

様性を有したもの同士の関係性に定型を見出すことは困難である」と言えます。本草書が綿々とつないできた生薬とからだとの関係に対する追究を、現代の我々はいつの間にかやめてしまったのかもしれません。大きな自然の流れの中でほんのわずか一瞬に生じたもの、あるいは、大木のなかで小鳥が足をかけるほどの細い小枝であっても、それは自然の一部であることには変わりはありません。今までにない自然への畏怖に直面したとき、「小枝にとまる小鳥に等しい私であっても、生薬に対する考えをお示しする意味はあるのではないか」という思いを持つことにもいたりました。そうしたときに、連載の話をいただいたのです。

この本をお読みいただいている方々には異論をお持ちになる方も少なくないでしょう。それでも、生薬を「自然のなかにあるもの」と捉えるとき、生薬とからだの関係性にさまざまな面があることに恐れてはいけないと考えるのです。自然は時として荒れ狂うものであることはしかたがありません。それでも、私たちはこの大地の上にしか生きられないのです。大地を見失った小鳥のように、ほんの少し足元が揺らぐことに怖気づいて、自身の自然に対する見方を隠してしまってはいけないと考えます。

生薬とからだをつなぐ

連載のお話を編集部の方からいただいたときは、一般的な生薬の話題について紹介してほしいというものだったと思いましたが、わがままを言わせてもらって、「生薬とからだをつなぐ」というテーマにさせてもらいました。

中国伝統医学では、大宇宙である外界の法則性やリズムを取り入れて、同調することが理想となります。中国最古の健身術である導引図は、外界の正気をからだに導入させることを表しているとされています。鍼灸治療もまさにこうした概念の上に成り立っていると言えます。鍼灸治療では経脈の機能に着目し、その運行を調節します。経脈の運行は季節の移り変わりである四時正気に深くかかわっており、脈診なども四時の脈を基本にしています。陰陽五行論を含めた運気論をもとにした治療は、外界の正しい節度をからだに適応させるという意味を持っており、「外界の自然である大宇宙」と、「人間のからだである小宇宙」とが調和することを目指しています。

生薬は植物由来のものが多くを占めておりますが、動物や鉱物など天然資源全般を扱います。本草書には人の髪の毛や尿なども収載されますし、衣服や食器などから使い古されたゴザや箒、といったものまで生薬として扱います。生薬による薬物治療については、植物を基原とするものが多いことから、その成分をもとに論じられることがほとんどですが、本書では「大宇宙と小宇宙の調和」ということをテーマに採り上げたいと思います。こうした観点から見ると、自然界のなかで生じた生薬は、植物であれ、動物や鉱物であれ、小宇宙であるからだにとって、大宇宙の法則性を備えたものとなります。「生薬とからだをつなぐ」には、生薬という薬物が人体に作用するということ以上の意味を込めています。つまり、自然界に生じた生薬から大宇宙の法則性を見出すことで、「大宇宙(自然)と小宇宙(からだ)をつなぐ」と、本書のテーマを読み換えることができるのです。成分や薬理作用などの説明は他の書籍に譲って、本書では自然物である生薬とのかかわりから、自然との調和を目指すということを大きなテーマとしていきたいと思います。

帝京平成大学　薬学部准教授
博士(薬学)　鈴木達彦

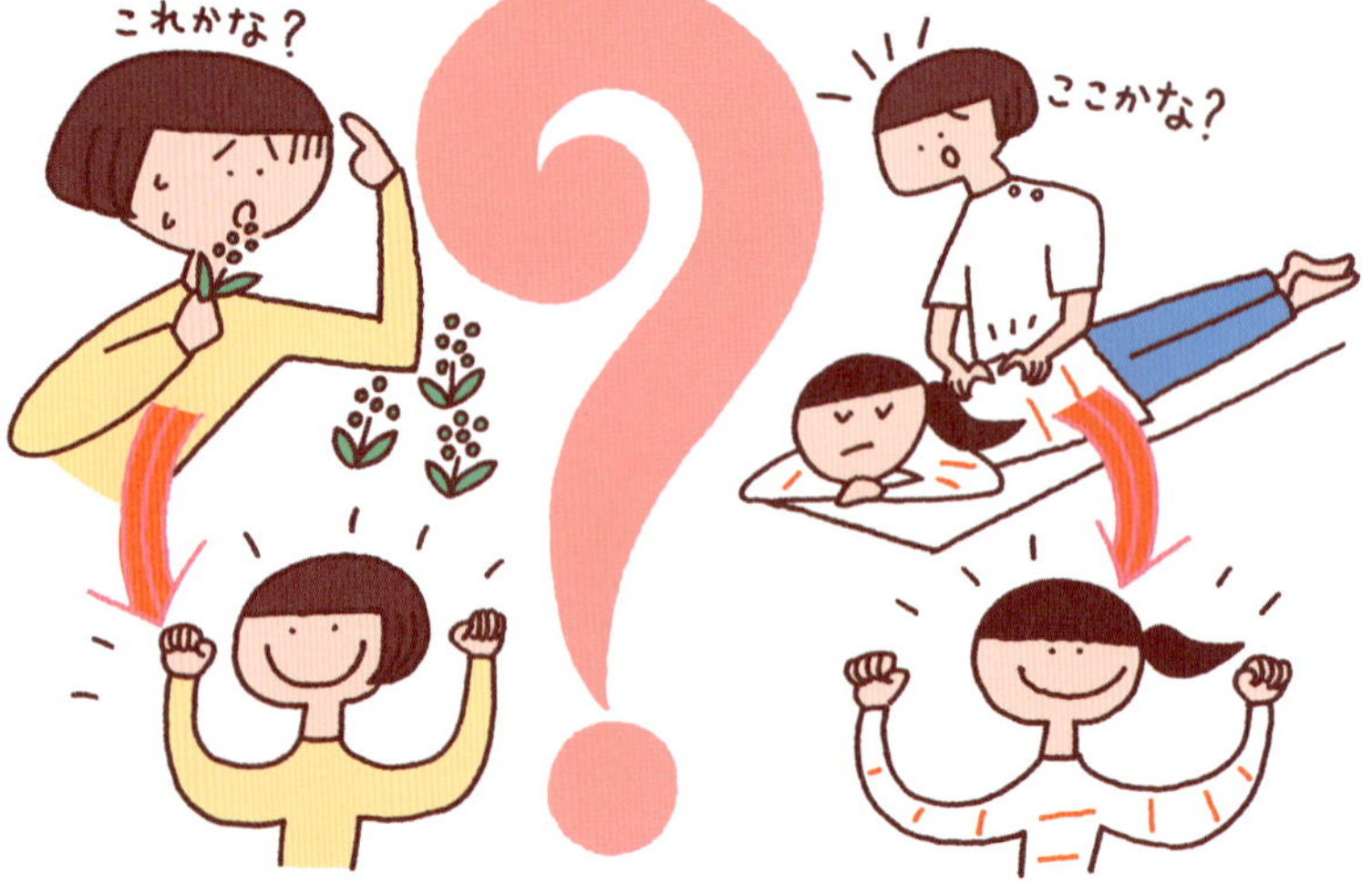

人間と生薬のかかわりを辿る

人間はどのように生薬の知識を蓄えて行った？

p.9の通り、民衆に生薬のはたらきを教えたとされる神農は、赭鞭をふるって草を打ち、口に含んで味覚により薬効を知ったと伝承されています。これは神話であるとするとして、実際には人々はどのようにして生薬についての知識を蓄え、自然とのかかわりを持っていったのでしょうか？

人間が生薬についての知識をどのように得ていったかの経緯を「経験知の蓄積」とみることもあります。具合が悪くなって、たまたま近くにあった植物を食べたら運良く治った、という経験が積み重なっていったというものです。鍼灸治療に例えると、「どこかのツボを押さえてみたら体調が良くなった」というようなものです。

確かに、そういう経験の積み重ねが存在しないことには、伝統医学は形作られないと思います。しかしながら、あまたある生薬について、そうした経験を結びつけていくことで、はたして今日残されている膨大な本草書の記載が成立し得たのでしょうか？　鍼灸治療に例えてみると、「ツボ」とは体表にあって非常に繊細な場所であり、その繊細さ、ツボの示す特定の箇所の微妙さに比べると、体表は広大な海

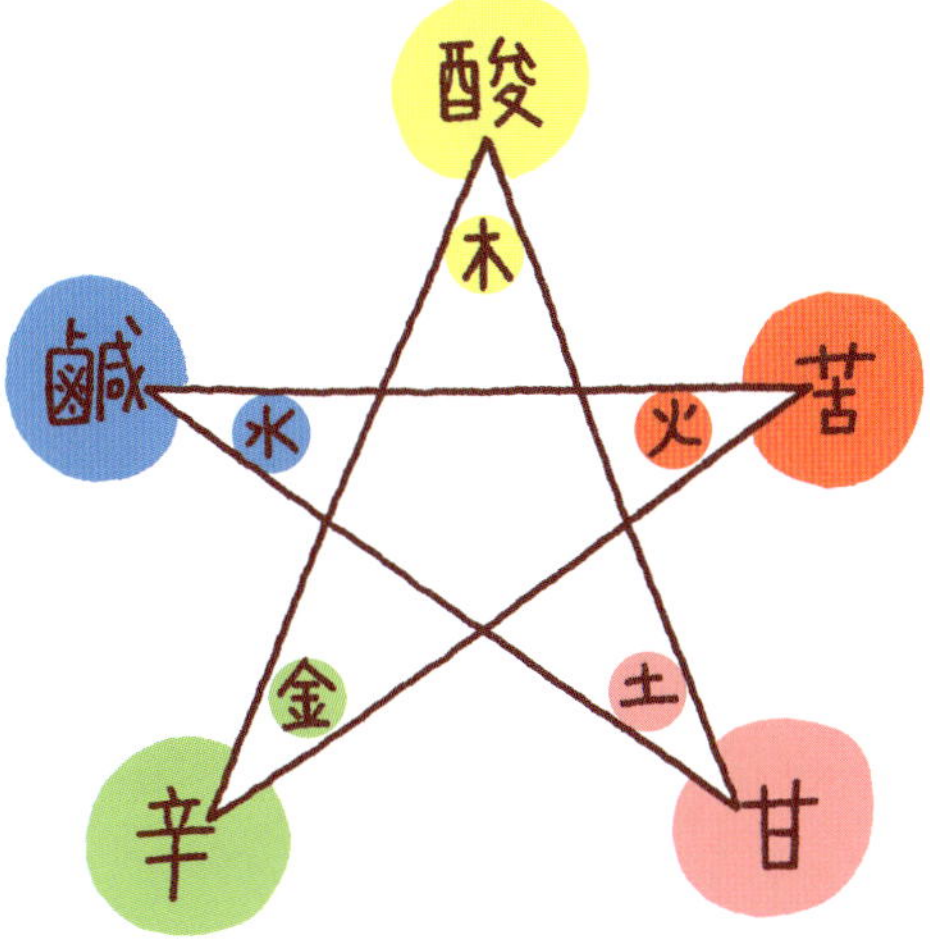

のようです。偶然どこかを押さえることで経脈理論全体を形成し得たのでしょうか。

風邪のときにこの生薬、肩こりのときにこのツボというよう簡単に結びつけられるものではなく、病態というものはその時々で微妙に異なり、個人差もあります。そもそも伝統医学というものは、現代的な診断が下った疾病についても、症状や体質の細かな観察によって細分化していき、個々の違いを見出していくのが特徴です。こうしたことを考えれば、安易に経験知の蓄積のみに伝統医学の形成を任せることはできないように思います。

味覚や臭覚から薬効を知る五行論

神農のように生薬を舐めて薬効を知るというのは超感覚的なものではありますが、必ずしも不可能ではないと思います。生薬を勉強するときは、生薬を口に含んで味覚以外の感覚も研ぎ澄ませ、その性質を認識しようとしますが、ここではもう少し一般的な例を挙げたいと思います。

中国伝統医学では五行論により、味覚や嗅覚の情報を配当します。例えば、「火―南―苦」といったように、「苦みのあるものはからだの火をとって熱を下げる」とされています。確かに、苦みを持つ生薬は清熱薬となることが多いのですが、苦いものがすべてからだの熱をとるのか、とい

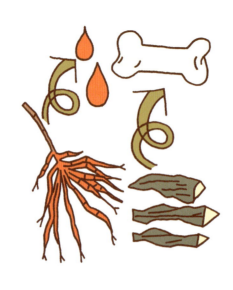

うとそうではありません。必ずしも普遍的なものではないのですが、理論的な枠組みを設けることで「苦いものはからだの熱をとるのではないか」と仮説を立てて確かめようとします。そうすることで経験知の積み重ねが一段高いものになるのです。

視覚から薬効を知る象形薬理

味覚や嗅覚以外にも、視覚によって、生薬のはたらきを考えることがあります。五行にも木―青、火―赤、土―黄、金―白、水―黒といったように、色が配当されていますが、「赤い生薬は血の病を治す」。あるいは、「骨のような形をしているから骨折に効く」といったように直接的なものもあります。このような色や形状から生薬のはたらきを考えることは、象形薬理と呼ばれています。

色や形状から生薬のはたらきを考えることは中国伝統医学でももちろんありましたが、特にヨーロッパの伝統医学のなかで盛んでした。「神は植物、薬草、花などにあたかも象形文字のように、その薬効を示す形を与えた」とされるように、宗教観と重なりながらヨーロッパの伝統医学に根付いています。象形のほかに、薬徴主義と言われたり、表徴主義と言われたりしています。

我が国では、昭和の初めから戦後にかけて象形薬理説によって、漢方処方に用いる生薬を解釈する方法が試みられています。

五行論にしても象形薬理にしても、「外界である大宇宙とからだはどのようなつながりを持っているのか」を考えることが大切です。自然とのかかわりを求めていく過程のなかから、こうした理論的な枠組みが形成されていき、生薬に対する知識の蓄積に貢献したのだと思います。

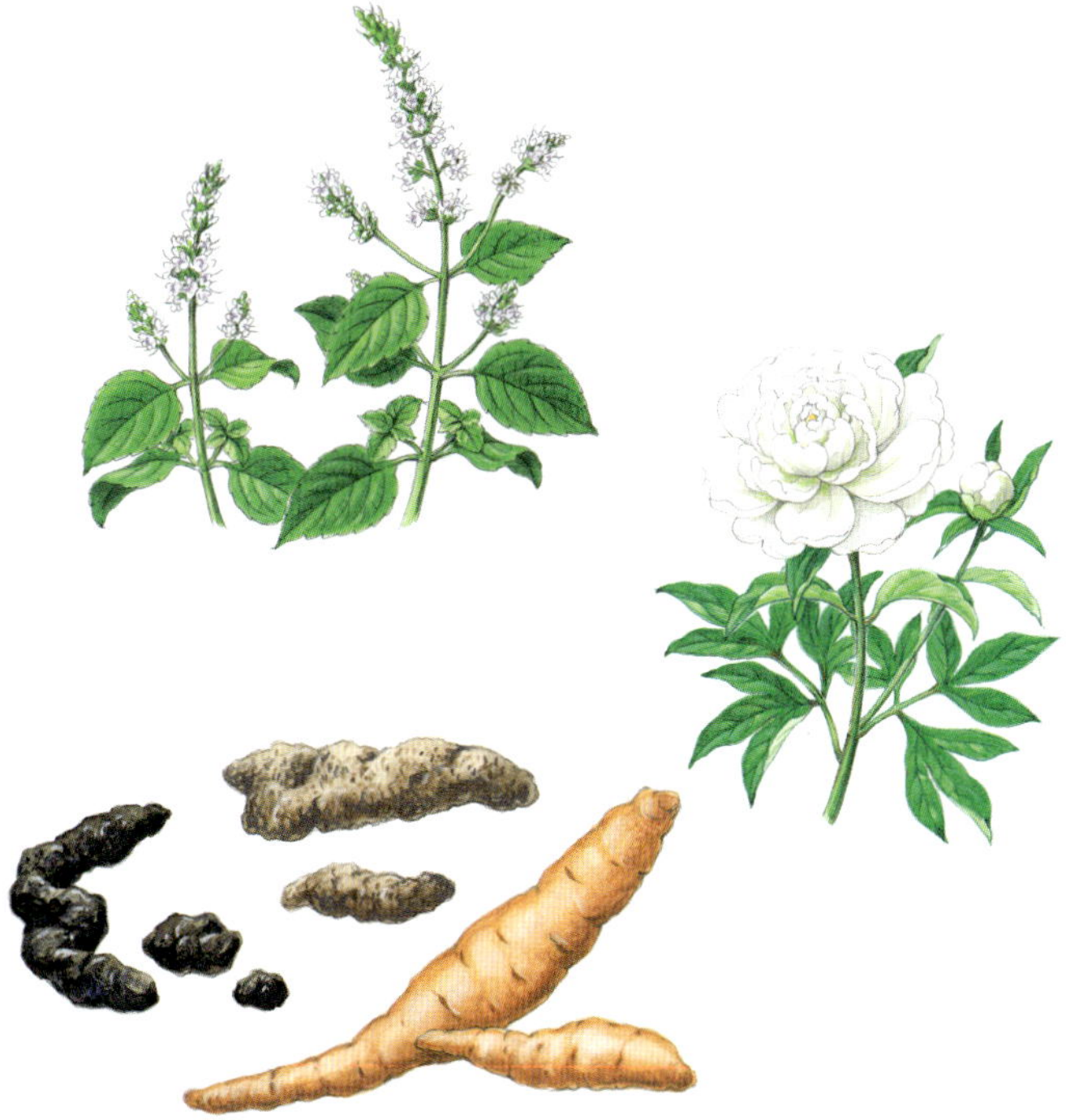

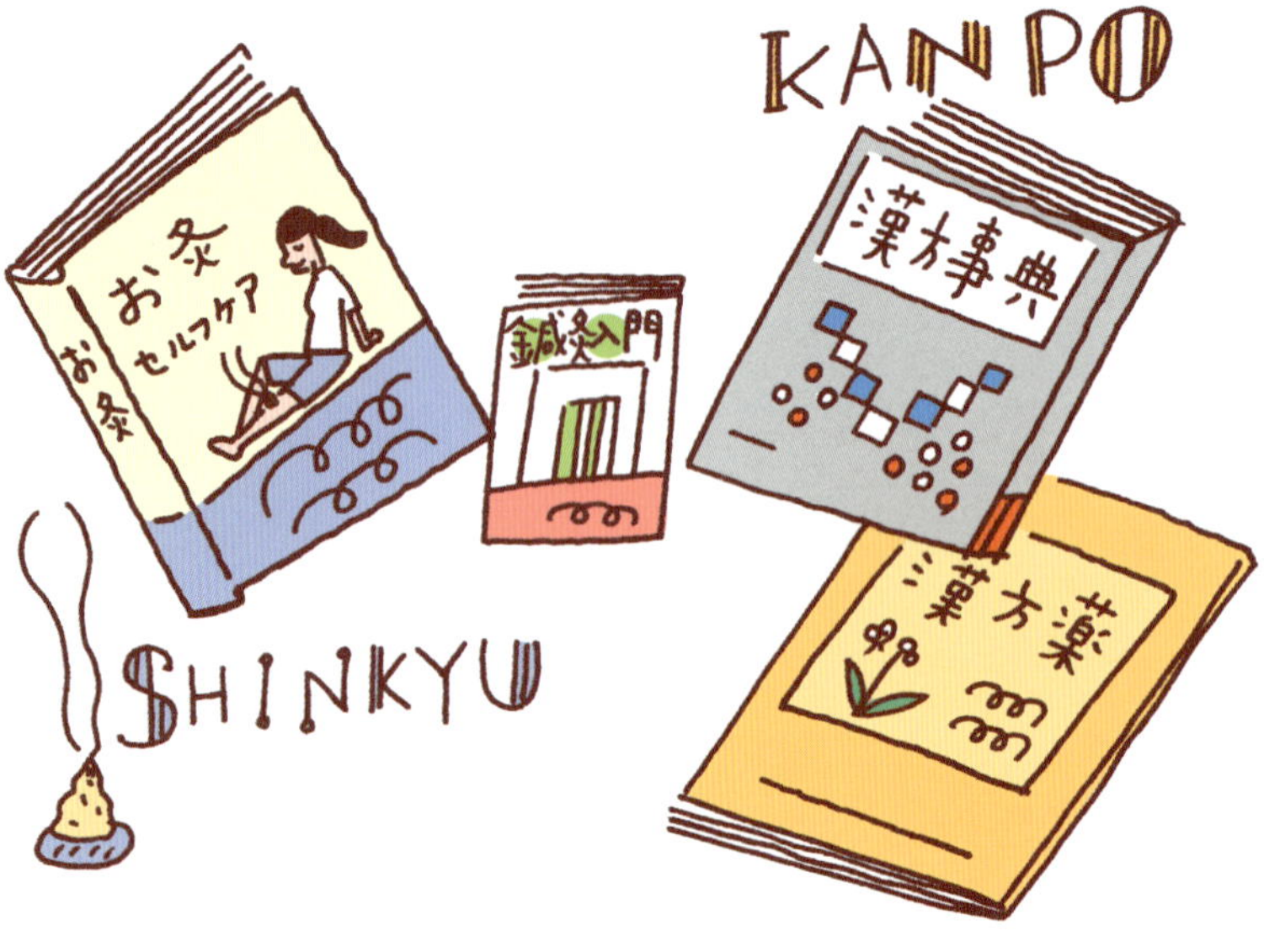

生薬と鍼灸をつなぐもの

漢方と鍼灸

漢方をはじめとした伝統医学は、文化的な隆盛も相まって江戸時代に大きな発展を遂げていましたが、明治に入り政策によって排斥され、長らく厳しい時代が続いていました。先人たちの努力により少しずつ復興をしてきていますが、まだまだ途上と言えるでしょう。今日では、専門書から一般書まで漢方や鍼灸に関する書籍を数多く見かけるようになりました。たいていは、漢方ならば薬物治療を中心としたもの、鍼灸ならば物理療法を中心としたもので内容が構成されています。たしかに、漢方と鍼灸を同時に論じるのは難しいですが、明治以前の漢方医は鍼灸治療を兼ねることも多かったようです。いえ、漢方ということが自体、広い意味でとるならば鍼灸などのその他の治療法を含んでいるものなのでしょう。

本書は鍼灸に関する話題を中心にしている『医道の日本』に連載した内容を中心にしています。また、「生薬とからだをつなぐ」というテーマにおいて、生薬を介していかに大自然とかかわりを持つかという視点を大事にしています。

鍼灸で扱う経脈の起源のひとつには、天地の気をからだ

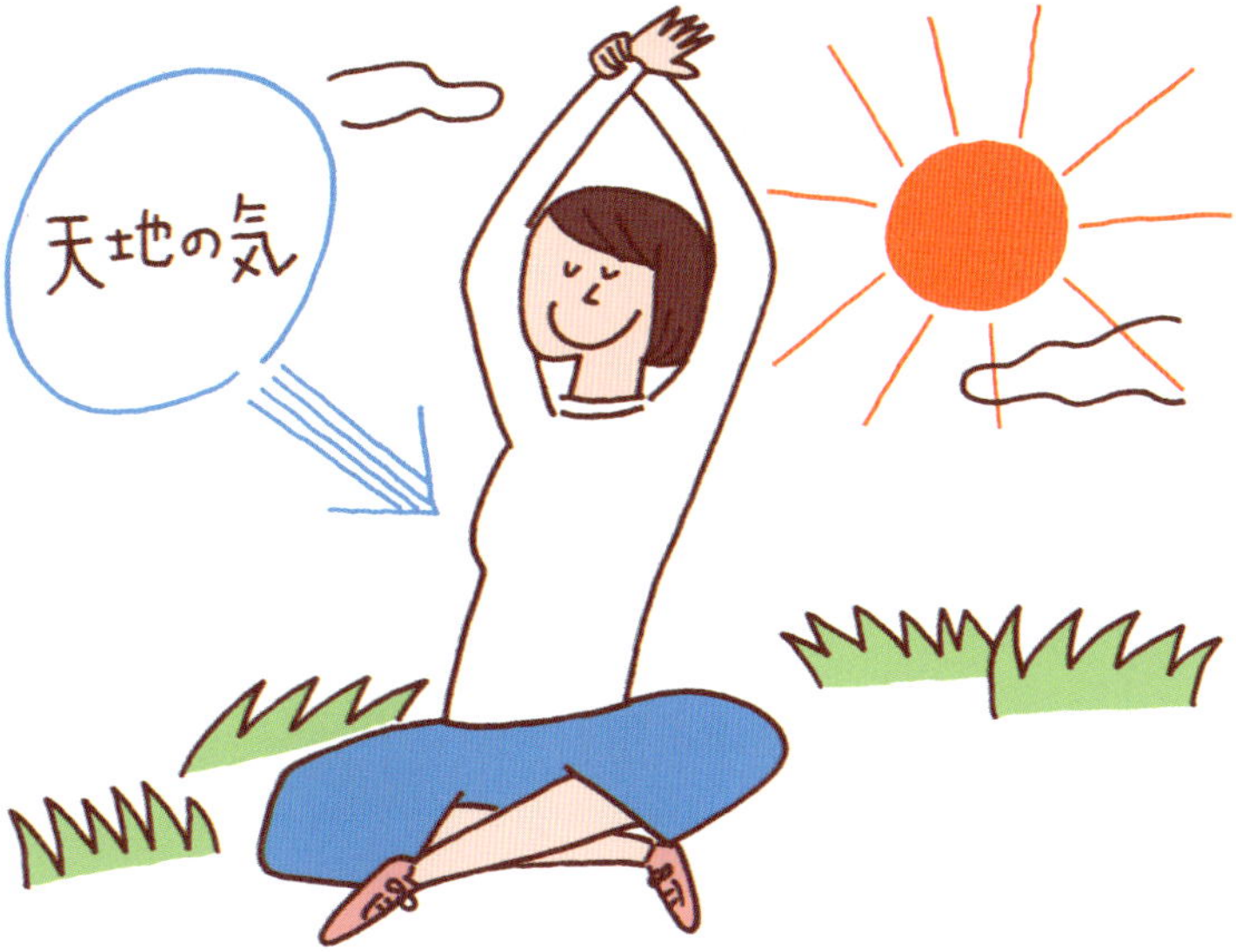

に取り入れる導引があるとされています。本書で生薬についてのお話をするときには、経脈やツボに関する話題を交えることがあるので、十分な紙面をとることはできませんが、ここで経脈やツボについての基本的なことを述べておくべきかと思います。また、連載時からの読者の方は、経脈に関する知識はお持ちのことでしょう。それでも、経脈に関する理論体系は広大であり、全体を把握することは難しいです。まずは、すこし解釈の幅を広げていただけるように経脈と絡脈の関係について話題を提供したいと考えます。

経脈の流注

経脈の起源はとても古く、ひょっとすると中国医学の起源と同じくするのかもしれません。『素問』や『霊枢』という鍼灸の基本的な原典をはじめ、多くの書籍において経脈と絡脈は論じられてきました。多くの概念が形成されてきたなかで、今日我が国の鍼灸に直接的に影響を及ぼしているのは、元代に滑寿《かつじゅ》が著した『十四経発揮《じゅうしけいはっき》』と言えるでしょう。『十四経発揮』とは14本の経脈からとられた名称であり、督脈と任脈という体幹の正中線上にある奇経のほかに、手足と体幹をつなげる12本の正経からなります。12本の正経は、三陰三陽、および、五臓六腑（心包を加えた六臓六

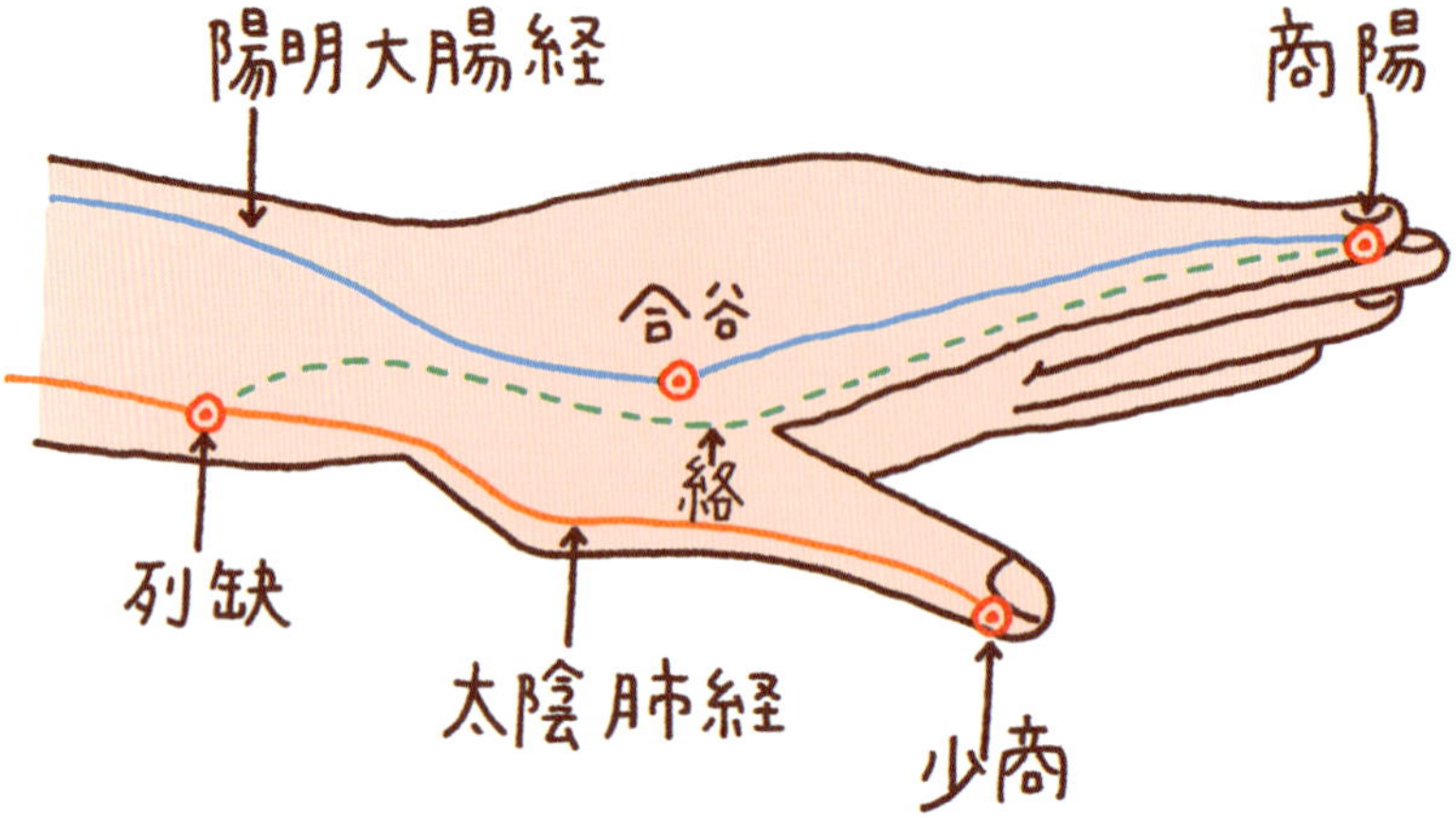

腑）が配当されており、気血の通り道となっています。各所のツボを通って経脈は流れており、１本の経脈を流れてきたものは、絡脈という経脈よりも細い脈を介して次の経脈につながっており、12本の経脈は循環をしています。こうした経脈の走行を流《る》注《ちゅう》と言っています。

　経脈と絡脈の関係で言えば、絡脈は経脈と経脈を橋渡しするものであるほかに、経脈の流注は手足と体幹を縦方向に走るのに対して、絡脈は横向きに流れるとしたり、経脈は正規の脈であるので太く、絡脈は細い脈としたりします。

理想としての経脈

　経脈が如何に発見されたのか、という問題には簡単に答えることができないでしょう。ただし、経脈がどのように走るかということはある程度体感することができます。鍼治療を受けたときにかなり強い感覚で感じることもありますし、敏感な方は針先が皮膚に接しているだけで経脈の流注を感じます。経脈の流注の全体像をこのように確かめるのは難しいことはありますが、経脈は多くの人に共有され得るような、一般的で、ある意味ではひとつの理想像ということができるのです。

　ところが、これが実際の臨床ではうまくとらえられないことがあります。鍼灸師が経脈に鍼をするときは、経脈が

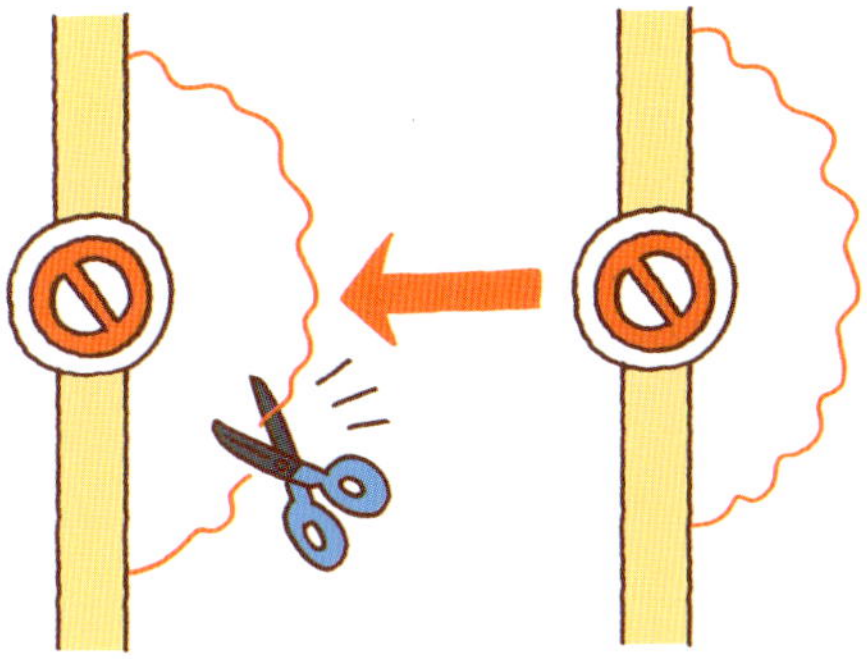

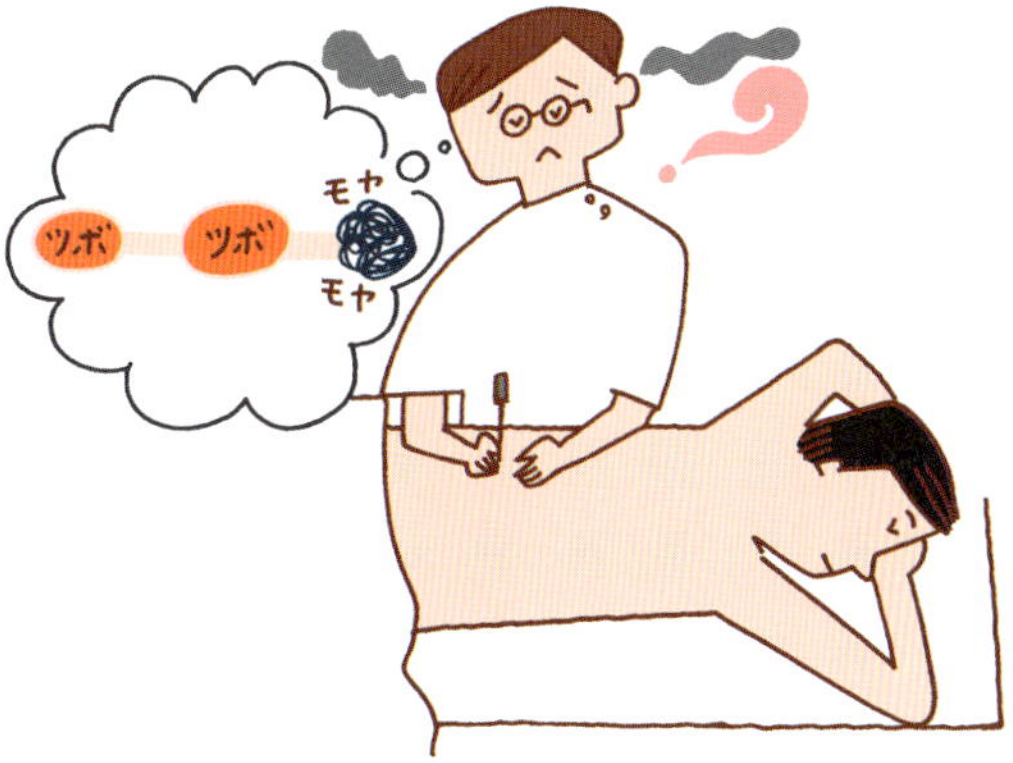

どのように流れているかを感じながら鍼をしますが、うまく経脈が通らなかったり、途中でもやもやとしてきちんとした脈にならなかったり、経脈自体が通常とは異なる流れ方をすることもあります。病態として複雑であるとか、あるいは、経脈に関して個人差を認めるべきなのかもしれません。

経脈が滞ってしまうとからだに不調がおこるわけですが、このようなとき、器用な人は経脈を一生懸命通そうとしないで、絡脈を使って正規の通路ではないバイパスのようなものを通してしまうことがあります。絡脈は経脈よりも細く、正規の通路ではないので完全に代替することはできないのですが、急場をしのいでしまうのです。このようなやり方で何度も切り抜けてきた人はいくつも絡脈のバイパスを持っています。いよいよ立ち行かなくなり、治療を求めてきたときに、鍼灸師が鍼で経脈を通そうとしてもなかなかその人は採用しません。バイパスをつくるやり方で立ち行かなくなったはずなのに、「新しい絡脈をつくって」と言わんばかりで一般的な経脈には見向きもしないことがあります。このようなときは、絡脈をいったん切っておいて、バイパスを通してごまかすことに反省を促し、経脈の道を採用してもらわないとうまくいかないことが多いです。

鍼灸治療により、症状が好転する人と、なかなか良くならない人がいます。要因はさまざまでしょうが、ひとつに

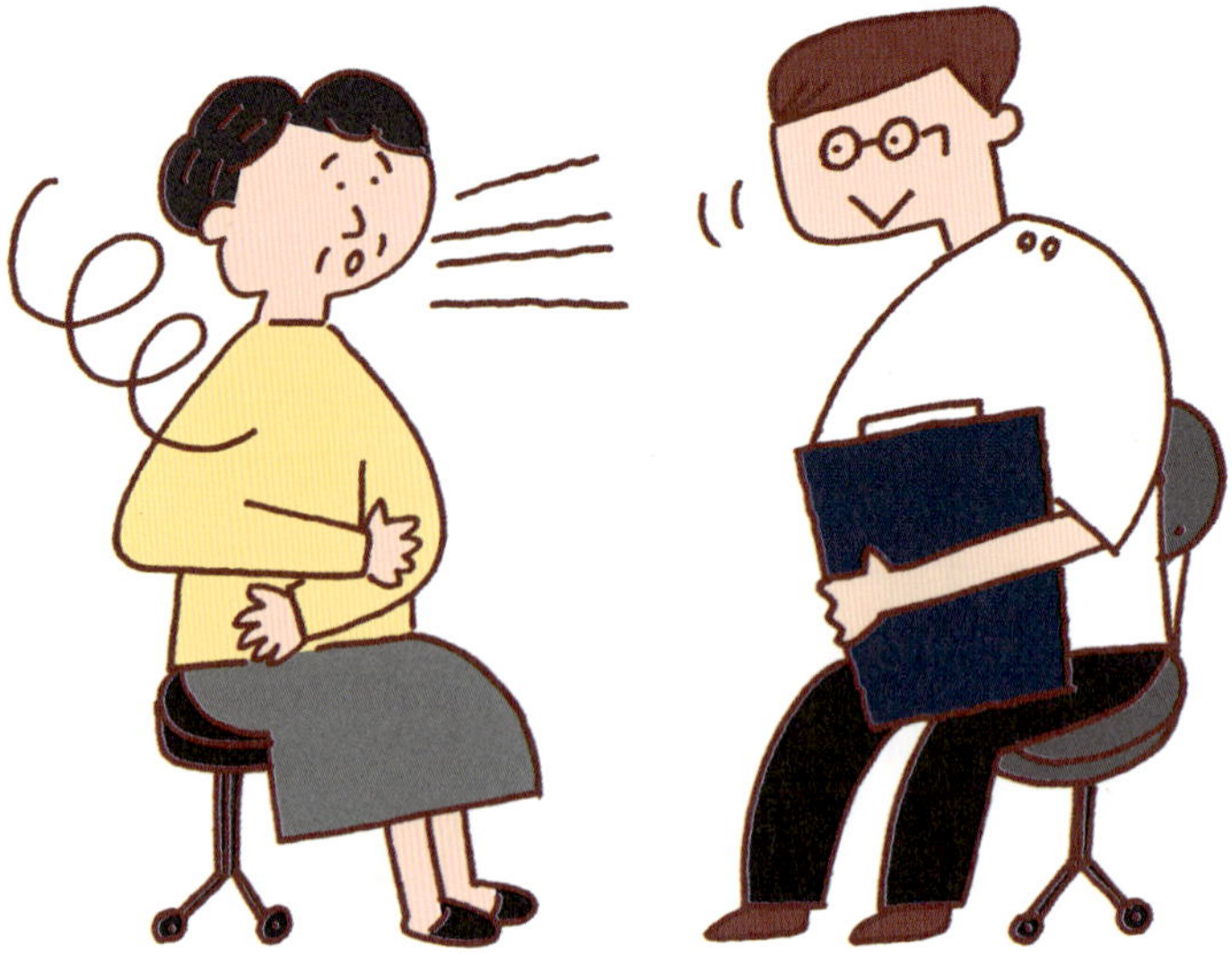

は、一般的な経脈を患者が認められるか、不規則な絡脈ばかりで経脈の法則を受け入れないかということに求めることができるでしょう。

患者の個性と施術者の個性

鍼灸治療を受ける立場からのことを述べましたが、施術者側にも同じようなことが言えます。語弊を恐れずに極論を言いますと、鍼灸師のなかには、個性の強い方もいれば、浮き沈みが少なく常識的な人がいます。個性の強い方は、かたよった手技で治療を行い、どのような患者でも自分の治療法に巻き込んでしまいます。フラットな方は、固定した手技を持たず、患者の言うことを聞いて治療方針を決めていくことが得意な場合が多いです。

どちらのほうが良いかどうかは簡単には言うことができません。患者の言うことを聞き、天地の法則を採用させるような治療法が理想かもしれません。しかし、経脈を通すことを好まず、絡脈ばかりを張りめぐらせるような患者の場合は、患者の言うことばかりを聞いていては、一向に解決しないかもしれません。大きな方向転換が必要なとき、個性的な治療が有効であることも多いでしょう。鍼灸師の方のなかには、どこまで患者に合わせた治療をすべきか悩むことも多いのではないかと思います。患者にしても施術者にしても、いずれも天地の間に生じた存在でありますので、強い自我を持つ場合もあれば、天地の法則に比較的近い場合もあります。それは、一個人のなかにも相違する部分があるものでしょう。天地の法則性というものから伝統的な治療を考えると、複雑な関係性と微妙なバランスのもとに成り立っていることを窺うことができます。

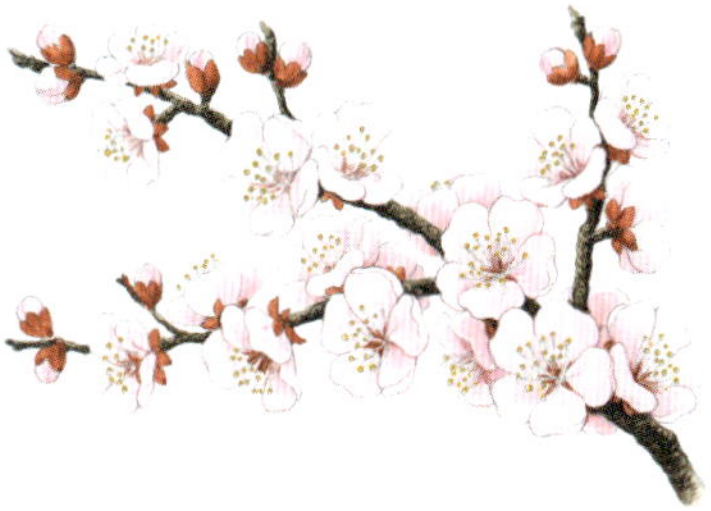

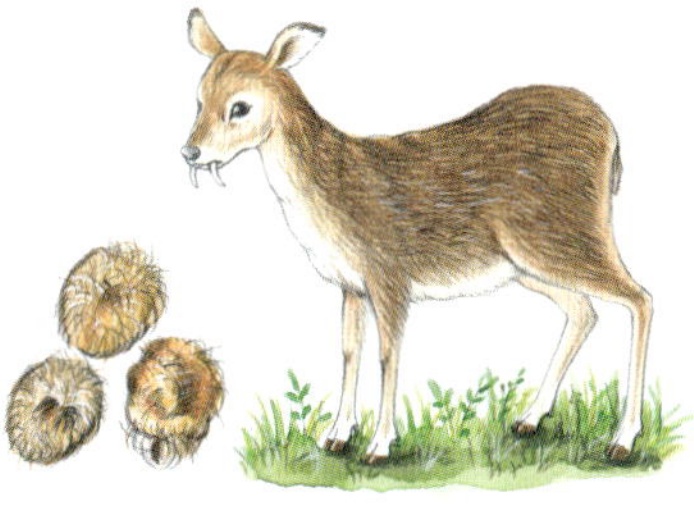

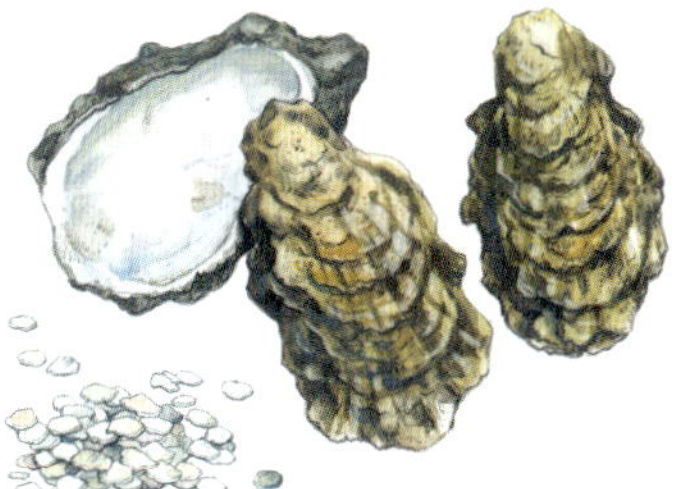

生薬によるツボ療法

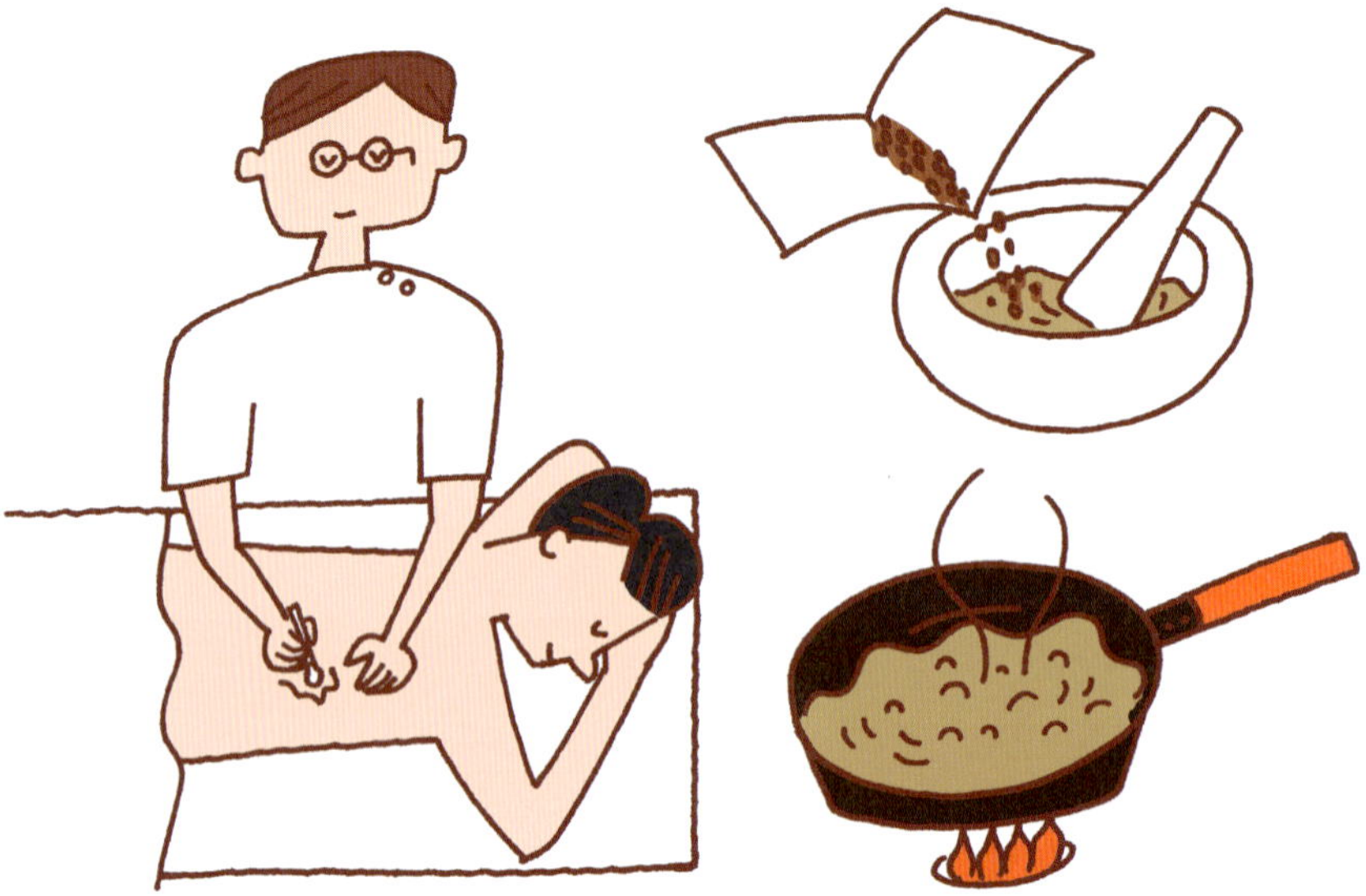

漢方薬とツボ療法

私の学んだ東京理科大の漢方研究室では、漢方の研究についてはもちろんですが、遠藤次郎先生を中心に導引按蹻《あんきょう》にもとづいた治療法の実践、また、生薬のツボ療法の開発をしておりました。学生のころからそうした取り組みによる効果を目の当たりにしてきましたし、卒業生のなかには漢方薬とツボ療法を実践している方もいらっしゃいます。生薬によるツボ療法は多くの可能性を秘めていると考えており、全体像をお伝えすることはとてもできませんが、新たな治療法の確立や、日頃の健康について役立てる機会になればと思い、本節ではこれまでの取り組みの一部をご紹介します。

ツボ療法では、生薬を粉末にしたものなどを微量にとり、ワセリンに混ぜて使用します。時には、生薬を火にかけて灰や黒焼きにしたものも使うことがあります。生薬をワセリンに混ぜたものをツボに塗るので、1回の使用量はごくわずかで、1日2回程度使用することを基本としていました。微量な生薬を外用にして効果があるのか、といぶかしがる方もいるかもしれませんが、鍼灸のなかにも類似する

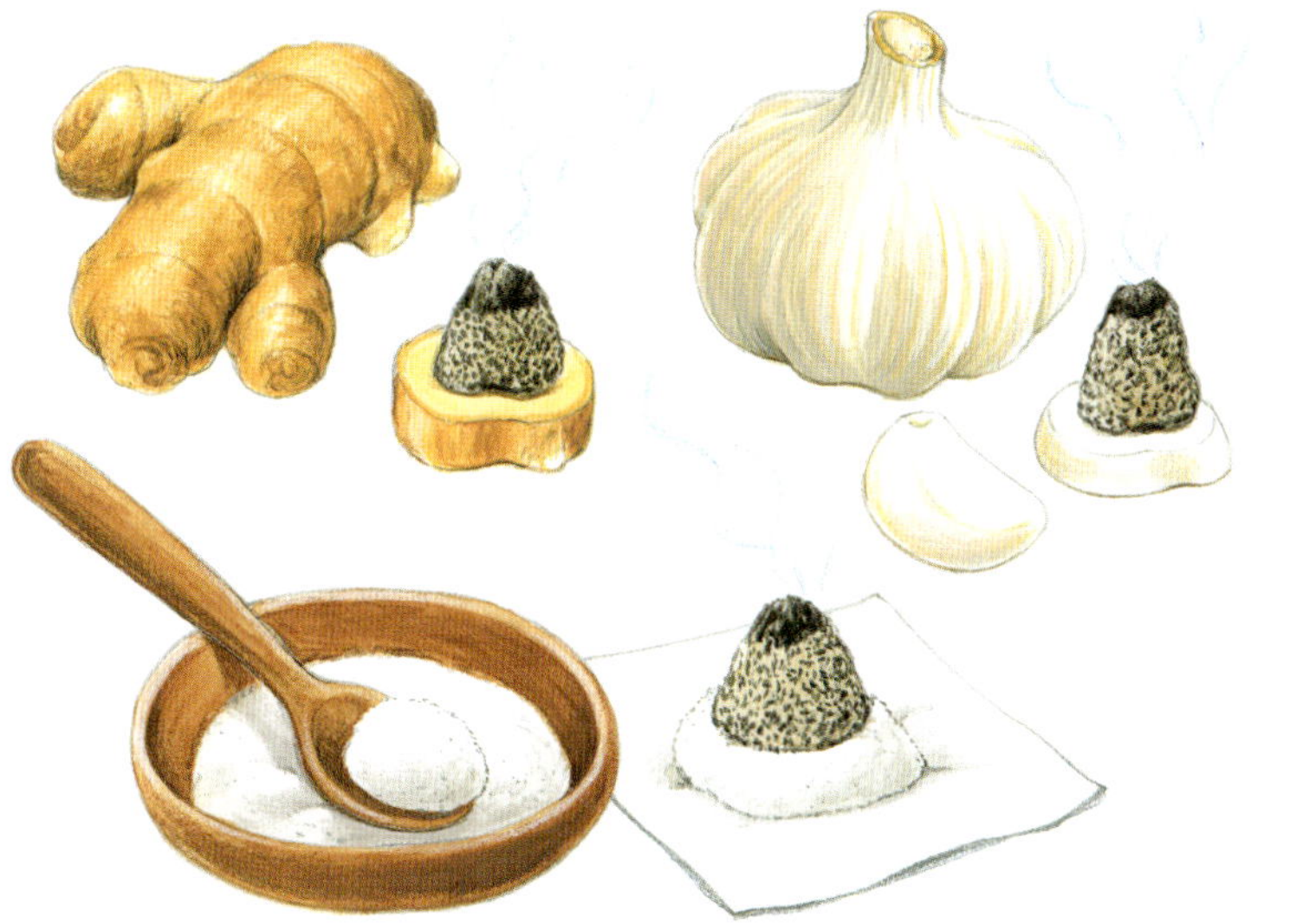

ものがあります。そもそも刺鍼の際の皮膚刺激自体は日本の鍼灸治療では微量なものです。皮膚に刺入しなくても、針先を皮膚においたり、鍉鍼を使ったりすることで、経脈が流れることを感じたり、鍼をしている場所とは離れた部分が暖かく感じたりすることは珍しい現象ではありません。こうした微細な刺激を生かしているのが鍼灸治療です。

生薬による皮膚刺激といえば、お灸をするときに生姜やにんにくを薄く切ったものに艾《もぐさ》を載せる隔物灸があります。隔物灸には香りの成分がない、あら塩などをつかう塩灸もあります。棒灸は艾の束を皮膚から少し離したところにかざして温めるものですが、艾に陳皮などの生薬が含まれていることもあるでしょう。あるいは、紅灸、墨灸といったものはツボに色素を置くことで治療をします。生薬によるツボ療法をこうした皮膚における微細な治療の延長線上にあるものと捉えることも可能でしょう。

上品・中品・下品
天地の法則に同調する生薬と個性の強い生薬

先ほど患者と施術者にも個性があり、複雑な関係性のなかで治療が成立することを述べました。生薬についても天地の法則性に従うような生薬と、個性の強い生薬があります。もっとも古い本草書は、現存しませんが、『神農本草《しんのうほんぞう》

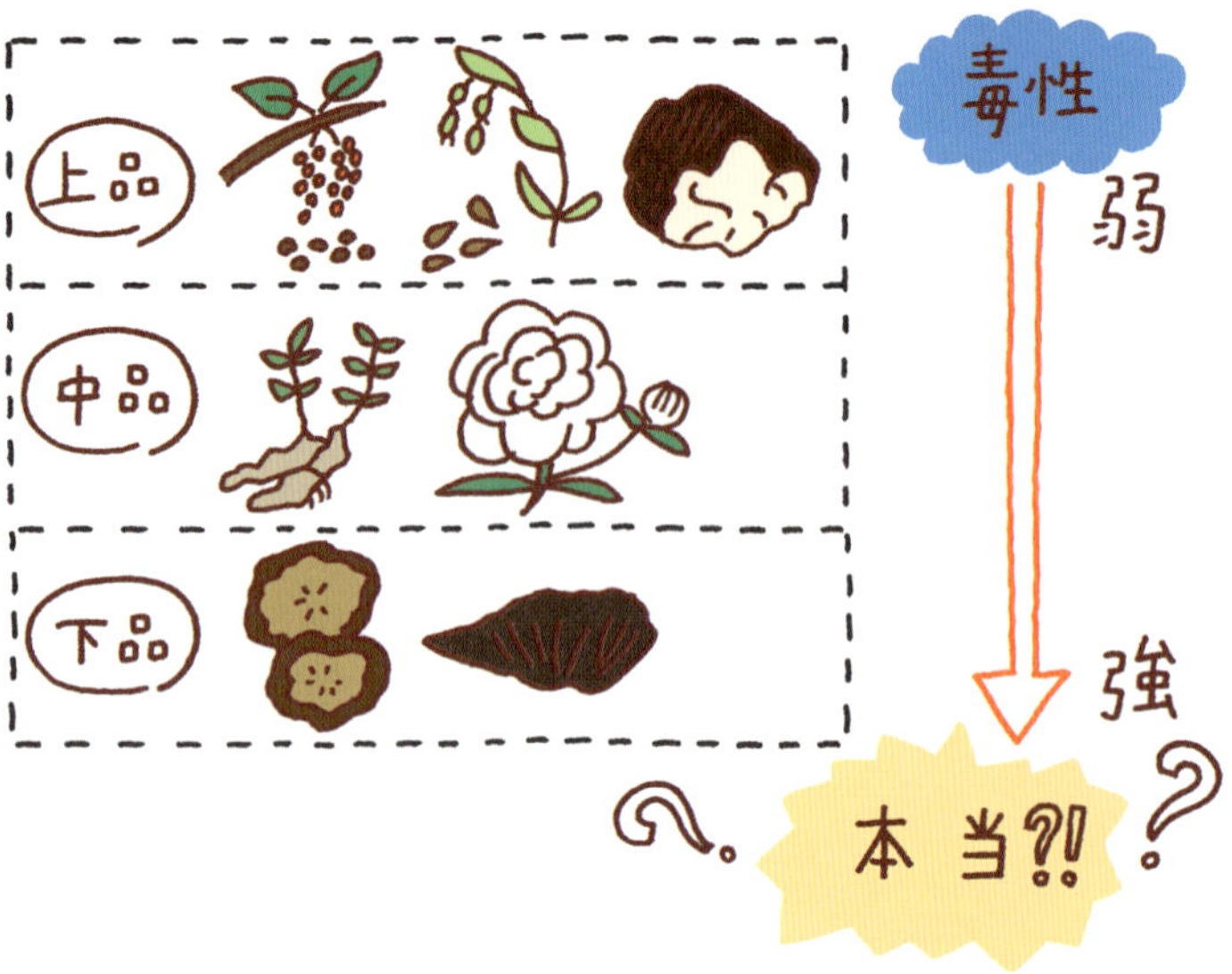

経《きょう》』とされていて、365種の生薬を上品《じょうぼん》（上薬）・中品《ちゅうぼん》（中薬）・下品《げぼん》（下薬）に分けたとされています。一般的には上品の生薬は毒性が少なくて長期間服用でき、下品になると毒性が強く急性期に用いられるとされていますが、どうもこれは必ずしも当を得たものではないようです。たしかに、附子《ぶし》や大黄《だいおう》といった強い薬効を持ったものは下品にあり、上品には茯苓《ぶくりょう》などが分類されますが、上品にはヒ素や水銀を含むものも含まれているのです。このことについて、水銀などは不老不死という妄説に取りつかれたもので毒性に気づかずに薬として誤って使ってしまったのだと、視野に入れないことが多いです。

上品・中品・下品についての記載は、本草書に残されているもの以外にも残されており、それらを一緒に検討すると不老不死や強い薬効を持つ生薬についての理解の仕方が変わってきます。『抱朴子《ほうぼくし》』に引用されている「神農経」などでは、上品の薬が、不老不死の薬になること以上に、天神となって万霊を使役するとされ、これに対して、下品の薬は病を除いて、猛獣や悪気などから避けるようにするとあります。いずれも、からだという小宇宙にはたらくばかりでなく、大宇宙にはたらきかけるものとされています。あるいは、大宇宙と小宇宙に明確な区別がなかったとも考えることができるでしょう。『神農本草経』などにみられる思想は、神仙流とされるように、『抱朴子』の「神農経」に載

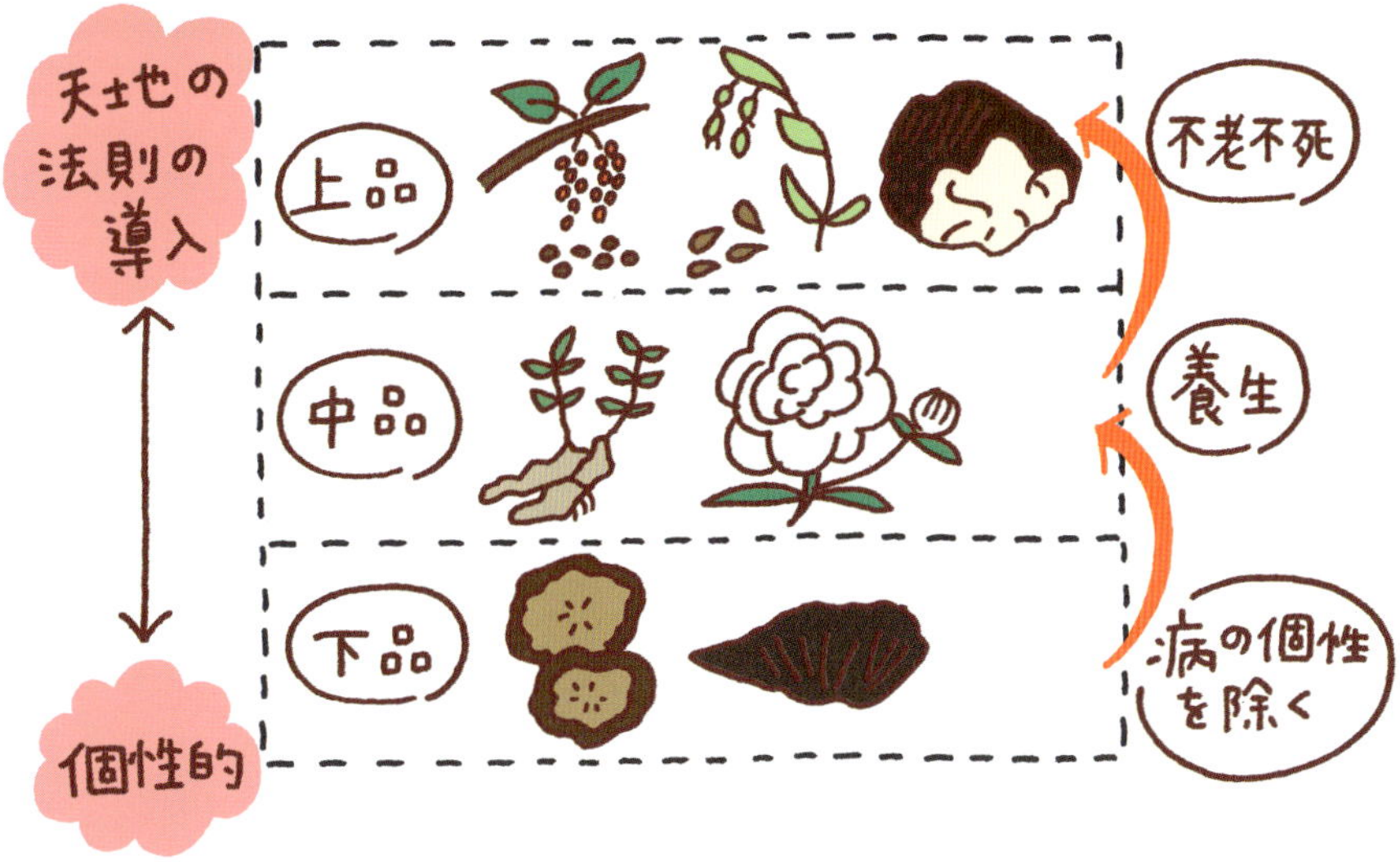

る万霊を使役する天神を究極の理想像としています。上品・中品・下品は、単なる薬のカテゴリーではなく、まず初めに個々の病を個性の強い生薬で除き、中品の薬で養性をして、上品の薬で不老不死になるという段階をも意味しているのです。

伝統的な生薬の扱い方において、天地の法則性を導入させる生薬と個性の強い生薬をからだの状態に合わせて使い分けていたと考えることができるでしょう。ツボ療法を行うとき、その人が抵抗なく天地の気を取り入れることができるか、あるいは、病気が複雑になっていたり、その人自身が自然との調和を欠く個性の強い人であるのかによって、用いる生薬を使い分ける必要があるでしょう。

経脈的かツボ的か

今日では経脈の上にツボが配当されてツボとツボを線でつなぐように描かれていますが、どうやら両者はもともと別々に形成されてきて、後になって経脈の上にツボが置かれるようになったようです。ということは、生薬のツボ療法を考えるとき、経脈にはたらかせるように経脈的に使うか、必ずしも経脈上のツボとしてではなく、ツボそのものにはたらかせるようにツボ的に使うかの両方を考えてよいということになります。経脈についての理論は詳細に述べ

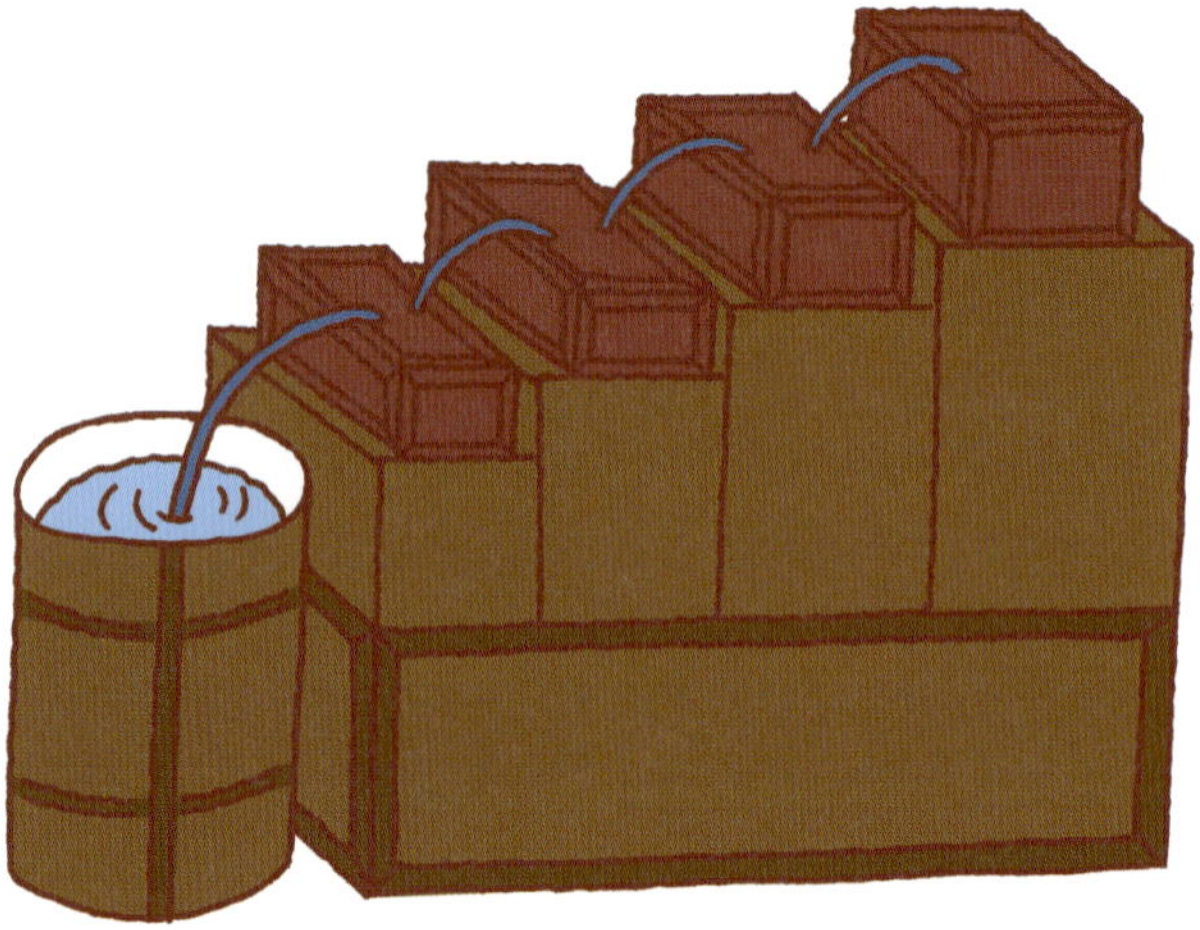

られているものが多くあると思いますが、ツボはというと特効穴と呼ばれるものについて示している部分はありますが、経脈に比べると少ないかもしれません。経脈とツボを結びつけるものとしては、水時計に例えるものがあります。ここでは水の流れが経脈の流れで、器に水がたまることがツボにあたります。ここから考えれば、ツボは津液や精が溜まるようなところとすることができます。ツボが深くなったり浅くなっていたり、それに応じてツボの内圧のようなものが変わっていくと考えられます。また、五兪穴のうちの合穴のように、からだを構成する形体と精気を結びつける場所となると考えることも可能です。気の流れを主体とする経脈よりも、ツボはより実体的なものととらえることができるでしょう。

経脈的な使い方とツボ的な使い方の違いについて具体例を挙げたいと思います。手足の爪の近くの井穴は、経脈の立場をとると経脈のスタート地点にあたります。天地の気が手足から導引されることを考えると、井穴は経脈の流れを調整するようにはたらくと言えるでしょう。

一方、井穴は爪の近くに位置しています。爪を発生からみれば、皮膚の変化したものでありますが、爪はとても堅い組織であり、骨のような堅さを備えています。爪の変調というのは、からだの表面というより、深い部分にある病のときに現れてきます。爪はからだの深い部分が皮膚のよ

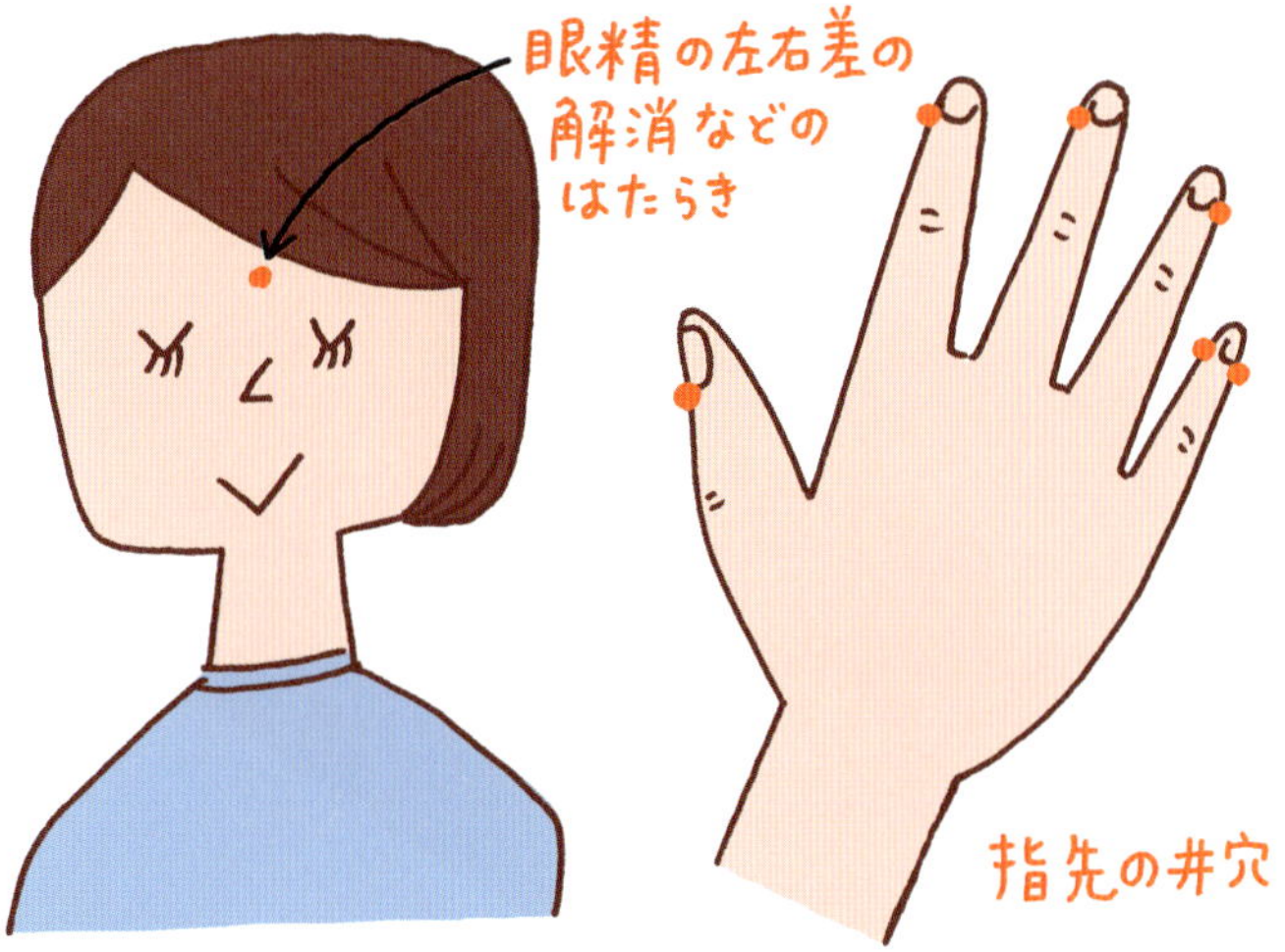

うに浅い場所に露出していると考えると、爪の際にあるツボというのは、からだの深い部分から皮膚の浅いところまでをカバーしているものとなります。ツボには本来深くなったり浅くなったりする性質があるので、爪の際をツボ的に使うとき、からだの深い部分にある精とからだの組織をつなげるようなはたらきを期待できます。

もうひとつは、目の周りのツボを使って眼精を調整する使い方です。眼も経脈の終始がありますが、目と目をつないだ真ん中にツボ療法をすることで眼精の左右差を解消させるなどのはたらきが期待できます。

同じような位置にあるツボでも、そのツボの活かし方によって、経脈的に使うか、ツボ的に使うかといったようにさまざまな治療法を設定することができるでしょう。

自家薬籠

遺伝子をはじめとした人体の機能や構造についての今日の研究は目覚ましく、今後も非常に多くのことが解明されていくでしょう。同時に、あまりにも専門的になり過ぎていて、私たちが日常的に体感し得るものとは交わりを持ちづらくなっていくことも確かであろうと思います。それに対して、伝統医学のなかで培われたものは、身をもって体感できるものとして、私たちが生活していくうえで日頃か

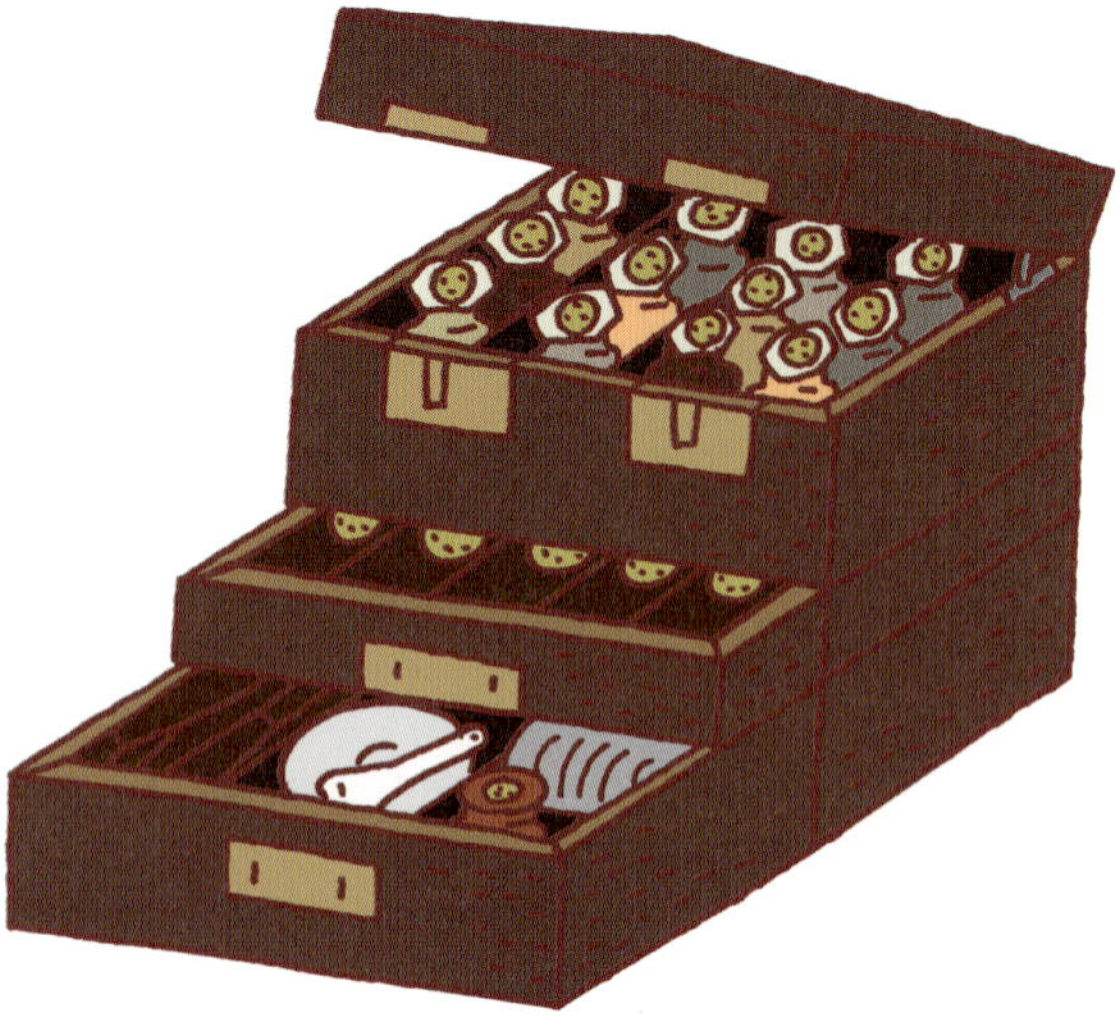

ら役立てていけるものになるのではないでしょうか。本書では、自然と生命の多様性を認めて、中国ばかりでなく世界の伝統医学で育まれた理論的背景を考えながら、生薬を介して自然とのつながりを持つにはどうしたらよいかという視点で述べたいと思います。

「自家薬籠中の物」という言葉があります。薬籠とは生薬を入れる薬箱のことで、医師が往診に行くときは往診用の薬箱を持っていったようです。遠藤先生と中村先生がご研究されていたこともあり、幸いにも江戸時代から明治にかけて現存する多くの薬箱を見る機会がありました。往診用薬箱は１００種程度の生薬が入るようになっています。往診先で漢方処方を調剤するわけですから、薬箱にそろえられた生薬が、すなわち自分が用いる処方を表しています。

本書で紹介する生薬はまだまだ少ないですが、ひとまずはこれから、自家薬籠中の薬にて読者の方々にご紹介をしたいと思います。鍼灸治療における生薬の利用ということを考えても、艾のほか、中国の棒灸などには生薬が配合されているものもありますが、まだ応用できる余地を残しているでしょう。

本書によって、少しでも臨床を考える上で、また、日々の生活を考える上で参考になれば幸いです。異論をお持ちになるにしても、揺れ動く木々のごとく、自然とのつながりをもとめる営みには多面性と多様性があることに、目を向けられるきっかけにしていただければと切に願うばかりです。

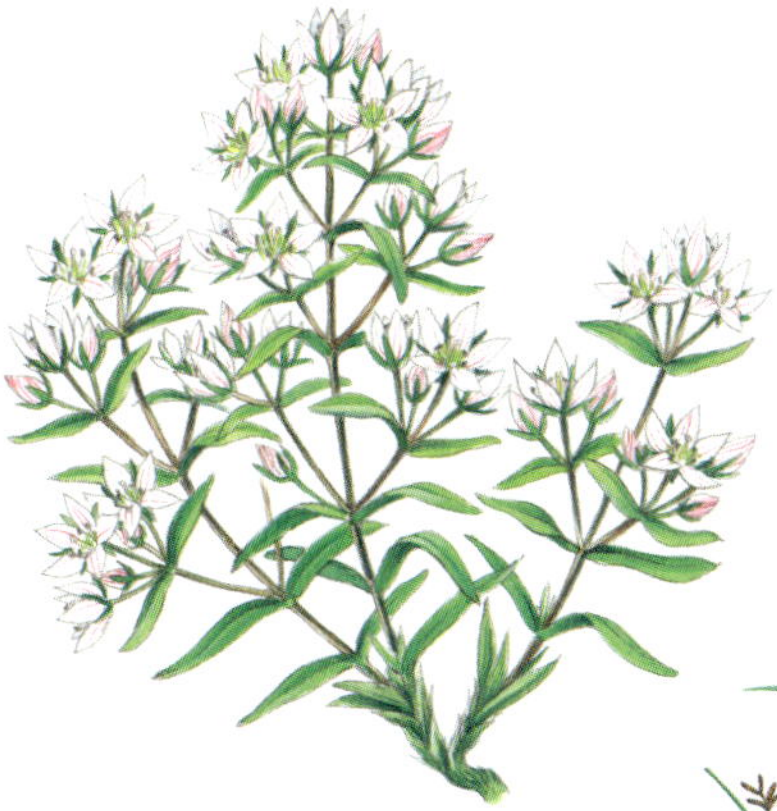

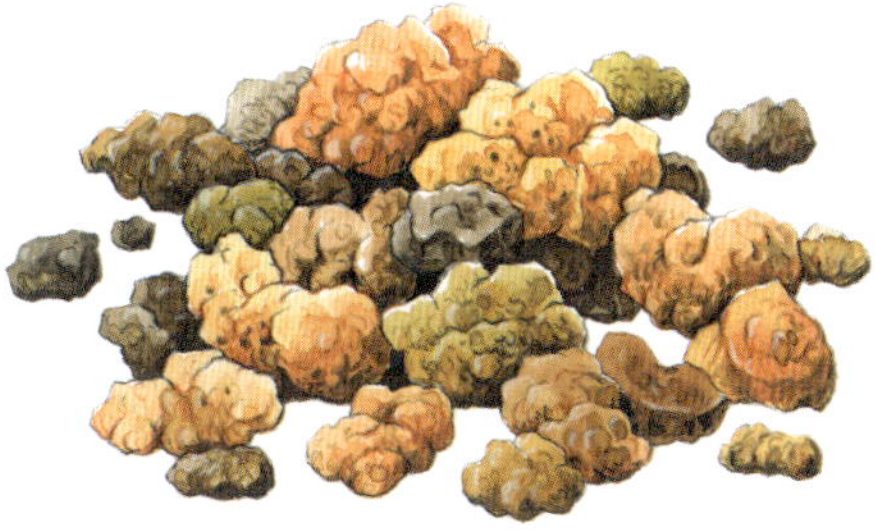

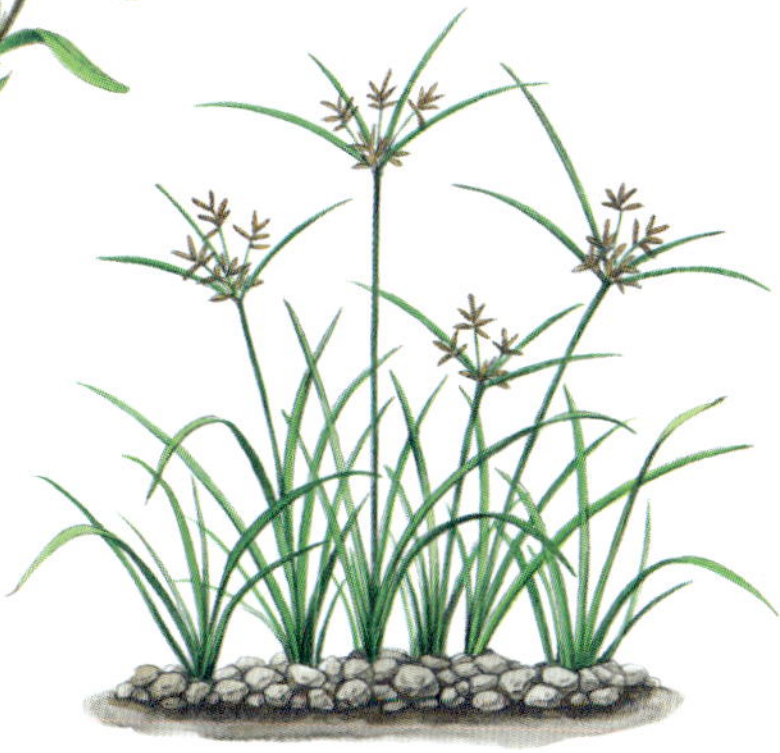

1 生姜《しょうきょう》

Ginger

- インド原産
- 古い部分を用いる
- 辛味成分
- 精油成分

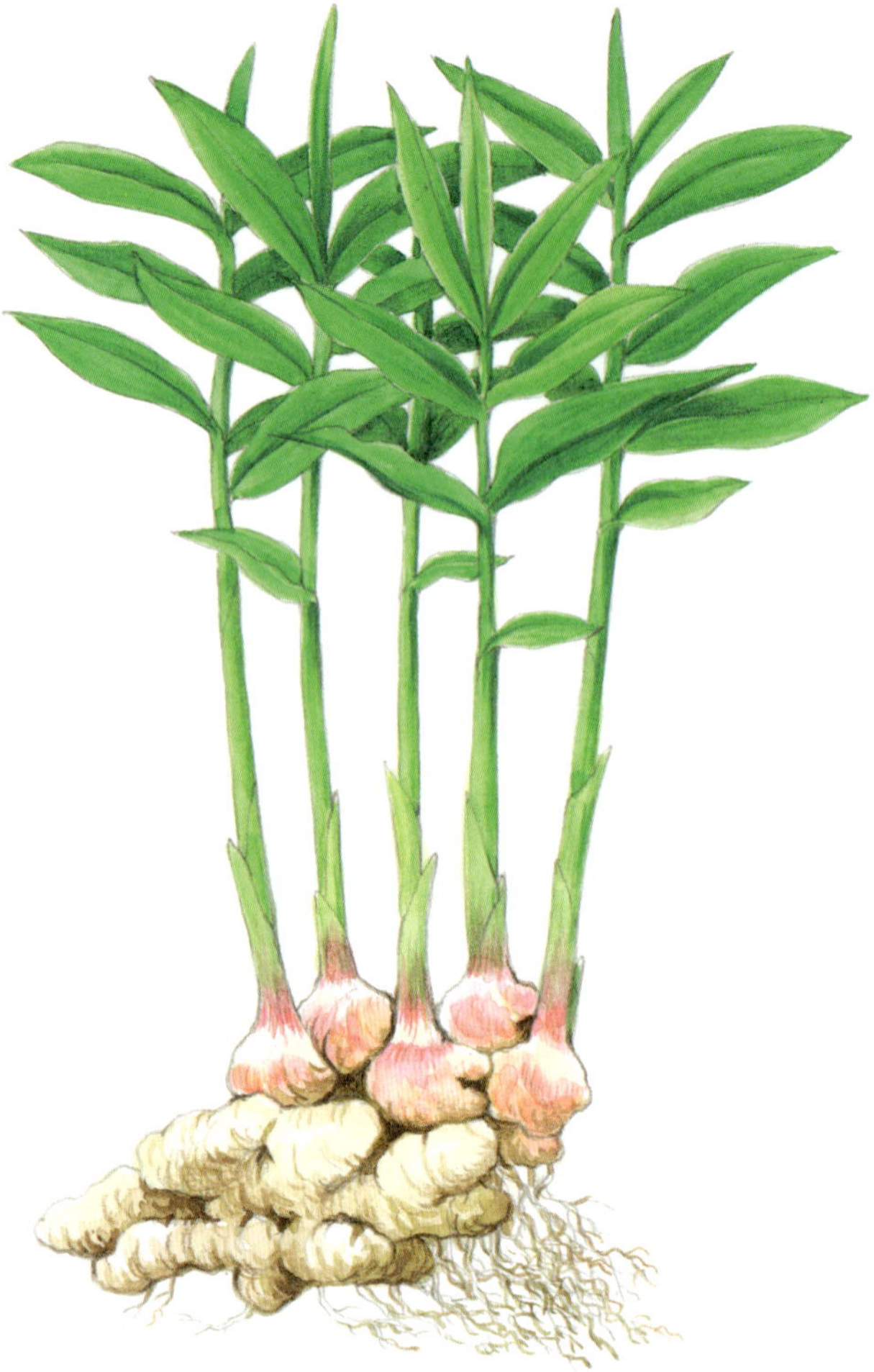

からだを温めて冷え、水毒を除く

生姜《しょうきょう》は香辛料や薬味として、あるいは香味野菜として広く利用されています。生姜をとると、からだが温まるということもよく知られているため、生姜を利用した自分なりの健康法を持っている方も多いのではないでしょうか。

生姜はインド原産と考えられており、もともとは熱帯地方の植物です。日本などの温帯では越冬が難しいため、冬は根茎(地中の茎)を掘り出し、保管して、翌年種芋として植えます。夏ごろ出回る谷中生姜や甘酢漬けなどにする新生姜は、その年に種芋から成長した根茎です。一方で、種として植えつけたものも残って

Column

【生薬と臨床をつなぐ】

生姜灸

隔物灸のひとつに、生姜の切片を敷いてお灸をする生姜灸があります。辛味成分による局所の刺激が精油によって巡り、からだをよく温める効果があります。

生姜灸でも、ひね生姜の古さに着目して用いれば、痰を伴う慢性的な咳や、冷えによる常習的な下痢などに効果を期待できるでしょう。一般的に流通する根生姜は、新生姜をしばらく保存しておいたもののようです。

おり、これを利用したものが、辛みが強く薬味に適したひね生姜です。冬期に保管しておいて植えつけた種の部分を用いるのは、栽培植物としては珍しい部分類に入ると言えます。薬用には、基本的にひね生姜を用います。

生姜にはジンゲロールなどの辛味《しんみ》成分と、シネオールなどの精油成分（エッセンシャルオイル）が含まれ、辛味と精油の両方がはたらくのが特徴です。風邪をひいたとき生姜汁を飲むと、辛味成分がからだを温めて発汗させ、精油成分が上胸部（上焦）の乱れた気を整え、吐き気などを抑えます。

さらに注目できる点は、生薬として用いるのは、前年に成長した古い部分であるということです。温帯で栽培されたひね生姜は、「その年に成長した新しい部分よりも古い」という意味合いを持ち、これがからだに長くとどまった冷えや水毒を除きます。漢方処方で、感冒初期に用いる桂枝《けいし》湯《とう》や葛根湯《かっこんとう》から、慢性的な胃腸症状に用いる平胃散《へいいさん》まで、幅広く生姜が配合されるのは、このような側面を持っているからです。

漢方で用いるときは生姜を生のままか、乾燥させるか、あるいは蒸したあと乾燥させるかで、さらに用途が異なります。乾燥させるほど辛味性の性格が強くなります。

2 ニワトコ

elder

- 入浴剤
- ほ乳類の骨
- 骨接《ほねつ》ぎの薬

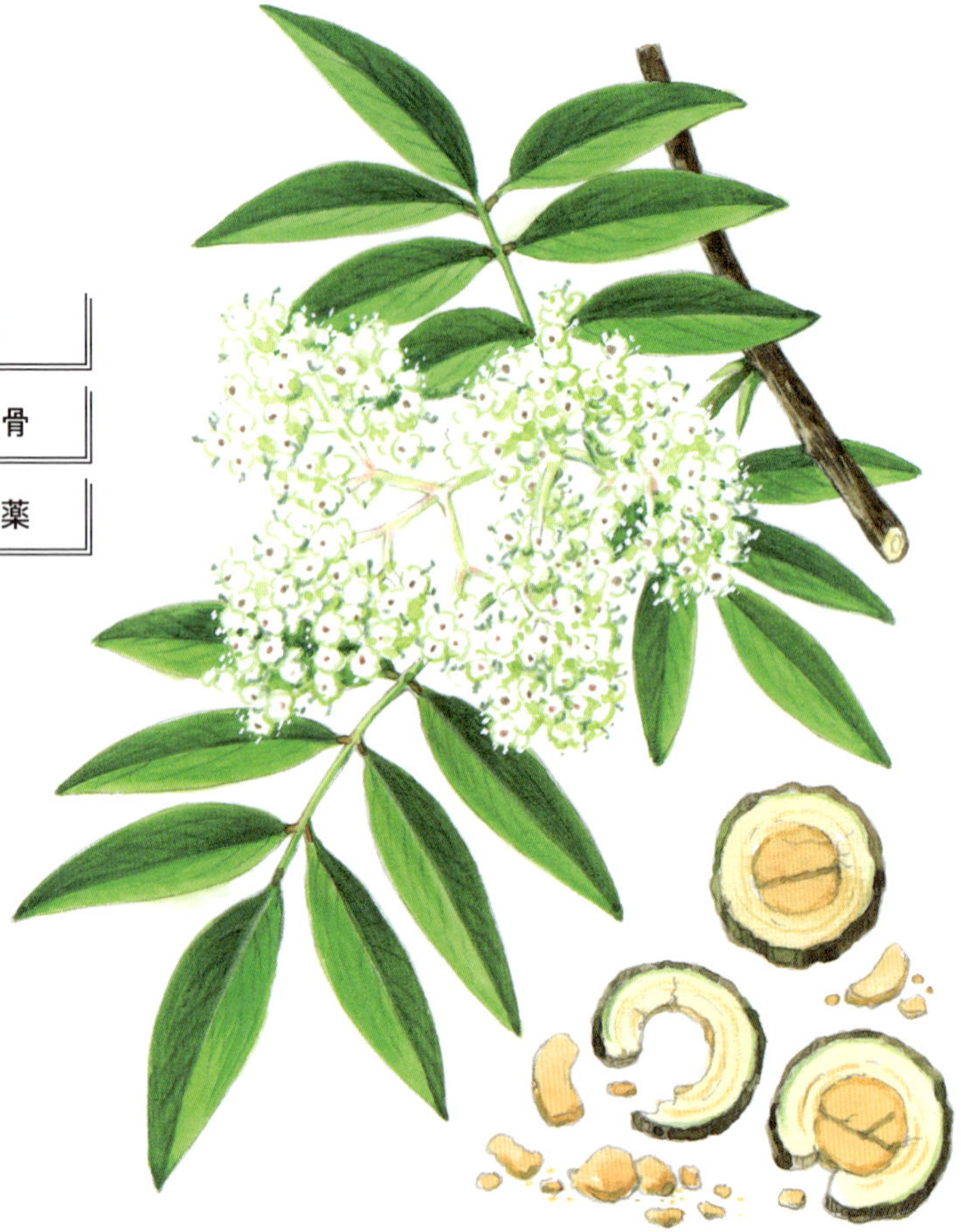

からだの深部を温める入浴剤

端午の節句の菖蒲湯や冬至の柚子湯など、生薬を利用した浴剤は我が国の文化に深く根ざしています。ミカンの皮をお風呂に浮かべてからだを温めたり、ときには漢方処方のように数種の生薬を組み合わせた薬湯として治療に供したり、最近ではアロマテラピーのひとつとして、エッセンシャルオイルを利用した浴剤も見かけます。入浴剤に利用される生薬は、精油成分を多く含み、その香りが中枢にはたらいてリラックス効果を生んだり、トウガラシのように皮膚を刺激して末梢の血流を改善すると理解されています。

　ここで注目するニワトコは、

Column

【生薬と臨床をつなぐ】

骨接《ほねつ》ぎの薬

ニワトコは漢方薬局などで刻み生薬として手に入れることができます。枝を接骨木として消炎、利尿剤として用います。

ニワトコの生薬としての名称は接骨木《せっこつぼく》と言います。我が国で戦国〜安土桃山時代に発達した金《きん》瘡《そう》医学（創傷に対する治療法）では骨折などに外用薬として使用しており、まさに骨接《ほねつ》ぎの薬とされていました。

一方、セイヨウニワトコは「エルダー」の名で健康食品として広く流通しています。ヨーロッパでは花や果実を食用とし、伝統医学においては発汗剤とするほか万病薬的にも用います。

特段良い香りがするわけではないし、皮膚への刺激があるわけでもありません。しかし、浴剤として用いると、からだを芯から温めてくれます。

ニワトコの効果を理解するには、生薬として用いる「材」の部分の構造を知ることが一助となるでしょう。ニワトコの枝を折って断面を見ると、中心部分である髄が太くなっていることがわかります。枝を支えているのは周囲の堅い皮層なのです。中心の髄自体は柔らかい細胞でできており、非常に軽くしなやかで、一般的な樹木とは印象が異なります。一方、ほ乳類の骨も外側が骨格を支える堅い緻密《ちみつ》質で、内側が血液などを多く含んだ海綿状の構造を持つ骨髄です。外側が堅く、内側に柔らかい髄を持つニワトコの形態は、まるでほ乳類の骨の構造のようです。その形態と薬効をつなげて考えると、ニワトコが骨のような深い部分にはたらくと理解できます。

浴剤として用いる生薬が、体表からからだの深部にまではたらきかけるということに、奇異な印象を持たれるかもしれません。しかしこのはたらきは、実は漢方では早くから知られていて、唐代の薬物書である『新修本草《しんしゅうほんぞう》』には、打ち身や骨折などの外傷や風邪《ふうじゃ》などに浴剤として使用すると効果があると記されています。

3

龍脳《りゅうのう》

Borneol

- d−ボルネオール
- 花粉症の軽減
- ツボ療法

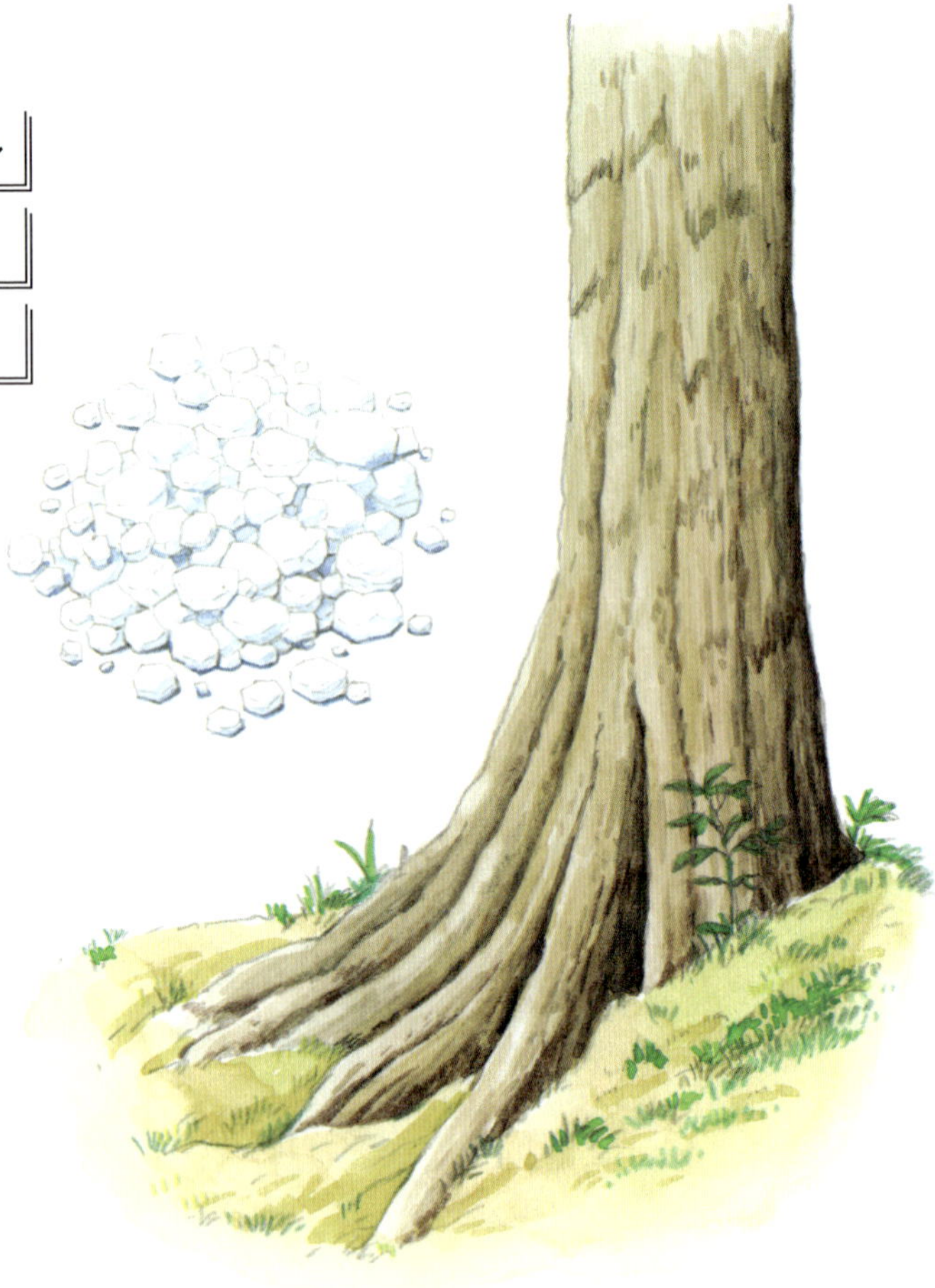

九竅を通じる香りの生薬

　龍脳《りゅうのう》は東南アジアに産するリュウノウジュから得られる香薬で、その香りの成分はd−ボルネオールです。

　リュウノウジュにしても天然の龍脳にしても、実際に見たことがある方は少ないと思います。しかし、龍脳の香りを嗅ぐと、ある人は「墨を磨ったときの香り」と言い、ある人は「線香や仁丹の香り」と言います。これらはすべて正解で、今日でも香料や薬として幅広く利用されています。伝統医学では龍脳はれっきとした生薬であり、その香りは冷涼な空気を鼻の奥まで届けてくれるようです。

　龍脳には九竅《きゅうきょう》（目、鼻、口、

耳、陰部の9つの孔)を通じたり、腠理《そうり》(皮膚の細かい筋目、キメ)を整えたり、鎮心といった薬効があり、特にからだの細い通り道を整理して、状態を整えます。龍脳を上手に利用すると、アレルギー反応によって乱れた粘膜や細かい分泌腺を整えることで、花粉症の軽減に役立てることができます。

最近は鼻の通りを良くする目的だと、メントール(p.136)が使われることが多いです。しかし、メントールは、人の精気により近いので、本来動かすべきではない精気までも散じてしまう恐れがあります。メントールを使いすぎると性欲が後退するのはこうした理由によります。

その点、龍脳には精気を散じるという欠点はなく安全に使えます。具体的には、龍脳をワセリンなどに混ぜ、薄めてから外用薬としてツボに塗るという使用法がよいでしょう。上記にて詳細を解説します。

今日では龍脳の成分であるd-ボルネオールが、α-ピネンなどから比較的容易に合成できるので、天然の龍脳は近年ではほとんど採取されないと言います。私は天然の龍脳の流通事情について、詳しくありませんが、龍脳を使った上記のツボ療法は合成のボルネオールでも問題ありません。

Column

【 生薬と臨床をつなぐ 】

龍脳のツボ療法

龍脳をワセリンなどに混ぜ、薄めてから外用薬としてツボに塗るというツボ療法は、1,000～10,000倍程度にうすめたくらいの微量で効果を発揮します。これを両眼間のちょうど真ん中、鼻根部の山根《さんこん》というツボにごく少量つけます。ツボは山根だけでもよいですが、手や足のツボを選んで併用するとさらに効果的です。

なぜなら手足は九竅と同様に外界との重要な接点であり、ここを整えることで外界と、からだとの交流がスムーズになるからです。ここでは特に九竅を治すので、経脈にとらわれないツボのとり方をすることが好ましいです。経脈とツボは別々に発達したことを考えれば、ツボは経脈上に限ることはありません。

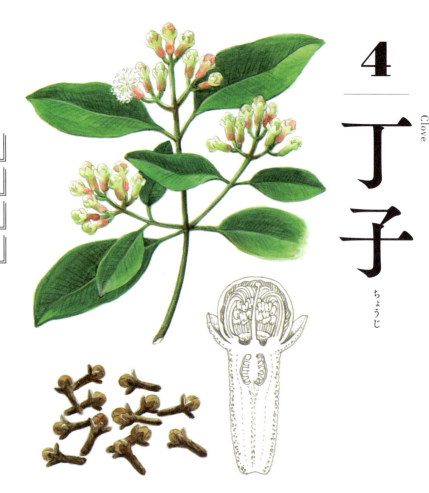

4 丁子《ちょうじ》

Clove

- 釘に似ている
- 歯医者のにおい
- 鬱滞を発散
- 発散と鎮静

蕾に含まれるエッセンシャルオイル

丁子《ちょうじ》は熱帯地域に産する生薬、香辛料で、世界中で広く利用されています。丁子には強い香りがあり、オイゲノールという精油成分が含まれていることが知られています。香辛料としては「クローブ」と呼ばれることが多いです。丁子の特有な香りを伝えるには、「歯医者のにおい」と表現することが最もわかりやすいでしょう。オイゲノールには、抗炎症、殺菌、鎮痛、局所麻酔作用があり、実際に歯科領域で頻用されています。他の精油と比べても非常に強い香りなので、歯科医院では待合室にまで丁子の香りがたちこめるのです。

生薬としての丁子は開花直前の蕾《つぼみ》をとり、乾燥させたものです。漢方では、芳香性健胃、開鬱、鎮嘔、鎮静薬として用いられます。まさに開花しようとする力に満ちた精油が、腸胃に停滞した寒邪《かんじゃ》や宿食《しゅくしょく》（不消化物）などを除いてくれるのです。ところが、丁子には欝滞を発散させる薬効がある一方、鎮静的にもはたらきます。丁子の香りは沈香《じんこう》（p.188）や乳香《にゅうこう》（p.160）などの鎮静作用のある香りに比べて、軽いものであるにもかかわらず、発散と鎮静の両面のはたらきを兼ね備えているのです。それは、通常柔脆な器官であるはずの蕾が、丁子では花の根元にあたる花床《かしょう》の部分が発達していてとても堅固だからです。この花床が強い精油を留めておくだけの構造をしていることが、鎮静のはたらきの由来です。

丁子の「丁」の字は蕾の花床の形状が釘に似ていることに由来します。丁子は開花直前の蕾としての意味合いと、局所に固定される釘（丁）としての意味合いの両方を持っていると言えます。

球形をした上部は花弁として開きます。内側には多数の雄《ゆう》ずい（おしべ）と1本の雌《し》ずい（めしべ）があり、下部の釘状の花床には精油を多く含む油室が多数あります。丁子の精油は皮膚への刺激が強いので、ツボ療法には1万倍程度まで薄めて使用します。丁子油（クローブオイル）も同様に用いてください。

Column

【 生薬と臨床をつなぐ 】

口内炎のツボ療法と痛風のツボ療法

丁子の性質を利用したツボ療法を紹介します。ひとつは口内炎です。時として口内炎は、同時に何ヵ所もできたり、繰り返しできて治りづらいことがあります。これに対して、丁子を粉末にしたものを少量とって、ワセリンなどに加えて練ったものを臍の下３寸のツボに塗ります。すると、からだの正中線を通る任脈を介して口中にはたらいた丁子が、局所に起こった口内炎の痛みを止め、炎症を取り去ってくれます。

また、痛風の発作時の症状においても、著効を得ることがあります。例えば足の母指球に腫脹が起こったときは、母指の第１関節のツボに塗るなど、腫脹した関節より末端側のツボを選んで塗布するとよいでしょう。

5

竹瀝《ちくれき》

bamboo

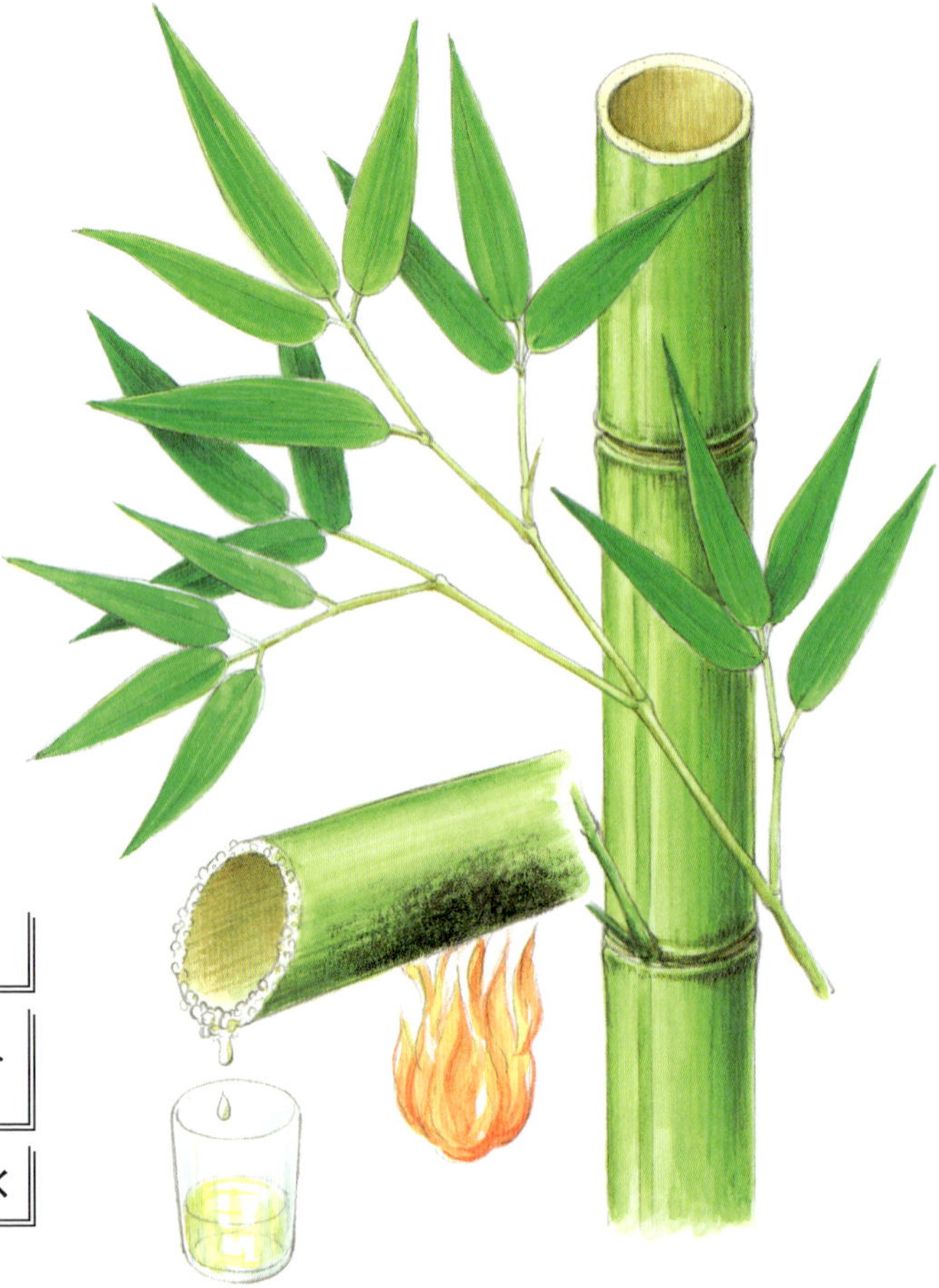

- 微量で効果あり
- 実直な気性の人向き
- 虚熱にもはたらく

陰精を補う竹の生薬

竹を基原とする生薬は多くあります。竹葉《ちくよう》（竹の葉）、竹《ちく》筎《じょ》（幹の表皮を除いたもの）、天竺黄《てんじくおう》（竹の節洞中に生ずる石様の塊）、そして竹瀝《ちくれき》（生の竹幹を火であぶり、切口より滴下した液汁）などが代表的なものです。どれもほぼ同じように、体内の鬱熱を除く目的で使われます。一般に清熱剤は多量に服用すると新陳代謝を低下させるので、からだの弱い人には注意を要しますが、竹の生薬はそのような心配がありません。実熱を除くばかりでなく、からだが虚して起こる「虚熱」にも有効にはたらきます。竹の生薬は「虚熱」を除きながら陰精を補う作用を持つため、これらは強

Column

【 生薬と臨床をつなぐ 】

竹瀝の応用法

鍼灸治療で応用する場合、竹瀝を関節にすり込むだけで十分に力を発揮します。「目の疲れ」などにも効果的で、ごく少量を水で薄めて飲んだり、あるいは、適当なツボに塗布するだけでもよいです。

竹瀝の欠点は長期間保存できない点です。私の知る限り市販されることは稀であり、自分でつくらなければなりません。「竹酢」は市販されていますが、基本的なところで竹瀝とは異なります。

精強壮薬としても使えます。

人間の精は生殖器に存在するばかりでなく、からだの最も深い部分である骨髄の中にも存在します。骨髄中の精は簡単には動かせませんが、関節中の骨の精ならば動かすことができます。関節には外界における「節気（二十四節気など）」と同じ「節気」が存在します。この「節気」の機能を高めると、体内のバランス機能が高まるばかりでなく、外界の「四時正気」との関係が良好になります。

竹幹は骨に相当し、節がはっきりしているので、竹は人間の骨髄の精や関節の精を補う目的に適しています。精を補うには竹の生薬のなかでも竹瀝が最もよいでしょう。竹瀝の「瀝」はしずくを意味し、「瀝《したたる》」とも読みます。青竹の一端を火にかけ、もう一端をやや下向きに傾けておき、しばらくすると切口から竹瀝がしたたってきます。竹瀝の特徴は微量でも十分に効果を表す点です。ちょうどホルモン剤が微量で効果を表すのに似ています。

かぐや姫の説話からもわかるように「竹の精」は人間の精に近く、容易に入手できる強精薬と言ってもよいでしょう。ただし、「竹の精」は「竹を割った」ようなまっすぐな気性の人には効果的ですが、性根の曲がった人には効果を表しづらいようです。足の裏を刺激する「竹踏み」の治療法も単なる物理的刺激と理解すべきではないでしょう。

6

梅《うめ》

Japanese apricot

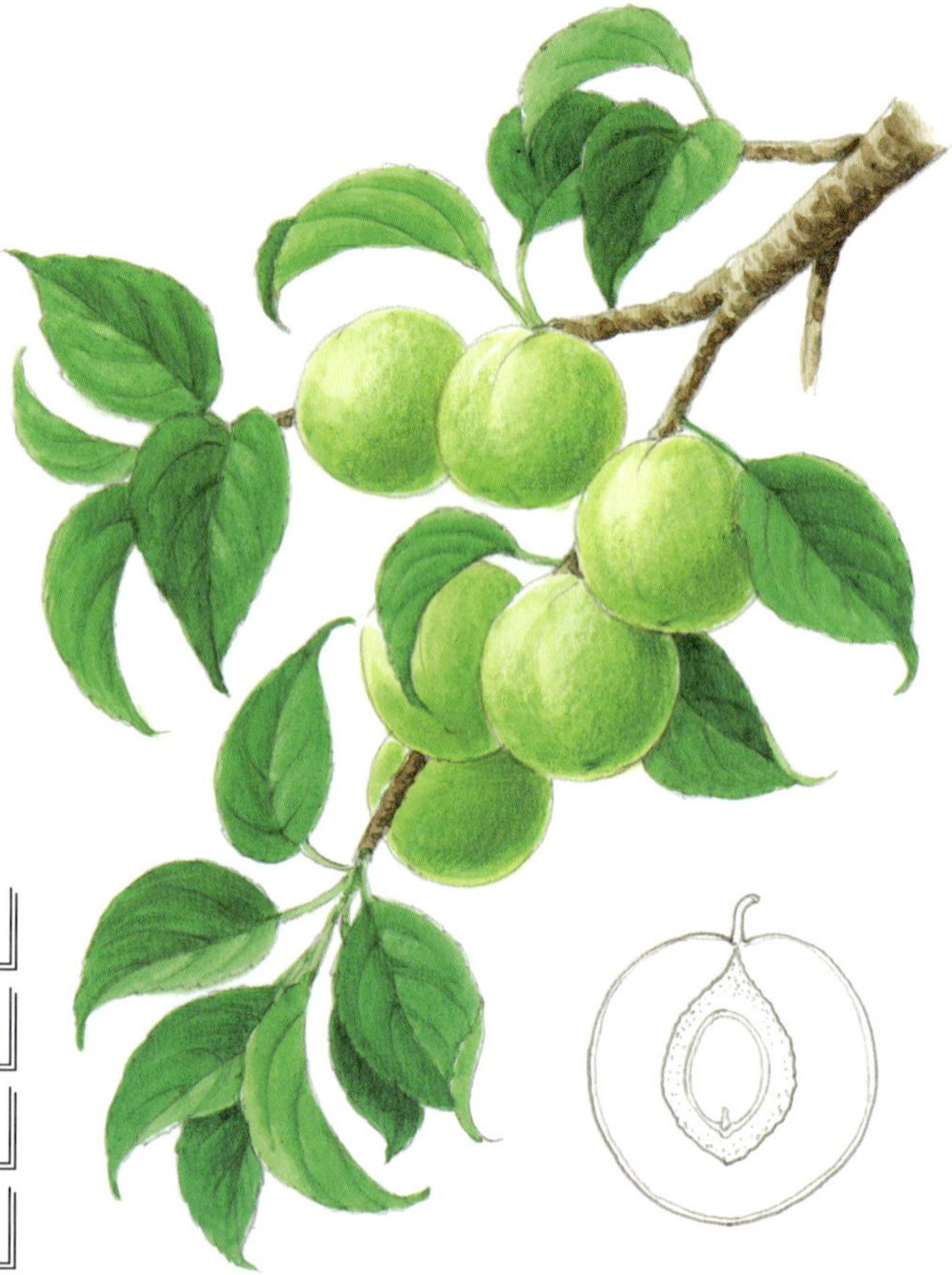

- アンズの近縁
- 中果皮
- 収れん薬
- 民間薬

梅の酸味と収れん作用

ウメは漢方薬では、青梅を燻製や黒焼にしたり、すすをつけたりした果肉を烏梅《うばい》と称して鎮咳、止瀉、清熱、駆虫、収れん薬として用います。近縁の植物にアンズがありますが、こちらは種子の仁《にん》を杏仁《きょうにん》と呼び、やはり鎮咳薬として用いています(p.232)。漢方薬としては梅よりも杏仁のほうが用いられることが多いです。ここでは、植物的に近い両者を比較して、梅の利用法を探っていきます。

両者の果実は石果と呼ばれる構造をしています。果皮《かひ》は外側から外・中・内と3層に分かれます。梅干しでも外側の皮はやや厚く感じると思いますが、そこが外果皮です。主

Column

【生薬と臨床をつなぐ】

ウメの活用法

梅の酸味は強い収れん薬としてはたらきます。梅を食べて唾液が多く出るのは、唾液腺に収れんの力がはたらいて分泌が促されるためです。また、虚した部分に気を集めることができるので、夏に汗をかいて消耗し、夜になってほてりが出たときには梅酒を適量飲むと、からだの熱がとれます。

また、頭痛のとき、梅干しをこめかみに貼る民間療法がありますが、部分的に虚が生じて起こる頭痛や腰痛などにはツボ療法が有効です。この際には、青梅の汁を煮詰めた梅肉エキスを薄めて使用すると効果を得やすいでしょう。

な食用部分で、多肉質のところが中果皮で、いわゆる「梅干しの種」とされる硬い殻は内果皮にあたります。殻を割ると天神（仁）と呼ばれる種子（胚珠《はいしゅ》）の部分にようやく到達します。杏仁の主成分はアミグダリンで、顕著な鎮咳作用があります。梅にはアミグダリンも含まれますが、酸味をもたらすクエン酸やリンゴ酸が多く含まれ、杏仁ほど鎮咳作用は強くありません。「梅は食うとも核食うな中に天神寝てござる」というのは、薬としてではなく食品としてアミグダリンをとることを戒めているのでしょう。

梅の薬用部位は、食用とする肉質の中果皮で、杏仁は植物の命の根元（精）の仁の部分です。これらがはたらくとき、精を用いる杏仁はからだでいうと五臓にあたる肺にはたらきます。それに対して肉の部分を用いる梅は、やや浅い実質的な部分にはたらきます。東洋医学では五臓を「神（真）蔵」とするのに対して、皮、脈、肉、筋、骨などの形体を「形蔵」とします。つまり、梅は肉の部分を使うため器官として、杏仁よりもやや浅い形蔵に片寄った部分にはたらくと理解できます。杏仁が肺に集中してはたらくことで普遍的な薬効を示すのに対して、梅は浅く、やや広い範囲にはたらくので決まった使い方をしにくいです。その反面、応用の幅は広くとれるので、民間薬として使用するには大きな可能性を秘めていると言えます。

7

甘草《かんぞう》

Licorice

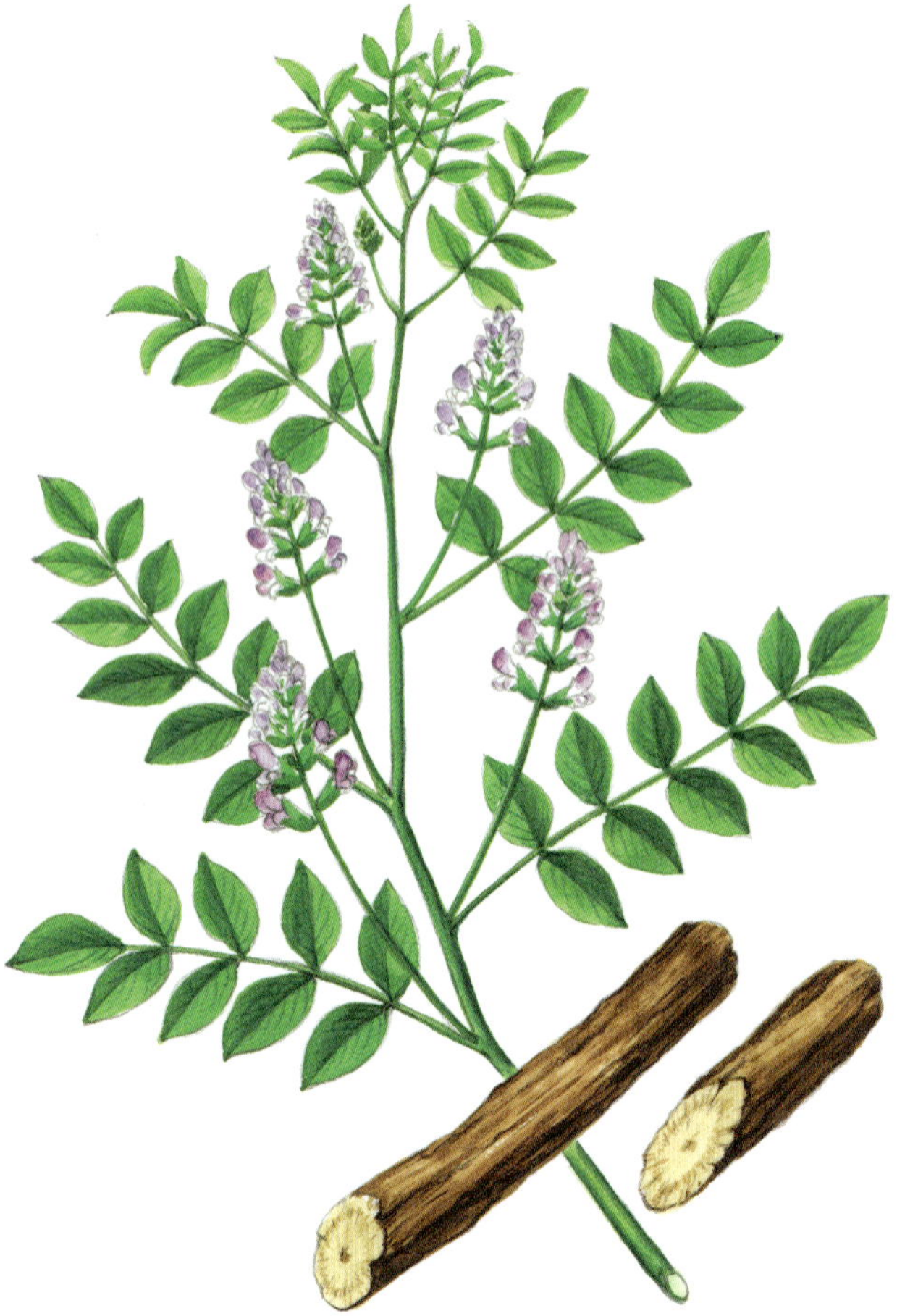

- 皮膚や筋肉をやわらげる
- 厥逆証に対する処方
- 五行の中心

厥逆に対する甘の生薬

甘草《かんぞう》はその名のとおり甘い味（気味）のする生薬です。この甘みは成分のグリチルリチン酸によるもので、その構造は砂糖などとは異なります。醤油に添加されるなど、食品としても多く流通しています。欧米ではリコリスと呼ばれる甘草からつくられたお菓子があります。

甘草は多くの漢方処方に配合されており、広く利用されている生薬のうちのひとつです。『傷寒論』においても頻用されており、なかでも厥逆《けつぎゃく》証に対する処方である甘草湯《かんぞうとう》、甘草乾姜湯《かんぞうかんきょうとう》、芍薬甘草湯《しゃくやくかんぞうとう》、四《し》逆湯《ぎゃくとう》などでは中心的な役割をはたす主薬となります。

厥逆は理解しづらい病態の

Column

【 生薬と臨床をつなぐ 】

皮膚や筋肉をやわらげる作用に注目

魚の骨がのどに刺さったときに、甘草の煎じ汁を飲むと骨が刺さっている部分が緩んで抜けやすくなるのも、甘の緩和させるはたらきの類です。また、皮膚に刺さったトゲが抜けないときは甘草に水を加えて周囲にすりつけると自然と抜けたりします。皮膚や筋肉の緊張をやわらげる点に注目すれば、鍼灸やマッサージの分野において今後利用される道もあるでしょう。

ひとつです。外邪がからだの深部に入ったとき、精気が虚損していたり血気や精気の動きが不規則であると、病邪がしばられ停滞します。さらに病が進むと停滞期から発作期にうつり、陽気や陰気として逆流し、さまざまな症状を呈します。

病邪がしばられ、停滞している段階では、甘草は「甘」の気味によって緊張を緩めるはたらきをします。こむら返りをしやすい人に芍薬甘草湯を用いるように、甘草が緊張を緩めるはたらきをすることはよく知られています。

一方、五行と五味の関係において、東西南北に酸（木）辛（金）苦（火）鹹（水）をおくとき、甘（土）は中央にあたり、五行の中心です。中心に据わる土性の気は、「土用の気」として木火金水に配された春夏秋冬の四時の気を、各々の季節の終わりに収束させ、新しい季節の気をスタートさせる節目のはたらきをします。厥逆に対しては発作を起こして一時的に上逆してしまった逆気を中央に収束させ帰還させるようにはたらきます。「土」は五臓でいえば脾が配当されますが、『傷寒論』では横隔膜を中心とした厥逆が重視されているので、胃気に関わる脾の土性が注目され、甘草が厥逆の処方に登場するわけです。時代が下り、甘草が処方中の諸薬を調和するはたらきがあるという薬理論が展開しますが、これも甘の緩和させるはたらきや、五行の中心としての土性のはたらきを期待したものです。

8

ハトムギ

Coix seed

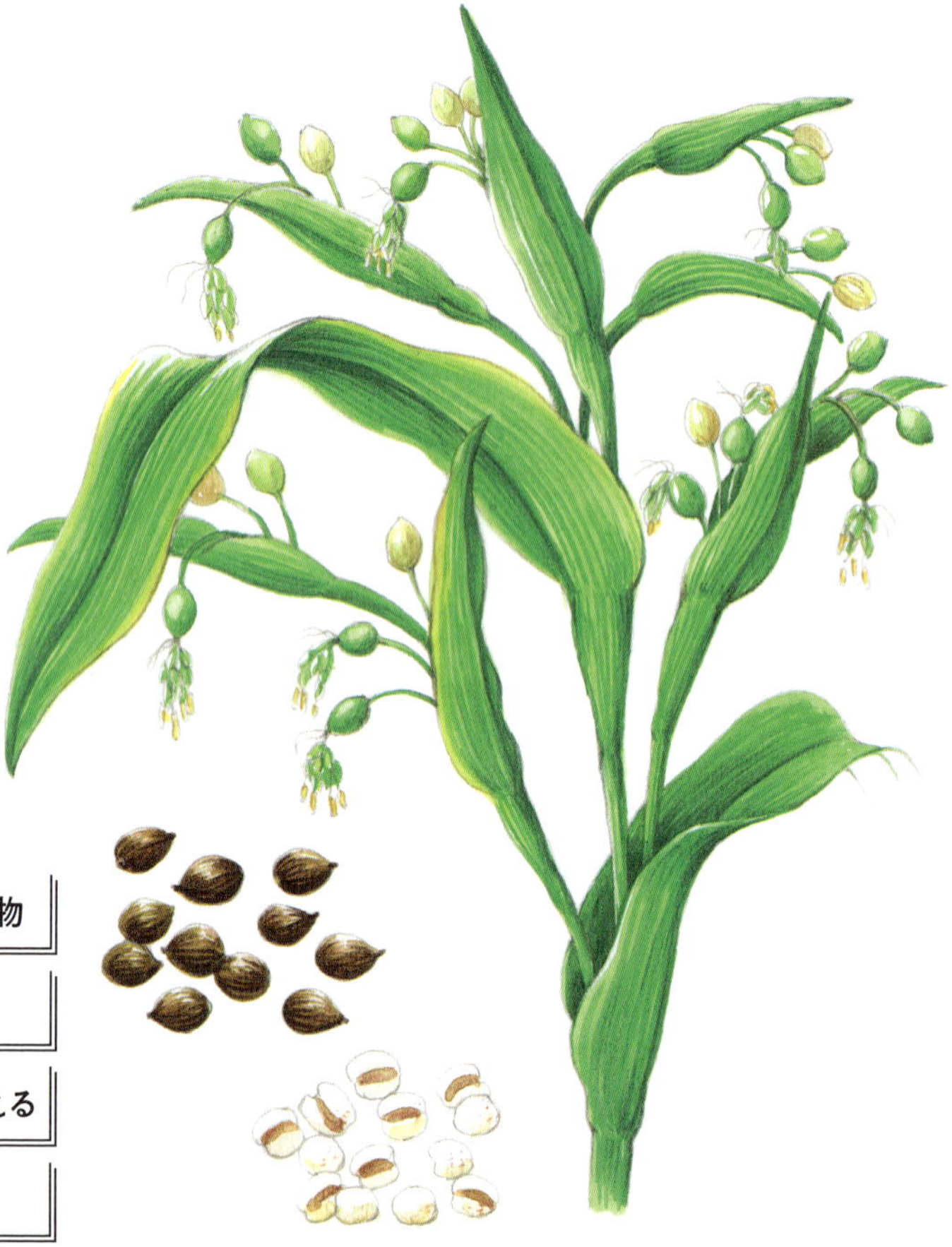

- 古代からの穀物
- C4植物
- 胃気の脈を整える
- 利水作用

穀物とからだのかかわりを教える生薬

民間療法においてイボ取りなどに用いられるハトムギは、古くは2000年ほど前の後漢の時代にベトナムから中国に伝わり、以来、薬用や穀物として食用とされてきました。ハトムギの種子は苞鞘《ほうしょう》と呼ばれる堅い殻に包まれており、種子の仁はデンプン、タンパク質に富んでいて、漢方ではこれを薏苡仁《よくいにん》と称します。

ハトムギはトウモロコシと近縁の植物であり、これらの仲間はC4植物と呼ばれ、二酸化炭素（CO_2）や水の少ない環境下でも効率良く光合成ができることで知られています。C4植物が著しく数を増やし繁茂した時代は、今から70

Column

【 ハトムギの豆知識 】

ジュズダマ

ハトムギに非常に近いジュズダマは川穀《せんこく》と称して生薬として用いられます。苞鞘がさらに堅く、手では割れません。ハトムギのデンプンはモチ性ですが、ジュズダマのデンプンはアミロースを多く含んだウルチ性といった違いがあります。

ハトムギやジュズダマの苞鞘はツルツルとしています。仁だけを用いると、実体を持った形体に、苞鞘を一緒に用いる川穀は津液にはたらきます。

0万年ほど前と言われていて、人類で言えば、猿人であった頃の、かなり古い時代にあたります。今日一般的なのはC3型の光合成を行うC3植物であり、ハトムギと同じイネ科の植物にあってもイネはC3植物です。

C4植物は、乾燥した環境に適応した植物が多いですが、ハトムギは例外的に水辺などを好み、水田の転作作物とされることでも知られています。C4植物のなかでも、ハトムギは水をうまく処理できる性質があるため、生薬としては利水作用を認めます。元来、イネ（米）をはじめとする穀物は、胃気の脈を整えるはたらきがあり、横隔膜の上下動をもとにして気を上げ下げします。この胃気を強めるはたらきと利水作用があいまって、ハトムギは停滞して動きづらくなった体内の水を排泄するのです。

一方、穀物としてのハトムギは古くから利用されてきた部類に入ります。食物アレルギーが増加している今日にあっては、主食の米にアレルギーを持つ人もいます。こうしたアレルギーには雑穀をとらせる手段がありますが、これは「食物を利用してきた歴史を遡り、一つひとつ順を追って現代の食生活に近づける」と解することができます。目新しいものを探してくるよりも、文化圏で利用されてきた食物を顧みることをお勧めします。食文化の点からも、植物の仕組みからも、ハトムギは初期的な段階の穀物として、からだに食物の歴史を学ばせてくれると言えます。

9 センソ

Toad cake

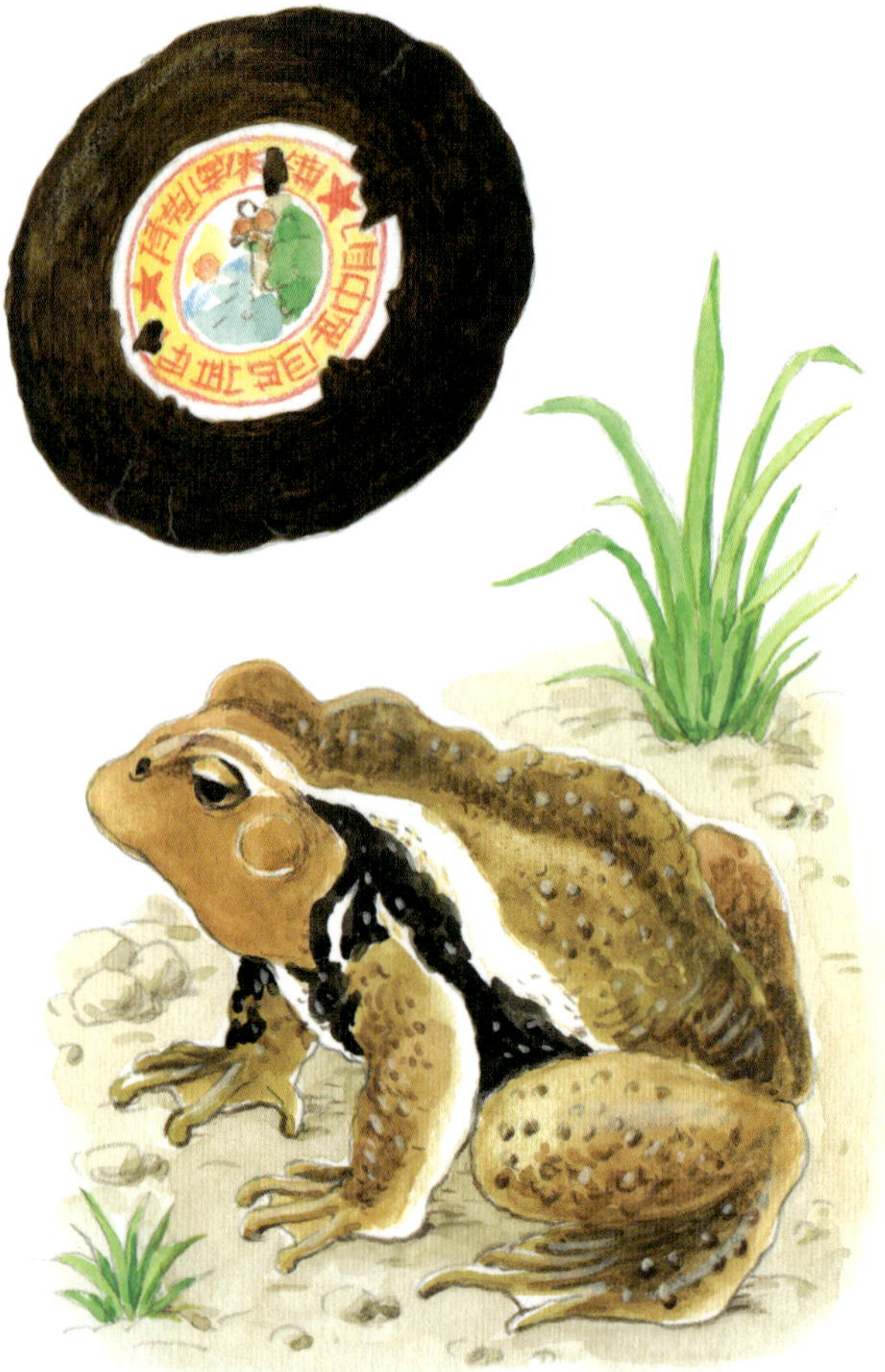

- 動物生薬
- 強心作用
- 疳の虫

小児・疳の虫の体質改善薬

生薬には動物や鉱物を由来とするものも存在します。センソ（蟾酥）はガマガエル（ヒキガエル）からとれる動物生薬で、ガマの油売りの口上に「鏡ばりの箱に入れられたガマが脂汗を垂らす」とあるように、耳腺などから出る分泌液を固めたものです。センソには強い強心作用があり、少しでも服用量を間違うと中毒を起こすので、薬機法では毒薬に分類されます。このような生薬を昔から売薬として小児に用いてきたと言うと驚くことでしょう。もちろん服用量はごく微量であって、他に麝《じゃ》香《こう》（p.176）や牛黄《ごおう》（p.288）などを配合した六神丸《ろくしんがん》という処方

Column

【生薬と臨床をつなぐ】

小児への鍼灸治療との共通点

疳の虫などの小児疾患は鍼灸の得意分野のひとつです。腹部や背部の広い範囲や経脈に沿ってなでるように刺激するのは、離散しがちな気をおさめ、未発達な経絡の循行を助けることにつながります。身柱《しんちゅう》などの特効穴は正中線上にあり、からだの中心を定める役割も果たしています。センソを用いた治療は、当然ながら鍼灸における小児治療に共通する部分が多いのです。さらには、かつての胎毒《たいどく》治療や、灸の中にも体液の治療に関係するものがあったと言います。経絡の概念に片寄りすぎるのではなく、体液の治療という観点で治療にあたれば役立つことも多いでしょう。

が疳の虫の売薬として有名です。疳の虫とは神経過敏で夜泣きがひどく、普段から落ち着きがない等の症状を指します。現代では疳の虫とは言わなくなってきていますが、こうした症状はかえって増えているように思われます。

センソを少量舌にのせると強い苦みと、のせた所がギュッと引き締められるような感覚を得ます。この収れんのはたらきが、からだの中心の心に入って小児の離散しがちな心気をおさめます。小児でも精神面の影響から体調を崩すことはしばしばあるほか、授乳後にすぐ吐き戻す乳児や、風邪や腹痛、下痢といった症状にもセンソは鎮静的にはたらき効果を示します。一方で、センソの強心作用は近代になって注目されてきたものです。センソ製剤は大人に強心薬として使われます。「動悸、息切れ、気つけに」というキャッチフレーズの市販薬もセンソ製剤です。大人用と小児用ではセンソをはじめとする生薬の含有量が違うため、使用にあたっては注意が必要です。

もともとは悪腫、疔瘡《ちょうそう》の薬として悪性の体液を排す薬とされており、小児の不安定な体液の状態を改善します。経脈が未発達の状態では体液の治療が奏効することがあります。また、カエルは地上に適応をする両生類であり、特にガマガエルの成体はほとんどを陸上で過ごします。進化の過程で地上への適応を始めた存在として、未熟な小児に対し、発育を促す体質改善薬と考えて使うこともできます。

10 トリカブト

Aconite root

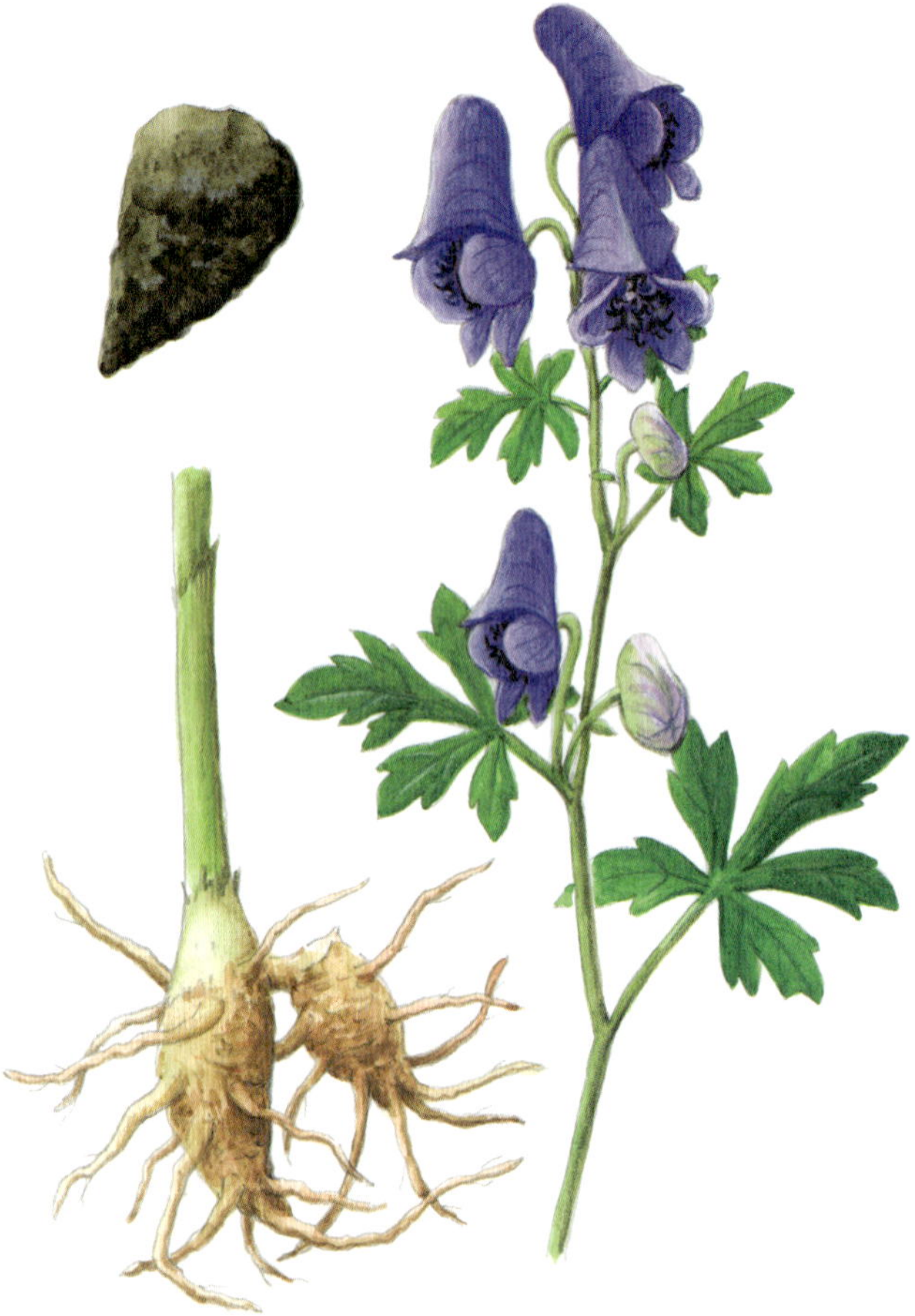

- 毒草
- 寒邪に対する熱薬

漢方における毒草の運用法

トリカブトはキンポウゲ科の多年性の有毒植物です。秋風にそよぐ青紫色の花は、ただ美しく、毒草であることを忘れます。秋に花を咲かせた後、冬は地下部で越冬し、春になると新しい茎を出します。トリカブトを薬として利用してきた歴史は古く、紀元前の出土文献の中にもトリカブトとみられる記載があります。現在の漢方治療では使用法が確立されていますが、歴史をさかのぼるとその前段階の利用法が確認できます。

代表的な発汗剤の葛根湯《かっこんとう》は、発汗作用を持つ生薬、下熱作用、あるいはからだを温める生薬などを組み合わせていま

Column

【トリカブトの豆知識】

烏頭と附子

トリカブトの根を掘り出してみると、年を重ねるおもしろい仕組みを見ることができます。茎を出している根（母根《ぼこん》）の隣に小さな根（子根《しこん》）があり、子根は秋まで成長を続け翌年用の芽を準備し、冬に地上部とともに母根が枯れると、子根が代がわりして母根となり、新たな子根をもうけます。

漢方では母根を烏頭《うず》、子根を附子《ぶし》と呼びます。附子のほうが安定した薬効が見込めるので、現在ではこちらを用いることが多いです。真武湯《しんぶとう》や八味地黄丸《はちみじおうがん》も、附子を配合しています。

す。ここには外邪に対抗することを基本としながらも、病気の進行や外邪に対してからだがどのように反応するかを想定に入れた高度な処方理論がうかがえます。

一方、『千金方《せんきんぽう》』に収載された神丹丸《しんたんがん》という処方は、トリカブトを含む発汗剤としての丸剤ですが、ここでのトリカブトは外邪に対抗する強い毒物として、あるいは寒邪に対する熱薬として、専ら外邪を体外に排除する目的で配合されています。つまり、からだの微妙な反応はあまり考慮されておらず、運用法としては原始的であると言えます。神丹丸のような処方は毒性が強いため早くから利用されなくなっています。

現在よく使われている処方には真武湯《しんぶとう》や八味地黄丸《はちみじおうがん》などがあります。漢方医学には病を陰病と陽病に分けるという特徴がありますが、これらの処方は熱感がなく、冷えが強い陰病に用いる処方です。陰病の人にはトリカブトを服用させても中毒を起こしにくく、安全に使用できるということを経験的に把握していったのです。

また、通常の生薬は、採集後に乾燥させるだけのことが多いですが、トリカブトの場合には塩水に浸けたり、火を加えたりなどの調製を加えることで毒性を減弱させる方法を開発してきました。古典籍においてトリカブトの使用方法の変遷を見ると、本来は危険な毒物をいかにして安全に運用できるようにしていったかを知ることができます。

11

桂皮《けいひ》

Cinnamon bark

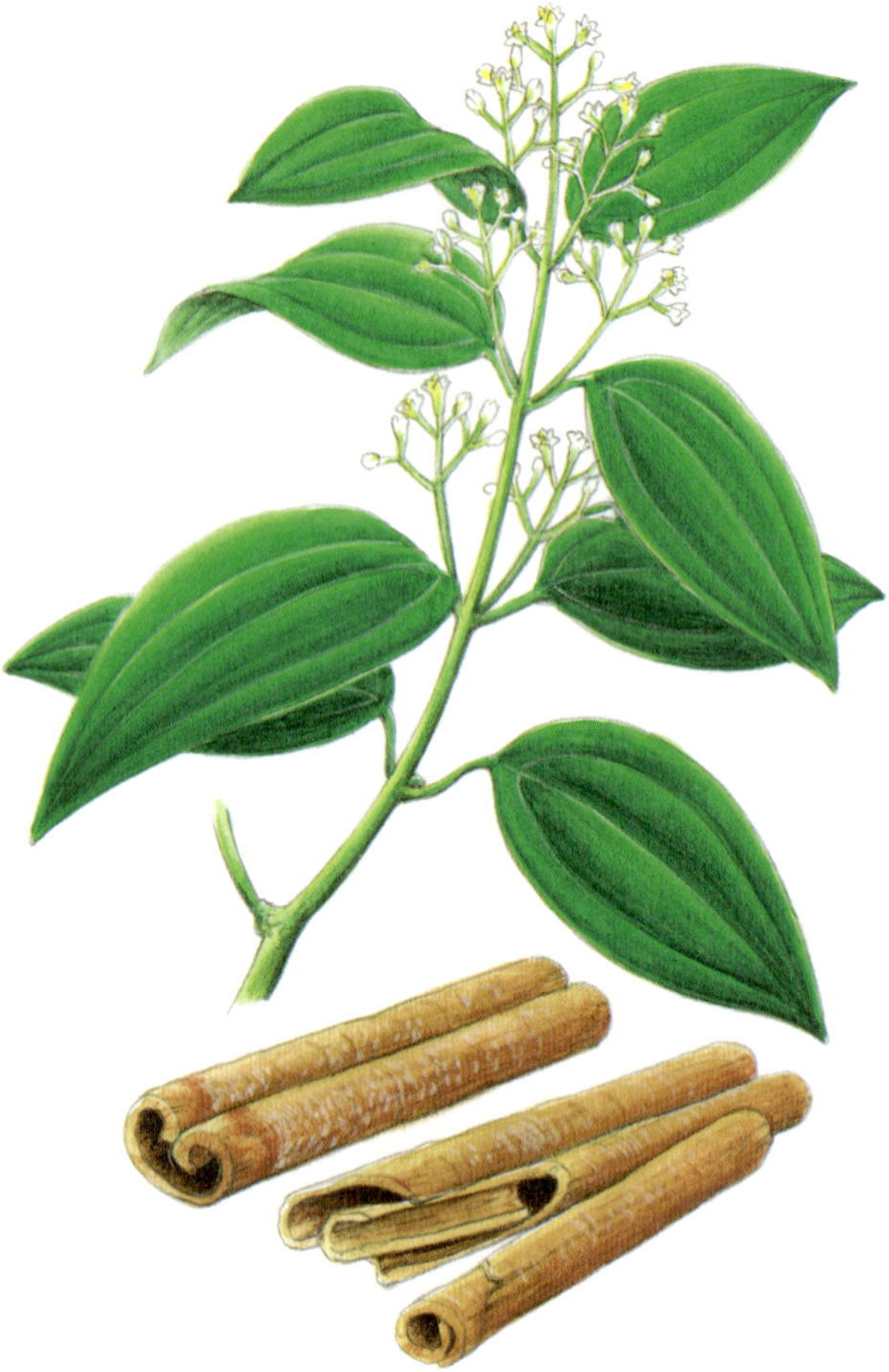

- 香辛料
- 発汗、消炎作用
- 甘味と辛味の両方を持つ

生薬として用いられるシナモン

桂皮《けいひ》はクスノキ科の植物の樹皮で、シナモンの仲間です。その香りは、八つ橋、シナモンスティック、ガラムマサラなどの香辛料でお馴染みでしょう。シナモンの類には多くの種類がありますが、薬用種の“*Cinnamomum cassia*”などは辛味が強いです。本草書を見ると、桂皮は甘味と辛味をもった大熱薬とされており、小毒があるとも書かれています。最近は流通することは稀ですが、良質な桂皮は、肉厚の樹皮の内側に黒い樹脂様が沈着することがあり、この部分を口にすると、小毒と言うのもうなずける強烈な辛味を得ます。

Column

【 桂皮の豆知識 】

ニッケイ

ニッキで知られる日本産のニッケイは根皮のみを用います。生薬名の肉桂と混同しやすいですが、「肉」とは樹皮が厚く品質がよいことを示しています。我が国に自生するもののなかではニッケイが良質ですが、本文にある“*Cinnamomum cassia*”が桂皮としては最上なので、通常は肉桂とされます。香辛料としては、セイロンニッケイが良質とされています。

桂皮の原産地は中国の南部からベトナムにかけてと考えられていますが、かなり古い時代から中央の中国医学に採り入れられた生薬のひとつであり、『傷寒論』や『金匱要略《きんきようりゃく》』の処方の多くに配合されています。

桂皮には、芳香成分のアルデヒドが含まれ、発汗、消炎作用があります。桂枝湯《けいしとう》や葛根湯《かっこんとう》に配合されており、発汗剤として外邪を排除します。その一方で、収れんをもたらすタンニンも含まれているため、動悸や奔豚などの逆証を抑える桂枝甘草湯《けいしかんぞうとう》や茯苓桂枝甘草大棗湯《ぶくりょうけいしかんぞうたいそうとう》に配合されます。桂皮は外側に向けた発散と、内側に向く収れんのはたらきの両方を持っているのです。

生薬のはたらきの多面性は、複数の生薬との関係のなかで論じられることはあっても、特にひとつの生薬だけを考えたときは、単一化された薬効にまとめられがちです。しかし、桂皮に多く含まれるシンナムアルデヒドは、辛味と甘味の両方を持つとされており、これを中心に主成分の薬理に落ち着き、確約されたアルゴリズムの道を歩きだします。鍼灸治療を行った際に、同じツボに同じように施術しても、時として全く異なる効果を示すことがあります。同様に生薬のはたらきにも多面性・多方向性があり、からだが自然治癒に向けた方向性を失っていなければ、生薬に内包されるはたらきの中から、その時々のからだに適した作用を自らが選択することも可能なのです。

12 アロエ

Aloe

- 医者いらず
- 民間薬
- リズムを整える

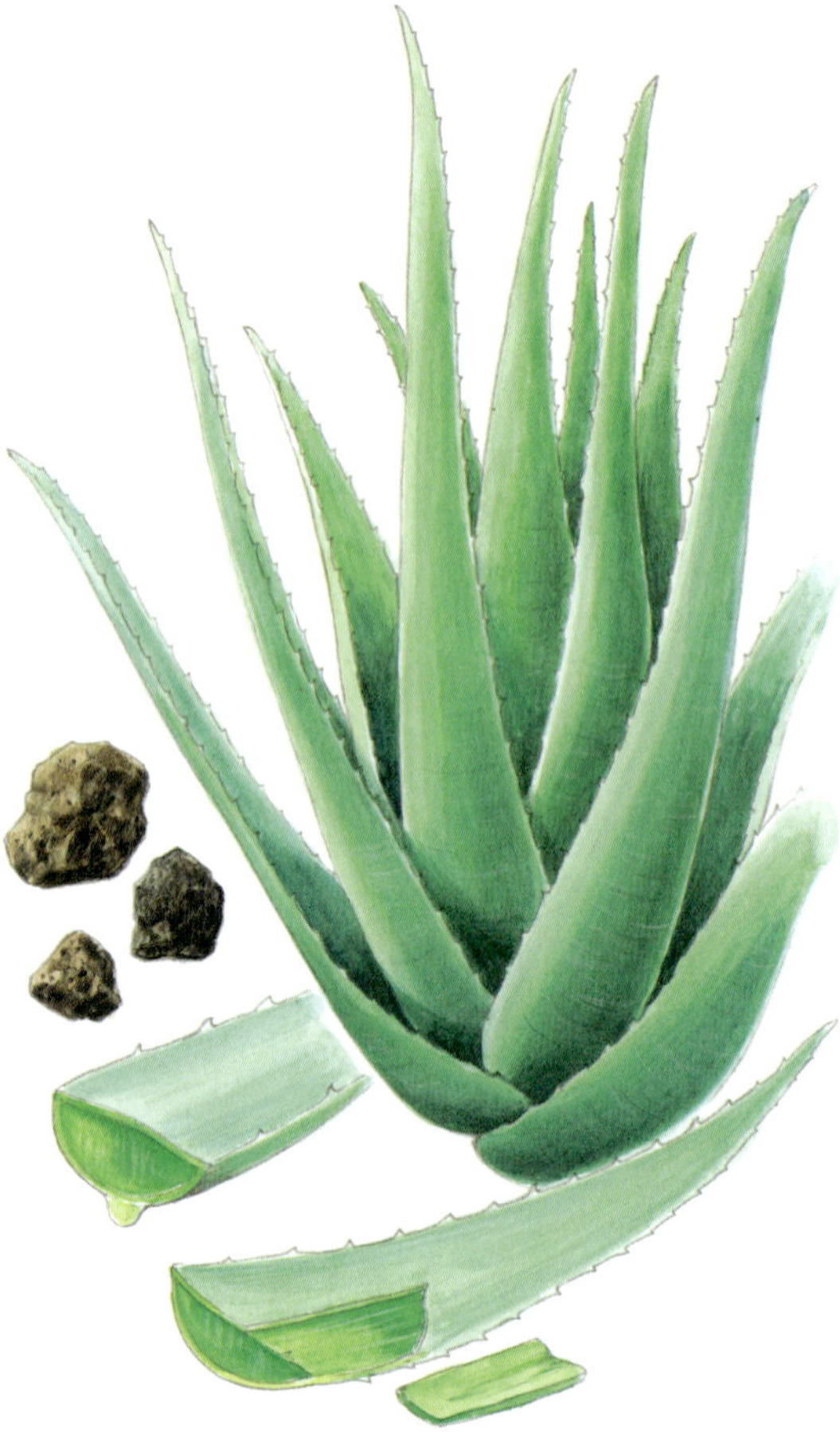

からだにリズムを取り戻させる生薬

アロエと言えば、かつては火傷や胃の薬などに用いるために多くの家庭で栽培されていて、「医者いらず」とも呼ばれるほどの、民間薬の代表格でした。アフリカ南部などの比較的乾燥した地域が原産地とされていて、ヨーロッパの伝統医学ではかなり早くから用いられていました。軒先で栽培されているアロエはキダチアロエという種が中心ですが、生薬として使われるのは葉がより肉厚でゼリー質の多い、ケープアロエなどです。葉から出る汁を乾燥させると黒い樹脂状の塊になり、舐めると強烈に苦く、粘液を感じます。初めに中国に伝わってき

Column

【 生薬と臨床をつなぐ 】

アロエの塗布方法

アロエは粘液を有しているのでツボに塗ることも容易ですが、アロエの持つリズムはあくまで植物のものであるので、シャープな効果が出るツボ療法では患者にピタリと合わせたツボの選択が難しいです。

神経痛などには粘液を利用し、やや広い範囲に用いるとよいでしょう。少量の水で薄めてもよいし、卵白などと合わせて塗布すると特に効果が高まります。

たのも生薬の状態であったと思われます。

アロエには瀉下作用を示す成分があるなど、近年は種々の研究がなされていますが、実際の生薬や民間薬としての用途はそれよりもかなり広いものです。内服薬としては下剤のほか、咳や喘息、婦人の月経薬、あるいは鉄剤と合わせて貧血にも用いられています。外用薬としては火傷や切り傷、腫物などの皮膚疾患や、神経痛にも使われています。

アロエの葉のゼリー質には水分が多く保たれていて、この性質が体液の薬として使用できます。さらに本来の生育地は、乾燥や昼夜の寒暖の差が大きい気候であり、アロエなどの植物は気候に適応するために昼夜でからだのはたらきを変えています。からだから水分が失われるのを避けるために、日中に行う光合成に必要な二酸化炭素は、夜間に取り込むようにし、生理的なはたらきを使い分けているのです。

昼夜はからだが最も身近に感じる陰陽のリズムの交代です。夜間や早朝などの決まった時間に起こる咳や、月経の異常などはからだのリズムの乱れと解せます。また、皮膚は寒暖などの外界の陰陽を敏感に感じる役割がありますが、このはたらきが失われるために、なかなか治癒に至らない皮膚疾患もあります。アロエはこのような陰陽のリズムや波を失った状態から再び動き出させる薬と理解すると、うまく使うことができます。

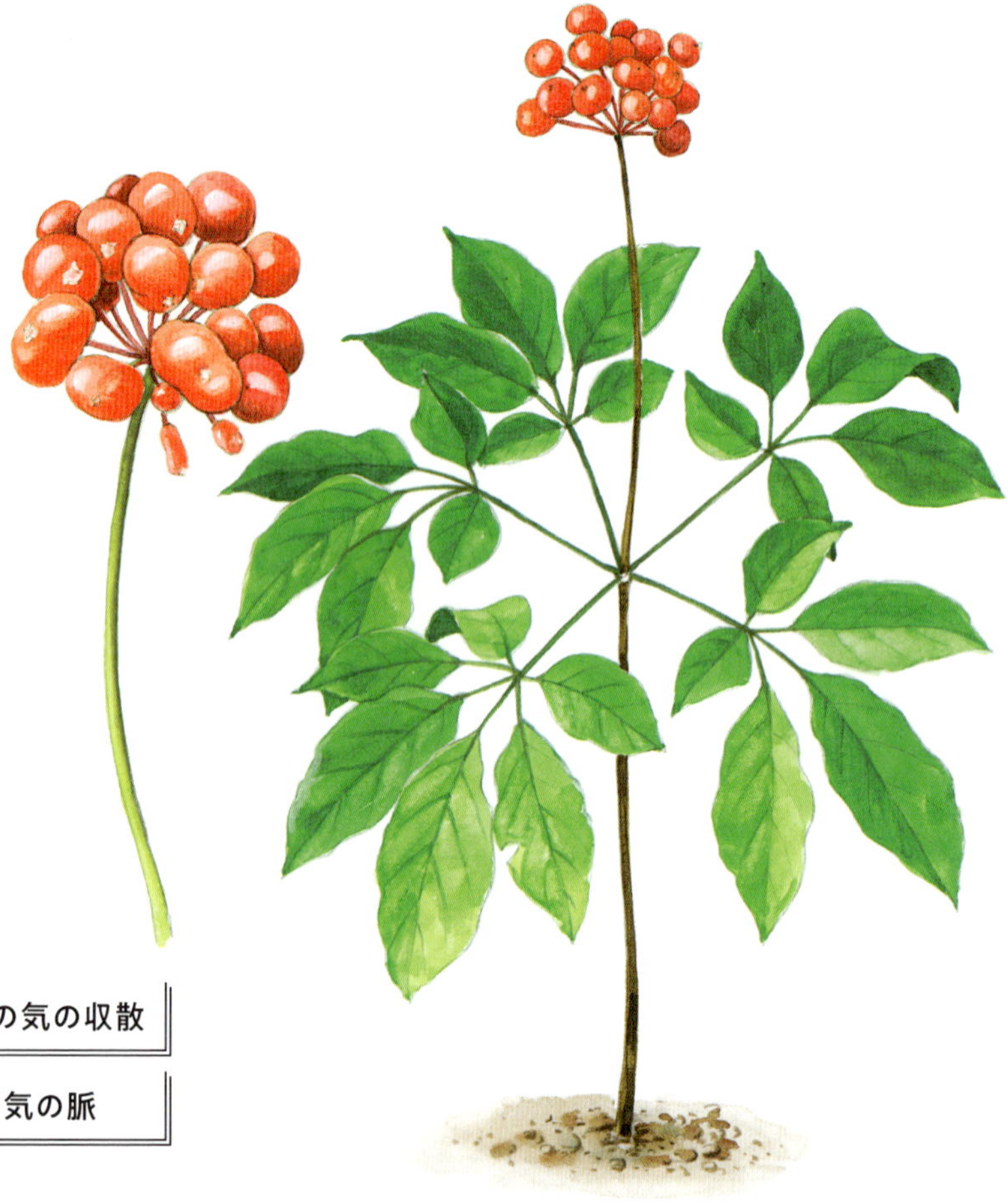

13 人参《にんじん》 Ginseng

- 天地の気の収散
- 胃気の脈

薬精と人精

生薬において、「人参《にんじん》」というと、いわゆる朝鮮人参のことを指し、オレンジ色をした食用のcarrotとは異なります。食用人参はセリ科、朝鮮人参はウコギ科の植物なので、含まれる成分は全く異なります。朝鮮人参は古くから強壮強精薬、あるいは不老長生薬として知られ、数ある生薬のなかでも最も代表的なもののひとつです。我が国には自生しない植物で、現在野生の人参が流通することはまずありません。

栽培は6年程度の長期におよび、特殊な条件が必要で、さらに一度収穫をした土地では続けて栽培できず、長い期間休耕地にしておかなければいけません。「生育の間に土の養

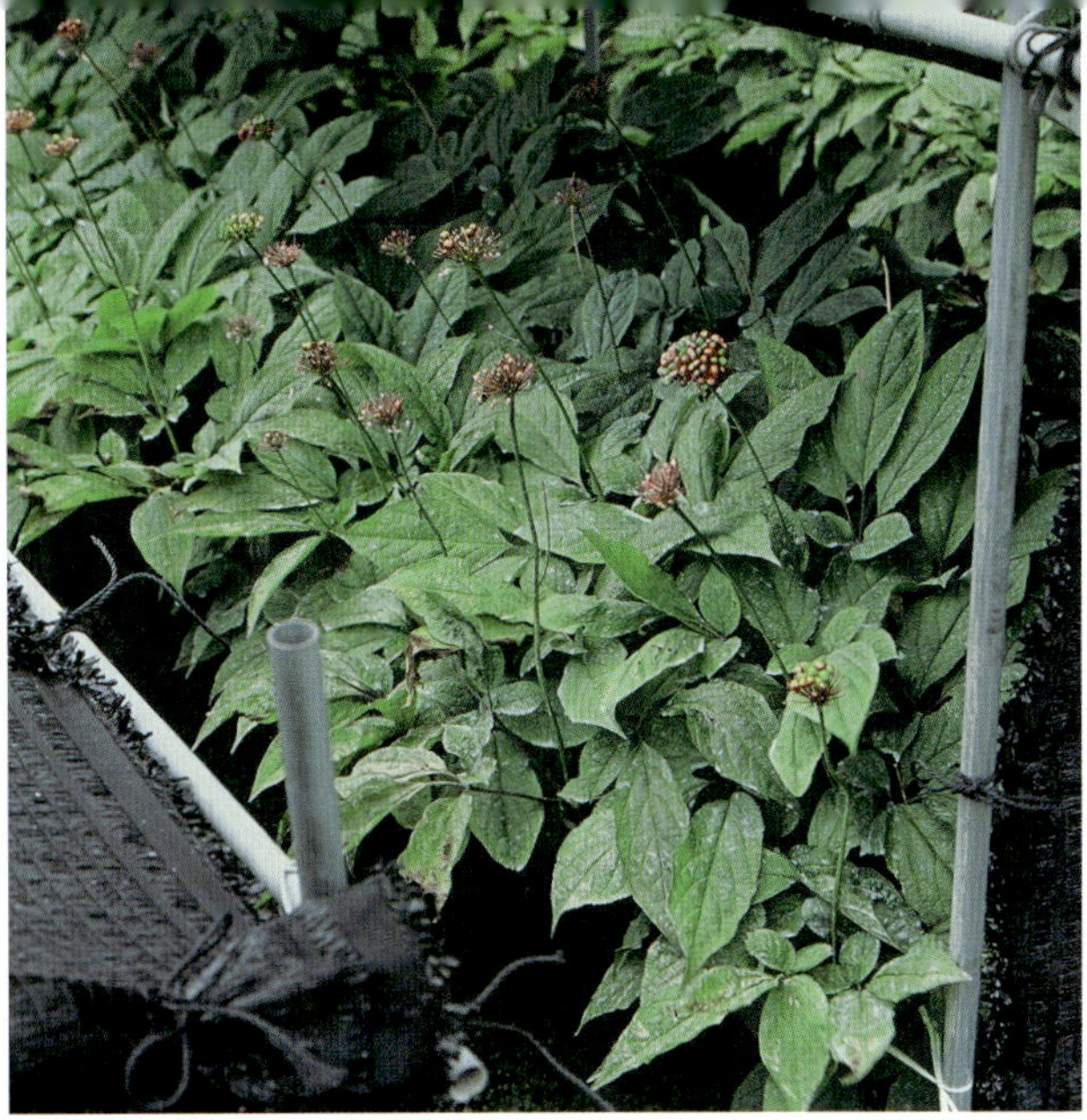

分をすっかり根に貯めこんでしまう」と言われたり、枝分かれした根があたかも人型を呈することから、「人間の精気」を有していると考えられることがあります。しかし、これは生薬だけに限った話ではありませんが、精気である薬精を見出し、からだの外部から直接人間の精気や人精を補給しようというのは危うい思想です。

本書はタイトルが示すように、「生薬という大宇宙・大自然の存在と、個々人のからだとをいかに結びつけるか、いかなるかかわりを持つか」ということを主要なテーマとしています。そのためこれ以降の生薬では、この話題に関してさらに追究していきます。

確かに、人参が重要な補剤であることには疑いはありません。本草書には「魂魄を定める」といった薬能が書かれていて、臨終に至るまでのわずかな時間を人参でつなぎとめることもあったようです。しかし、原典のひとつである『傷寒論』においては、人参は補剤としては扱われていません。また、人参は、高血圧の人が服用すると血圧をより高めてしまうことも知られています。数例を挙げるだけでも、人参の薬精は人精とは異なることがわかります。

人参の生育環境

通常、人参の栽培は発芽させた苗を1年間生育し、2年

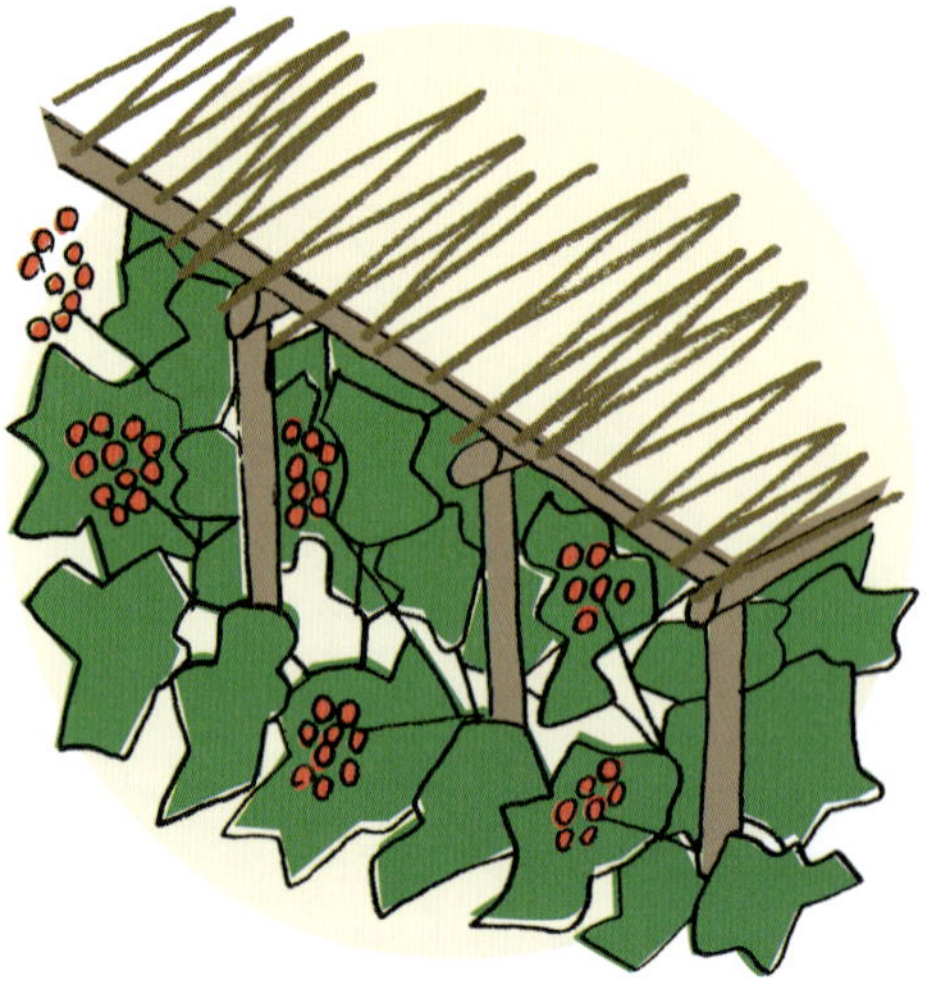

目に移植します。人参は陰地性の植物で、強い日差しと雨を嫌うため、春から秋にかけては日よけを設置します。雨を嫌うので水やりはしませんが、生育に必要な水が地中深くにあるような、湿った土地が必要です。あまり肥沃な土地は好まず、生育中に肥料を与えると肥料やけを起こすことが多いので、その分移植前に時間をかけて土つくりをしなくてはいけません。「雨風や日差しが当たらず、かといって乾燥し過ぎたり、湿地であり過ぎたりするのは駄目」という繊細な植物なのです。

一方、本来の自生地が寒冷な気候でありながら、我が国でも栽培が可能なほど生育温度には幅がみられます。このような栽培条件を考えると、自然環境においては陰地と陽地の境目のような、限られた場所に生育する植物と想定できます。このような生育環境から見て、人参は陰と陽の狭間に位置する生薬であると考えることができます。

天地の気を収散する

人参の地上部の形態を見ると、通常は茎を1本だけ直立させ、1点から数枚の葉を輪状に展開させます（輪生）。1枚1枚の葉はさらにその先で5枚の小葉に分かれ、これらが手を広げたように見えるので、この形状を掌状《しょうじょう》複葉《ふくよう》と言います。葉を展開した点からは花茎がまっすぐ伸び、やは

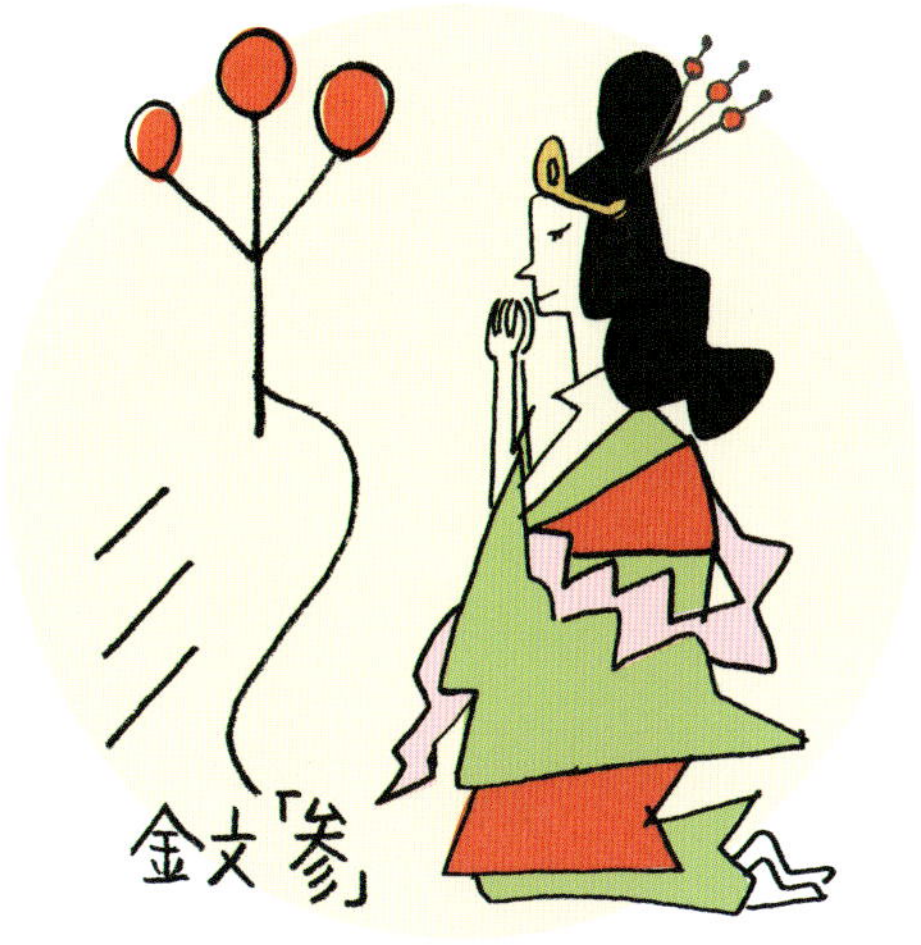

り1点から花火を散らすように多数の花を咲かせ、赤い果実をつけます。生育を続けてもこれ以上に葉や茎を繁茂させることはありません。

シンプルな地上部の構造は、日陰でも効率良く養分を得て、種子をつくるのに適しているのだと考えられます。中心点から四方八方に展開させる構造は、外界との交流を効率良く行うための形とも理解できます。養分をつくる葉は、「外界に向け発散する場」、花や実は「求心的に天気を収める場」で、子孫を残す花や実は「求心的に天気を収める場」だと考えると、人参はこの収散の場をそれぞれ1点に絞った形態をしています。

かわって地下部を見てみましょう。人参は多年生の植物でもあるので、まっすぐ地中に伸ばした豊かな根を生長させます。地上部の収散で得た天地の気をそのまま降ろして、まっすぐな直根で受ける形となっています。

別称も多いですが、人参の「参」は古くは「參」と書き、「3本のかんざしを挿した人が跪いて礼拝する形を示している」とか、「オリオン座の3つの星が人の上にあることを示し、いくつも集まるということを表している」と考えられています。陰陽の狭間に位置する環境にあって、中心の1点で受ける収散の構造を生かして天地の気を受け、それをまっすぐに直根で受けているというのが、人参の生薬としての特徴につながります。

ここからは具体的なからだとのかかわりについて、考え

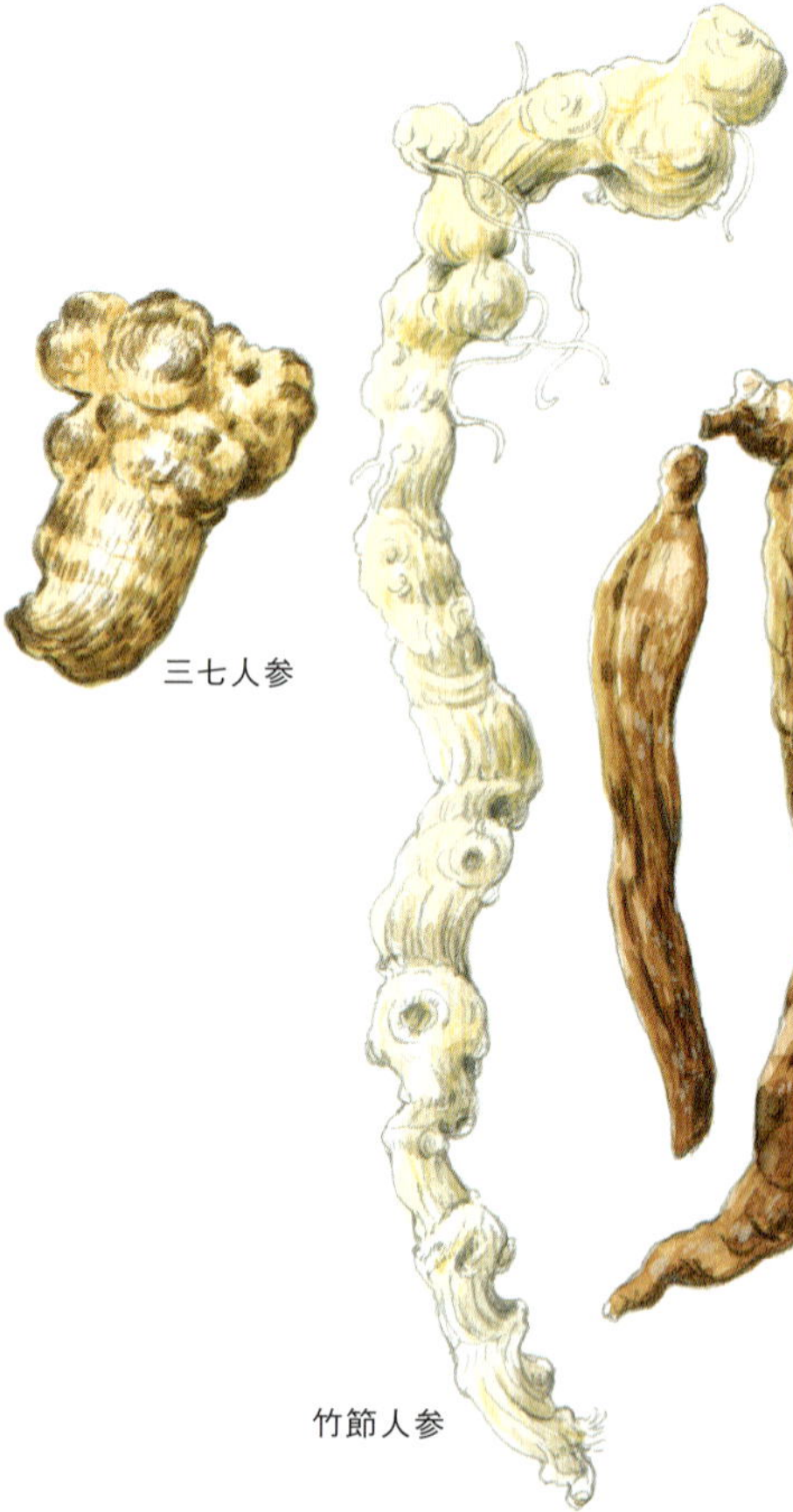

ていきましょう。

人参の補瀉

先ほど述べた通り、『傷寒論』では人参は補剤として用いられていないというのが定説です。これについて、『『傷寒論』が書かれた当時の人参は野生品で、効能が違っており、この点では我が国に自生する竹節人参が適する」という見方もあります。薬用種は栽培を重ねると、生育が良くなり、用部が肥大化して野性味が失われ、補剤に片寄りやすくなります。人参も自然に近い状態で育つと細根が発達します。しかし栽培では移植する際に、直根を肥大させるためにひげ根を除去しておくことがあるので、天地の気を直根で受けるという補の傾向

Column

【 人参の豆知識 】

修治法

生薬を採取後、簡単な調製法を加えることを修治《しゅうち》といいます。朝鮮人参は修治法の違いによって呼称が変わることがあります。代表的なものとしては、根の皮を剥いで乾燥させたものを白参といい、皮を去らずに蒸したり湯通ししたのちに乾燥させたものは、飴色になって紅参と呼ばれます。保存を良くするために紅参としたのだとか、両者には成分の違いがあることが報告されています。飴色の紅参の方が中極に収める力が強いと考えることができます。

を強くしていると言えます。

一方で、人参と竹節人参を比較すると、地上部の形態はかなり似ていますが、大きく異なるのは根の構造です。人参は根の部分が肥大化しますが、竹節人参は根茎が発達し、年々横に伸びていきます。気味はえぐみが強く、直根でないことからも瀉のはたらきが強いと理解できます。同じく近縁の三七人参は、根が肥大しますが、やや横に伸長し、根茎に近い部分はゴツゴツした突起が生長しており、形態としては中間的です。三七人参は三七人参の変種とみる向きもありますが、三七人参の根はかなり緻密で固いため、人参とは別のバランスで固精と瀉の効能を有しているとみられます。

胃気の脈と六極

大宇宙である外界と、小宇宙であるからだとの交流を考えるとき、東洋医学においては脾胃と横隔膜のはたらきを重要視します。このときの機能は、「胃の気」や「胃気の脈」として表現されます。また、脾胃は臓腑のなかでからだの中の中央に位置します。人間は天地の間に存在するため、中央にある臓腑は天気と地気の上下の気の交流を担うのです。

一方、横隔膜は呼吸にかかわる器官であり、その上下動によって直接的に外界の気を取り入れ、排出します。体幹

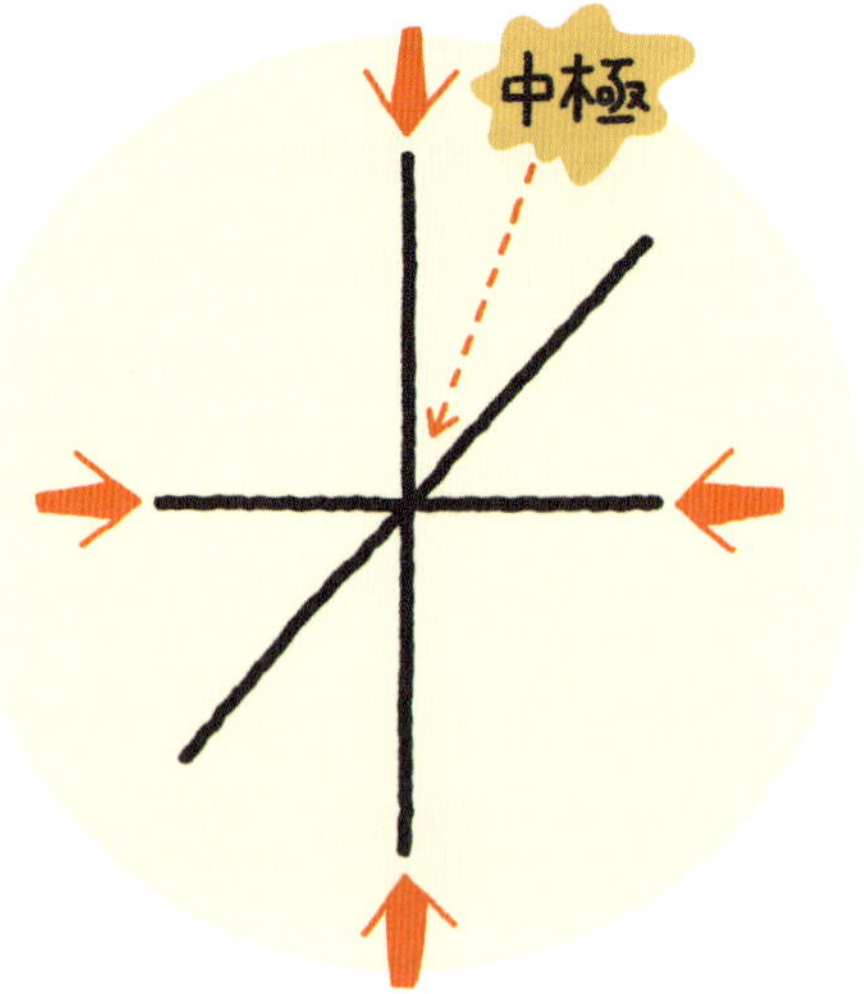

を上焦、中焦、下焦と分けるときは、上焦と中焦の境界の横隔膜を「膏《こう》」と言い、中焦と下焦の境界を「肓《こう》」と言います。膏肓はからだの中の最も大きな節目で、関節と同様に扱われており、節目のはたらきは脾胃の土の性質ともかかわります。

五行における土は、土用として四季の合間にあり、過ぎ去った季節を殺し、新たな季節を生じさせます。生命の存在に対する理解は多様ですが、人精がしっかりとからだの中心に留まっているのが理想で、これが離散すると死ぬという見方があります。これを端的に示したのが「六極《りっきょく》」という概念です。

六極では、人精は上下四方の6方向から中心の中極に集められて存在しています。人精は胃気の脈のはたらきにより外界の気を取り入れたり、季節によって交代させたりしながら営んでいるのです。

外界と交流するからだ

横隔膜は、胃気の脈にかかわる膏として天地の陰陽の気を交流させます。からだの大きな節目でもあり、上下動によって陰と陽を行き交います。人参は陰と陽の狭間に位置する生薬であり、境界で育まれた薬精が胃気を通じる膏のはたらきを助けるのです。また、六極にかかわるものとし

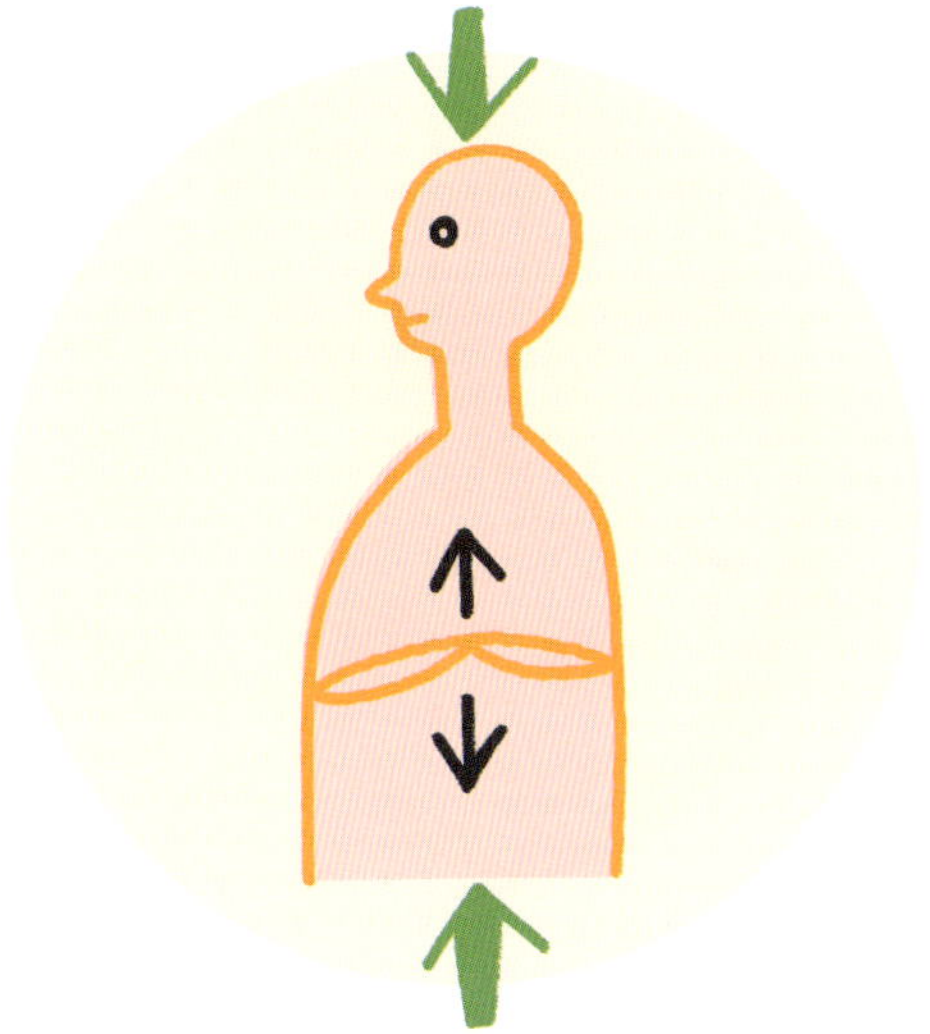

て、外界の気を臍下丹田に集中させる煉丹法《れんたんほう》という呼吸法もあります。人参の直根に貯められたものは、地上部において天地の気を1点に収散させて集められた薬精であることを考えれば、人参は外界と交流させる胃気の脈のはたらきと、中極に集めて固めるという人精のはたらきの両面に寄与できるのです。ただし、境界線にある生薬としての人参は、陰陽の両方に面するという点では幅広いですが、人参の生育環境がそうであるように、あくまで境界線は狭い範囲であるので、決して万能には使うことはできません。

外界との交流を調整するのは鍼灸の得意分野ですが、人参は脾胃や膏肓といった大きなはたらきを持つ部分にかかわるので、ツボ療法にはやや大味になりやすく、ツボの選択が難しいということも理解しておく必要があります。

人参の用法でもうひとつ注目されるのは、我が国の金瘡《きんそう》療法で発達した気付け薬としての使い方です。刀傷などで多量に出血したショック状態は、脈拍が弱まり胃気の脈が途絶えた状態です。このときに人参を内服薬として用います。輸血が行われない時代において、胃気の脈を強めて固精し、小宇宙内の循環を維持するという伝統医学的な治療法がみえます。近縁の三七人参にも止血の効能が知られています。

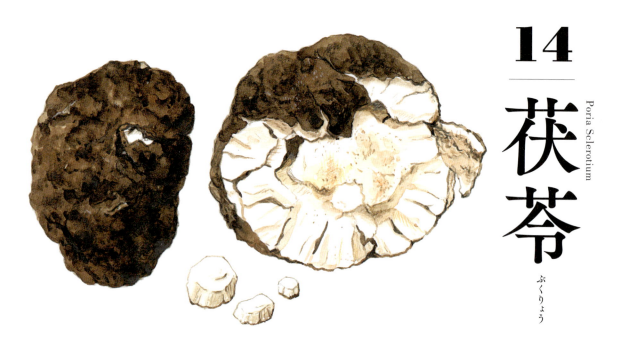

14 茯苓《ぶくりょう》

Poria Sclerotium

- 津液と精
- 菌核
- 地中に隠れている
- 微細な水分代謝

松に寄生する生薬

茯苓《ぶくりょう》は松に寄生するサルノコシカケ科のマツホドの菌核で、つまりキノコの仲間です。松に生えるキノコと言えば、マツタケのほうが通りが良いですが、マツタケは生木になるのに対して茯苓は枯れた木の根に肥大化することが多く、通常地上には顔を出しません。また、普通食用とする傘を開いたようなキノコの形は、子《し》実体《じったい》といって胞子を形成する構造ですが、茯苓は菌核なので塊状です。菌核は松の根に塊状に肥大して、黒っぽい外皮の中は白色か(白茯苓)、時には赤みがかることがあります(赤茯苓)。

茯苓は研究者泣かせの生薬のひとつです。その薬効には

Column

【 漢方の豆知識 】

「気」って何?

この質問は漢方だけに限らず、東洋思想全体に波及する問題であって、容易には答えられません。実体のないようなものを論ずるのはとても難しいです。本文の、津と液の関係性からみると、津は水蒸気のようなものですので、気と水の中間的なものといえます。それが、液体の液に精製されていくわけです。気を考えるときには、実体のないものと実体があるものが連続しているという視点を持つことが必要となります。

利尿、利水作用と鎮静作用があるとされていますが、これらのはたらきを薬理的に明示するのは非常に難しいようです。漢方においても、茯苓は多くの処方に配合される主要な生薬のため、その薬効を考えさせられることが多いですが、そもそも利水という「水分をからだの外に排出する瀉のはたらき」と、「鎮静」とがどうして結びつけられるのか、特に初学者にとっては理解しがたいこともあるかと思います。

生薬の解説書を読むと、「腎の余分な水分を取るので、結果的に腎機能が良くなり、腎精を益すようになるのだ」とか、「茯苓の気味は甘であるので精を補う」といった説明がされています。なかには利水作用についてだけ記して鎮静については全く触れないということもあります。本書では、そんなからだにおける水と精の関係について掘り下げることで、茯苓のはたらきについてもう一段理解を深めていきたいと思います。

茯苓突き

茯苓は薬のはたらきを理解しづらい生薬であり、さらに地中に産するため、採集するのも難しい生薬と言えます。以前、大学の近所にお住まいの方が「奇妙なものを掘りあてた！」と言って、私のもとに茯苓をお持ちになったことが

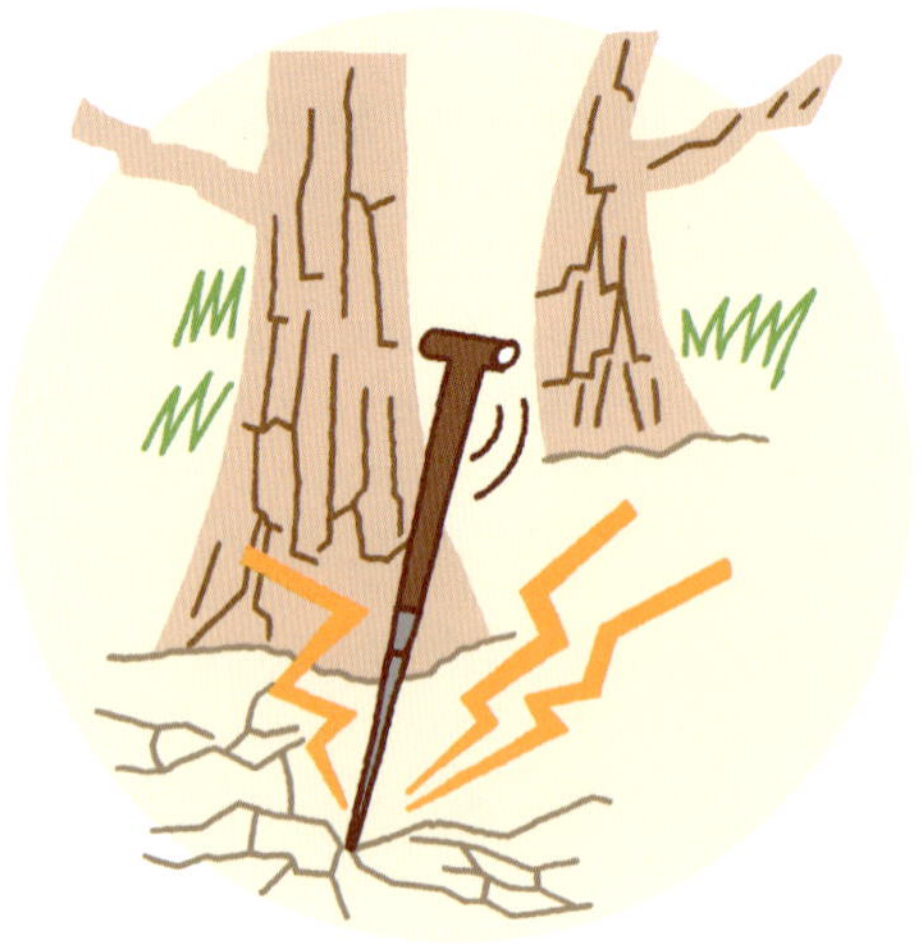

ありました。話を聞いてみると、「松林が枯れて、今は竹林となっている土地で、地面がわずかにひび割れていたのでタケノコかと思って掘ってみたら、中身が白い芋のような塊が出てきた」とのことでした。茯苓は松が枯れて数年たった後に地中で肥大化するので、地表にひび割れが起きることがあります。タケノコ掘りの上手な方は、タケノコが地面に頭を出す前に見つけて掘り出すため、このような偶然が起こり得たのでしょう。

伝統的な茯苓の採取には「茯苓突き」と呼ばれる道具が用いられます。茯苓突きはT字型の柄がついた杖に鉄製の太い千枚通しのようなものが仕込まれています。茯苓を探すには、枯れて朽ちた松株の周辺を地面のひび割れや膨みなどをたよりに、この茯苓突きを突き入れます。このとき地中に茯苓ができていれば、特有の手ごたえがあったり、茯苓突きの先端に白い菌糸がついたりします。近年は松の木材に菌糸を植えて栽培化したものが流通しているようですが、本来は地中に隠れている生薬なのです。

松の精と茯苓

茯苓が宿主とする松は常緑樹であり、冬でも青々とした葉を茂らせることから、古くから日本や中国で吉祥のものとされており、民間信仰の対象とされていました。民間薬

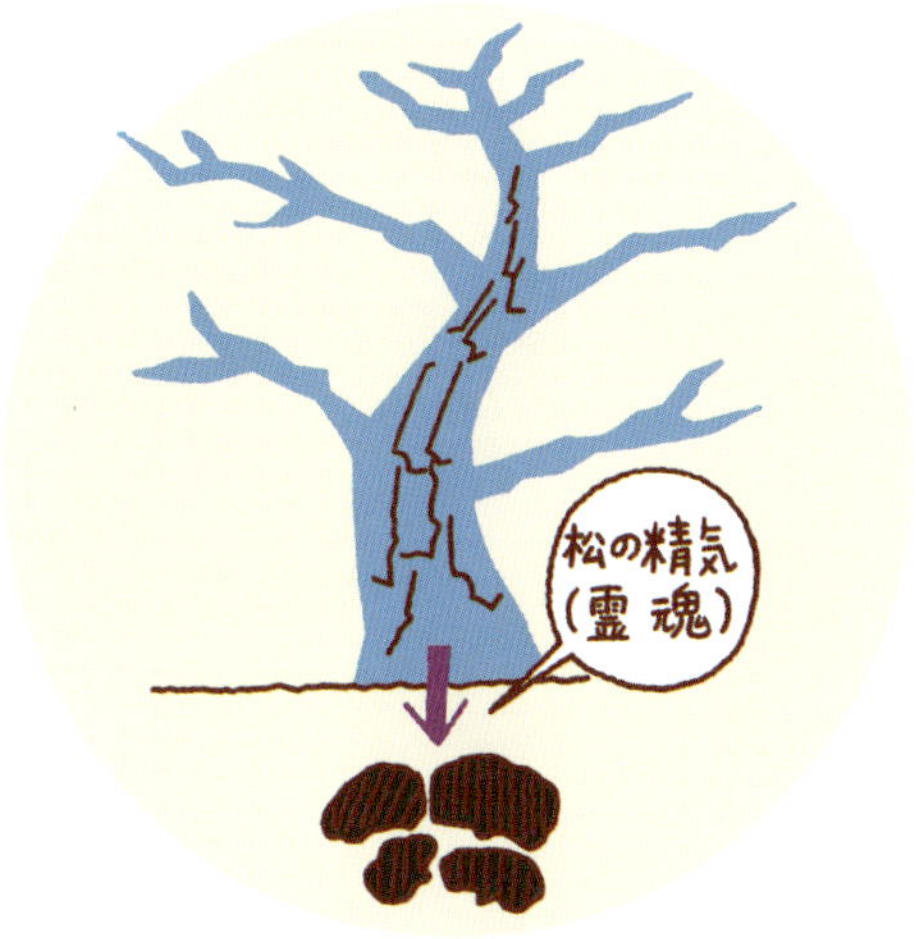

的には「新鮮な松葉の根元を食べると動悸や息切れに良い」とされ、松葉酒にして強壮薬とされています。また、松には特有の樹脂道があり、樹皮を傷つけると樹脂、いわゆる「松脂」が染み出してきます。松脂には有害な昆虫から身を守る役割があると考えられています。この樹皮から染み出る松脂をからだの体液である津液とつなげる見方があり、松脂は特に外用薬として広く用いられ、化膿性疾患に対して排膿薬として用いられます。

松は常緑樹として精気に満ち、豊富な松脂を有しています。茯苓は松が枯れた後、根に肥大化することから、「松の精気、霊魂が形となった」と考えられ、古くは「伏霊」と書かれていました。また、地中に形成することも、陰性が強い精気と結びつけられた理由のひとつであると考えられます。茯苓のなかでも、松の根を菌核にすっぽりと包み込んだものを「茯神」として珍重する見方があります。

茯苓がキノコの仲間であることを考えれば、松の根は栄養が吸収される宿主に過ぎませんが、これを重視すること自体が松の精気を中心とした見方を示しています。

津液と精

それではここからは本題の、体内の水分である津液と精気のかかわりから、茯苓のはたらきを見ていきましょう。

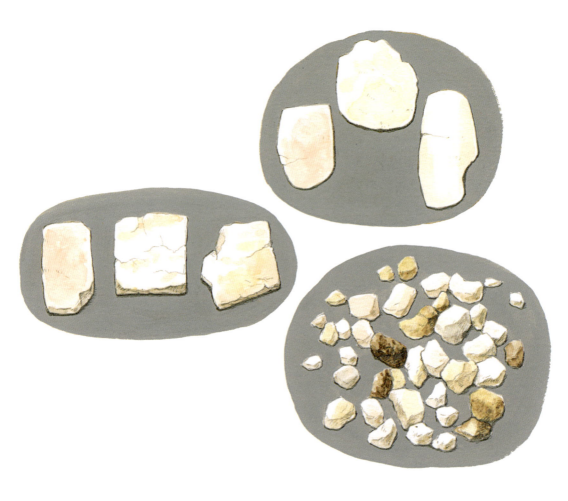

茯苓の薬効である利水と鎮静作用を理解するには、まずからだにおける津液と精（神）の関係に注目する必要があります。今日では津液について、気―血―津液の関係から「血液以外の体内の水分」として扱われることが多いですが、古くは、津液と精は密接に関わり論じられていました。

『霊枢』決気では津液について、「津」と「液」を分けて述べています。今日でも津と液を区別しますが、本篇はこの理論の発端のひとつです。ここでは、津を「気の段階である霧や露といった水蒸気のようなものに近い水」としており、液を「からだの深部の骨、精を貯めている骨髄の近くにある水」としています。津が手ごたえを感じないさらさらとした水であるのに対し、液

Column

【 松脂の豆知識 】

松脂の膏薬

松脂を配合した代表的な香薬に左突膏《さとつこう》というものがあります。世界で初めて全身麻酔下で乳がん手術を行った華岡青洲は、全身麻酔薬を開発したことで有名ですが、外科医である青洲は膏薬も用い、自身の私塾の名を冠して春林軒膏薬と名づけました。そのうち、メインとなっていた12種の膏薬のなかに左突膏があり、膿を排出させる膏薬として用いられていました。

は粘性を持った水、ということです。かわって、『素問』六節蔵象論では「五味から五臓の気が生じ、続いて津液、神が生じる」とあり、津液から精（神）ができるとされているのです。

これらを考え合わせると、「水蒸気のようなさらさらとした水から粘性を持った水になる」という水の精錬を経ることで、純粋な精が生じると理解できます。古くから精に対する見解はさまざまで、議論をし尽くせないほどですが、ここでは六節蔵象論での関係が五味《ごみ》を始点としていることに注目できます。五味はもちろん、食物に由来します。他方、人体が生成される過程を述べる『管子《かんし》』水地においても、その要素のひとつとして五味が挙げられています。このことから、先天的、後天的のどちらから精を考えるにしても、六節蔵象論の津液と精の関係は参考にできるのです。

津液の精製と茯苓のはたらき

茯苓が寄生する松は、樹木の津液である樹脂（松脂）に富み、それを有益に利用している植物です。

からだにおいて五味から津液が生じ、精がつくられる過程で、茯苓は津液を精製する水分代謝にはたらきかけます。精はあまり動揺せずに、からだの深部で穏やかに存在することが理想とされます。そうした精がつくられるためには、

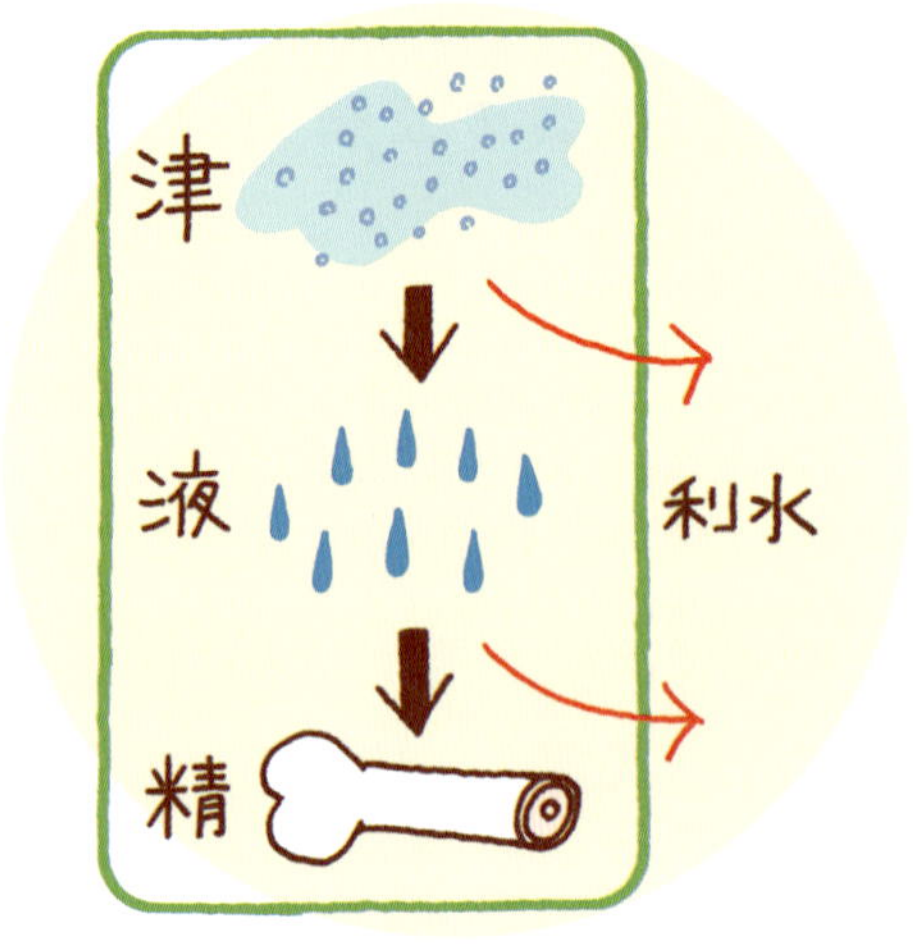

津液から無駄な水を取り除いていき、動きの少ない粘性の高いものに精製していく必要があります。茯苓のはたらきを大まかにみると、「津液を精製する過程で水分を取り除くこと」に注目したものが利水作用であり、「精製過程が好転し、精が満ちていくこと」に注目したのが鎮静作用につながります。

茯苓が配合される処方である、胃苓湯《いれいとう》や六君子湯《りっくんしとう》などには、胃内停水を除くはたらきがあると解されています。胃中の水毒に茯苓が用いられる背景のひとつとして、六節蔵象論にみられる五味から生じた津液の水分代謝の過程があることが考えられるでしょう。

ただし、茯苓は地中に生じた陰精であるから、水分代謝の過程において、かなり精に近い部分ではたらくともみなせます。そのため、処方に配合される生薬のなかでも、多量な水毒を扱うというよりは、微細な水分の代謝を担うと理解したほうがよいです。同時に、他の利水薬に比べて、鎮静のはたらきが強くなるというのも理解できるでしょう。その反面、精がつくられる水分代謝の過程において、むやみに利水がなされると、あるべき精が漏れてしまうことがあるので、注意が必要となります。

津液と精気論

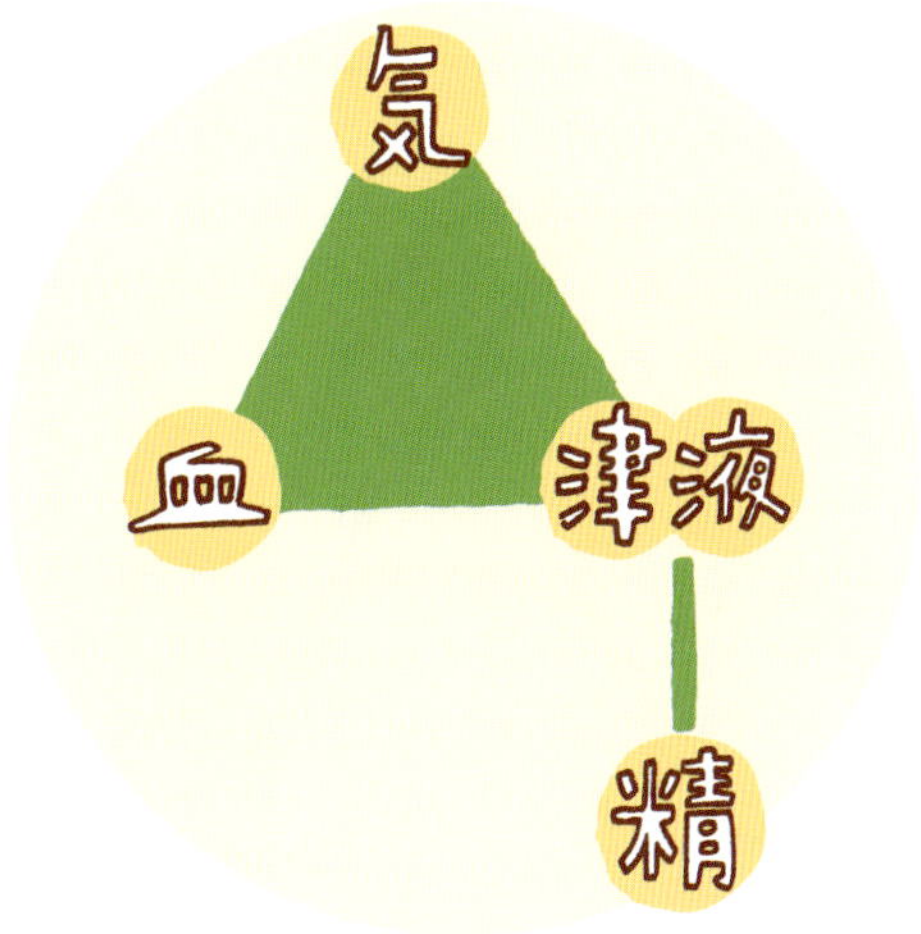

茯苓《ぶくりょう》桂枝《けいし》甘草《かんぞう》大棗湯《たいそうとう》は、処方名の通りの4種の生薬からなる処方です。発汗により津液が失われ、気の上逆が起こったときなどに用いられます。

この処方について精気論の立場からみると、桂枝と甘草は「気逆」に対応し、茯苓は「精が動かされ漏れてしまって起きた厥逆《けつぎゃく》の中心」にはたらきます。ここで言う、「精が漏れる」という状態は、精に他の体液が混ざって純粋さを失うことを意味します。再び精を分利して、純粋で静かな状態に戻すのですが、このとき、精は深微な運動のなかで扱う必要があります。その点において、茯苓の「微細な水分代謝により精を精製する」という特徴が生かされるのです。

経絡を考えてみても、深部の五臓や骨髄を絡《ま》とう脈は経脈に比べて極めて細く、そこでは経脈の律動（リズム）が通用しません。もっと絡脈的で、進みが遅かったり、滞ったりという不規則な動きをしているでしょう。

今日、津液について考えるとき、精気論が採り上げられることは稀です。しかし、精気論は漢方や鍼灸の基礎理論の形成に、重要な役割を果たしました。津液について、過不足などの状態の変化をみるにしても、精との関連を考えることで臨床の幅が広がるのではないでしょうか。

15

菖蒲《しょうぶ》

Acorus calamus

- 端午の節句
- 開竅薬《かいきょうやく》
- ツボ療法
- 肝《きも》っ玉の生薬

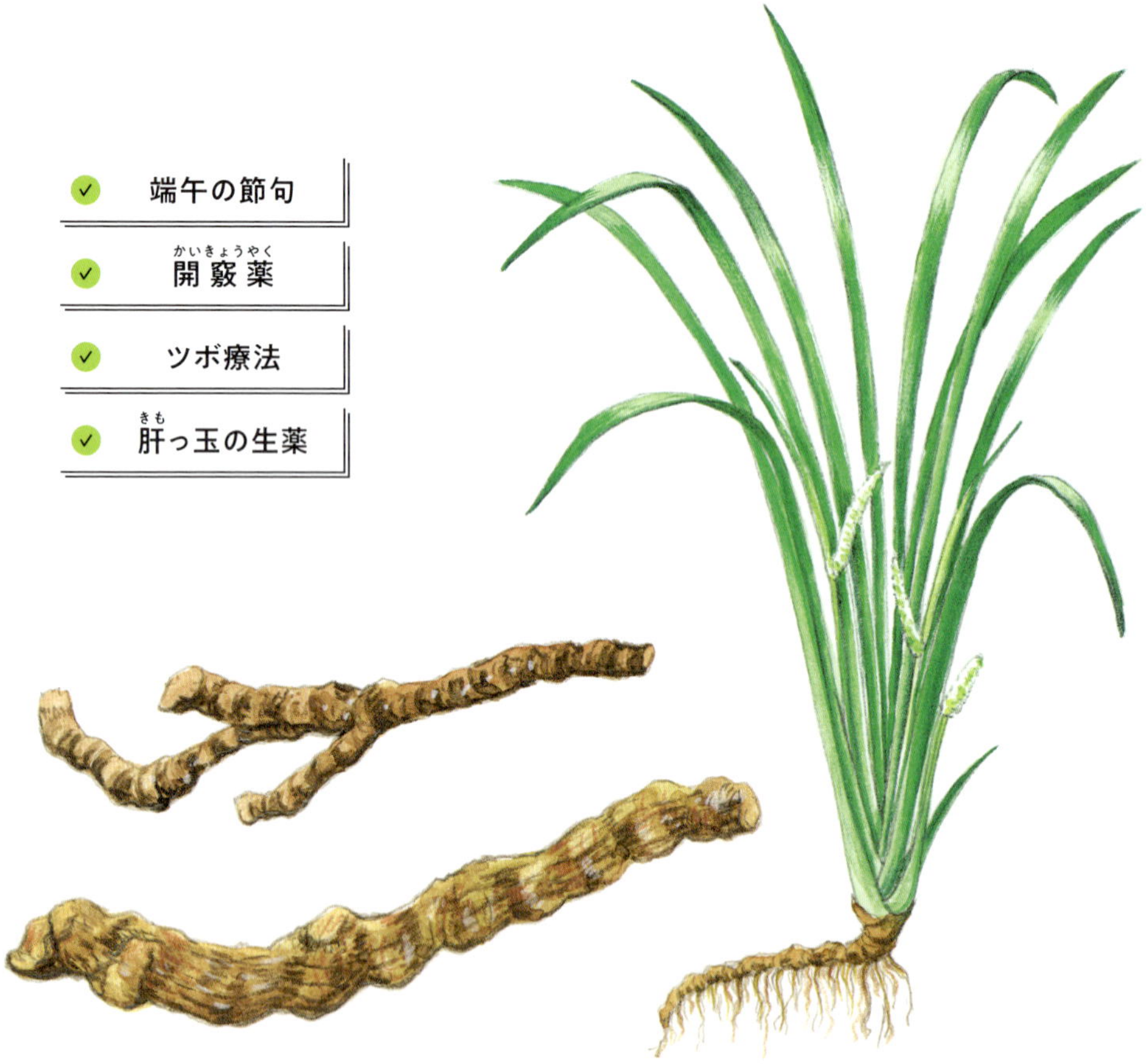

石菖蒲と水菖蒲

ショウブは、古くから我が国の文化にさまざまな形で根付いてきた植物です。ショウブの細長くまっすぐ伸びた葉を、剣に見立てて菖蒲打ちをしたり、香り高い菖蒲湯とするのは、端午の節句の厄除けの行事です。菖蒲湯の方法は、葉をそのまま湯に浮かべたり、短く刻んだり、根茎を用いたりと、地方によって異なります。全草に香り成分の精油を含んでいますが、特に多く含んでいるのは根茎の部分です。ショウブと混同しやすいものには、花ショウブや黄ショウブといった大きく壮麗な花を咲かせるアヤメの仲間がありますが、ショウブの花は小さな花を密集して咲かせ、しか

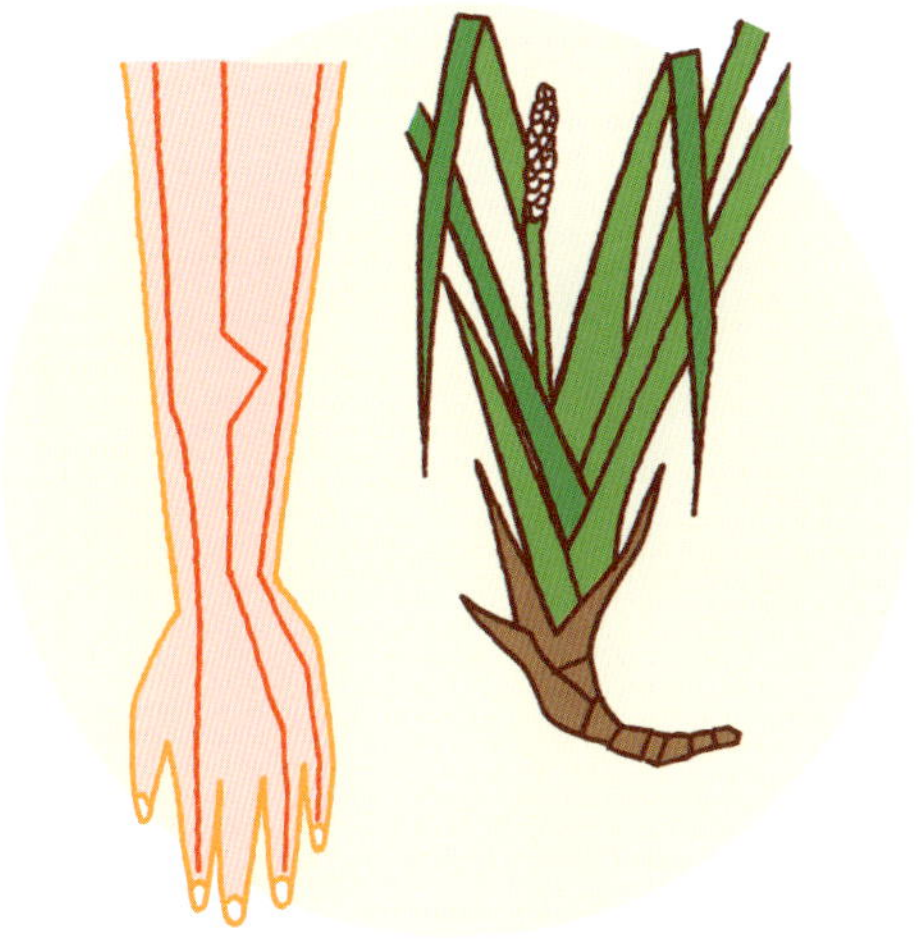

もこれらを低い位置につけるので、ずっと目立ちません。
生薬として用いる菖蒲は、石菖蒲と水菖蒲の2つに大別されます。石菖蒲にあたるものは、渓谷の岩場など、比較的澄んだ水場に生え、その根茎は細く節間は短く密になっています。これらの種は精油成分を多く含み、また、菖蒲は根茎1寸の長さのうちに節が密接して9個あるものが良品とされていて、節間が短い石菖蒲が漢方処方に好んで用いられます。一方、菖蒲湯に用いられるのは一般的に水菖蒲のほうであり、こちらは池や沼などの泥地に生育し根茎は太く節間も広いです。水菖蒲は形状は同じであっても含有する成分にバラつきがみられるようで、安定した効果を期待しづらいとされています。

経脈とツボの生薬

菖蒲のうち特に石菖蒲は香りが強く、うっ滞を通じる開《かい》竅《きょう》薬《やく》としてよくはたらき、鎮痛、鎮静、健胃薬として用いられます。近年の研究においては、菖蒲の精油成分が神経系に作用するということも報告されています。民間療法では温《おん》罨《あん》法《ぽう》とする方法が知られていますが、局所から全身にはたらきかけるツボ療法としても期待できる生薬です。

細長い菖蒲の葉の葉脈は、多くの単子葉植物にみられる平行脈であり、根茎には無数の節があります。平行脈は経

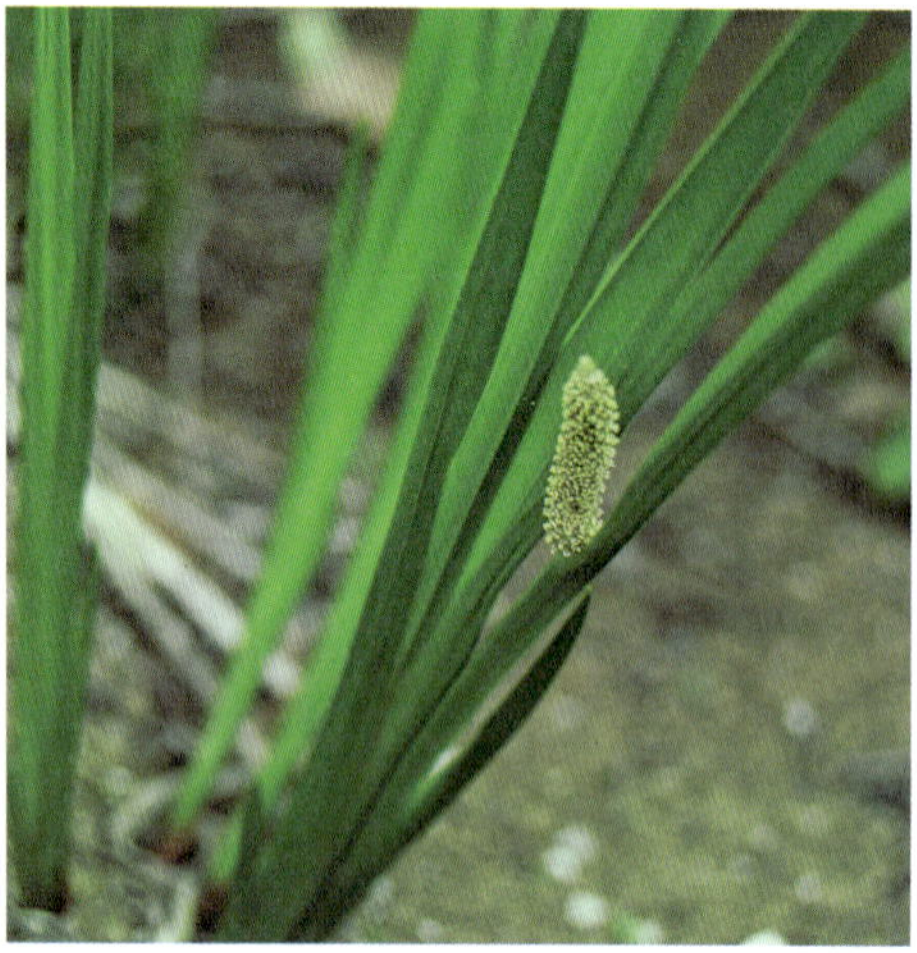

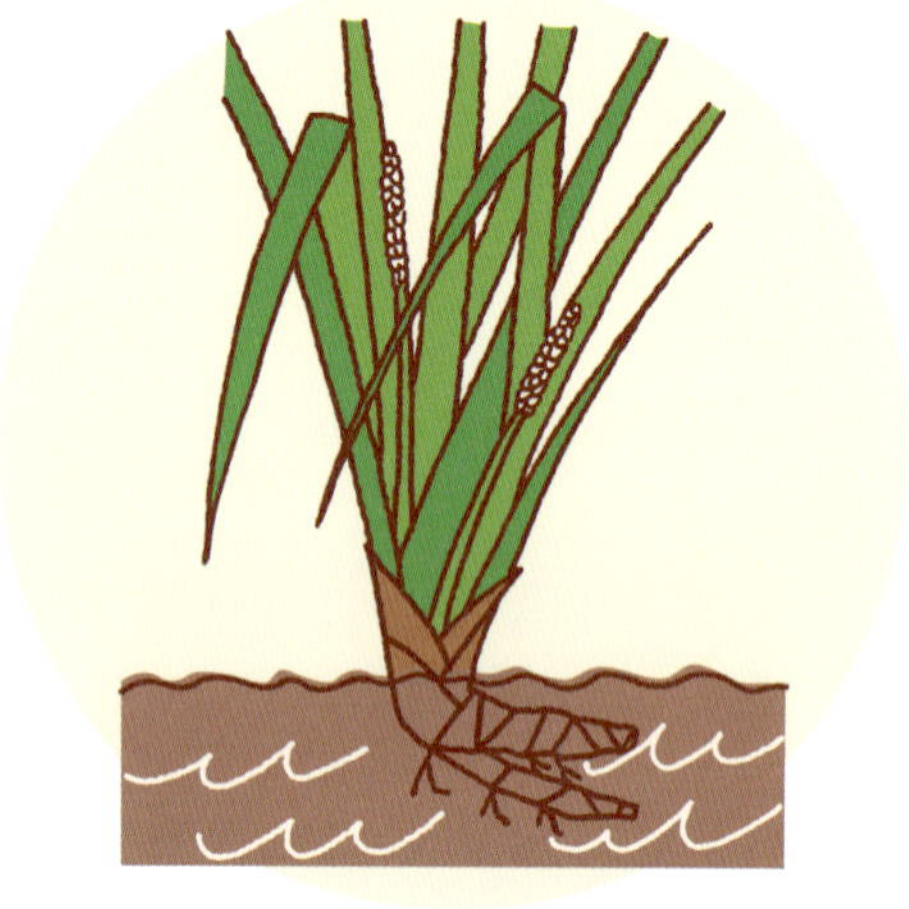

脈として、また、脈が連なる根茎の節は関節やツボとしてとらえ、経脈とツボの両面を持った生薬としてツボ療法に応用できます。

遺伝子解析による新しい植物分類では、菖蒲の仲間は、初期の段階で双子葉植物から別れた原始的な単子葉植物であることがわかっており、菖蒲にとって平行脈を有している意味合いはそれだけ大きいと言えます。また、節について考えると『霊枢』九針十二原では、外界の節気とツボを関連づけて論じています。これには原穴の概念が深く関わっています。外界の節気を受けて、からだの節にあたる関節やツボ、特に原穴から経脈に溢れるのです。つまり、根茎の節（関節、ツボ）に貯まる精油（精気）と、平行脈（経脈）という関係から、菖蒲はツボ療法に利用できるということです。ツボの精気を利用した治療法のときは、精油を多く含んでいる石菖蒲が適しています。石菖蒲は水菖蒲よりも澄んだ水に育っているので、より精に近い存在として利用できます。

肝っ玉の生薬

精油を含む生薬には、からだの精気にはたらきかけ、鎮心や鎮静のはたらきを示すものがあります。菖蒲にも鎮静作用があることが知られますが、この場合の鎮静は特徴的

Column

【 菖蒲の豆知識 】

菖蒲湯

春に花が咲き、鑑賞用として人気のアヤメ科の花菖蒲や黄菖蒲などの壮麗なものに比べ、生薬として用いるサトイモ科のショウブの花はとても小さく、密集して咲かせ、目立った花弁をつけることはありません。

菖蒲湯には地域によりさまざまなやり方があって、葉をそのまま湯に浮かべたり、葉を小さく刻んだり、あるいは、地下（泥の中）部にある根茎を使い、煮出した汁を湯に加えることもあるようです。香りのもととなる精油やほかの成分も、葉より根茎の含量が高いので、根茎を煎じてつくる菖蒲湯はより効能が高いかもしれません。

で、いわゆる「肝《きも》っ玉」にはたらくものです。

一般的な鎮静なはたらきは、気が上がってしまうのを抑えるように、下向きの沈降性の力をはたらかせます。また は、精が漏れ出たりしないように、五臓や骨髄にがっちりと精を固めるようにはたらきます。一方、肝っ玉の「肝」というのは和語のようなので、これから述べる菖蒲のはたらきも固有の解釈かもしれません。

よく「肝をつぶす」、「肝が小さい」などと言われますが、「肝」は魂の入れ物であり、その大小によって度量を表していいます。つまり「肝が据わる」というのは、「何が入ってきても動じないような精神」を表しており、これは五臓の精よりも腑の役割から解すことができます。肝っ玉の精神を保つには、固く閉じた精よりも、上下四方にゆとりを持った位置に肝を置き、度量を広くしておく必要があります。

菖蒲（特に水菖蒲）は、泥地に生育していても根茎を沈めることも、浮かせることもなく一定の位置を保つ性質があり、五臓に固める沈降性の鎮静とは異なるはたらきで肝を据わらせています。前述のように、水菖蒲の含有する精油成分にはバラツキがみられますが、何が入ってきても動じない肝っ玉の精神に対しては、含まれる成分がさまざまであっても同様の形態を保つ水菖蒲の性質が、より鎮静に適していると言えます。

16 ドクダミ

Houttuynia herb

- 三大民間薬
- 陰部の水道を利す
- からだの組織同士をつなげる
- 解毒排膿薬

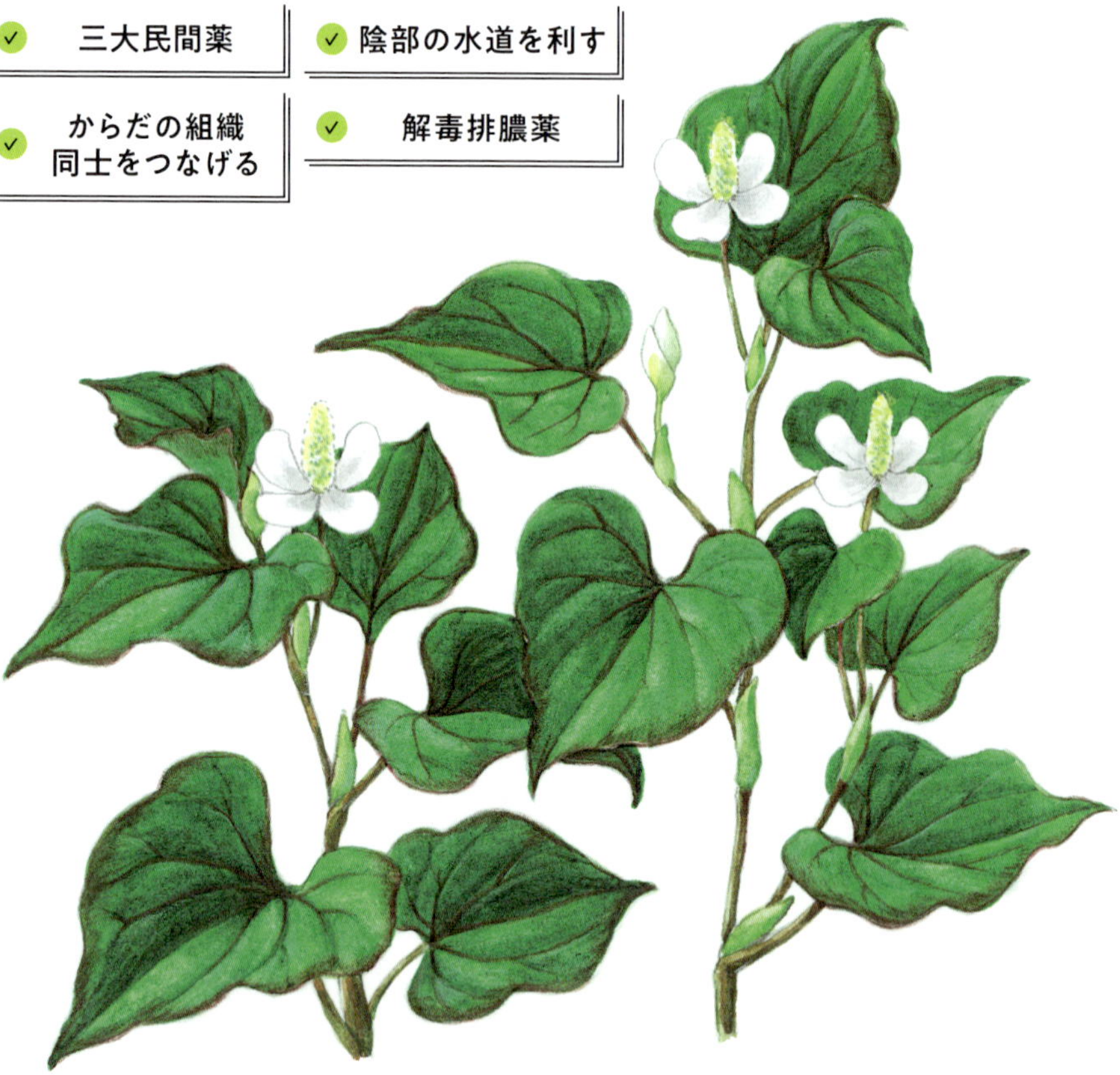

三大民間薬

ドクダミはセンブリ、ゲンノショウコと並んで我が国の三大民間薬のひとつとされています。ドクダミは身近な植物で、6月ごろになると湿った日陰に群生し白色の花を咲かせます。ドクダミの花は少し変わっていて、白い花弁に見えるものは実は総苞片《そうほうへん》です。本当の花はとても小さく、多数の小花が集まって咲いています。いくつもの花の雄しべが集まって黄色く見える、総苞片の中央にある部分がそれです。総苞片と無数の花は、らせん階段を上るように並んでいます。総苞片を上からみると、下から上に行くにつれ、少しずつ1片が小さくなっているのがわかります。

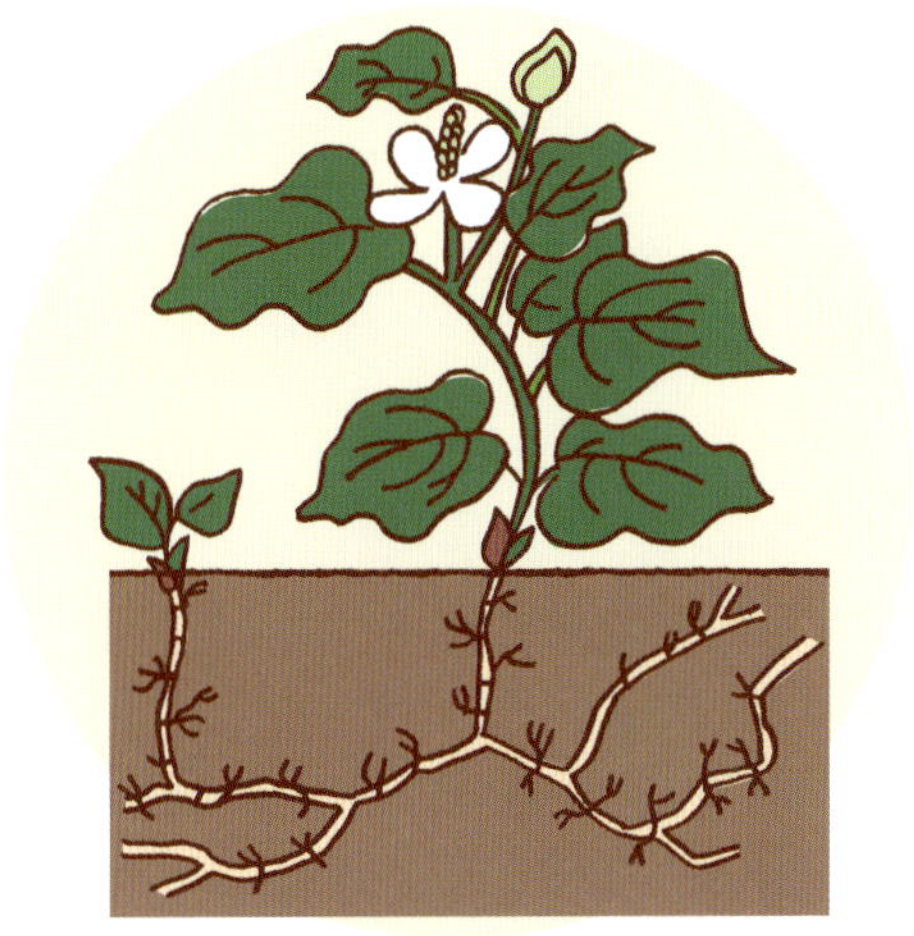

ドクダミの草取りをしたときの特有な強い臭いを思い出される方もいるでしょう。この臭いの成分はアルデヒドですが、採取し、乾燥させる過程で揮発したり成分変化を起こして臭いがなくなってしまいます。そのため、乾燥させたドクダミ茶には特有な臭いは消えていて、不思議なほど飲みやすいのです。民間薬では利尿薬や毒散らしとしての排膿薬とされていました。

張り巡らされた根茎

ドクダミは花から種子をつくることもありますが、染色体が3倍体であることで、種子は不稔性《ふねんせい》と考えられています。そのため、地中の茎である根茎を広げることで繁殖します。庭に生えたドクダミを駆除しようとしても、根茎はその下に長く網の目のように張り巡らされ、それが地上部とつながっているため、すべて掘り起こすのは大変です。きれいに駆除したと思っても根茎の一部が残り、いつの間にか元通りに繁茂させてしまう……。厄介に思われるかもしれませんが、ドクダミからすれば、種子で子孫を残しづらい分、根茎を発達させることが生命線となっているのです。

ドクダミを薬とするには、開花期に根茎を含めた全草を採取し、乾燥させて調製します。葉は深い緑で、葉のフチや茎などは赤みがかることがありますが、根茎は白色です。

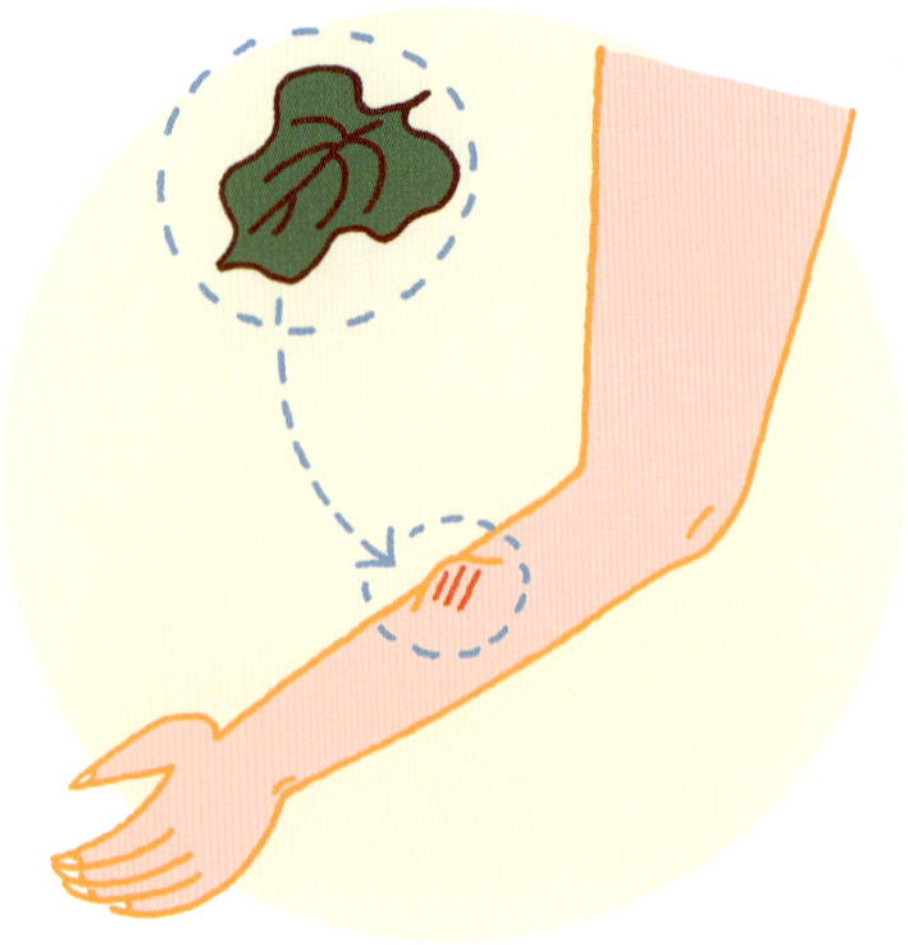

前述の通り、ドクダミは地中に茎を発達させる性質があるため、これがからだの陰部における水道を利すことにつながり、利尿のはたらきを示すと理解できます。
また、循環器系にもはたらきがあることが知られていますが、赤みがかる地上部を、地下茎を介して離れた場所の個体につなぐことが、からだの組織同士をつなげる循環系の役割と重なるとも理解できます。

悪気を散じ排膿をうながす

排膿には、外用薬として生の葉を用いることも多いです。生の葉をもんだり少し焙ったりしたあと、化膿した部分に貼っておくと膿が出て、腫れもおさまります。生の葉を鼻につめて、蓄膿症に用いたこともあったようです。今日ではドクダミのアルデヒドに抗菌作用があることが知られていますが、伝統的にもこの特有な臭いを排膿に用いたのです。陰湿な地に密集して生え、不快な臭気を発するドクダミは、からだの膿に結びつきます。ドクダミの臭気が乾燥によって消えるように、膿から悪気を散じて排出させやすくすると理解できるでしょう。

ドクダミを解毒排膿薬として広く用いるのは、我が国の特徴です。その要因は古来より見受けられ、古くは、仏教医学における「胎毒《たいどく》」があります。胎毒とは、子どもがお

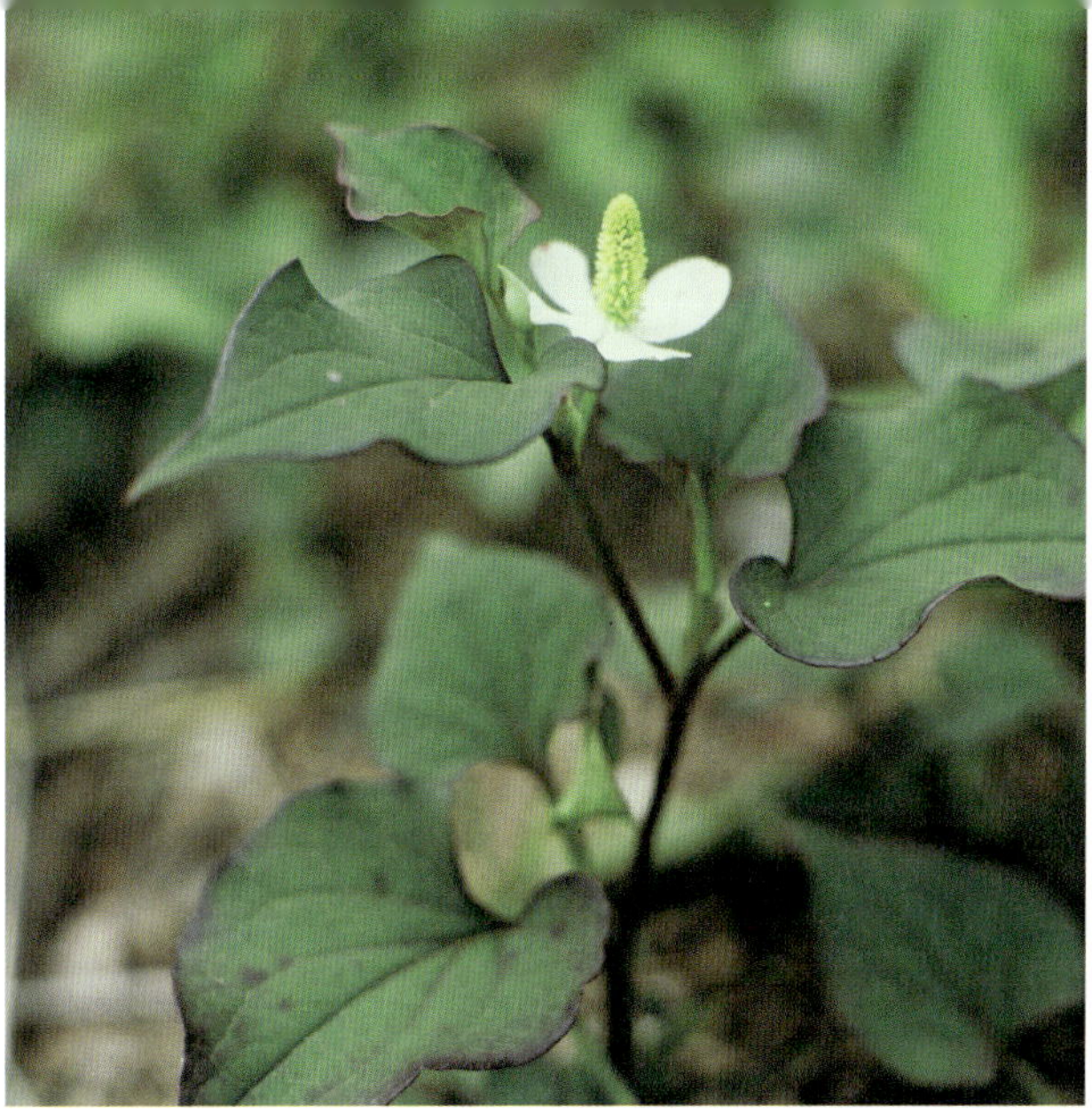

なかの中にいるときに両親から伝わる毒のことです。生まれたばかりの新生児に、「マクリ」として下剤を飲ませ、黒い便を排出させる健康法もあります。

また、ヨーロッパの伝統医学が浸透してきた江戸時代より、「病的な体液が病因となる」という基本的な概念がありました。「からだにできた膿は熟成して排出されるのが自然治癒の過程である」として、ある段階では膿を積極的に排除する方針が採られています。梅毒などの性感染症に対して排膿と下剤を組み合わせる治療をしたのも、これに関係するでしょう。現代漢方が体質に合わせた治療を行うようになる、大きなきっかけをつくった森道伯《もりどうはく》の体質の見方にも、排膿、解毒を重視する姿勢がみられます。

以上のような背景から、日本でドクダミは排膿解毒薬として広く受け入れられたと考えられます。ドクダミには下剤のはたらきもあると言われますが、実際は顕著な作用は認められません。解毒に際して排膿薬と下剤を組み合わしていたことから、ドクダミの効果に下剤のはたらきが連想されたと言えるでしょう。

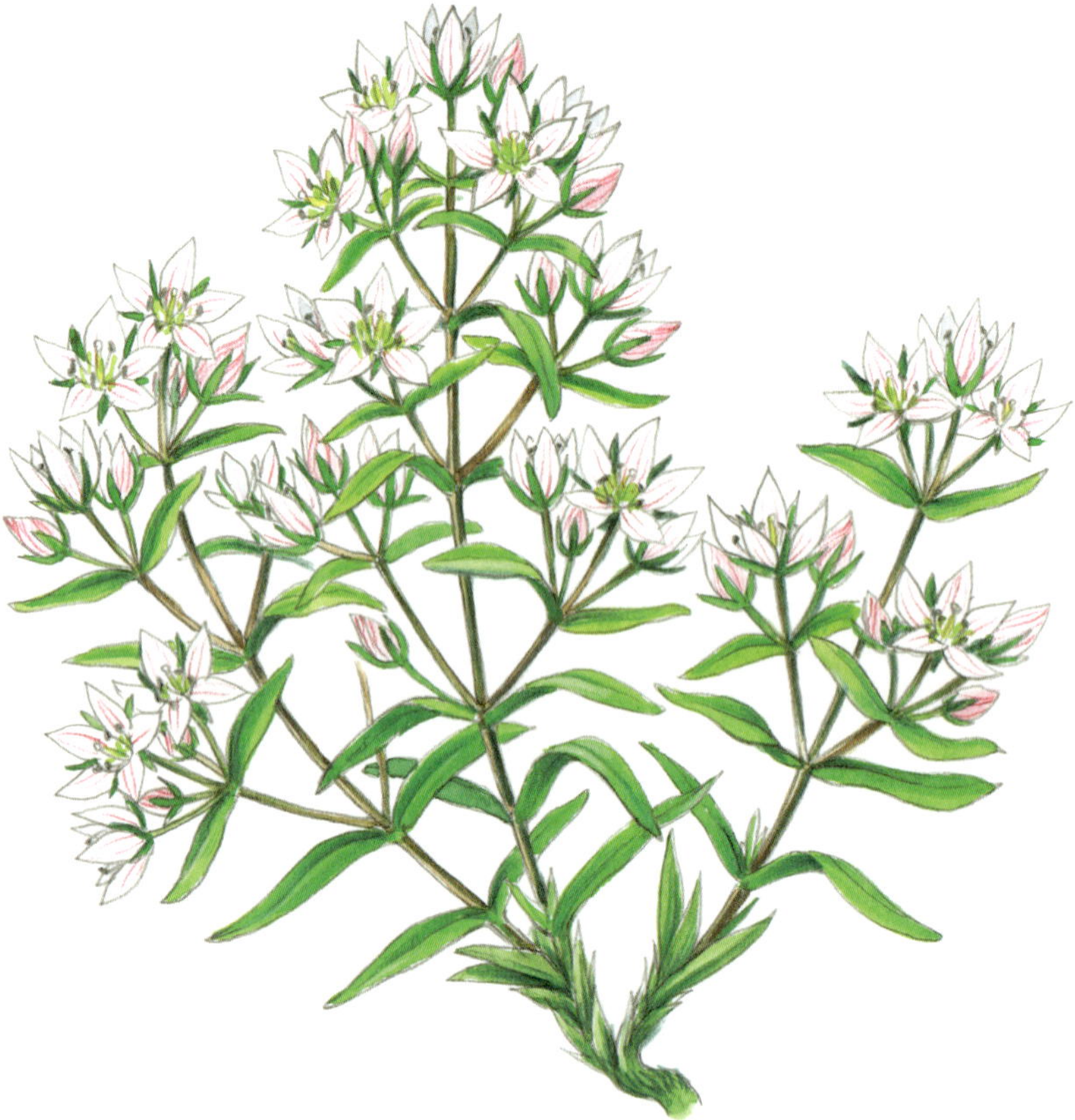

17 センブリ

Swertia herb

- 苦み（トニック）
- 代用薬としての歴史
- 健胃薬
- 三大民間薬

苦味の薬効の行方

リンドウ科の植物であるセンブリは、大きくても高さ30cmほどのかぼそい草ですが、口に含んだときの苦みは峻烈です。千回振り出し（お茶のようにお湯で抽出すること）ても苦いことからセンブリと名づけられた、と言われています。センブリは我が国固有の生薬とされていますが、その利用法は、実は代用薬として扱われるなかで育まれたと言ってよいでしょう。

近年では育毛剤として知られていますが、胃腸虚弱の方に用いる健胃薬としての利用が代表的です。センブリはとても苦いですが、このような方は不思議と差し支えなく服用できるようです。そればか

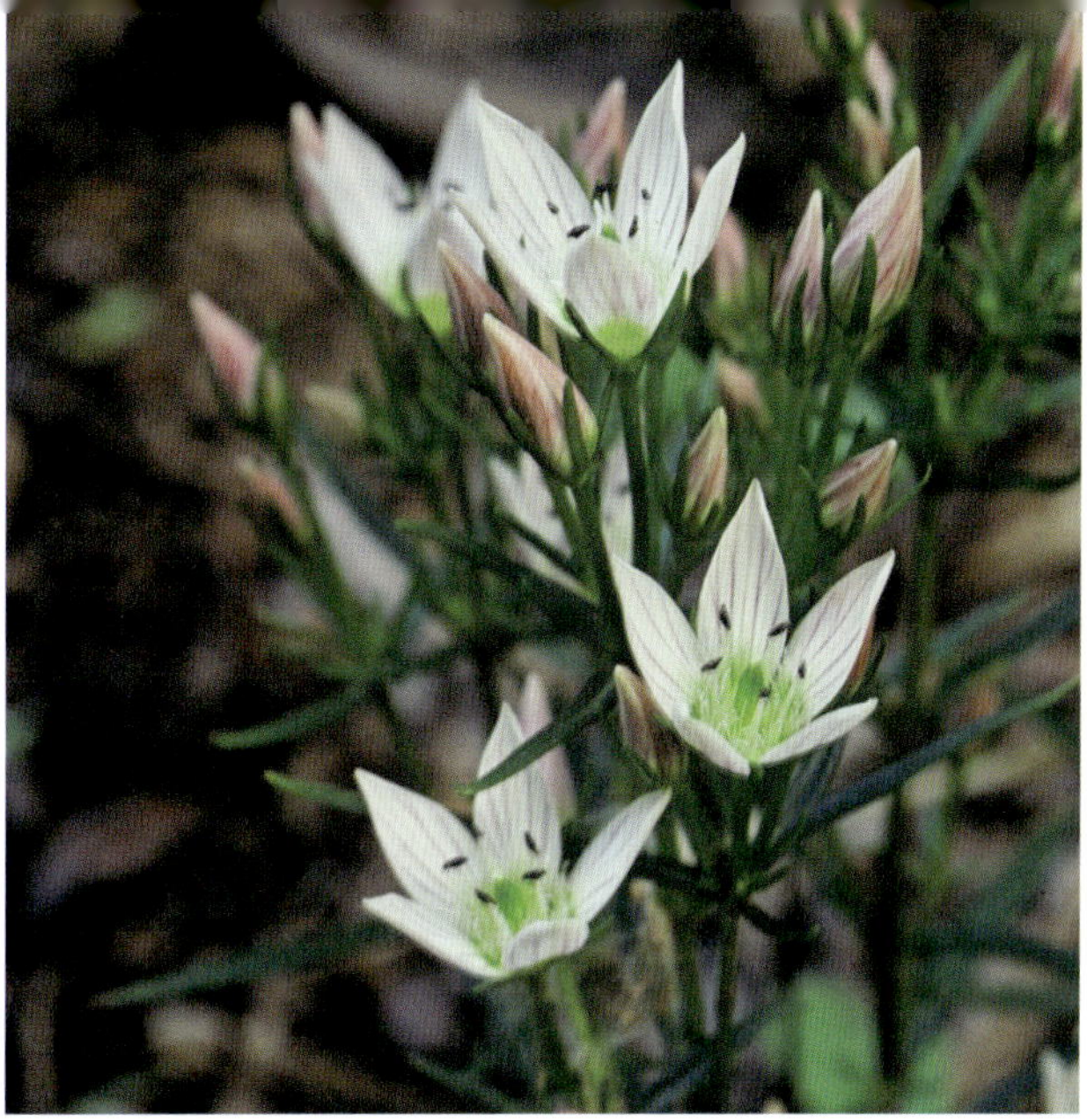

りか、服用すると胃の調子だけでなく、強い苦みでからだがシャキッとするといった声が聞かれます。
「昔ながらの胃薬は苦い」という印象をお持ちの方もいらっしゃるでしょう。しかし、この苦みが効く健胃薬を、漢方の範疇で考えようとするとやや不自然になります。五味論において苦味《くみ》は「心―火」に配当し、瀉火、燥湿のはたらきがあるとされています。「脾の湿をとることで苦味が胃を助けるのだ」という説明もできますが直接的ではないし、そもそも漢方には消化器官としての胃を中心とした見方が乏しいです。センブリの代用薬としての歴史を振り返りながら、以上の問題を考えてみましょう。

流転する代用薬

センブリは胡黄連《こおうれん》の代用薬として利用されたのが始まりであろう、と考えられています。胡黄連もやはり苦い生薬ですが、こちらはゴマノハグサ科の植物の肥大した根茎なので、成分も見た目もセンブリとは異なります。ヒマラヤ西部、カシミール地方に産し、ペルシャ系の人々によって唐から宋の時代に中国にもたらされており、漢方薬としての歴史は比較的浅いです。１７０９年刊の貝原益軒《かいばらえきけん》の『大《やま》和本草《とほんぞう》』にも載っていることから、江戸時代の中頃までは胡黄連にセンブリが当てられていたと見えます。

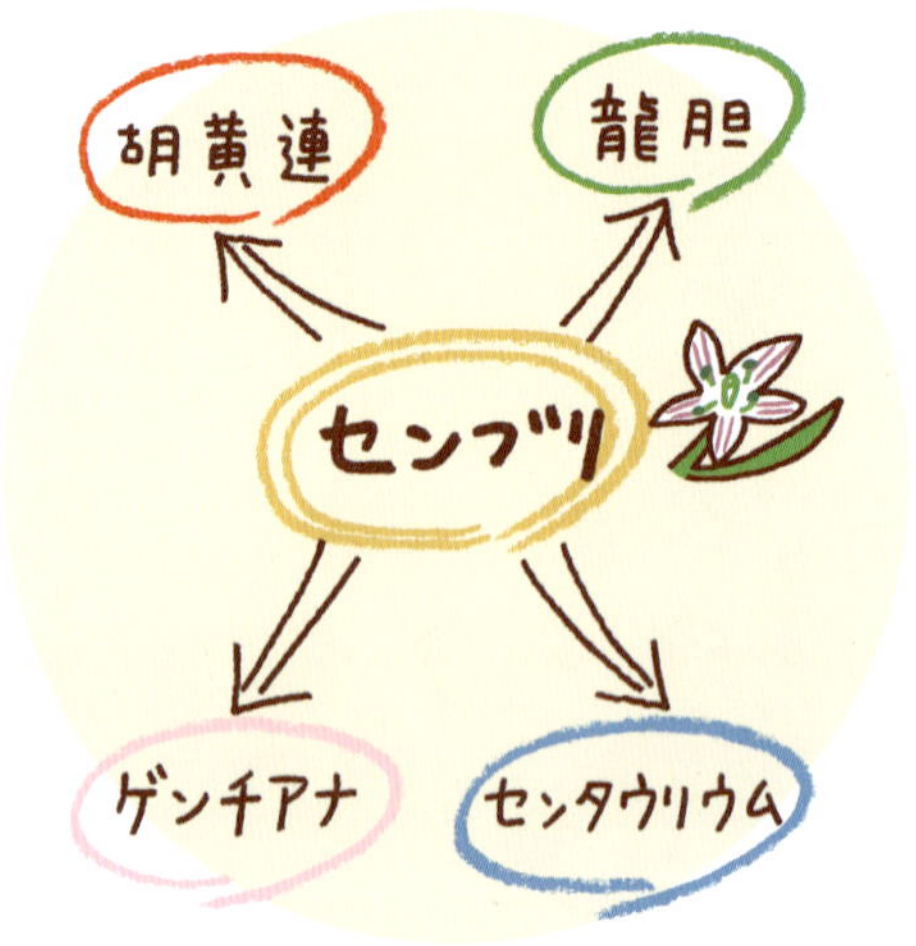

ヨーロッパ系の医学が隆盛すると、センブリは別の生薬の代用薬として登場します。代表的な苦味健胃薬の苦味チンキにはいくつかの処方がありますが、１８８０年の『製《せい》剤《ざい》捷覧《しょうらん》』にはゲンチアナとセンタウリウムを配合した苦味チンキが収載されており、ここで、センタウリウムの代用薬としてセンブリが挙げられています。センタウリウムはベニバナセンブリとも称されるヨーロッパの植物であり、センブリの近縁で代用薬としては最もふさわしいものでした。しかし、この処方は広まりませんでした。続いて、１８８６年初版の日本薬局方に収載された苦味チンキは、ゲンチアナに菖蒲などを組み合わせたもので、センタウリウム、センブリはありませんでした。ところが、その後の薬局方の改訂で、今度はゲンチアナの代用薬としてセンブリを用いるようになり、今日に続くのでした。ゲンチアナは漢薬の龍《りゅう》胆《たん》に近く、発達した根や根茎を薬に用います。用部が異なるので見かけはかなり違いますが、同じリンドウ科でなので、今日でもセンブリをゲンチアナ、龍胆の代用薬とする説をとる方も多いです。

健胃薬とトニックとしての苦味薬

センブリは漢方よりは西域やヨーロッパの伝統医学の影響を受けて確立した生薬です。センブリが代用する龍胆と

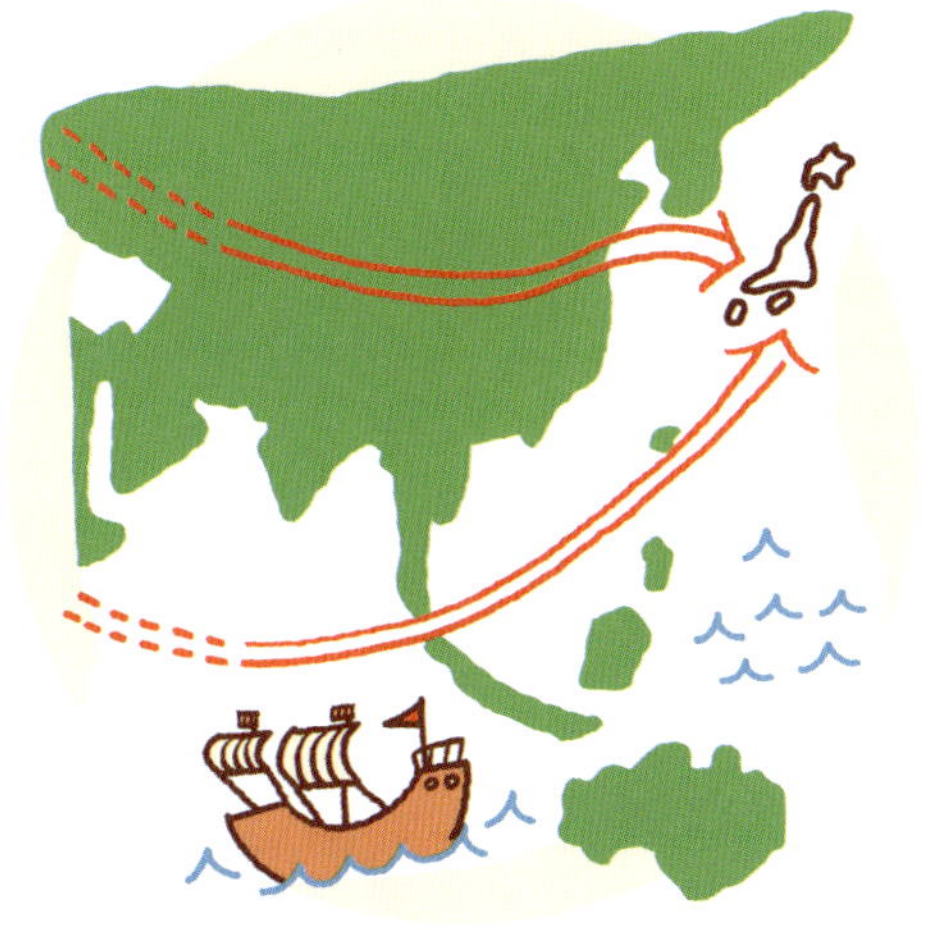

ゲンチアナについて考えても、龍胆は漢方で清熱薬として尿路疾患などに用いられるのに対して、ゲンチアナはヨーロッパで苦味健胃薬とされています。胡黄連にしても、中国の医書に登場するのは『開宝本草《かいほうほんぞう》』、『和剤局方《わざいきょくほう》』や『太《たい》平聖恵方《へいせいけいほう》』あたりからで、西域からの新しい医学の導入に伴ったものです。

　西の伝統医学では、飲食物の消化機能を重視します。「飲食物が不消化だと、悪性の体液が生じて病因となる」という概念が根底にあるために健胃薬は重用されます。また、ヨーロッパではセンブリに近縁のセンタウリウムをAmara tonica（苦味強壮薬）に分類しています。トニック（tonic）といえばヘアートニックやカクテルに用いるトニックウォーターがありますが、頭皮につけるものと飲み物とが同じトニックとされることを不思議に思いませんか？

　トニックとは緊張（トーヌス）を高める意味で、適度な張りと緊張感を持たせて機能を亢進させる強壮のはたらきがあることを示しています。ヘアートニックでは頭皮を引き締める効果を期待しているし、お酒としては苦味薬などを入れたリキュールをつくって胃腸症状やそのほかの疾患に用いてきた歴史があります。「いかにも漢方薬」という生薬にも、西域やヨーロッパの医学の影響を受けたものがあるのです。

18

ゲンノショウコ

Geranium herb

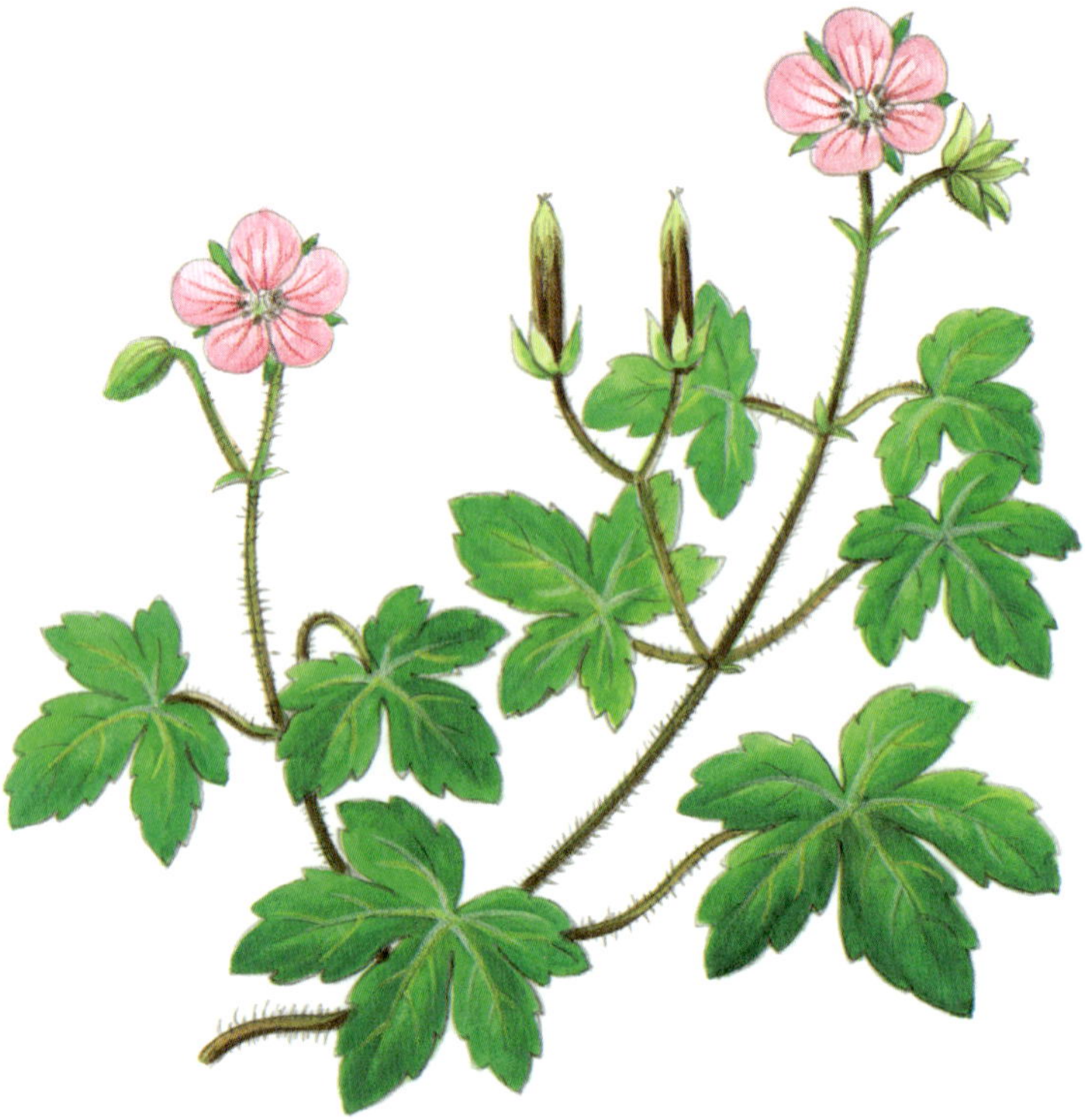

- 現（験）の証拠
- 下痢と便秘
- ゲラニイン
- 三大民間薬

下痢と便秘に効く生薬

　ゲンノショウコはフウロソウ科の植物で、乾燥したものをお茶にしたり、煎じ薬とすることで下痢、便秘に効果があります。ゲンノショウコの名は「飲んでみれば効果がわかる」という、「現（験）の証拠」に由来すると言われています。名前から効果の程を謳っているとどうしても疑ってみたくもなりますが、効き目を実感したという声は大きいです。下痢と便秘という正反対の症状への効果に、なかには疑念を持たれた読者もいるでしょうが、これも然りです。

　ゲンノショウコの主成分はタンニンの一種であるゲラニインです。一般的にタンニンは渋みが強く止瀉薬とされま

Column

【ゲンノショウコの豆知識】

トリカブトと間違えないように

ゲンノショウコは身近な薬用植物のひとつであり、採集して使用することも可能でしょう。深く切れ込んだ葉を持つこと、植物体全体に毛があること、葉が同じ高さから２枚出ていること（対生）などが見極めのポイントです。注意したいのは、森などうっそうとしているところではトリカブトの葉と間違いやすい点です。鑑別点としては、トリカブトは毛がなく、同じ高さから１枚ずつしか葉を出さないので区別することができます。

すが、ゲラニインにあまり渋味はありません。乾燥工程の違いや長い時間煎じることで、成分変化を起こして渋みが強くなることがあります。短い時間煎じて下痢止めに、じっくり渋みを出して便秘薬に、というように使い分けたりもしますが、渋みが強くなくても十分に効果を得ることができるので、下痢止め、便秘薬の両面を持つ薬ともすることができます。

方向性を取り戻させる生薬

ゲンノショウコの花は特徴的な咲き方をします。6～8月に茎の先に必ず二又に分けて花茎を伸ばします。さらに興味深いのは、二又に分かれた花は同時には咲かずに、一方の花が咲き終わったあとに、もう一方が遅れて咲くのです。植物の生長において等分した枝分かれをするのは珍しいことです。大樹には太い幹があるように、生長の中心となる枝をつくるのが一般的であって、等分にするのは一部の水生植物などに限られた、原始的な形態と言えます。一方、ゲンノショウコは分化が進んだ高等な植物です。高等植物では花の順序があることは当然ですが、ゲンノショウコは二又の茎（二叉分枝《にさぶんし》）という一見原始的な形において、花の順番を振り分けるのです。

ゲンノショウコが適用とする症状に、便は出なくても便

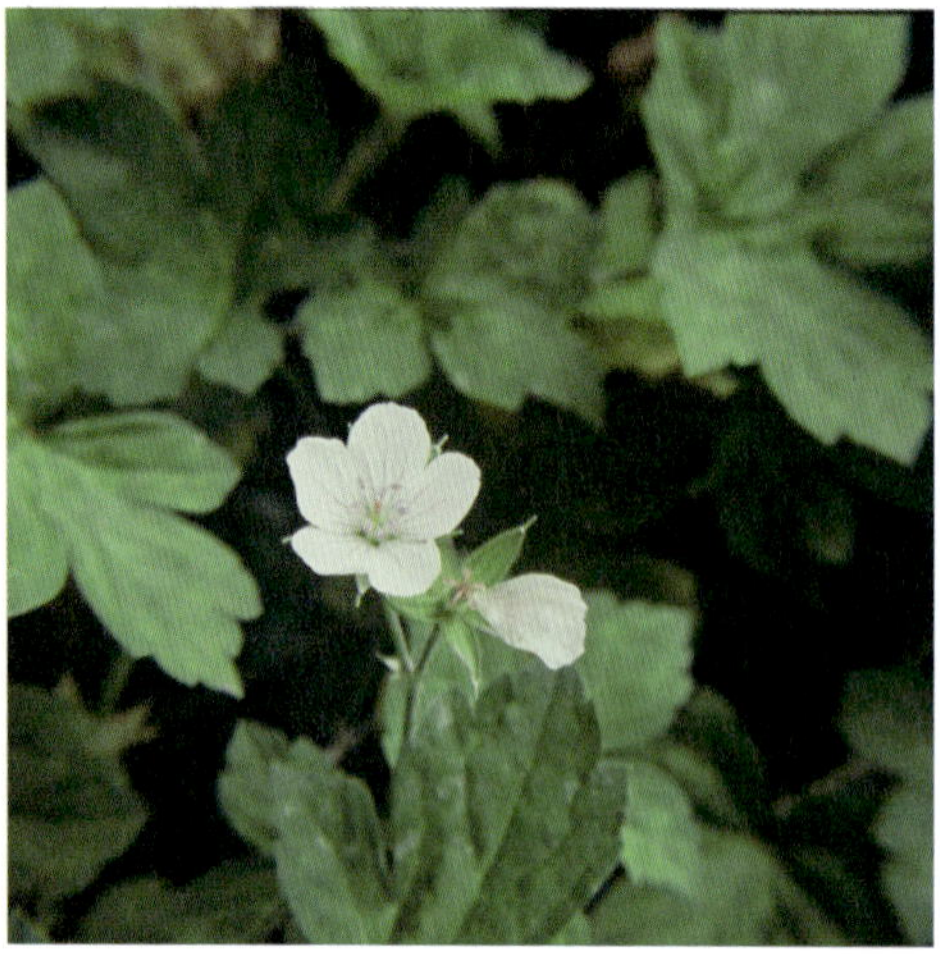

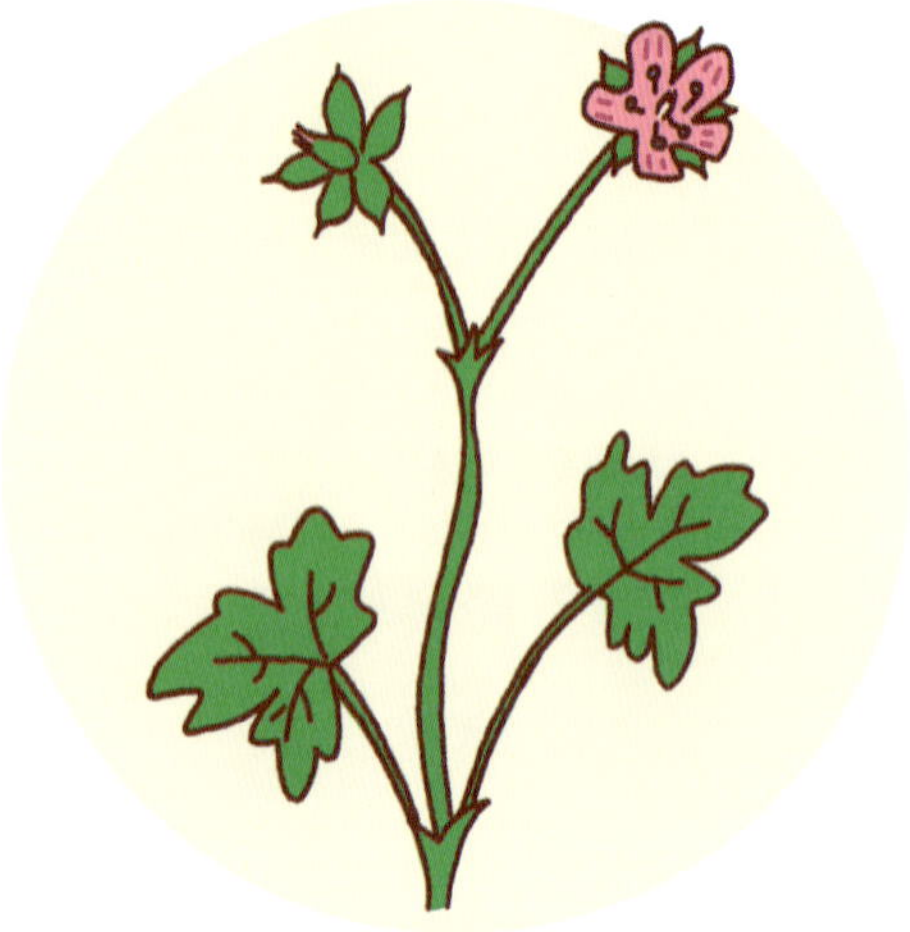

意だけが続くしぶり腹や、下剤を飲むと便が出たあとも腹痛が続くような便秘があります。ゲンノショウコは二叉分枝に優先順位をつける性格から、水分の分泌と吸収という対峙するからだのはたらきに対し、あるべき方向性を取り戻させます。一般的な便秘薬や止瀉薬は症状が改善した後も服用を続けるとかえって効きすぎてしまいますが、ゲンノショウコはからだに必要な方向性を思い出させてバランスを取るので常用できます。

三大民間薬と疾病観

江戸時代以来の売薬には、急な腹部の痛み、便秘、下痢などに対するものが極めて多く、ゲンノショウコを配合したものもありました。現代でも精神的なストレスでお腹の具合が悪くなる人がいて、神経の細かい日本人の国民病とみる向きもあります。医家における病の見方においても腹部の状態を診る腹診が我が国で発達しており、お腹の状態を重視することは周知の通りです。ただし、ここでの各医家による見解は多様であり、また、ゲンノショウコが扱う範囲を超えた病状を想定しているものもあります。

例えば、腹部のしこりをみて、実体をもった病邪とみなし、かなり強い下剤をかけて積極的に排除しようとする見方もあれば、全体論のなかでしこりは何かの病気のあらわ

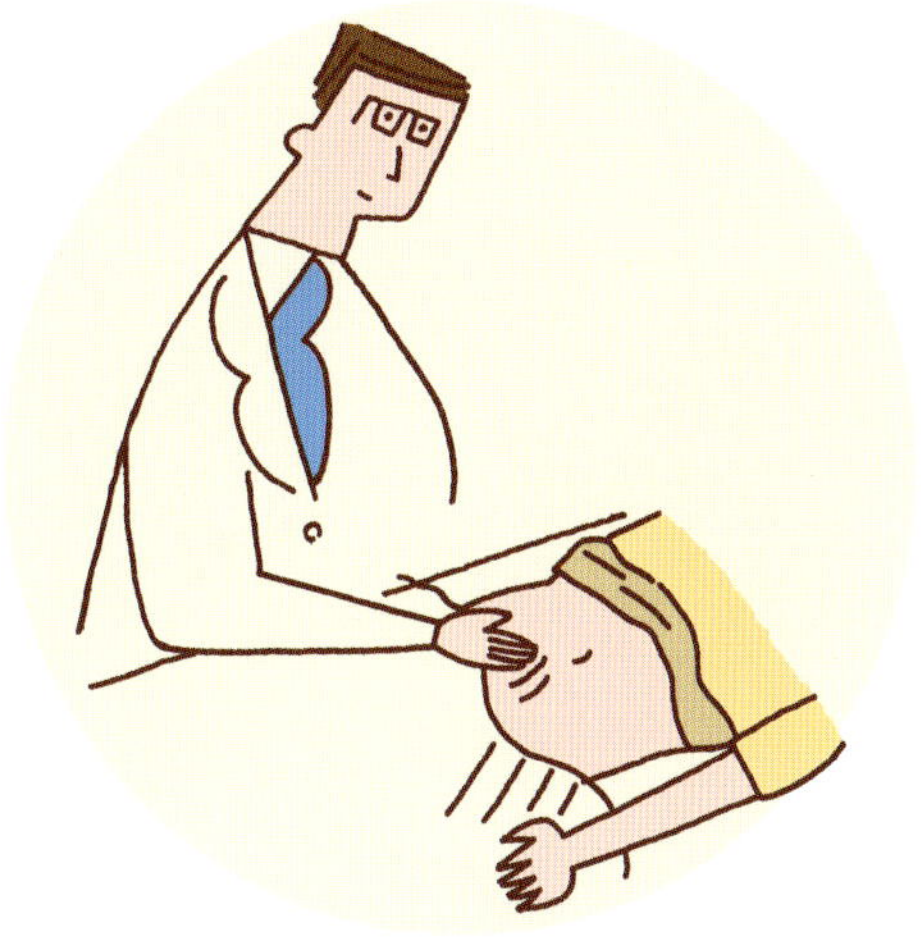

れとして、順気剤などその他の方剤で対応する見方も存在します。これらは医家の見解の相違ではありますが、病が進行して下すべきか下さないべきか自然治癒の方向性を見失い、取り戻せなくなったときは、外から治療者が強い薬で方向づける必要があるとも言えます。この点では、あくまでゲンノショウコは「まだ自身で方向性を取り戻せるくらいの自然治癒力を有している症状」が適用になると言えるでしょう。

ここまで採り上げてきたドクダミ、センブリ、ゲンノショウコという三大民間薬について少し補足すると、我が国で排膿解毒薬とされるドクダミは中国ではそれほど利用されてこなかったですし、ベトナムではサラダのように食用されてきました。センブリが代用するゲンチアナはヨーロッパでは健胃薬ですが、龍胆は中国では清熱薬であり、中国を経由して導入された胡黄連は、小児の疳など虫に対する処方に配合されることが多いです。疾病観や健康観の違いは病とそれに対する治療法を大きくゆり動かし、ときには薬の効果や利用法さえ左右します。

「現代人にとって病気とはなにか」。伝統医学に従事するものにとっては、文化にあった、あるいはその患者個々人にあった健康観をともに考え、支えることがひとつの責務となり得るのではないでしょうか。

19

桔梗《ききょう》

Platycodon root

- サポニン
- 去痰・排膿
- 桔梗湯

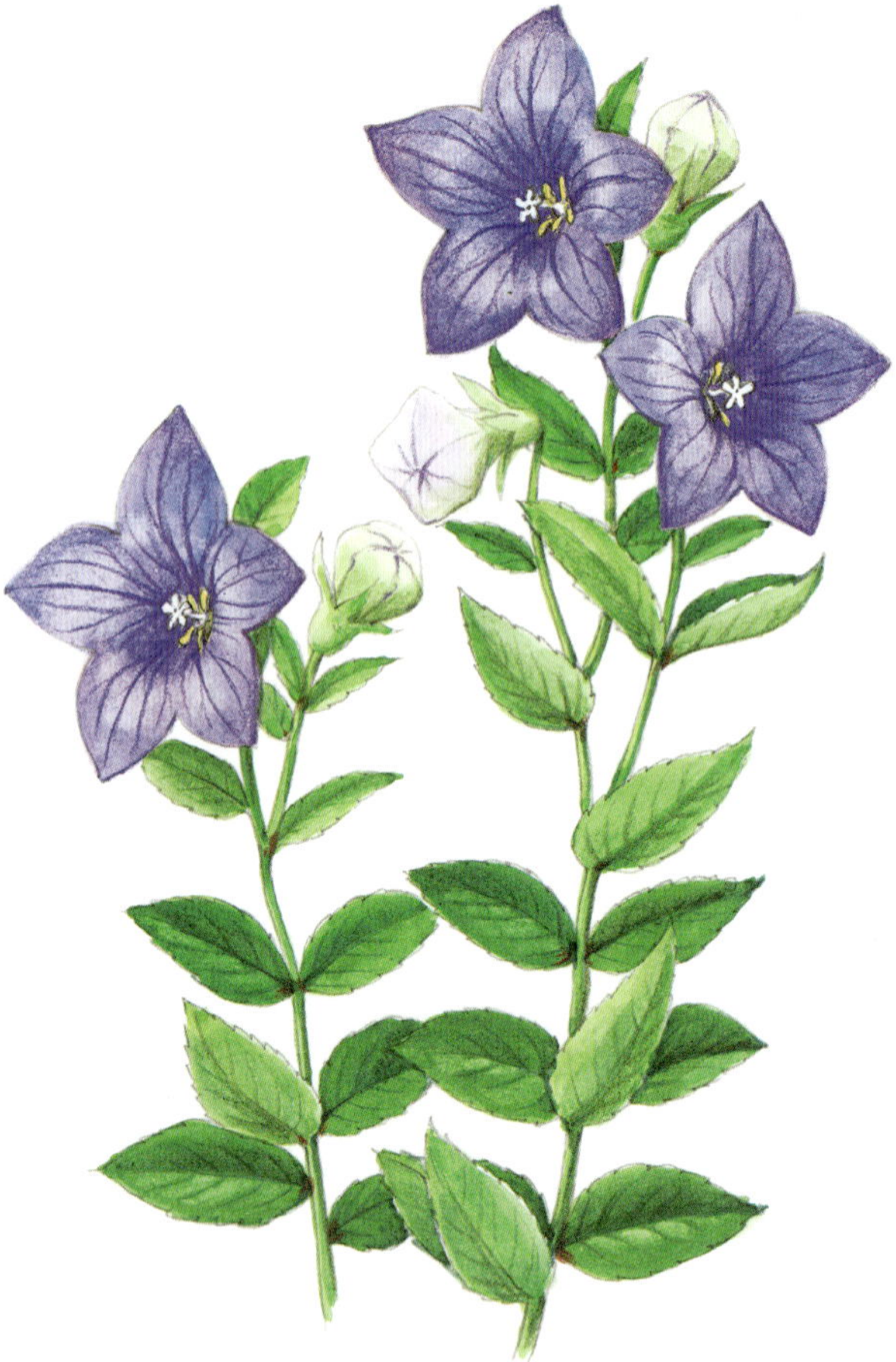

サポニン生薬

桔梗はキキョウ科の植物、キキョウの根であり、サポニンを含有する生薬としては代表的です。サポニンとは植物に広く含まれる成分で、ラテン語のsapo（石鹸）を語源としており、水に溶かして振盪《しんとう》すると石鹸水のように泡立ちます。サポニンとはこのような界面活性を有する成分の総称です。

桔梗はサポニンを豊富に含んでおり、去痰、排膿の効果があるとされています。今日では、風邪の初期症状において、痰がからんだ咳が続くようなときに去痰剤が用いられます。しかし、桔梗の去痰薬としての効果は、風邪の初期に用いるにはやや強いと言え

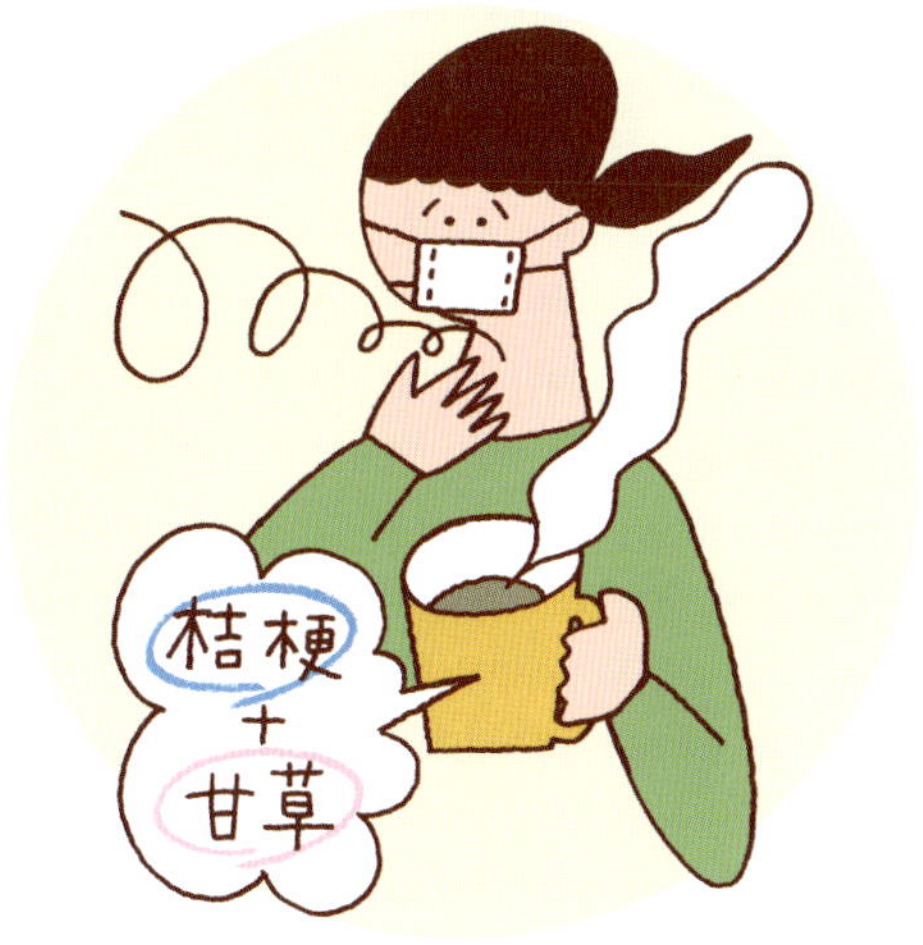

ます。

サポニンといってもさまざまな成分があり、強壮薬とされる朝鮮人参のギンセノシドや、毒性が知られるジャガイモの芽に含まれるソラニンもサポニンの一種です。キキョウ科にもサポニンを含むものが多く、羊乳《ようにゅう》と称されるツルニンジンには強壮作用があり、沙参《しゃじん》として用いられるツリガネニンジンは、去痰薬としては、桔梗よりかえって幅広く使えます。

局所の膿にはたらく排膿薬

桔梗は薬用にされる根の部分から、固く、しまった茎を直立させます。直立する茎を持つという桔梗の特徴が、局所に化膿した膿の核に鍼を立てるように届き、排膿を促すと理解できます。風邪に用いられる去痰薬は、炎症が起こっている場所に幅広くはたらくことが必要ですが、桔梗に含まれるサポニンは強い刺激があり、表面的に粘膜を刺激するものではありません。そのため、初期の風邪には適応にならないことが多いのです。

『傷寒論』ではのどの痛みがあるときに、甘草湯《かんぞうとう》（甘草のみの処方）を用い、それでも効果がないときに桔梗湯《ききょうとう》（桔梗、甘草）を用いるとあります。桔梗湯が甘草湯に桔梗を加えただけのシンプルな処方だからといって、穏やかな症

Column

【 桔梗の豆知識 】

時間差で熟す雄ずいと雌ずい

キキョウ科のキキョウは秋の七草のひとつとして知られていますが、花が咲き出すのは意外にも早く、関東地方付近だと6月終わり頃から咲き始めます。

英語ではバルーンフラワーと呼ばれているように、キキョウのつぼみは風船のようにぷっくりと膨らみます。風船のなかでは、開花に向けて雄《ゆう》ずいと雌《し》ずいが準備をしています。先に準備ができるのは雄ずいで、熟した雄ずいは雌ずいの中程の花柱の部分にびっしりと花粉をつけます。雌ずいが熟するのはそれからしばらくたってからで、ゆっくりと先端の柱頭を開かせ、受粉できるようになります。そのため、同じ花の雄ずいがつくった花粉と受粉することはあまりありません。キキョウはこのように、雄ずいと雌ずいが成熟するのに時間差をつくることで、自家受粉を避けていると考えられています。

状に用いるわけではありません。『金匱要略《きんきようりゃく》』や『外台秘要方《げだいひようほう》』では桔梗湯について、「久しく米粥のような膿を吐くものに用いる」とあります。重い扁桃腺炎で、化膿した部分から腐臭のする膿栓がはがれ落ちることがあるように、からだのなかでかなり化膿が進んでしまっている状態を目標とした処方であると考えるべきでしょう。

膿と精

膿は、免疫の過程において生じた白血球や細胞成分などです。東洋医学においても、病理的な産物として扱われることに違いありませんが、その背景には人精と深くかかわった理論が存在しています。茯苓《ぶくりょう》(p.64)で津液と精の関係について記載しましたが、ここでは精の動きとそれにかかわる病気という観点から述べたいと思います。

「精」は「静」に通じていて、本来はからだの深部にあって、あまり動かないことが理想とされます。精がしっかりと固定されていないと、ふとしたことで動き出して、からだの外に漏れ出てしまう恐れがあります。他方では、精はからだを養うものでもあります。このときは、精がただからだに貯まっているだけではだめで、外界にある天地の気を取り入れて、その規則に則って動くことではじめてからだを滋養します。このような精気論においては外界の規準

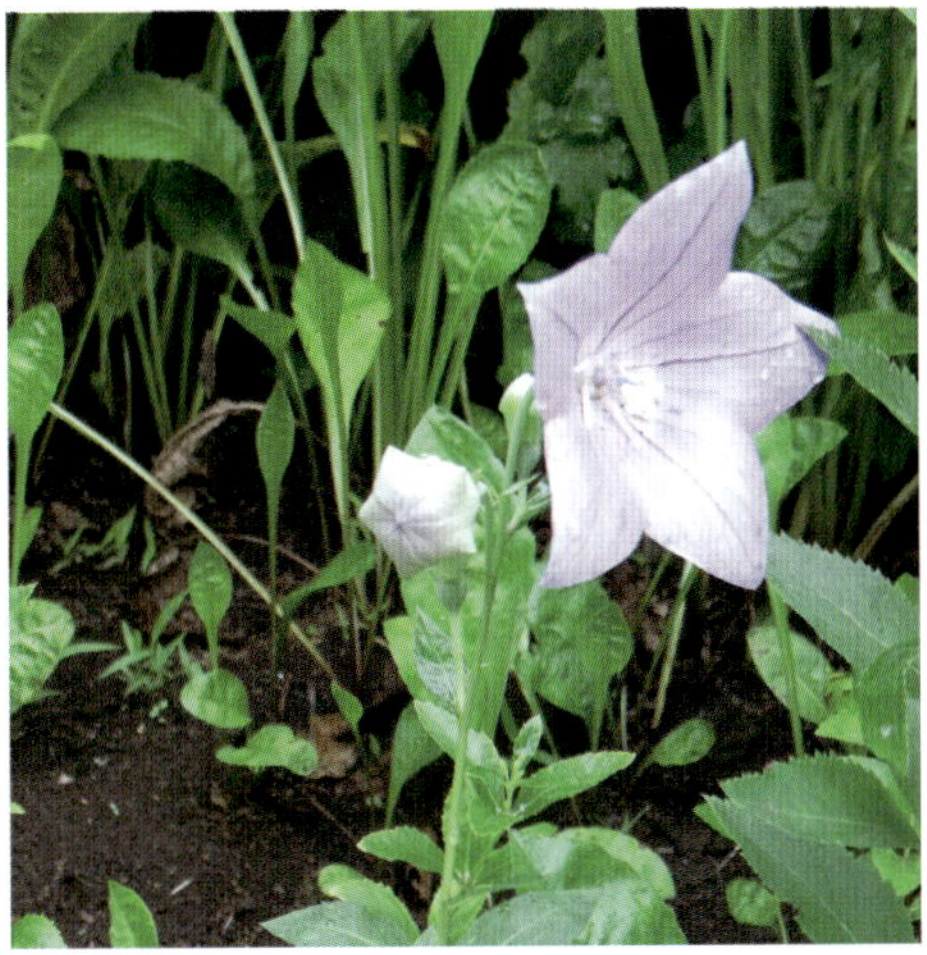

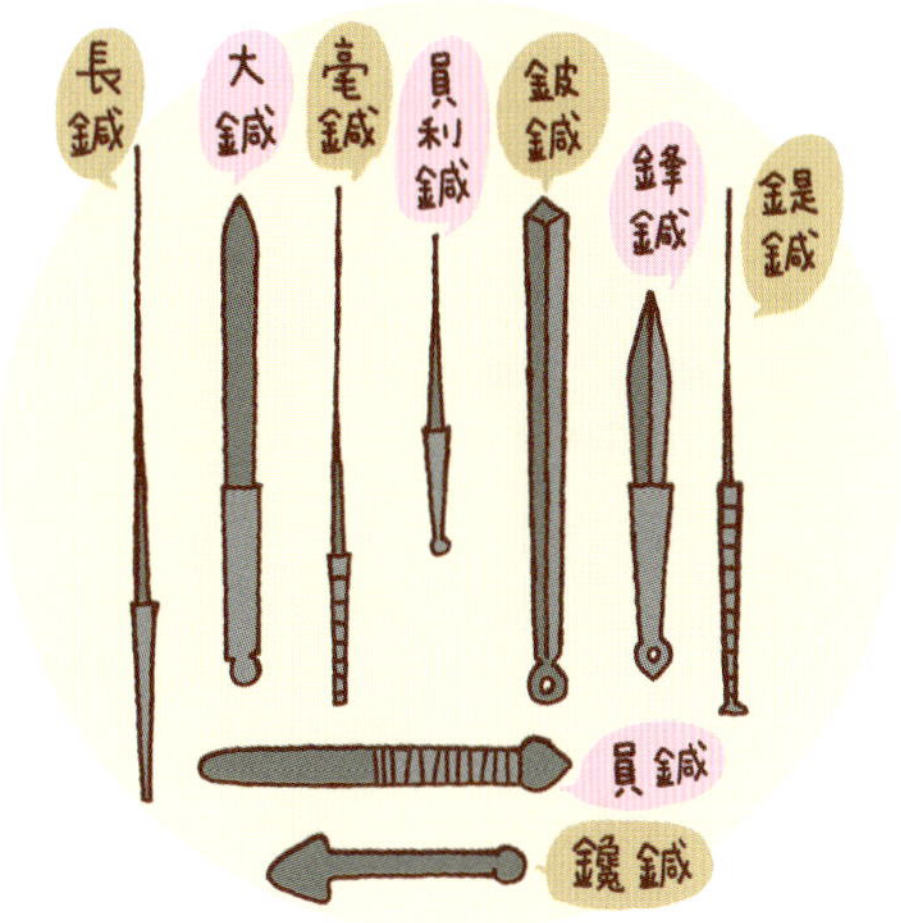

が中心となっていて、その節度にはずれて個人が勝手な動きをすると病気の原因となります。いわゆる不養生や不摂生とされるものです。『素問』のなかでも古い篇に属する通評虚実論では、「外界の規則から外れて精気としてうまく活動できずに停滞しているもの」を膿としています。『素問』や『霊枢』の九鍼論でも、9種の鍼のなかに膿をとるために用いられる鍼があると述べられています。これを古代の砭石の名残りで原始的な段階のものであると考えたり、外科的なメスの一種であるとして、鍼とは区別して考えられることが多いですが、九鍼にも通評虚実論にあるような「膿を精の病理的産物」として対応する鍼法の概念があったと考えられます。

前述の桔梗湯は、『傷寒論』では三陽病期を過ぎた少陰病の篇に収載されています。病気においても、進行するにつれて規則的な伝変をしなくなり、不規則で変性した病態になっていきます。少陰病において、病が停滞することで生じてしまった膿を、からだがうまく排出できなくなったような状態に、局所の排膿薬として桔梗が奏効するという見方もできるでしょう。同時に、むやみに排膿を促すことで精気の虚損につながる恐れがあることも理解すべきです。

- セネガと遠志
- 異質の軸を提示する
- 病態に転機をつくる
- サポニン

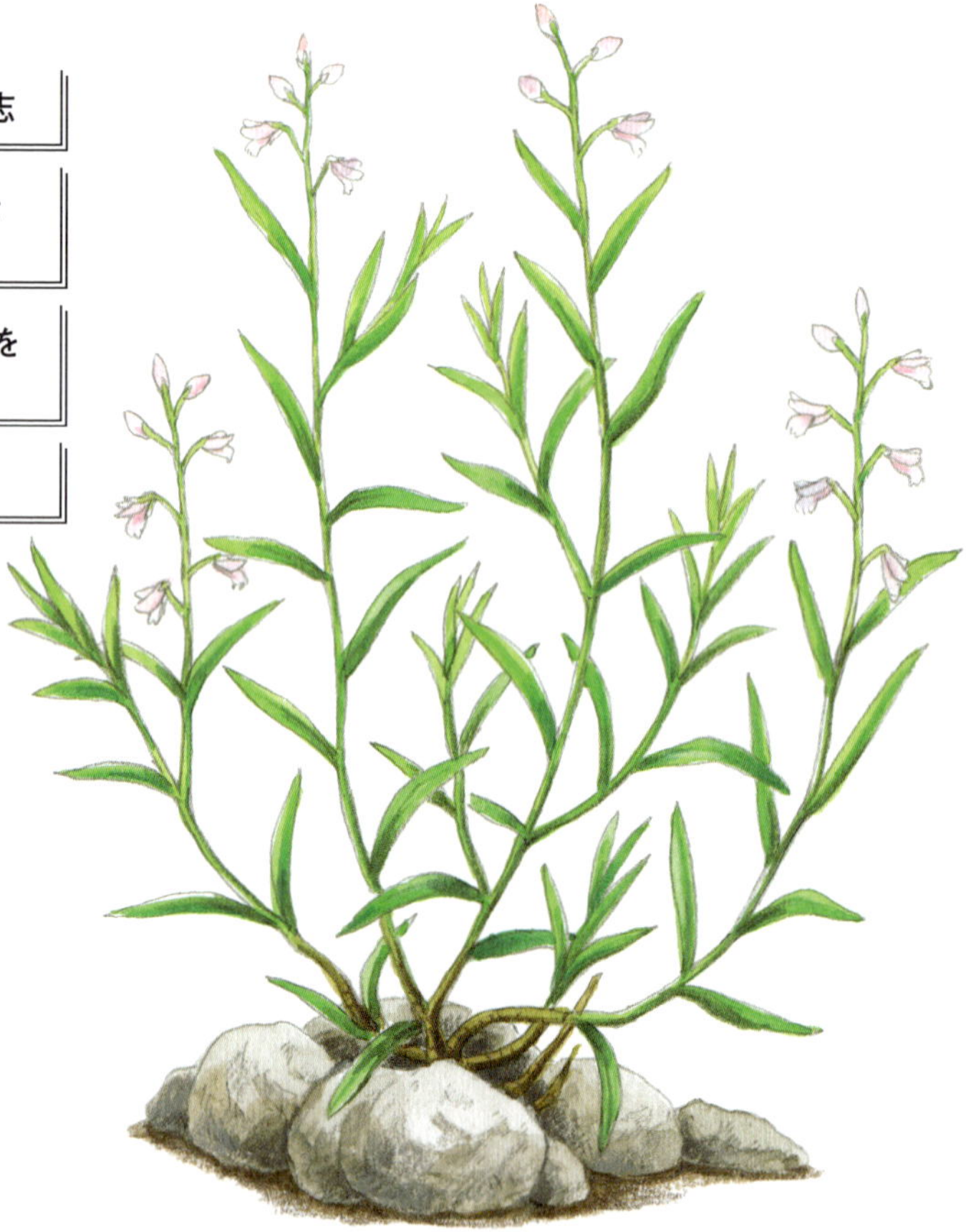

20 遠志《おんじ》

Polygala root

東洋の遠志と西洋のセネガ

遠志《おんじ》は、ヒメハギ科のイトヒメハギの根を、芯を抜いて乾燥させた生薬です。成分としてはサポニンを含み、鎮静、強壮、および去痰の薬効があるとされています。ただし、これらの薬効のうち、去痰作用は、同じくヒメハギ科のセネガのヨーロッパにおける利用法が参考にされたと考えられます。セネガは北米原産の生薬で、ヘビに咬まれたときの薬としてアメリカ先住民が利用していたと言います。それをヨーロッパでは去痰薬として利用していました。セネガは、遠志とよく似た構造のサポニンを含み、去痰薬として広く普及し、今日まで利用さ

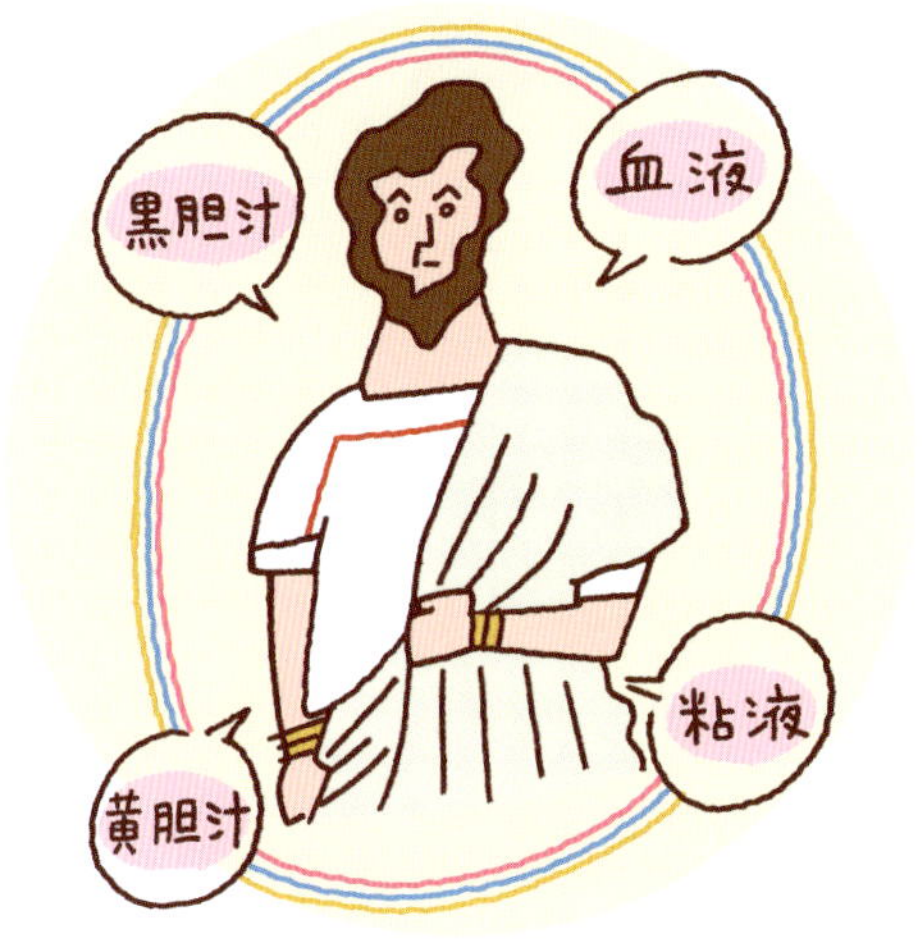

れています。一方、遠志は、中国の伝統的な本草書を見ると鎮静や強壮に関した精神症状についての記載が多く、去痰を示しているものは少ないです。遠志が配合される処方には、神経症や不眠症に用いられる加味温胆湯《かみうんたんとう》や加味帰脾《かみきひ》湯《とう》があり、やはり痰を中心に対処する処方は少ないです。セネガと遠志は、植物としても、含まれる成分からみても近く、遠志がセネガの代用薬として扱われたために、遠志の薬効に去痰が加えられたとみなせます。

類似したサポニンを有する遠志とセネガの薬効の違いを、東西医学の違いとして考えることは容易ですが、本書ではこのような違いを生じた背景にある、伝統医学における体液に対する概念について理解を深めていきたいと思います。

ヨーロッパの伝統医学における体液論

ヨーロッパの伝統医学には、体液論の見方が根付いていると言われています。その中心となっているのは、紀元前の古代ギリシャの医聖、ヒポクラテス（紀元前460年頃生）が提唱した四体液説です。四体液説はその後、ガレヌス（129年頃生―199年頃没？）により補われ、ヨーロッパの伝統的な病理観に長らく影響をおよぼしました。四体液説は、ギリシャ哲学の四元素説から発展したと考えられており、血液、粘液、黒胆汁、黄胆汁の4種の体液のバ

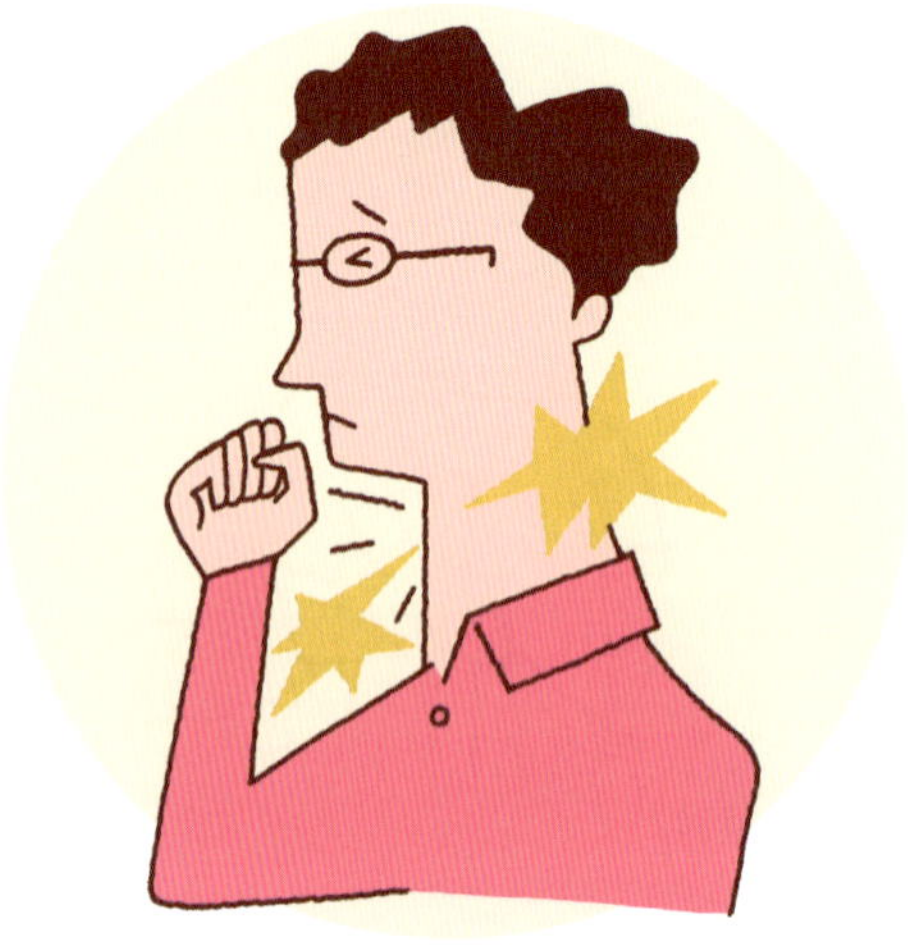

ランスから病気の発症を説いたものです。特に、4種の体液のいずれかが過剰になってバランスを乱すことが病因になると考えられ、体液を排出すること、あるいは自然治癒力によって排出されることが治癒に必要であるとされています。体液が排出されるためには、排出されるべき体液が熟成し、無理なくからだが排出できる状態をつくることが肝要となります。ヒポクラテスの治療にもみられますが、病人に沐浴をさせたり、食事療法や、薬物治療によって体液の熟成を促す方法が採られます。

また、これらの4種の体液のバランスは、気質や性格など精神面にも影響すると考えられていました。多血質の人は陽気、粘液質は鈍感、黄胆汁質は短気、黒胆汁質は陰気な性格とされていました。今日でも使われているメランコリーという言葉は、黒胆汁質が語源となっています。

他方、インドにおける伝統医学においても体液を中心とした病気の見方をするトリドーシャ説が展開しました。トリドーシャ説はヴァータ、ピッタ、カパの3つの体液による体液論です。

中国伝統医学における痰

痰は多くの人にとって身近な病理的産物と言えるでしょう。風邪をひいて痰が出ることもあるだろうし、日常的に

Column

【 漢方の豆知識 】

トリドーシャ学説と漢訳仏典

トリドーシャのヴァータ、ピッタ、カパは今日では各々、風大、火大、水大とされるのが一般的です。仏典が翻訳されて中国にもたらされた当初は、ヴァータは風、ピッタは熱などに訳されたようで、今日とさほど変わりはないようです。しかしながら、ピッタに関しては、「寒」や「冷」などにもあてられたようです。五行説や気の理論を中心とする中国が、体液論を採用するのには少し時間を要したのかもしれません。

痰がからむ傾向がある人もいます。ところが、「痰」を記した用例は『素問』、『霊枢』、『傷寒論』といった中国医学の原典とされる医学書の中に出てきません。この点について、「痰」という字はインドの仏典を漢字に翻訳する際につくられたものであることがわかっています。「痰」と翻訳されたもともとの言葉は、インドの伝統医学におけるトリドーシャのひとつ、「カパ」です。

中国伝統医学は、体液論を採るインドやヨーロッパに比べ、「気にかたよった医学」であると言えます。「体液論が体液という実体を直接扱うのに対し、気の医学は実体にそなわっている属性を扱うのだ」とも論説されています。身近であるはずの「痰」の字が漢字になかったということは、ものの属性を中心に扱う医学観において、喀痰という実体を病理的に扱う意識が薄かったことを示しています。同時に、インドの体液論の見方が仏教医学という形で中国に導入されたということも示しているでしょう。伝統医学において、「体液」に注目するか、「属性やそれにかかわる気質や精神の影響」に注目するかは、表裏の関係のような見方の違いによるものであり、2つを完全に分けて考えることはできません。

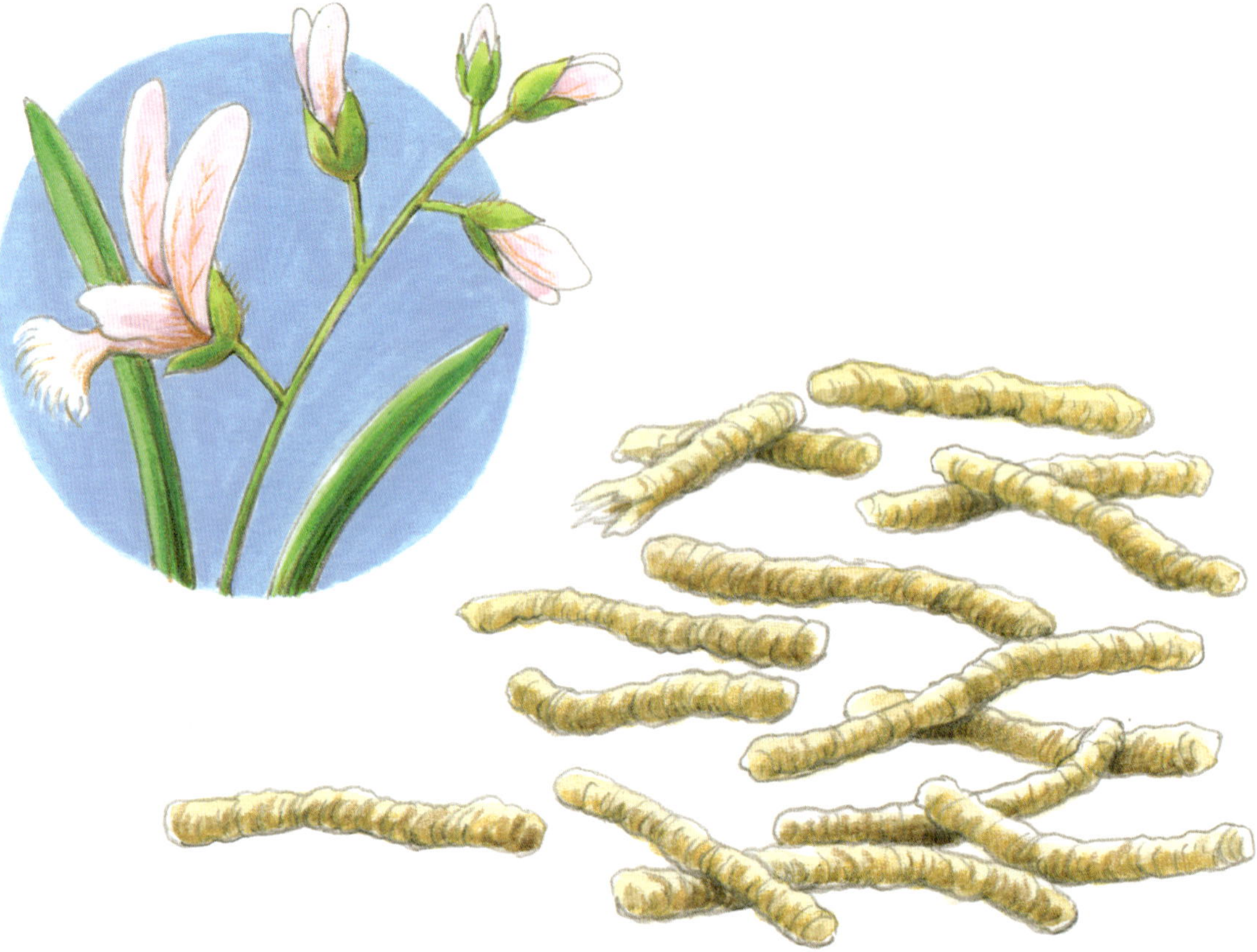

異質な軸を提示する生薬

　ここまでも本書では、からだの体液（津液）と精の関係にたびたび触れてきました。これらを踏まえて遠志とセネガの薬効を端的に述べるならば、「病理的な体液である痰の排出に注目するときは、主にセネガにみられる去痰となり、津液と精の関係に注目するときは遠志にみられる精神へのはたらき」となります。

　遠志やセネガのサポニンの去痰作用は、一般的には、「気道の粘膜を刺激して分泌を促すことで痰を出しやすくする」と説明されます。痰きりの薬として有名な龍角散は、セネガを配合しています。龍角散は生薬をサラサラの微粉末に

Column

【 生薬と臨床をつなぐ 】

遠志のツボ療法

遠志をツボ療法に応用するときは、粉末にして丁子油を加えると効果的です。丁子《ちょうじ》（p.38）が持つ、釘のように局所に留め置くようにはたらく性質が、遠志が提示する軸に土台を与え、左右差が生じているからだの状態を調節することができます。

土台や中心軸になる経脈上のツボにするか、あえて左右に振るために絡脈的なツボにする、あるいはその両方のツボに塗る方法もあるでしょう。

しており、それを吸入することで直接気道にサポニンによる刺激を与える、といった処方です。遠志やセネガを口に含むと、えぐ味やヒリヒリとした刺激を得ます。気道において分泌が亢進するように、遠志はからだにとって異物として扱われるのです。

また、植物には円状に細胞を分裂させる形成層がありますが、遠志やセネガでは一部に発達しない部分があるため、かたよった円になったり、欠損が生じたりと、しっかりとした中心軸はありません。遠志を服用することは、からだが本来持っている中心軸とはかなり違った異質の軸を提示するという意味があり、ひとつの刺激療法と理解できます。

もの忘れと遠志

遠志はその名称が示すように志を強くし、もの忘れを治すと言われています。しかし、ここで言う「もの忘れ」は認知症などとは直接結びつきません。この場合の「もの忘れ」は、例えば忙殺されて疲労がつのり、日常のことを忘れがちになったり、強いショックで茫然自失となるような状態に近いと考えられます。遠志が持つ軸はからだとは異質であるため、これが提示されるとからだはあわてて本来の自分の軸を探し始め、軸を取り戻そうとします。これは、からだの軸に、振り子を揺り動かすような刺激を与えるこ

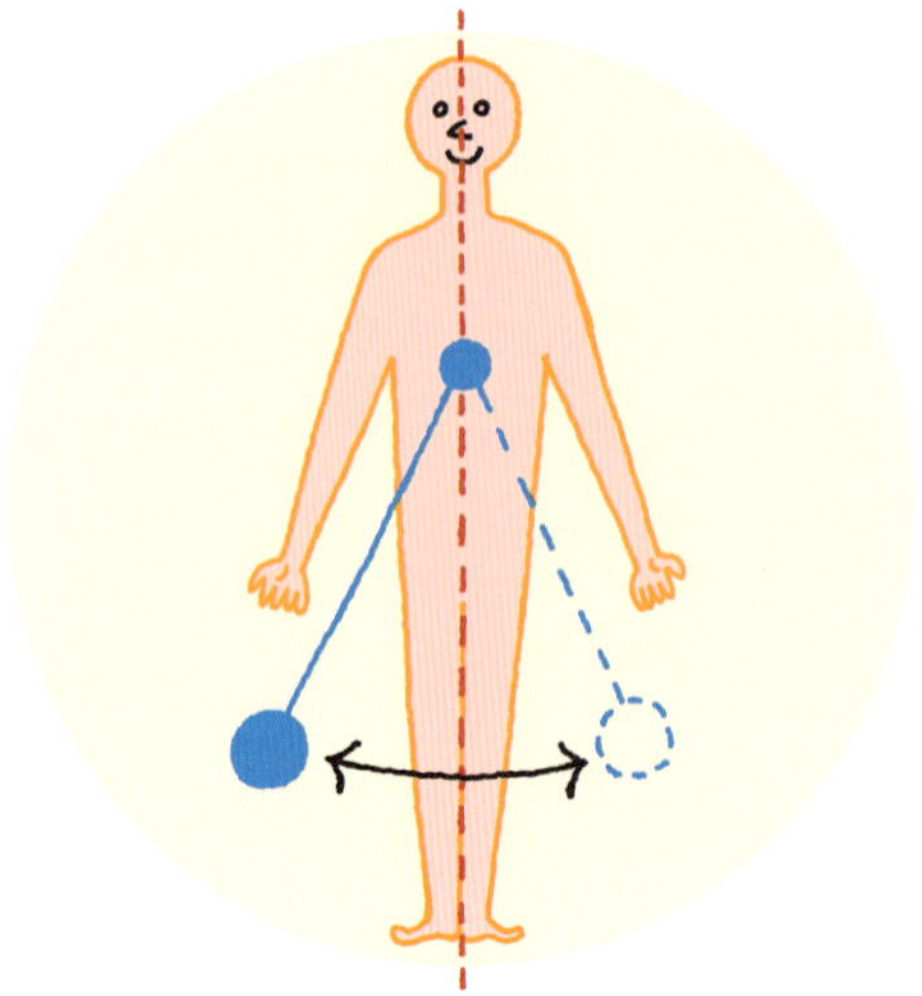

とで、中心の軸に収束させることにつながると言い換えられます。例えば、ものを取りに部屋に戻ったのはいいけれど、取りにいったものが何なのかを忘れてしまう……。これは、少し移動するだけでからだの軸が動かされてしまったため、さっきまでの軸で考えていたことを思い出すことができないということです。こういう傾向が強いときは、振り子を振って自分の中心軸を意識できるようにするのがよいでしょう。

　経絡論で考えるならば、からだの本来の軸は経脈に当たり、異質である遠志の軸は絡脈に相当します。注意すべきなのは、遠志を用いるときはからだが自分の軸を探せるだけの自然治癒力を有していなくてはならない、ということです。遠志を与えて振り子を振ろうとしても、肝腎の中心軸が倒れてしまうことになっては元も子もありません。

認知症治療への可能性

　遠志やそれを配合する処方は、老年性の認知症などの治療薬として期待されていますが、「遠志がからだとは異質な軸を提示する刺激療法」である点が問題となります。長びく病態に、長期にわたって刺激を与え続けるわけにはいかないからです。

　遠志を認知症などに有効利用する道があるならば、その

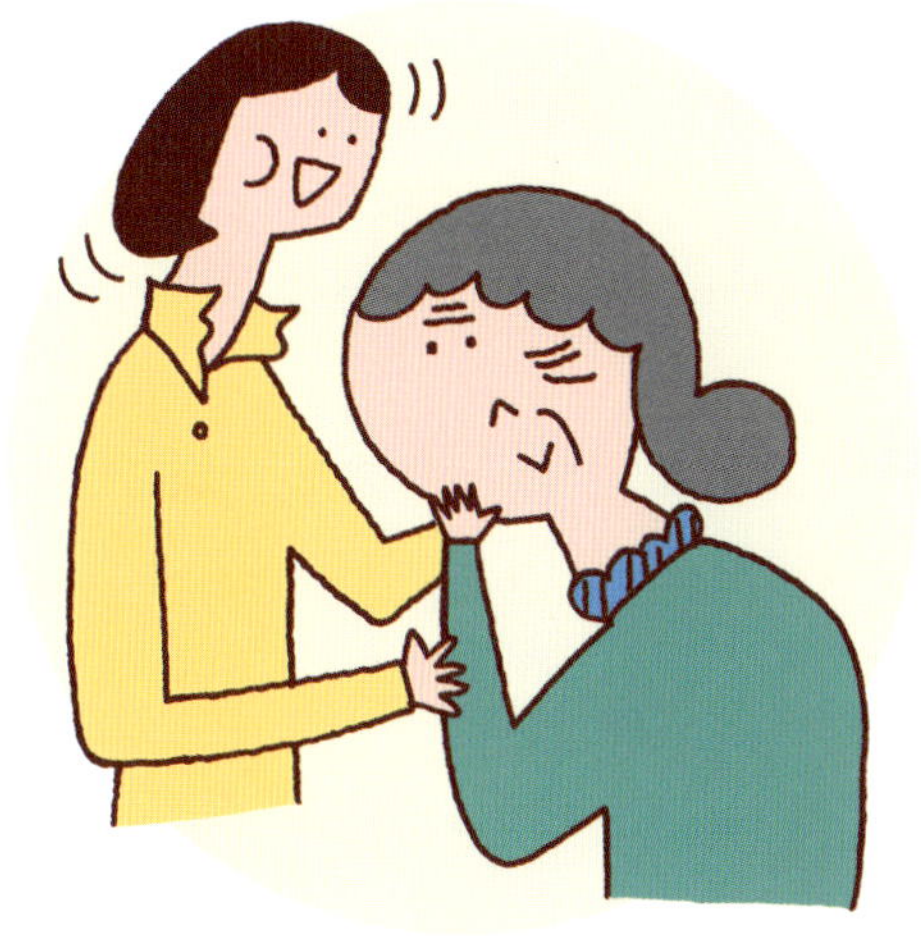

ひとつは、長い治療期間において病態に転機をつくることです。認知症などの精神疾患は一般に治療期間が長くなり、他の慢性疾患と比べても病証の変化が乏しいことがあり、漢方処方も長期間固定したものになる傾向があります。患者の自然治癒力を見極め、左右に軸を振って中心に戻ってこさせることが可能ならば、遠志を含む処方を間歇的に用いることで、病態の転換点を与えられるのではないでしょうか。それこそ痰や、胸膈の水毒による病証に注目してもよいです。このような病証は、高齢者にはしばしばみられるでしょうし、遠志の性質を考えることで今までの見立てとは異なる面から処方を立てることにつながると思われます。

鍼灸で言うと、絡脈の治療がこれに近いでしょう。基本的な治療は経脈を中心に据えて行うことになりますが、繆刺論の理論を応用するなど、時に絡脈的な治療を行うことで好転させるきっかけを得ることがあります。

21

蜂蜜《はちみつ》

Honey

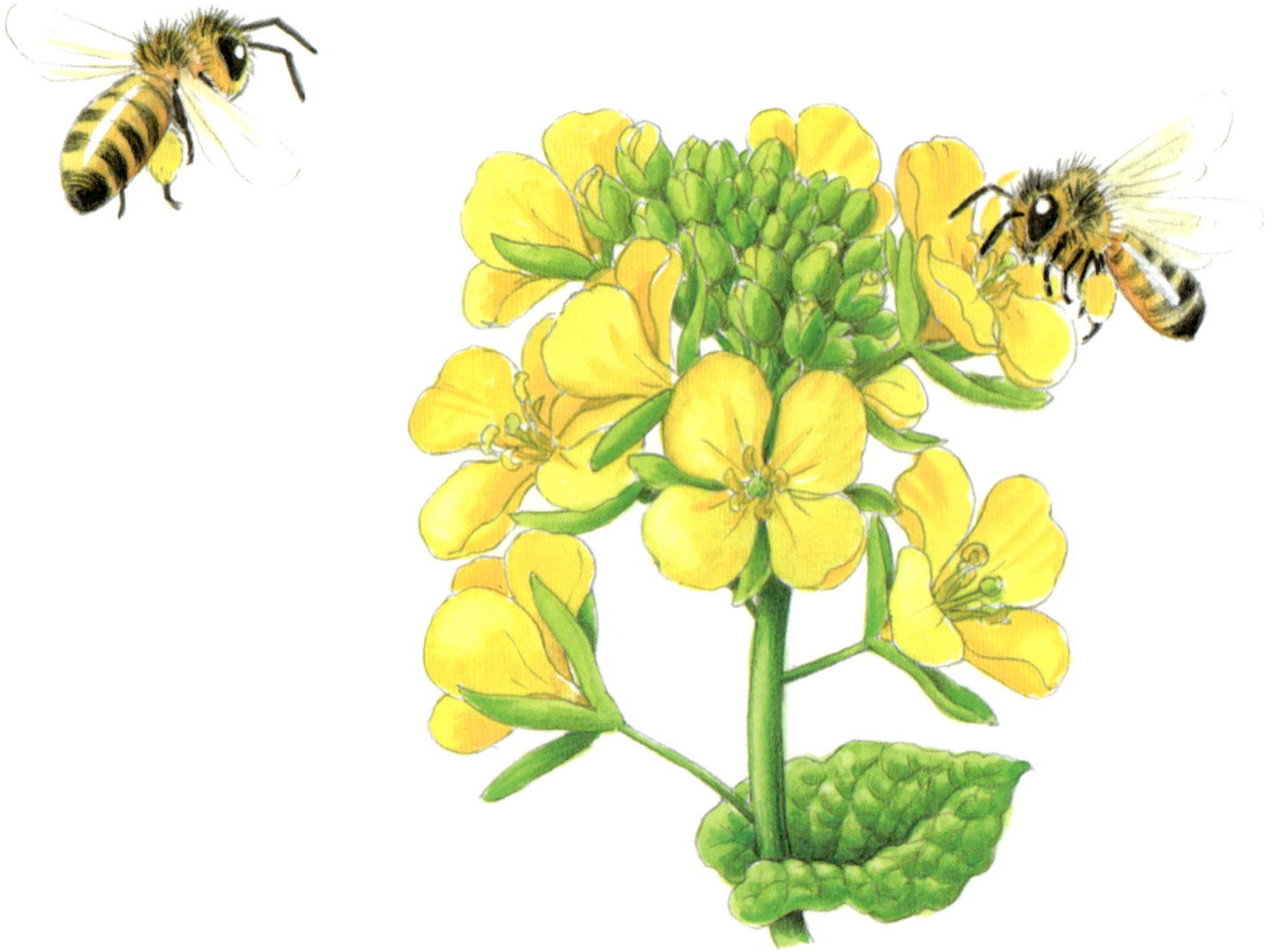

✓ ミード　✓ 外用薬　✓ 体液の熟成　✓ 精を練る

蜜蜂によって消化濃縮された糖質

蜂蜜は東西を問わず、有史以前からさまざまな用途で利用されてきました。漢方では「ホウミツ」と読むことがあります。蜂蜜の80％以上は糖分であり、殺菌作用を有することが知られています。糖の由来はもちろん花々の蜜ですが、蜜蜂によって収集されて、巣に貯えられる間に濃縮されます。さらに、蜂の持つ酵素によって、もともとはショ糖（スクロース）だったものが、グルコースとフルクトースに分解されています。

ヨーロッパでは、特に蜂蜜の利用が盛んだったようで、甘味料や調味料としての利用のほかに、醸造酒として飲まれ

Column

【 漢方の豆知識 】

丸薬の古典的な意義

蜂蜜は丸薬をつくるときに利用されています。今日は剤形のひとつとしか考えられていませんが、古典的には２つの意味合いが含まれていると考えられます。１つは、丸薬が固められていることから精を固めるという意味合いです。補腎薬のなかには丸薬のものがみられます。もう１つは全く反対で、塊を砕く意味合いです。心下の積聚に用いられる人参湯は、もともと卵の黄身ぐらいの大きな丸薬でした。これをお湯のなかで砕いてから服用します。砕くという行為自体が心下の積聚を除くという目的に結びついていたのでしょう。

てもいました。蜂蜜に水を加えて貯蔵すると、酵母のはたらきにより比較的容易に発酵が進み、蜂蜜酒（ミード）になります。この蜂蜜酒はヨーロッパのなかでも北欧の文化に根付いていたことが知られており、ハネムーン(honeymoon)の語源は、結ばれた夫婦が蜂蜜酒を飲んで新婚の期間を過ごすという風習にあるとも考えられています。実際は、醸造の過程で雑菌が増えることもあるので、家庭で行うには注意が必要です。また、自家醸造が禁じられているアルコール度数になる可能性もあります。蜂蜜は、豊かな栄養成分を含んでおり、強壮、強精作用があると言われていますが、東西の伝統医学を紐解くことで蜂蜜のはたらきについて改めて考察したいと思います。

体液の熟成、煮熟と蜂蜜

蜂蜜には強い殺菌作用があることから、創傷に塗布して包帯するなど外用薬として用いられました。一方、内服薬としても、去痰薬や吐薬、あるいは瀉下薬といった処方に配合されました。ヨーロッパの伝統医学では体液論に基づいたからだの見方が展開したため、中国ではあまり発展しなかった吐法など、治療法として体液の排出による手段がとられることが多くありました。そうした治療では、からだが体液を排出しやすいような状態に促すことは重要なテ

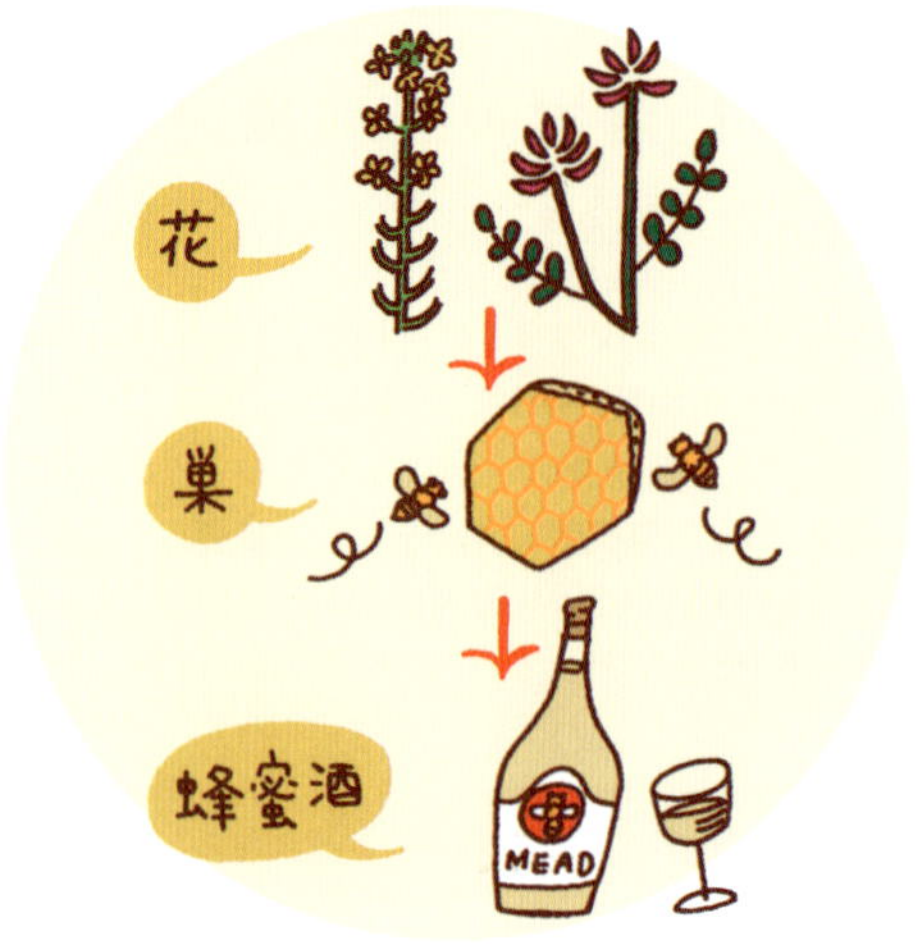

ーマとなります。

蜂蜜は糖質としてからだの栄養源となる一方、蜜蜂の酵素により、糖が消化分解の過程を経ており、さらに、糖質からアルコールが生成されやすいものです。体液が排出されるためには、炎症から化膿の段階を経て膿が外に出るように、からだのなかで体液の熟成、煮熟の過程を経なければなりません。この過程を促す薬として、分解され、変化し得る蜂蜜の性質が生かされるのです。

風邪をこじらせ、痰が胸につまって抜けないようなときに、蜂蜜を温湯で薄めて飲んでおくと、やがて膿痰を吐いて改善することがあります。このときは酢を加えてもよいです。ヨーロッパの利用法を見ると、蜂蜜を単純に強壮薬とするには問題があることがわかります。

神仙流における精を錬る薬

中国の本草書を見ると、外用薬の用途などはヨーロッパと同様なものがうかがえます。中国に特徴的であるのは、神仙流の概念と強く結びつき、道家の薬とされることです。このときは石や岩のくぼみなどに生じる蜜として、石蜜と称されます。今日でも高山地帯の険しい岩壁にできた野生の蜜蜂の巣から蜂蜜を採取している民族があります。蜂蜜は蜜源となる花の違いなどによっても品質は大きく異なりま

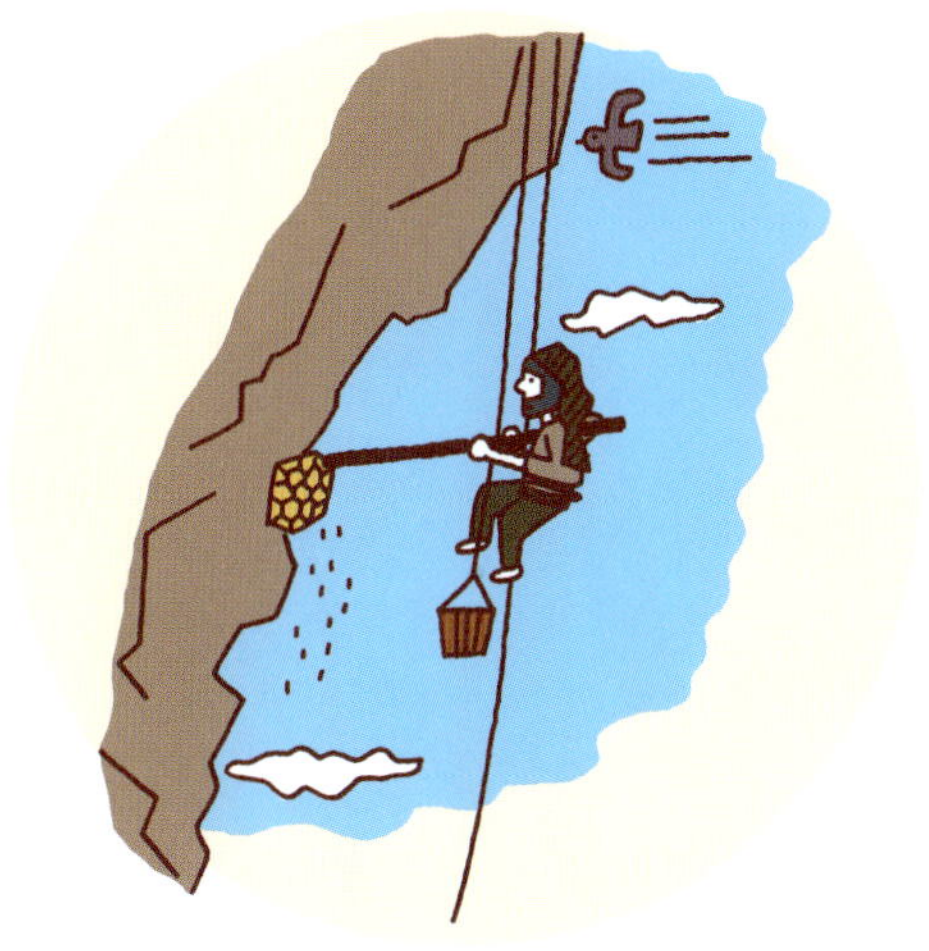

すが、おそらく、神仙流で石蜜とされたものは、野生の蜜蜂から採取し、長い年月を経て凝集されたものであって、現代の蜂蜜とは随分と異なると考えられます。日本でも時折流通する野生の蜂蜜は黒っぽく、粘度が高いです。神仙流においては石や岩は大地の精を象徴するものであり、石薬として扱われ、重要視されます。蜂蜜でも石蜜のように凝集されたものであれば、からだの精を錬る薬とされ得るでしょう。

一方で、今日の漢方処方においては、蜂蜜は丸剤をつくるときに混和した粉末の生薬をまとめる結合剤としてしか理解されていません。しかしながら、世界の伝統医学を見ると、処方中に入れられる蜂蜜などの糖には重要な意味が込められています。アラブ医学におけるマジュン（majun）や、金平糖の語源とみられるコンフェクチオ（confectio）などの糖膏剤と呼ばれるものには、体液の熟成、煮熟を促す目的のものが多くみられます。こうした概念でつくられている処方は、中国の文献においてもわずかに見出せます。

中国の道家にみられるように精を練って固めるものととるか、ヨーロッパのように体液の煮熟を目標とするかなど、伝統医学のなかでより広い観点に立つと、蜂蜜を単なる矯味薬や結合剤と考えるより正確に理解でき、日々の養生や治療に役立てることができるでしょう。

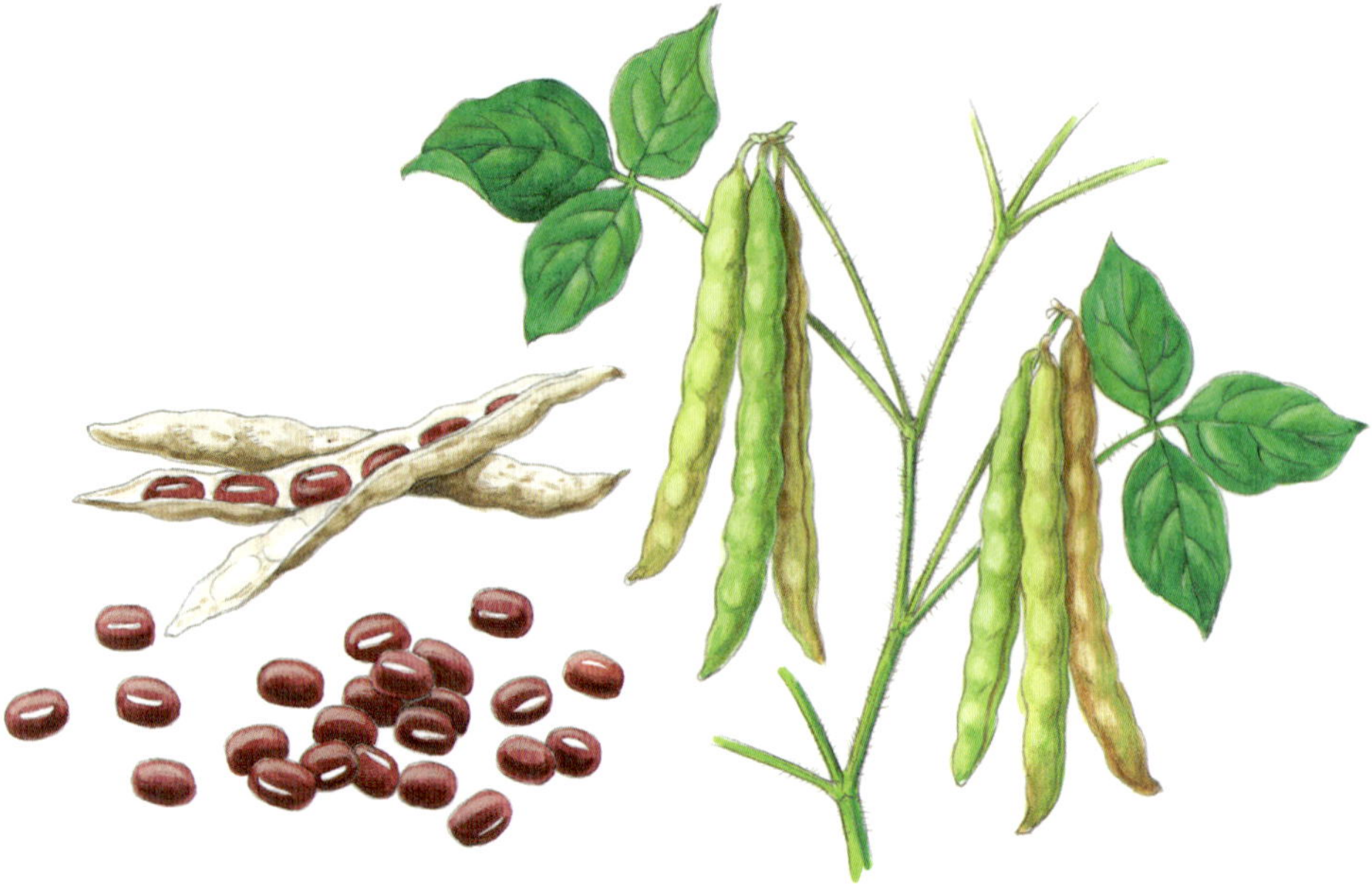

22 赤小豆《せきしょうず》

Adzuki bean

- 赤く煮崩れしやすい意
- 膿の性状に重なる
- 渋味やえぐ味
- 吐法

古代から利用されてきた作物

アズキは古くから栽培化され、食用や薬用にされてきました。原植物にあたるものはアジアに広く分布していたと考えられ、日本においても弥生時代の遺跡から発掘されたと言います。東アジアのなかでも日本で特に好まれ、赤飯やぜんざいにしたり、小正月には小豆粥を食べる風習があるなど、我々にとって馴染み深い食品です。

　一般的に、長い栽培の歴史を持つ作物は、本来備わっていた野性味が次第に薄れていると考えられます。ご存知のように、アズキを食すには念入りな渋抜きが必要です。私が子供の頃、渋抜きをしてい

Column

【 赤小豆の豆知識 】

アズキの民間療法

アズキが粘調で化膿がすすんだ膿に用いられることは本文で述べました。皮膚に生じたはれ物で、膿が溜まっているときなどに、アズキを粉末にして酢で練ったものを塗るという民間療法が知られています。鍼灸について考えてみると、基本的には気を扱うものですので、粘調な体液を動かすことはなかなか難しいと思います。こうした民間療法を、隔物灸などに応用することもひとつの手段かもしれません。

る途中のアズキをつまみ食いしたことがありましたが、ぜんざいのつもりでいた少年の口を驚かすに十分な渋味とえぐ味がありました。それが、近年盛んに食味の良い品種や栽培の工夫がされてきたためか、私の記憶にあるなかでも渋味やえぐ味は昔に比べて薄らいできたように思えます。

アズキは、生薬としては赤小豆《せきしょうず》と称されます。『傷寒論』にも赤小豆を配合する処方は収載されていますが、今日の治療家で処方をしたり、服用したことがある人は少数であると思います。以上のようなことがあって、古代の薬効や使い方をそのまま理解するのは難しいですが、赤小豆は伝統医学を理解するために非常に重要な生薬なので、ここで検討をしておきましょう。

伝統医学における吐法

赤小豆を配合する処方で代表的なものは、『傷寒論』に収載される瓜蒂散《かていさん》(瓜蒂、赤小豆)であり、この処方は吐法において用いられます。中国伝統医学における基本的な治療法は「汗吐下《かんとげ》」にあるとされますが、発汗法や瀉下法に比べて、吐かせることで治療する吐法を行うことはまれです。『傷寒論』によると、瓜蒂散は痰がつまり、胸中が苦しくなるときに吐かせて治すものですが、そこには解釈を悩ませる部分があります。赤小豆は基本的に清熱や排膿の効を持

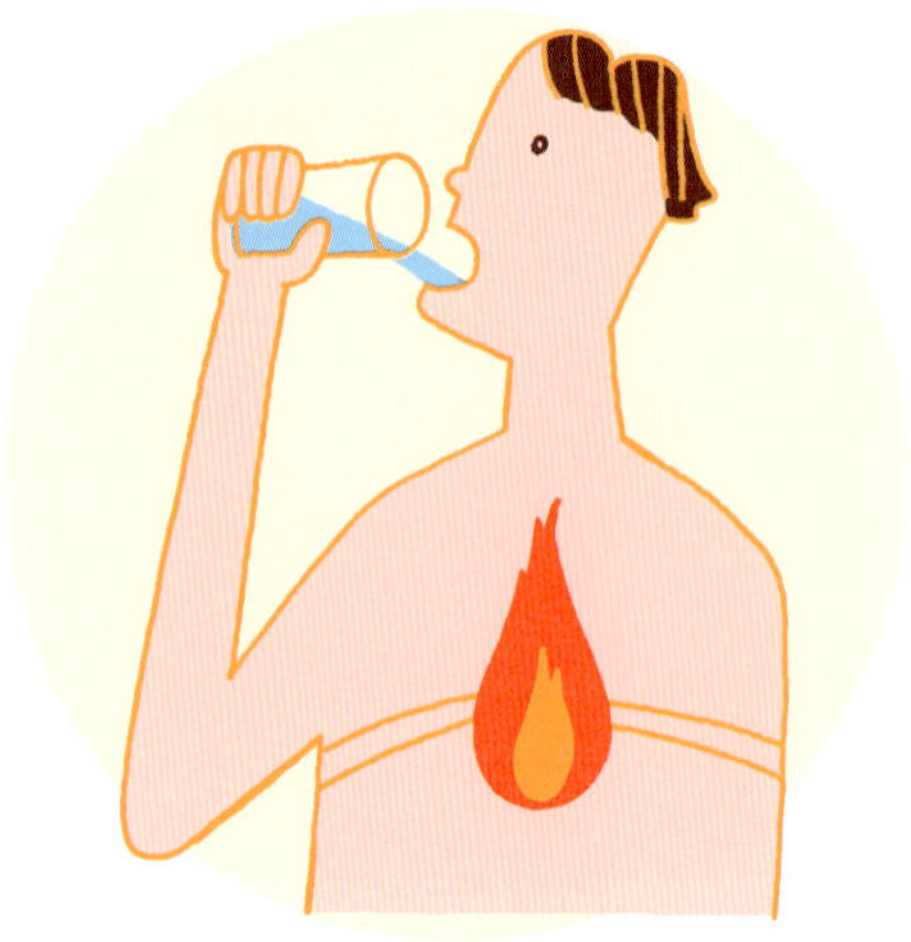

ちますが、『傷寒論』では「胸に寒がある状態に用いる」と書かれています。

その一方、『外《げ》台《だい》秘《ひ》要《よう》方《ほう》』などでは、熱性の体液と理解される黄膽(黄疸)や、水を欲する渇の症状に瓜蒂散が用いられています。おそらくここで重要なのは、「からだが熱を持っているときに水を飲む」ということでしょう。つまり、胸中の寒飲は病態そのものというよりは、熱に対して過度に水を入れて、無理やり冷やそうとしたために生じた病理的な産物と言えます。「あくまでからだの状態を忠実に観察して病態として述べる」のか、「外邪をより実体的に理解し、病理的産物に目を向けるのか」、視点が変わることで表現は大きく異なります。ここに伝統医学における表現と解釈の難しさがあらわれています。

瓜蒂散にアズキとともに配合される瓜蒂は、マクワウリのへたで、催吐作用があります。一般的にウリはからだの熱を取り、また、瓜蒂は果実の根元のへたであるから、水分に富んだ果実全体から栓をとって水を抜くというイメージがはたらいたのかもしれません。

赤く煮崩れしやすい豆

アズキはサポニンを含む生薬ですが、去痰薬としてはあまり用いられません。痰よりも粘調で化膿が進んだ膿を排

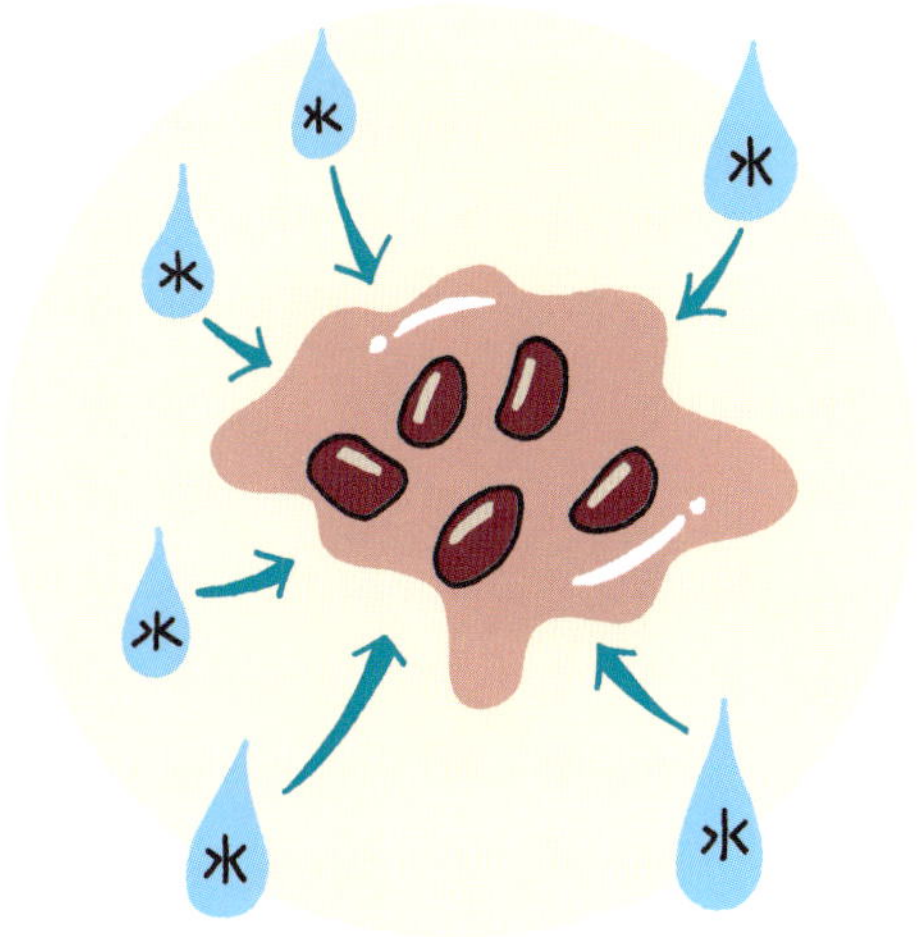

出したり、抜けづらい熱をとります。また、脚気に用いられたことがありましたが、これは赤い色の霊性を利用した面と、関節の湿熱を除くという面があるからでしょう。関節や骨にある精と膿とが近い存在であることは、桔梗（p.88）を参考にしてください。瓜蒂散がはたらく胸部は、体幹の関節とも言われる横隔膜に近いため、関節にある湿熱や膿を取るという点で結びつきます。

アズキという名称は、赤く煮崩れしやすい意からつけられたと言われています。大豆などと異なり、アズキはデンプンに富んでいるため、煮ることで水を含んで膨張し、ドロドロの餡になります。このドロドロとした状態をつくることが、膿の性状に重なると見ることができます。瓜蒂散は、抽出液を使う湯液ではなく、全体を用いる散剤です。アズキの煮汁には渋味やえぐ味となるサポニンが多く含まれ、清熱や利水、排膿のはたらきがありますが、散として全体を使うとデンプンが水分を吸ったドロドロの状態も含んで、より横隔膜付近の症状に使いやすくなります。また、生で用いることで渋味やえぐ味をより強くはたらかせられます。

一方、煮汁だけを使うときは外用薬として皮膚の炎症などに効きます。清熱作用自体は強くないですが、やや深い部分にはたらくため、長引いて潜在的になったものに効果があります。

23 香豉《こうし》

Fermented Black Soybean

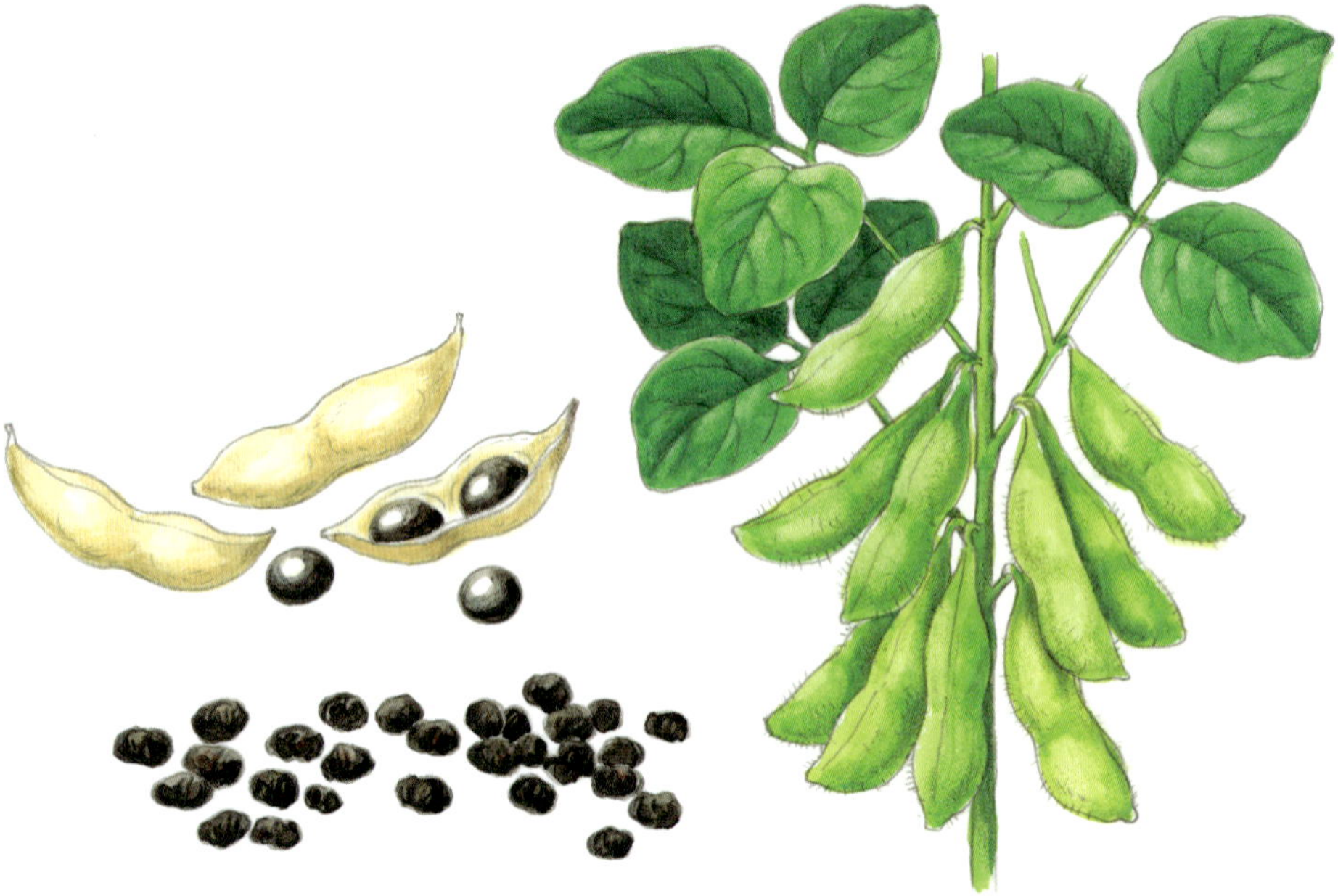

- 浜納豆
- 体液の熟成・煮熟
- 自然治癒の道へと歩ませる

発酵させた生薬のはたらき

香豉《こうし》は、大豆を発酵させてつくられた生薬です。大豆の発酵食品はアジア圏で広く利用されており、中華食材の豆《とう》豉《ち》は香豉に近いもので、調味料として利用して料理に豊かな風味を与えます。豆豉は我が国にも伝えられ、今日でも浜納豆として流通しています。納豆といえば、糸を引くもののほうが通りがよいのですが、豆豉や浜納豆は大豆に塩分を加えて、納豆菌ではなく麹菌などで発酵させたもので糸は引きません。ねばねばとした糸引き納豆よりも、豆豉の方がずっと歴史は古いのです。薬用とされる香豉は、塩気が強くないものであり、淡豆豉《たんとうし》

Column

【 香豉の豆知識 】

マメ科植物の解毒作用

本文では、香豉が大豆を発酵させたものであることに注目して、香豉と体液の熟成、煮熟について述べています。それ以外に、マメ科植物に広くみられる特徴には、解毒作用があることが知られています。厳密にいえば、解毒の仕組みは多岐にわたるのでしょうが、熟成は腐敗と紙一重というところにあります。大豆が本来持っている解毒作用が安定した熟成をもたらしているのかもしれません。

とも呼ばれます。雑菌を増やさずに発酵させるには、塩分が少ない分だけ、より繊細な条件が必要になると言えるでしょう。

栄養価の高い大豆を発酵させたものなので、その効能は枚挙にいとまがありません。最近では血糖値の上昇を抑えるはたらきが注目されています。もともと、大豆は調理しなければ消化しづらいものです。発酵が進むということは、菌による消化が進んでいるとも言え、香豉は消化の過程における問題を改善するものと理解できます。

吐法における香豉の意義

香豉が配合される処方で、代表的なものとして、『傷寒論』に収載される梔子豉湯《しししとう》（山梔子、香豉）があげられます。この梔子豉湯は漢方の研究者や治療家を悩ませる処方です。梔子豉湯を用いる病態については「心中懊憹《おうのう》」と記載されています。つまり、「胸がふさがり、虚煩の熱があるとき」と解されています。問題なのは、「この処方を服用することによって患者が吐いたならば服用をやめてよい」、という注意書きが附されていることです。瓜蒂散《かていさん》は、瓜蒂に催吐作用が認められ、赤小豆（p.104）もえぐ味が強いことで嘔吐を促すとして、吐薬としての説明がつきます。しかし、梔子豉湯の場合は、山梔子（p.280）はクチナシの果実であり、清

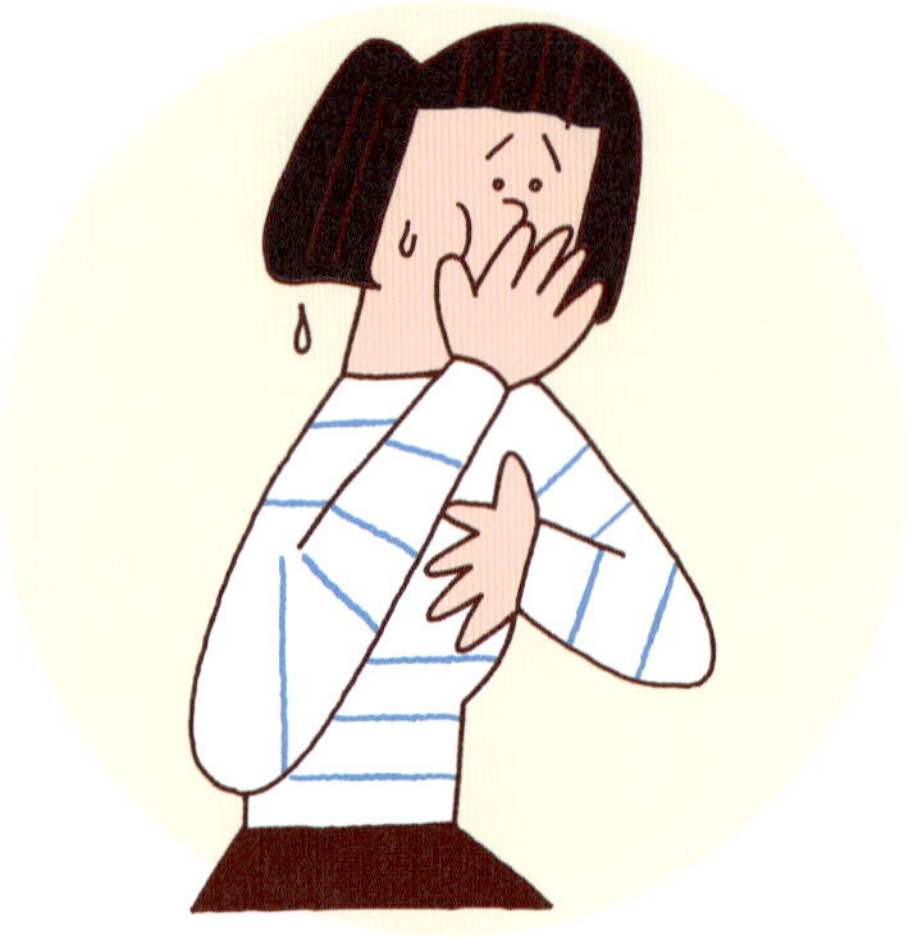

熱のはたらきはありますが、吐き気を催すことはないし、まして や香豉にもないので、説明できないのです。時に、この処方の煎じ液の香りが吐き気を誘うとも言われますが、「それでは実際に服用する意義があるのか……」と考えると、これも難しいでしょう。「吐くべき状態にあるときに、この処方を飲むと自然に吐くのだ」というのが理性的な解説になるわけですが、「からだが吐くべき状態」と、梔子豉湯や香豉はいかに結びつくのでしょうか？

体液の熟成、煮熟と吐法

「からだが吐くべき状態」を見極めることは、嘔吐による体液の排出によって自然治癒する、ということが前提にあります。吐法を積極的に運用してこなかった漢方の概念では、こうした自然治癒の過程を見過ごしがちなので、ヨーロッパの伝統医学を参考にしたいと思います。

ヨーロッパの医学が体液論に基づくことは、ここまでも述べてきました。また、排膿にしても吐瀉にしても、体液が排出されるには排出され得るような状態にならなければならず、このような状態がもたらされることを、ここまでは十分な説明もせずに「熟成」「煮熟」といった言葉を用いてきました。ここでは少し紙面を割いて、この点について論じます。

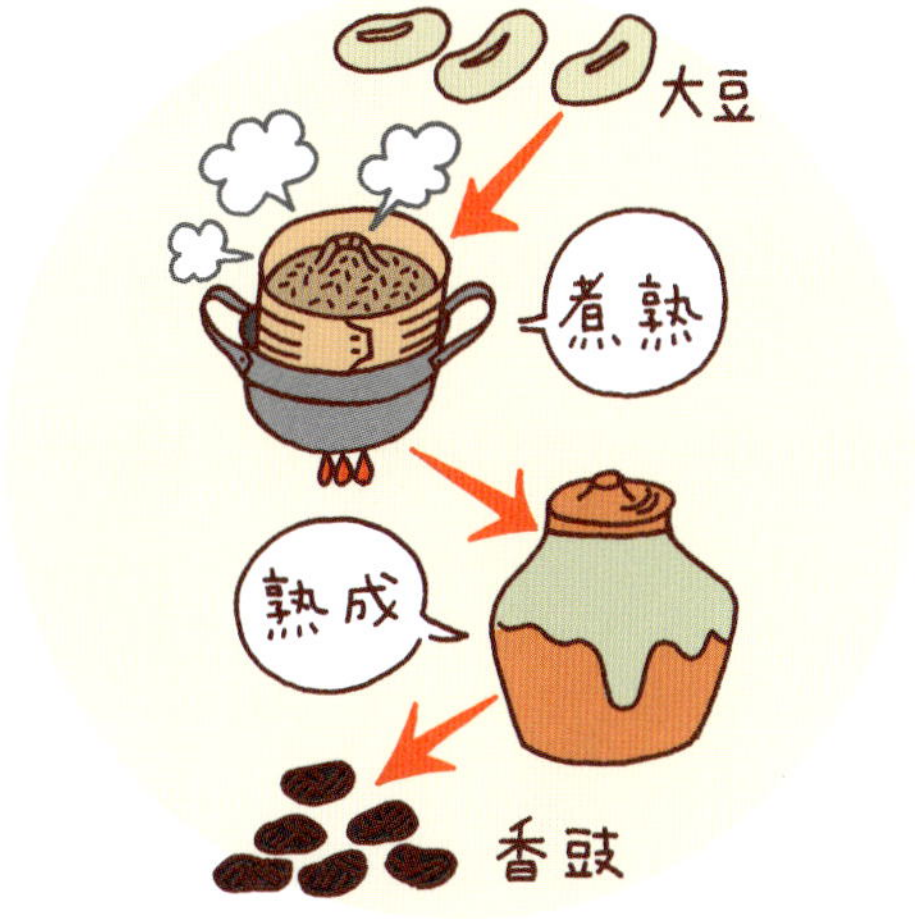

「煮熟した膿は薬を用いて外へ出したり別の場所に動かすべきである」[*1]。これはヒポクラテスの医学におけるもので、煮熟とはpepsisという言葉の訳語です。pepsisは、もともと、「熱を加えて煮沸調理すること」であるとされ、これが体内の熱により処理されることに転じたと言われています[*2]。

炎症を起こしている状態は、腫れや痛みをともない、熱をもっています。この段階を過ぎると化膿し、膿が生じます。今日では痛みや熱を極端に嫌って、消炎剤や抗生物質を使って炎症を抑えて化膿を避けますが、こうして考えてみると、伝統医学では、化膿の過程を自然治癒への道ととらえていたことに気づかされます。炎症の時期を、外邪と内精が戦い葛藤している状態とし、それがおさまってくることを熟成ととらえ直してもよいでしょう。

こういった観点から見るならば、吐くべきときに与える梔子豉湯とは、「体液を熟成させることでその体液を吐き出せるような状態を促し、自然治癒の道へと歩ませるもの」と理解できるでしょう。そこから、「梔子豉湯に配合されている香豉は、雑菌などから隔絶して時間をかけて発酵したものであり、その存在自体がからだの体液の熟成を促す」と理解できるのではないでしょうか。

＊1　大槻真一郎編『ヒポクラテス全集』（エンタプライズ）
＊2　五十嵐一『東方の医と知』（講談社）

24

黄連《おうれん》

Coptis rhizome

- とても苦い
- 膻中
- 清熱と鎮静
- ベルベリン

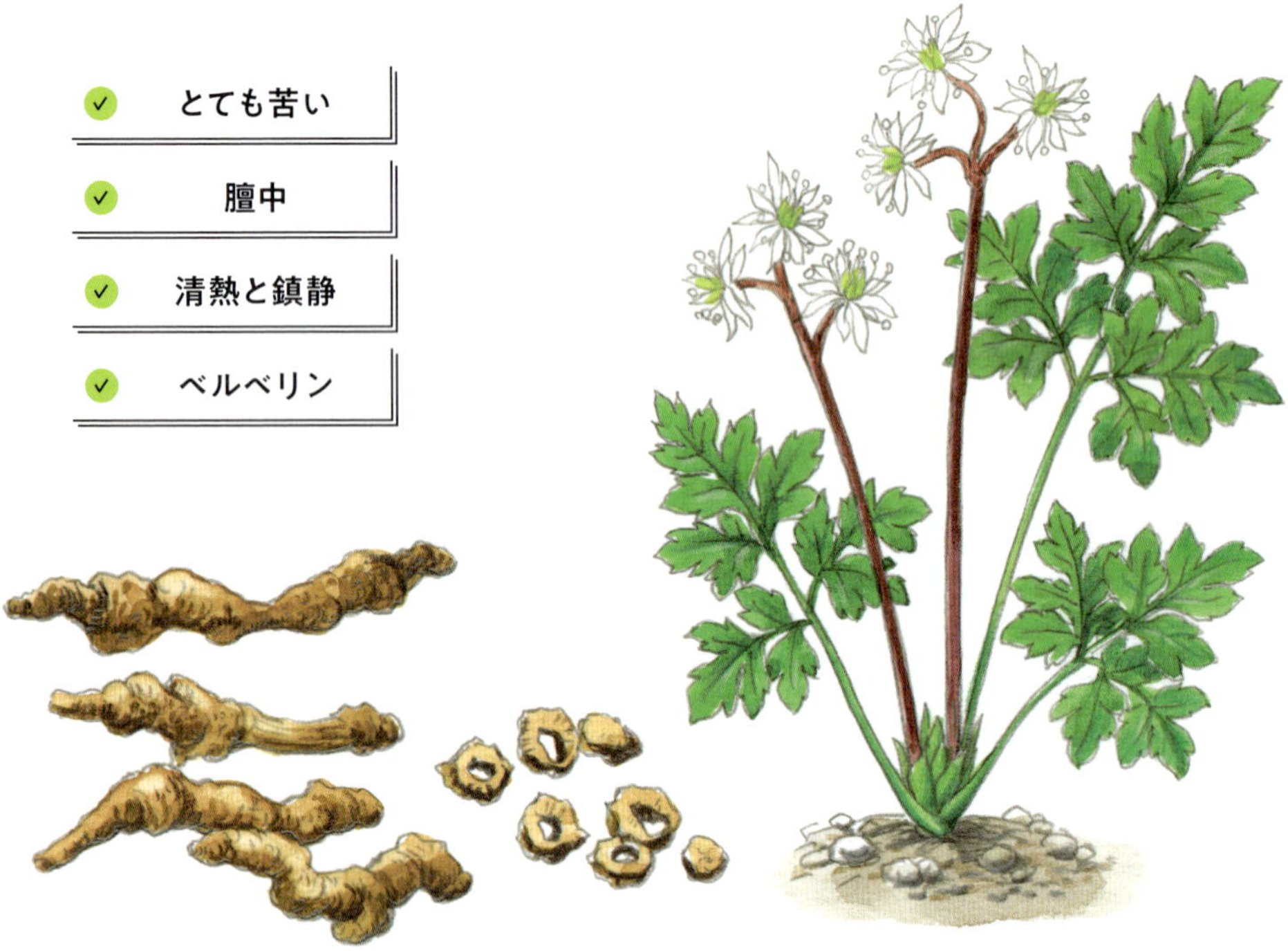

アルカロイドとベルベリンを含む生薬

オウレンはキンポウゲ科の多年生草本植物です。地下部を掘り起こすと、細長いひげ根がびっしりと生えています。薬用とするのは、そのひげ根を分け入ったところにある、地下部の茎である根茎の部分です。根茎からは地上部の葉や花茎が出ていて、その部分は肥大して節ができています。オウレンの根茎は一年一年、少しずつ伸長しながら、このような節を一つひとつ増やしていきます。根茎の断片は黄色で、また、節が連なっていることから、生薬としては黄《おう》連《れん》と称されています。

　オウレンの特徴である黄色は、含有するアルカロイドで

Column

【オウレンの豆知識】

オウレンの雌ずい

オウレンは春先のまだ葉が十分に出ないうちから花茎を伸ばし、白色の小さな花をつけます。まるで、本格的な春が訪れるのを待ちきれないといった様子です。オウレンが属するキンポウゲ科のグループは比較的古い形態を残している植物とされています。オウレンの花を見ても、各々の雌《し》ずい（めしべ）が合着せずに、独立しながら集まっていることがわかります。

また、袋果となっても、種子がこぼれ落ちるための穴が未熟なうちから開いていて、きちんと合着していないのです。

あるベルベリンの色にもとづいています。ベルベリンには強い殺菌作用や、抗炎症作用があることが知られています。そのため、腸内に腐敗菌が増えたことによる下痢に対して、殺菌的にはたらいて止瀉作用を示します。近年では少量のベルベリンが腸管の平滑筋を弛緩させることで効果をあらわすということも報告されています。ベルベリンは製剤化もされており、広く用いられている成分のひとつです。

また、黄連の味はとても苦く、苦《く》味《み》健胃薬として用いられることもあります。一般に、生薬は非常に多くの成分を含む多成分体で、それらが折り重なって全体としてはたらきますが、そんななかで、黄連はシンプルな構成をもっていると言えます。もちろん製剤化されたものとは異なりますが、ベルベリンを中心としたはたらきをしやすいです。

精神に関与する膻中、中丹田

黄連の漢方特有の使用法としては、心火や煩躁を抑える鎮静薬としてのものがあげられます。心下部や乳房間の膻中付近の状態が精神症状に結びつくことは、文献にもしばしば見ることができますが、実際に鍼灸などの治療を行っていると、精神症状をともなう患者において膻中を中心にした同心円状の細かい層をとらえることがあります。問題があると、この円全体がいびつであったり、中心部に層が

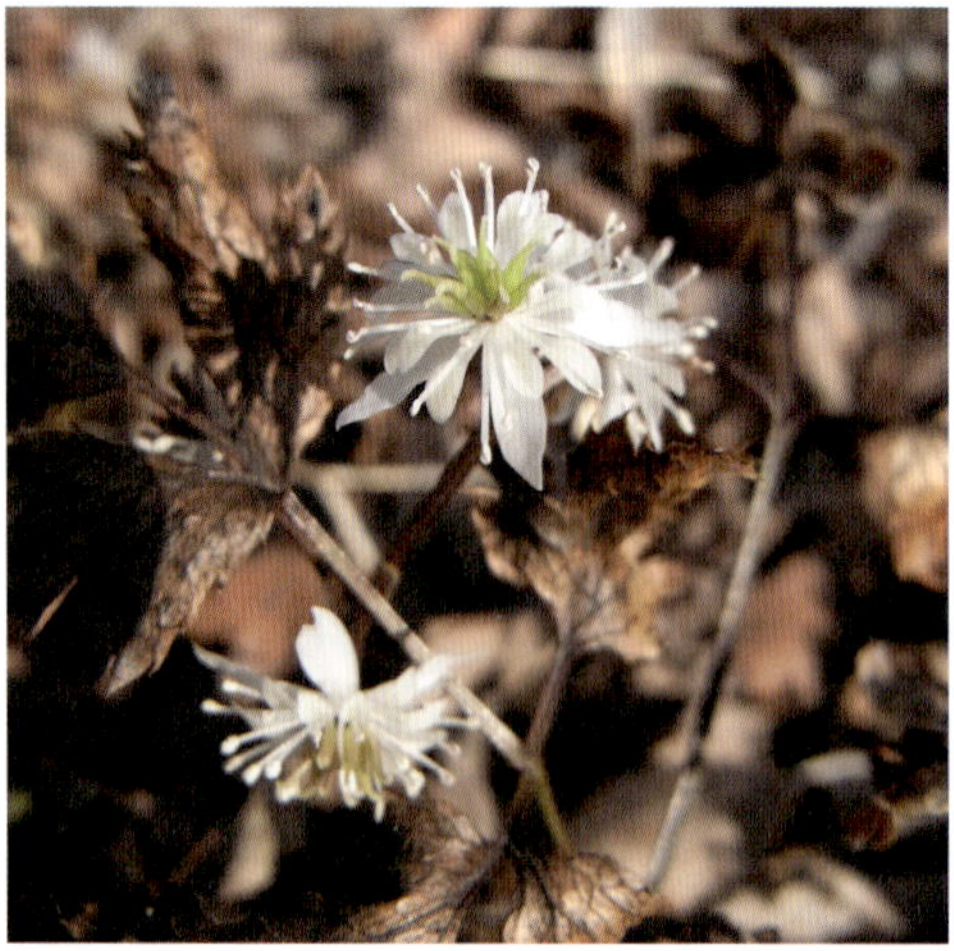

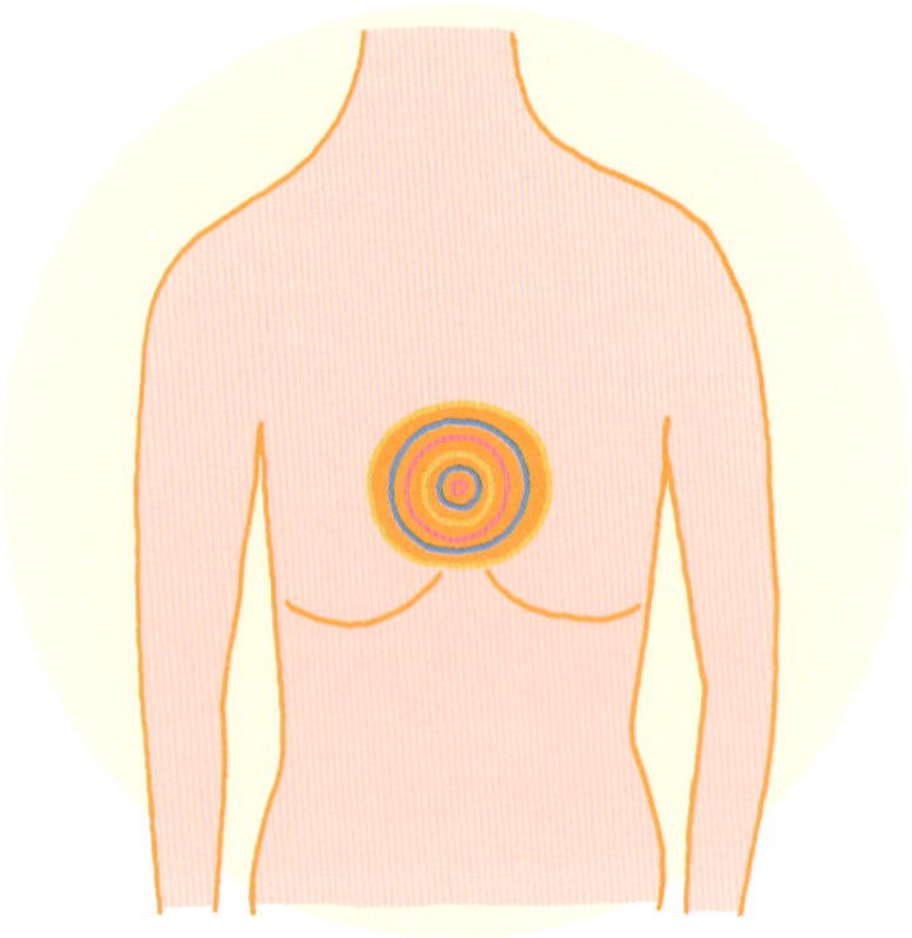

密にありすぎたり、あるいはその反対であったりします。

このような膻中に対する理解については、道教の資料における「中丹田」が参考にされます。道教には内景(経)図という人体の構造を模式化、抽象化したものがありますが、この図のなかには中丹田をうずまき状に描いたものがあることが知られています。膻中、中丹田の乱れは精神状態に深くかかわっています。

中国伝統医学におけるこうした内景図や解剖図をして、稚拙であるとか、前時代的であるとしばしば評されることがありますが、臨床家はこうした批判に臆する必要はないでしょう。なぜなら、このような図は臓器などの形態よりも、人体における機能についての考察の上に成り立っているからです。以上の見方について、チャクラやその他の概念を連想された方もいるかと思いますが、膻中を同心円やうずまきとしてとらえることは、治療家においては共有されやすいもののひとつではないでしょうか。

深部の緻密な精神に対応する生薬

黄連の薬用部位である根茎は、植物体全体に対して非常に小さいです。もじゃもじゃと発達した根を分け入っていくと、小さな根茎を見つけることができます。このように、もともとそれほど大きい植物ではないため収量は少なく、さ

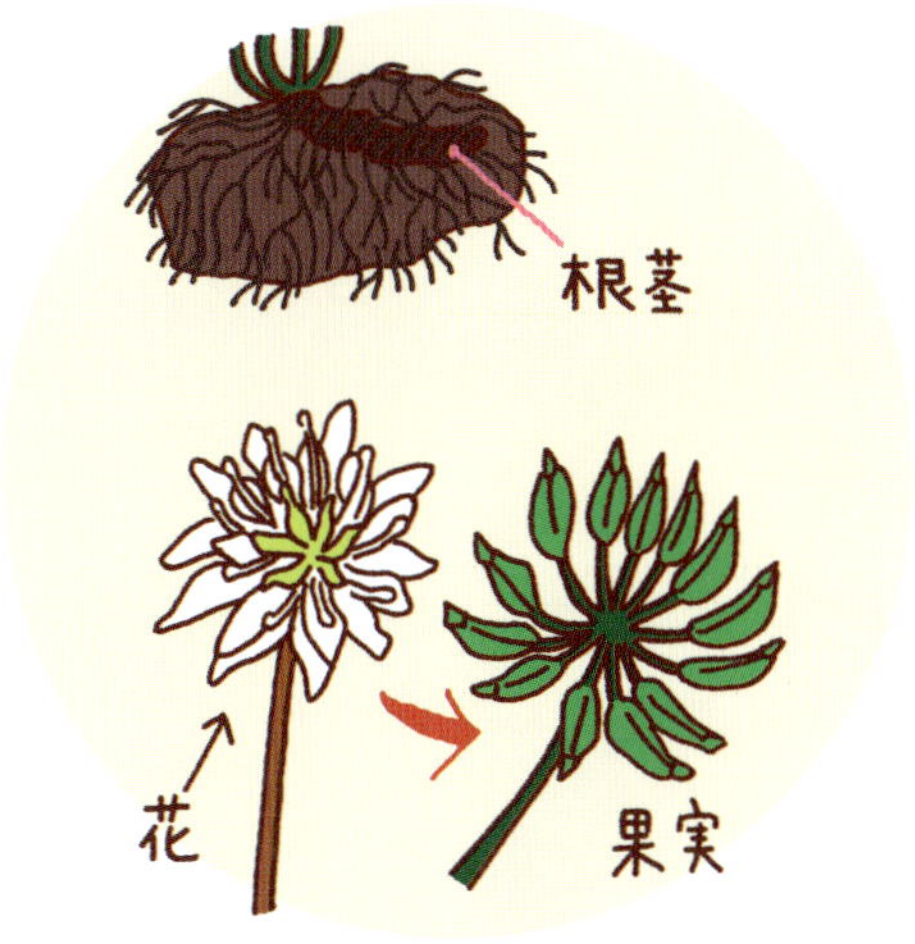

らに収穫に至るには長い年月を要するため、高価な生薬のひとつです。ベルベリンを目当てにするのであれば、根に含まれているものを利用する手もあるのですが、生薬としてはひげ根を取り除いて根茎のみにするのが一般的です。

黄連の細かく密に生えたひげ根は、複雑に絡み合う精神にあたり、その中にある根茎は複雑なものの中心として、それらを取りまとめる存在となり得るでしょう。また、精神の奥深く、ここでは膻中の中心に分け入っていくためには、ただ力が強いだけではだめで、ゆっくりとした動きをするものでなくてはいけません。黄連の一年一年積み重ねられた節々は、密に重なった同心円状の膻中の層を一つひとつ越えていき、中心まで到達することができます。

黄連が純粋にベルベリン生薬としてはたらいて、その他の混合成分に影響されにくいことも、深部に到達できるひとつの要因となります。

オウレンは春先に花を咲かせます。花後に果実をつけるとき、一花からまるで車輪のように、舟形の袋果をいくつも並べます。きれいに円に並んだ袋果は、黄連に膻中の同心円を定めるはたらきがあることを示しているのでしょう。

25

黄柏《おうばく》

Phellodendron bark

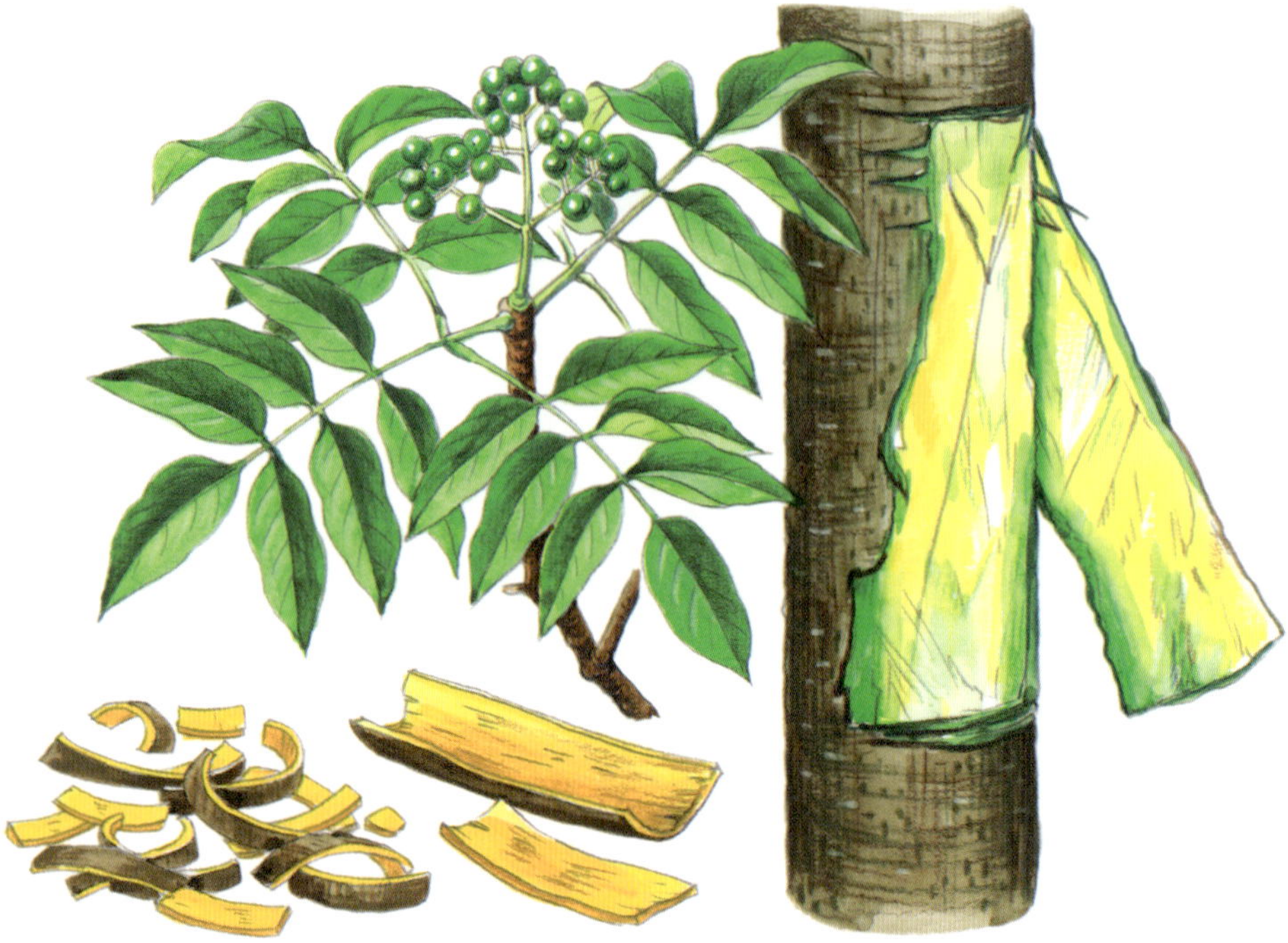

✓ とても苦い　✓ 中黄膏《ちゅうおうこう》　✓ 仏教とのかかわり　✓ ベルベリンと粘液

黄柏と黄連

黄柏《おうばく》はミカン科の高木であるキハダの樹皮の部分で、外側のコルク層を削って乾燥させたものです。キハダの幹を傷つけると、鮮やかな黄色の樹皮を見ることができます。「キハダ」という名称は、黄色の樹皮を持つ「黄肌」に由来するとされています。黄柏が黄色いのは、黄連《おうれん》(p.112)と同じく、アルカロイドのベルベリンを含むことによります。先述の通り、黄連は小さな根茎なので、収量が少なく高価な生薬のひとつですが、黄柏は高木の樹皮なので一個体からの収量が多く、比較的安価な生薬です。しかし、両者の薬効を見ると、黄連は健胃作用や心下部を中心とした清熱作用が述べられているのに対し、黄柏は健胃作用のほかは、下焦の虚熱や湿熱を取り除き、また、外用薬として皮膚の熱を取って炎症を抑えるとされています。つまり、同じベルベリン生薬であっても、黄柏は黄連の代用にはしづらいのです。

粘液を有する生薬

黄連はベルベリン以外の混合成分の影響が少なく、純粋なベルベリン生薬としてはたらきやすいですが、黄柏の場合は、ベルベリン以外にも他の苦味成分や、粘液を含んでいます。なかでも、粘液を豊富に含有していることが黄柏のはたらきを特徴づけています。黄連のように、ベルベリン単独のときは気の段階の薬としてはたらきやすいですが、ここに粘液が加わることによって、より体液にかたよった部位や、病にはたらきやすいのです。茯苓《ぶくりょう》（p.64）でも述べた通り、津液と精の関係においてはさらさらの状態の津や液がからだのなかで精錬されていき、粘性を持った精が精製されます。黄柏が粘液を持つことは、体液のなかでも精に近い部分にはたらくと理解することができます。

黄柏は「下焦の熱」に用いられることがあります。体幹を上焦・中焦・下焦の3つに分けるとき、最下部の下焦は陰性が最も高いです。からだの精を重視する立場から見る

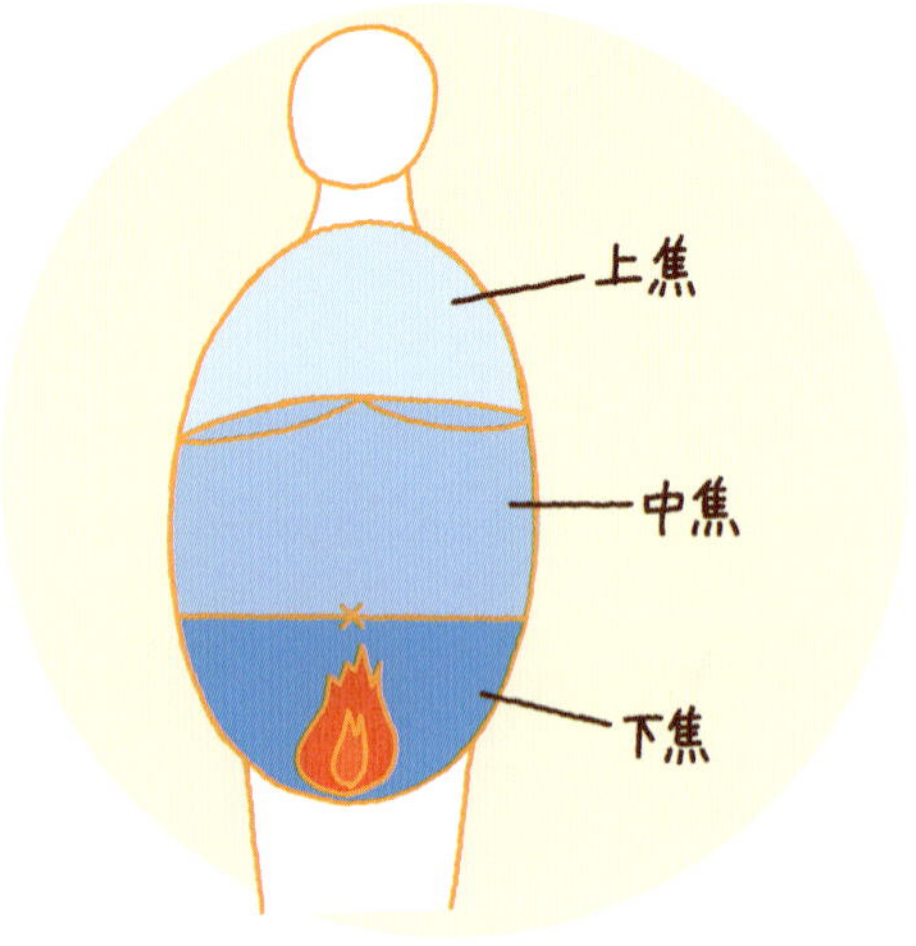

と、下焦に精が静かに蓄えられていることが理想だと考えられますが、別の見方では、「精を動かす活動的な気が適度にはたらいてこそ、生命活動が維持できる」と言え、このときの気とは、陽の性質である火として扱われることもあります。このときの火は、あまり大きすぎても精を消耗することになります。下焦に熱が入ってしまったときは、必要以上に清熱をかけないように、微妙な判断が必要になりますが、こういったときに粘液と清熱のはたらきを有する黄柏のような生薬が重用されるのです。

伝承薬のなかでの黄柏

黄柏は外用薬としても用いられ、華岡青洲《はなおかせいしゅう》が用いた中黄膏《ちゅうおうこう》に配合されていることでも知られています。ベルベリンが熱をとり、粘液を含んでいるため、膏薬に製したときも肌になじみが良いです。華岡青洲が採用したヨーロッパの伝統医学の概念では、皮膚の炎症や化膿は治癒への過程のひとつですが、あまりに強い炎症のときは、中黄膏のような膏薬が用いられます。

また、我が国固有の伝承薬においても黄柏は重要な生薬であり、陀羅尼助《だらにすけ》や百草丸などに配合され、今日でも健胃薬として広く用いられています。

陀羅尼助などの伝承薬は、密教や山岳信仰と深く結びつ

いており、役行者《えんのおづぬ》や空海が製法を伝えたという言い伝えも残されています。陀羅尼助は、「お経を唱えるときに僧侶が眠くならないように黄柏を含んだ苦い薬を含むようになったものだ」とか、あるいは、「陀羅尼経を唱え、加持祈祷をして生薬を煮詰めてつくったのが由来である」と言われており、仏教医学に培われた伝承薬と言えます。粘液を含んだ黄柏を煮詰めてつくるため、陀羅尼助はドロドロの流エキスとなり、固まりやすいです。持ち運びしやすいため、行者の常備薬にされたようです。漢方のからだの見方では、五臓を中心にすることが一般的ですが、仏教医学ではインドの伝統医学の影響があり、脳や脊髄といった中枢にも目を向けます。漢方でも「髄海《ずいかい》」と言うように、この中枢とは精が貯まっている器官のことです。

他方、仏教における煩悩の根本にある三毒は、火にも例えられます。行者の修行においては、からだの中枢にある陰性の精の海と、煩悩の根本にある陽性の火の両者に厳しく向き合うことが必要とされます。陰性の粘液と、陽性の火を抑える清熱を有する黄柏を用いて、加持祈祷によって薬を製する作業自体や、そうしてつくった薬を常備薬として服用することは、行者にとって単なる胃腸薬以上の意味を持っていたことでしょう。

26

芍薬《しゃくやく》

Peony root

- 筋肉の緊張に
- 緩めると収れん
- 虚実が入り混じった状態

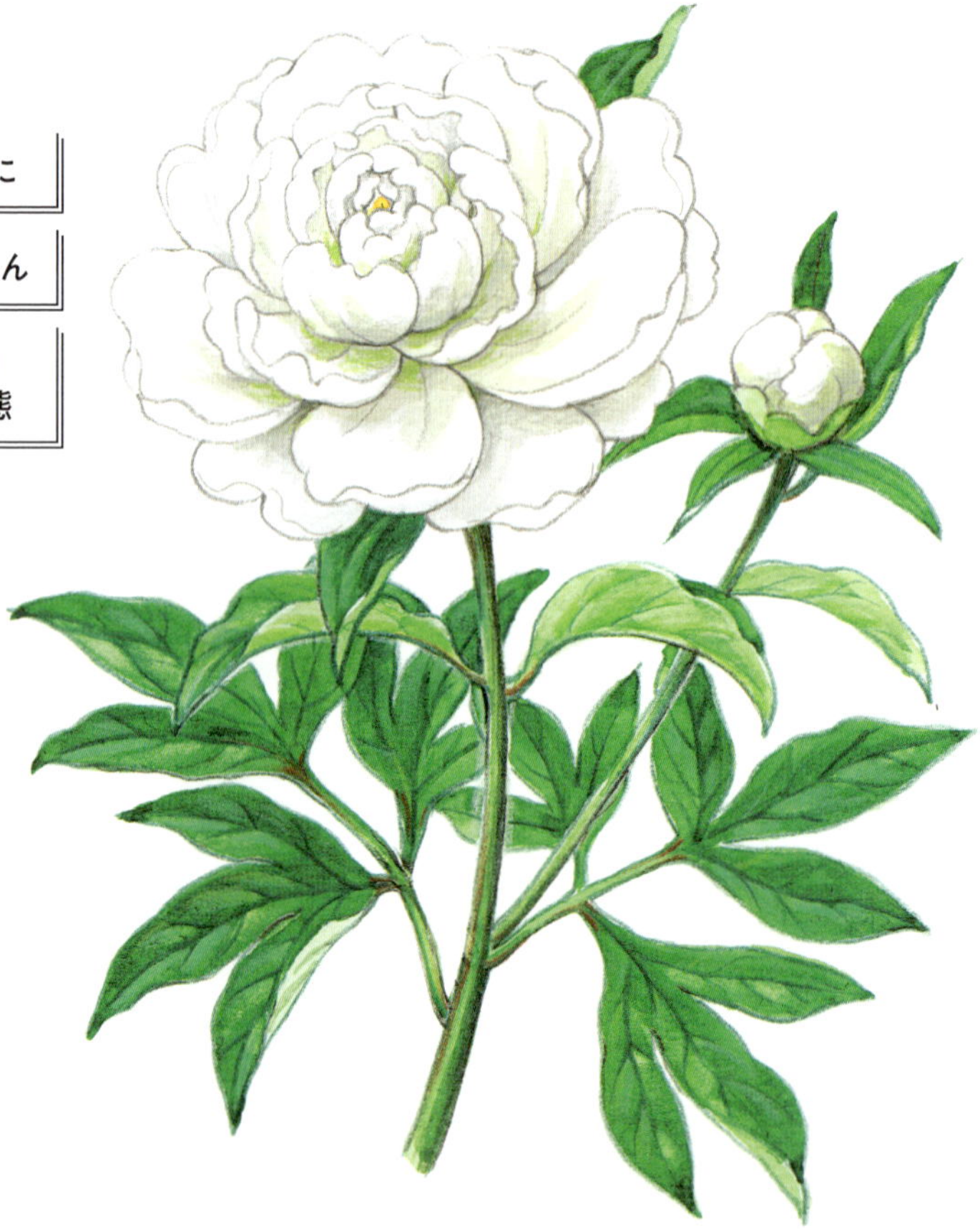

多くの漢方処方に配合される代表的な生薬

ボタン科の植物のボタンとシャクヤクは、どちらも有用な薬用植物です。花が咲く季節はボタンのほうが早いですが、ボタンは血薬、シャクヤクは気にかたよった薬です。本書では先にシャクヤクを採り上げます。

「立てば芍薬、座れば牡丹、歩く姿は百合の花」と、美人の形容にもされるように、シャクヤクとボタンはともに壮麗な花を咲かせることで知られています。近縁の植物ではありますが、シャクヤクが草本植物で冬には地上部が枯れてしまうのに対し、ボタンは木本で、葉は落ちますが枝は枯れません。シャクヤクは花

Column

【 漢方の豆知識 】

からだの虚実

本文では、表面の筋は緊張していながら、内側が空虚な状態にあるという例を示しました。虚証や実証というと、体質そのものが全体的にそうなっているようにとらえられますし、虚実を絶対的なものとしてとらえることがあります。しかし、からだのなかで、虚実というものは共存し、各々が局在しているという見方も必要でしょう。筋の緊張があると、痛みがあって辛かったりして、そこばかりに目がいきがちです。しかし、ひょっとすると他の部分に虚している場所があるのかもしれません。

数も多いので、切り花にされたものを見かけることも多いかもしれません。

生薬とされるのは根の部分で、芍薬と称されます。薬用とされた歴史は諸説ありますが、文献的には数ある生薬のなかでも最も古い部類に入り、多くの漢方処方に配合され、今日に至っても重要な生薬です。主な成分としてはモノテルペン配糖体のペオニフロリンや、ガロタンニンが挙げられます。

緊張と虚の両方にはたらく生薬

芍薬には鎮痛、鎮痙のはたらきがあるとされています。葛根湯《かっこんとう》、小建中湯《しょうけんちゅうとう》、小柴胡湯《しょうさいことう》、四物湯《しもつとう》と、さまざまな処方に芍薬は配合されていますが、芍薬甘草湯《しゃくやくかんぞうとう》の用例が最も理解しやすいでしょう。芍薬甘草湯は芍薬と甘草の2つからなる処方で、今日では、こむらがえりなど急激な筋肉のひきつりに用いられています。甘草《かんぞう》（p.44）も筋の緊張をとるのは得意であり、芍薬との配合により、痙攣やそれに伴う痛みに対し著効を示します。そのほかにも、芍薬甘草湯は腹痛や月経痛などにも効果があることが知られ、骨格筋、平滑筋の筋肉全般に効果を示すとされていますが、重要なのは虚実が入り混じった状態にはたらく、ということです。

生体の反応として、弱った部分があったとき、それを守

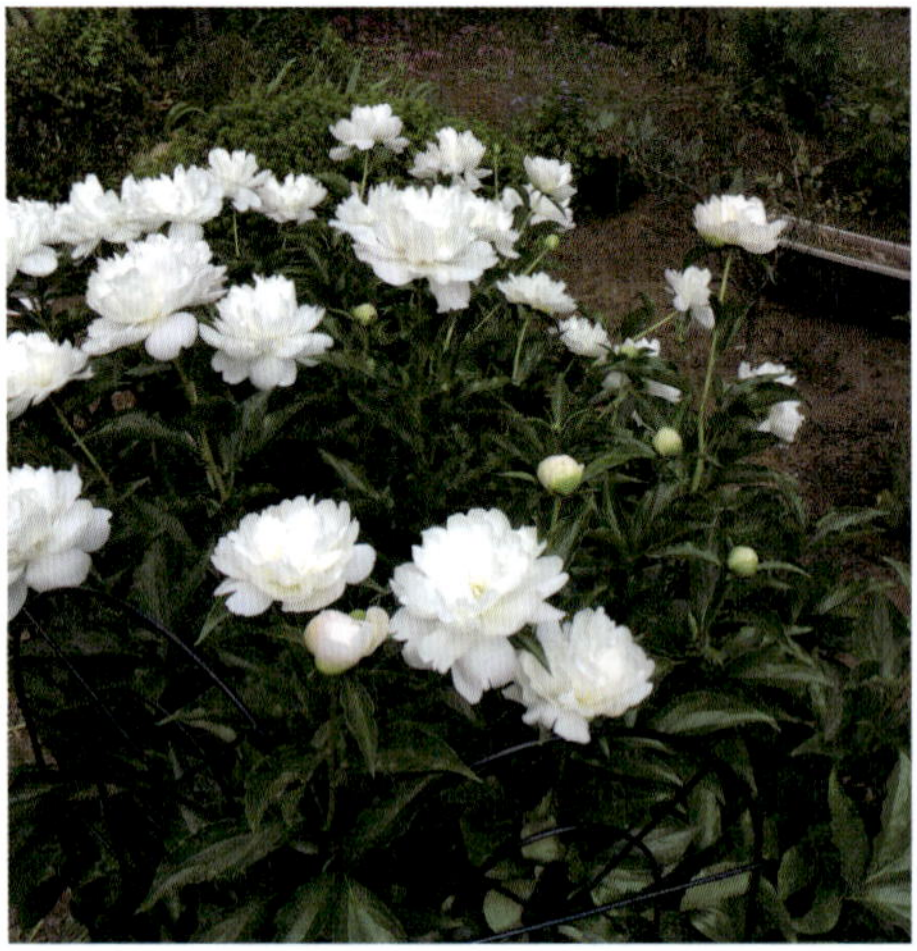

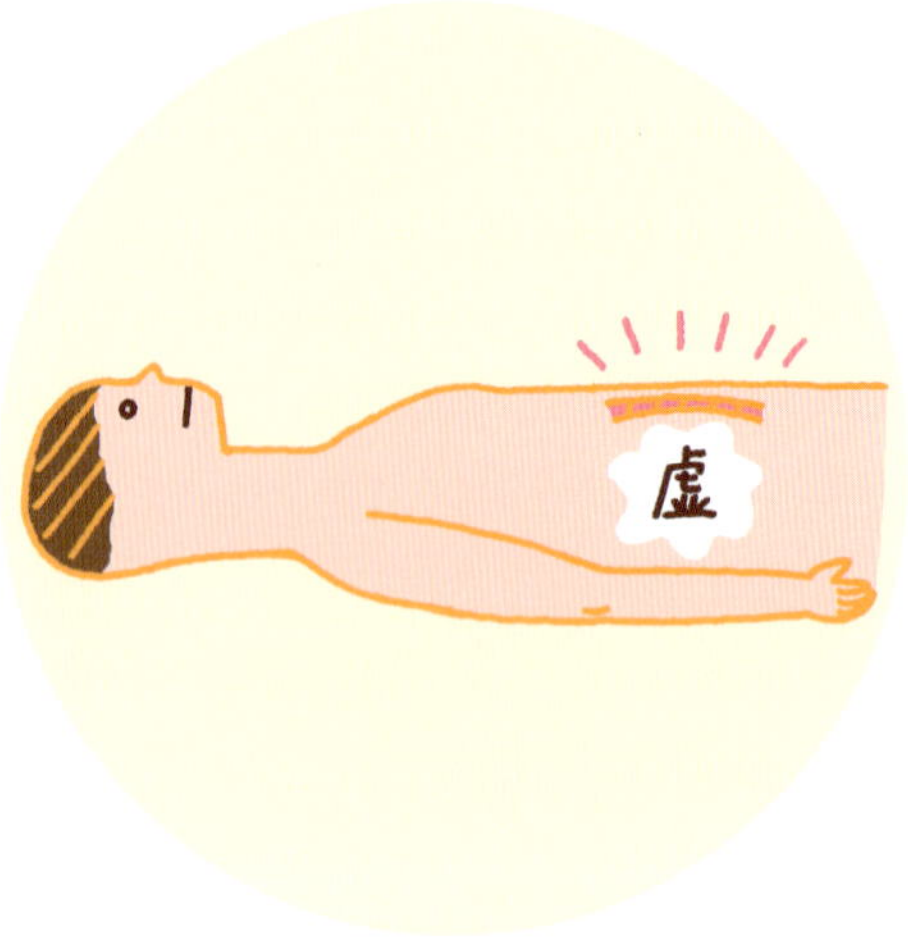

ったり、代償するように、周りの器官が緊張することが往々にあります。芍薬を用いるような腹部の診断基準に、腹直筋の緊張状態がありますが、これは内部の臓器が虚して弱っているため、体表の筋肉が硬くなっている「張り子」のような状態であると理解できます。芍薬の成分のうち、ペオニフロリンは外の緊張を緩めるようにはたらき、内側の虚にはガロタンニンが精を収れんさせるようにはたらきます。相反する2つのはたらきを持つことが、芍薬を多様な症状に用いることができる要因となっています。

津液の状態と芍薬のはたらき

前述した芍薬のはたらきについて、注意する必要があるのは筋肉の緊張を緩めるはたらきが、からだの体液、津液の状態に左右されるということです。津液の状態がある範囲にあれば緊張を緩めるようにはたらきますが、それ以上に失われて枯渇すると、収れんさせるはたらきが強くなり、状態を悪化させてしまいます。この場合には、芍薬ではなく人参（p.44）などの適用を検討する必要が生じます。もちろん、こむらがえりなどは体液のバランスが失われることで起こり得るのですが、これも程度を見極めなければいけません。生薬とからだの関係は、それぞれの状態によって変わる繊細なものです。

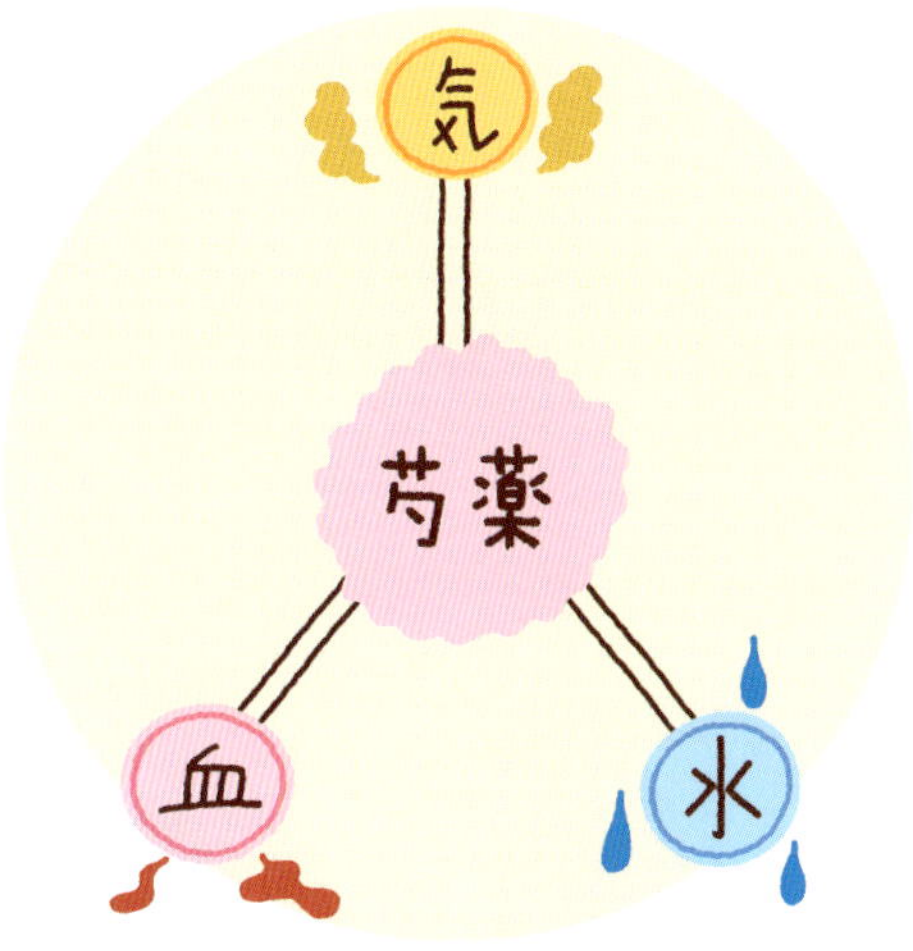

しかし、こうした芍薬の性質でさえ、漢方はうまく利用しています。桂《けい》枝《し》茯苓《ぶくりょう》丸《がん》は瘀血証に用いられる代表的な処方です。気に対応する桂枝、水の茯苓、血の牡丹皮と桃仁を配合し、芍薬は瘀血に関わる痛みを抑えます。桂枝茯苓丸を服用し、経過が良好に推移して瘀血が取り除かれていくと、あるときから芍薬は役割を変えていきます。緊張を緩めて、痛みをとっていたものが、瘀血が排されて血が不足した状態になると、収れんさせるはたらきを強め、気、血、水に対応している各生薬の中心軸となります。

漢方では、血は「気（神《しん》気《き》）と水があいまってつくられるもの」とされています。芍薬はからだが瘀血を出しきったあとの、次の段階である、血をつくり出す方向に向かわせる役割を担うのです。桂枝茯苓丸は基本的には駆瘀血剤に分類され、瀉の傾向があります。このような芍薬の造血の方向性を続けて維持させるには、服用量の調節など細かな条件が必要になります。しかし、瘀血の治療のなかで桂枝茯苓丸は、芍薬の性質を生かして駆瘀血剤にとどまらず、造血の契機となり得る処方となっています。

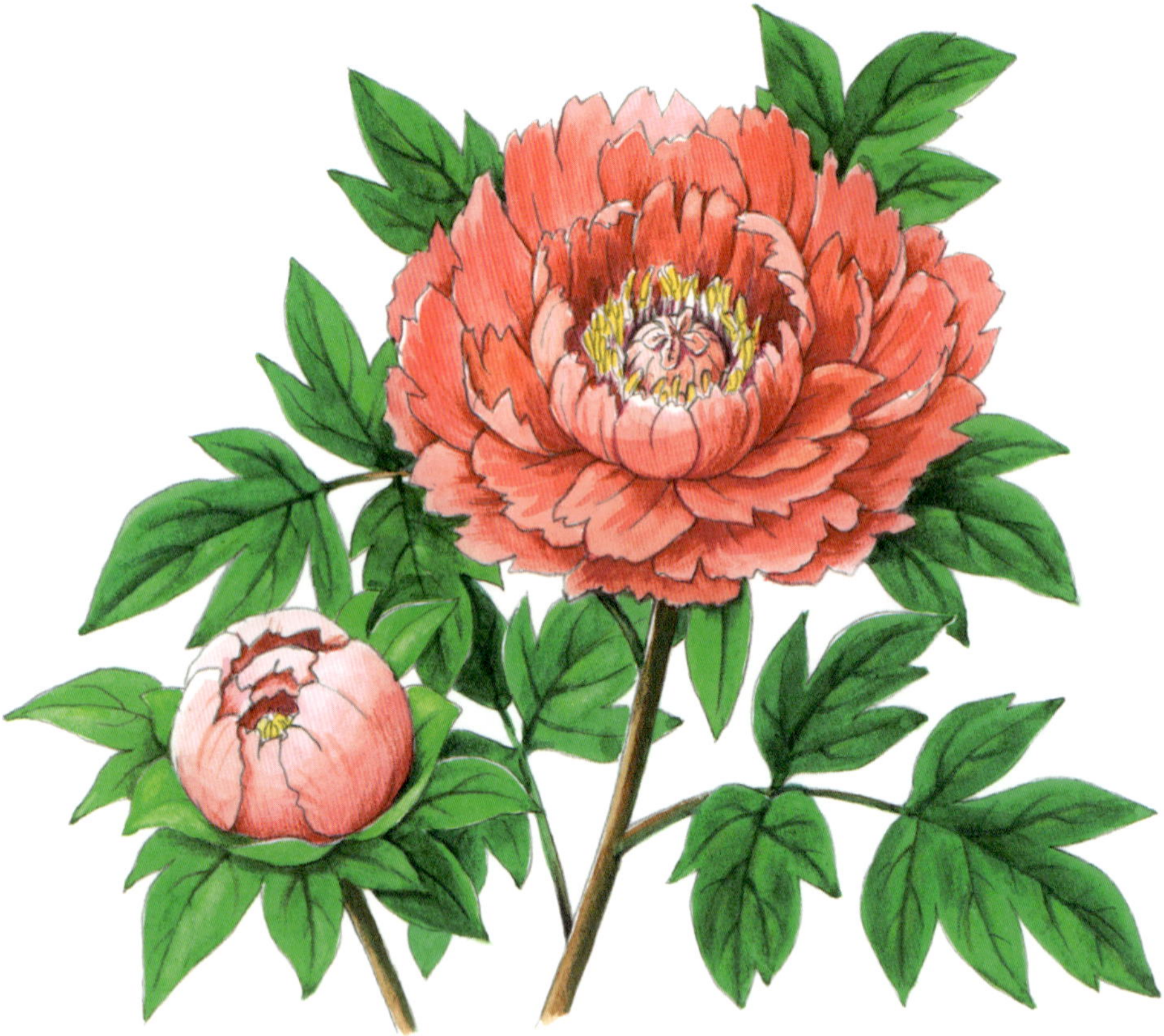

27

牡丹皮《ぼたんぴ》

Moutan bark

血にはたらく生薬 | 血筋 | 神気による律動

赤い花の駆瘀血薬

ボタンはボタン科の多年生木本植物で、ボタンの花は花王、富貴花などと言われるほど見事な大輪です。シャクヤク(p.120)と同じボタン科の仲間です。先述の通り、シャクヤクは草本、ボタンは木本です。また、花の構造ではボタンの場合、雄《ゆう》ずい(おしべ)と雌《し》ずい(めしべ)の間に花盤《かばん》と言われる薄い膜があり、雌ずいの下部を包んでいます。品種改良によって変わり咲きをするものがありますが、通常は花盤の有無で両者の花を区別できます。

薬用には根の部分を用いますが、ボタンの根には丈夫な芯があって、それを引き抜いて乾燥させるため、根皮だけ

Column

【 牡丹と芍薬の豆知識 】

ヨーロッパの芍薬

大輪の花を鑑賞用にする牡丹と芍薬は、いかにも東洋らしい花のように感じます。しかし、牡丹と芍薬と同じ*Paeonia*属の植物に、ヨーロッパを原産地とするオランダシャクヤクがあり、ギリシャ本草にも載っているのです。ヨーロッパでも古くから薬用とされており、同じように婦人薬として用いられていました。近縁の植物を東洋と西洋で同じように使う例は、意外と少ないです。

が残り、牡丹皮《ぼたんぴ》と称します。芍薬は鎮痛、鎮痙のはたらきが主ですが、牡丹皮は血にはたらく薬で、いわゆる古血《ふるち》を除く駆瘀血薬です。赤い花をつける品種が生薬として良品であるとされてきました。

神気を受けて律動する体液

これまで本書では「サラサラの津液が精錬されていき、精になる」ということをしばしば述べてきました。精はからだの深部に静かにあることが理想で、ちょっとしたことで動揺して動き出すようでは、精が漏れ出てしまう恐れがあります。それに対して血は、津液から生成されるという点は同様でも、精と根本的に違うのは、血が律動するリズムを持った体液だということです。精のように粘性が高く動かないのであれば、血の役割を果たし得ません。では、その律動はどこから得るのでしょうか。

血が生成するためには神気《しんき》を受けることが必要となります。この場合の神気とは、外界の規範であり、春夏秋冬の四時の正気に代表されるように、からだが従うべき外界の正気です。古い時代の脈論では、からだが四時正気の動きと合致しているかどうかを脈で判断し、合致しているならば予後がよいとしています。

牡丹皮は木本であるためか、芍薬よりもえぐ味があり、特

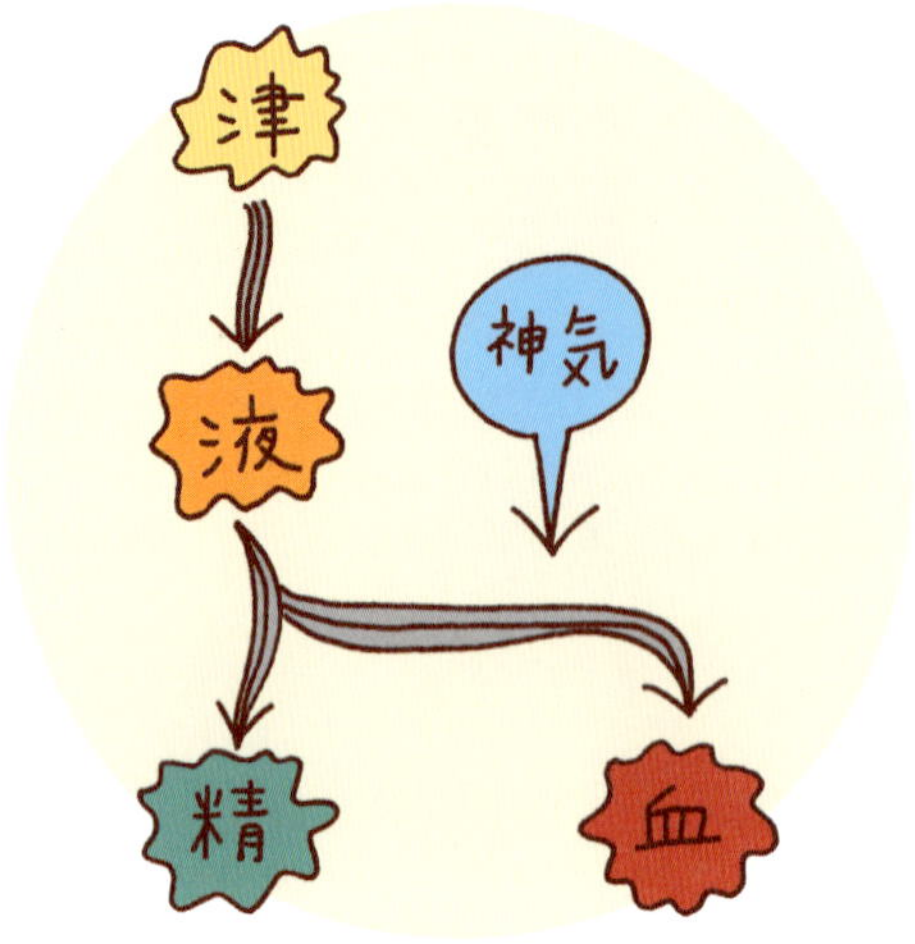

異な芳香を有しています。この芳香は、ペオノールというフェノール類の物質で、品質の良い牡丹皮を密閉して保存すると、ペオノールの結晶が析出してきます。生薬をからだに取り入れるということは、生薬を介して外界の規範を取り入れるということを意味しますが、成分が結晶化するほどの牡丹皮は、とても強い規範となり得るのです。成分自体もフェノール類のものは強いはたらきを持っていて、牡丹皮は外界の規範である神気をからだに提示する生薬として、からだの血に律動をもたらします。

牡丹皮の「丹」は、硫化水銀の赤色の鉱物である朱砂（丹）からとられています。朱砂は古来より神聖な色をもつ鉱物であり、神仙流では最も重要な生薬のひとつでもあります。牡丹皮に朱砂が含まれるわけではありませんが、赤い花の品種がよいというのも、「血と同じ鮮やかな赤をもつ生薬」と理解されたとみられます。

血筋は争えない

今日、これほどまでに遺伝子研究が進んでいるなかでも、「血筋」という言葉は現実感を失いません。時には悲観的な意味合いを持ち、体質や気質などよりも、一個人にとってあらがえないほどの強い力を持ったものとして意識されることもあります。

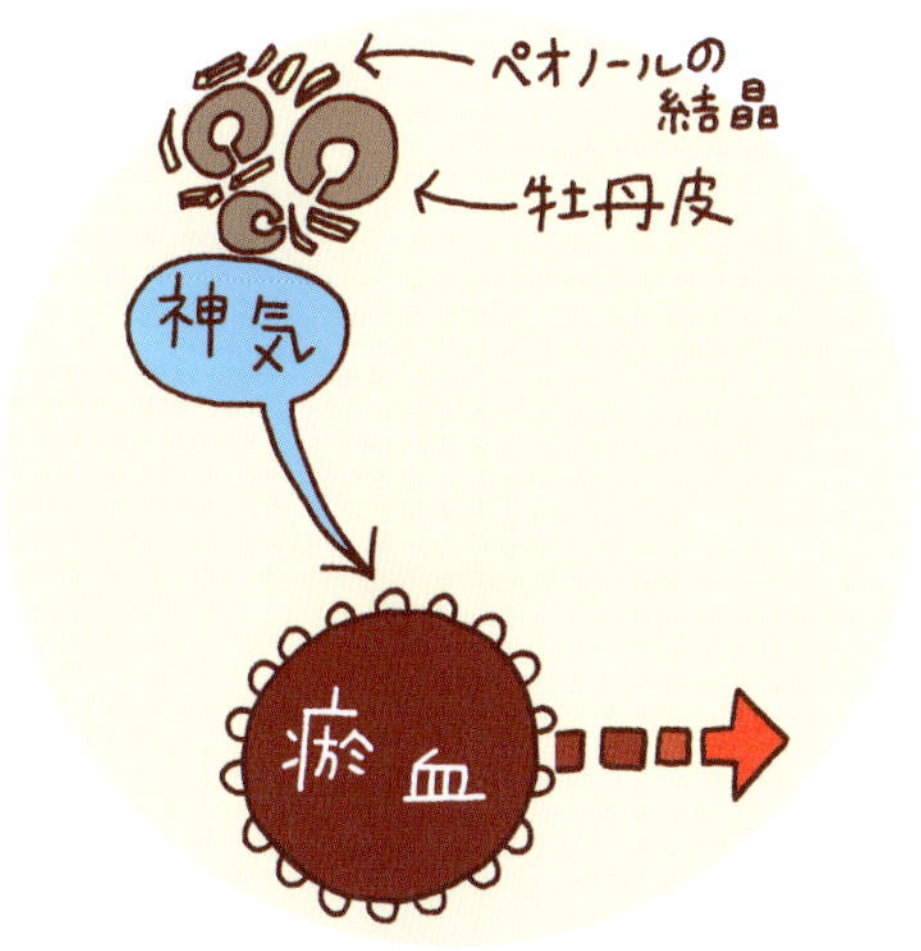

血の病のひとつである瘀血が生じるためには、さまざまな要因があります。基本的には、外界の神気の規則性に従わず、乱れたリズムで過ごしているうちに、ついには本来もっとも神気を体現していなくてはいけない血が、律動する体液としての役割を果たせなくなり、非生理的になって滞ることで瘀血となります。このとき、牡丹皮は強い力でからだに神気をはたらきかけ、瘀血に再び律動を与えて動かすことができます。ただし、これが生理的な血に再び戻るわけではありません。人それぞれに血筋があるように、神気の取り入れ方の違いから、血の律動は個人個人で微妙に異なっています。牡丹皮が提示する律動も、あるひとつの外界の律動なので、それによって動かされた瘀血も、血筋には完全に合致することはなく、最終的にはからだから排除されることになります。そのため、駆瘀血薬は基本的に瀉薬といえるのです。

　駆瘀血薬が奏効したときは、とても大きな変化があらわれて症状の改善が見込めることはあります。しかし、ここで注意したいのは、強い力で迫りすぎると、本来動かさないほうがよいものまで動かしてしまう恐れを生ずることです。どんな人にも、こだわりやゆずれないものが必ずあります。瘀血も含めて血筋と言えるのかもしれません。

28

紫蘇《しそ》

Perilla herb

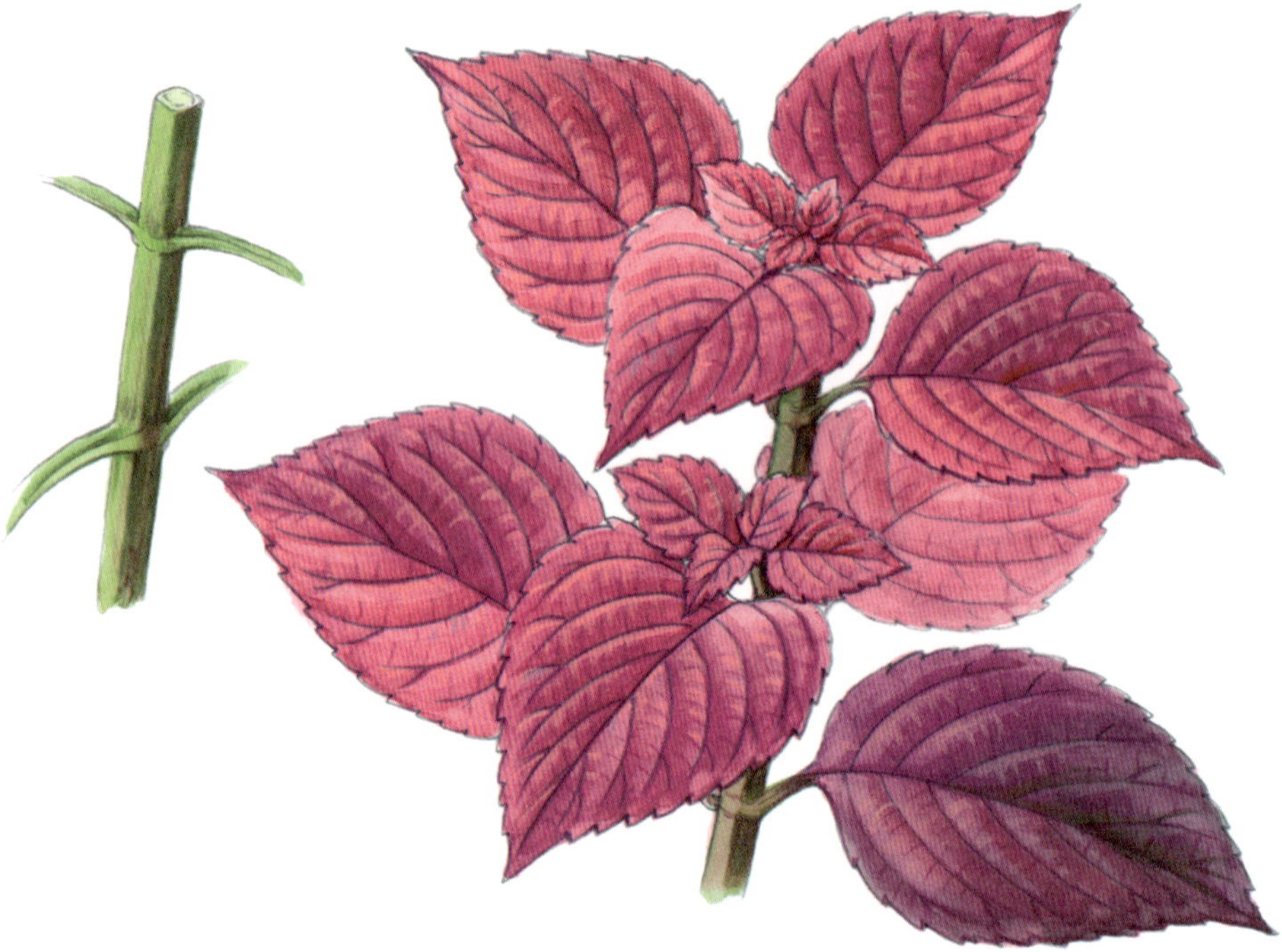

✓ 赤ジソ　✓ 十字対生　✓ 感冒　✓ 半夏厚朴湯《はんげこうぼくとう》

シソ科の植物

シソ科の植物には香りを持つものが多いです。シソに含まれる香りの成分は、ペリルアルデヒドというモノテルペノイドです。モノテルペノイドは炭素の数が10個の化合物で、植物成分のなかでは分子量が比較的小さく軽いため、精油（エッセンシャルオイル）の成分となるものが多いです。刺身のつまや薬味、しば漬け、梅干しを漬けるときに用いるなど、シソ特有の香りは我が国で広く利用されてきており、馴染み深い植物です。

シソを庭先で育てている方もいらっしゃるでしょう。もし、身近にあるならばじっくりと観察してみてください。まず、茎をさわると角があり、

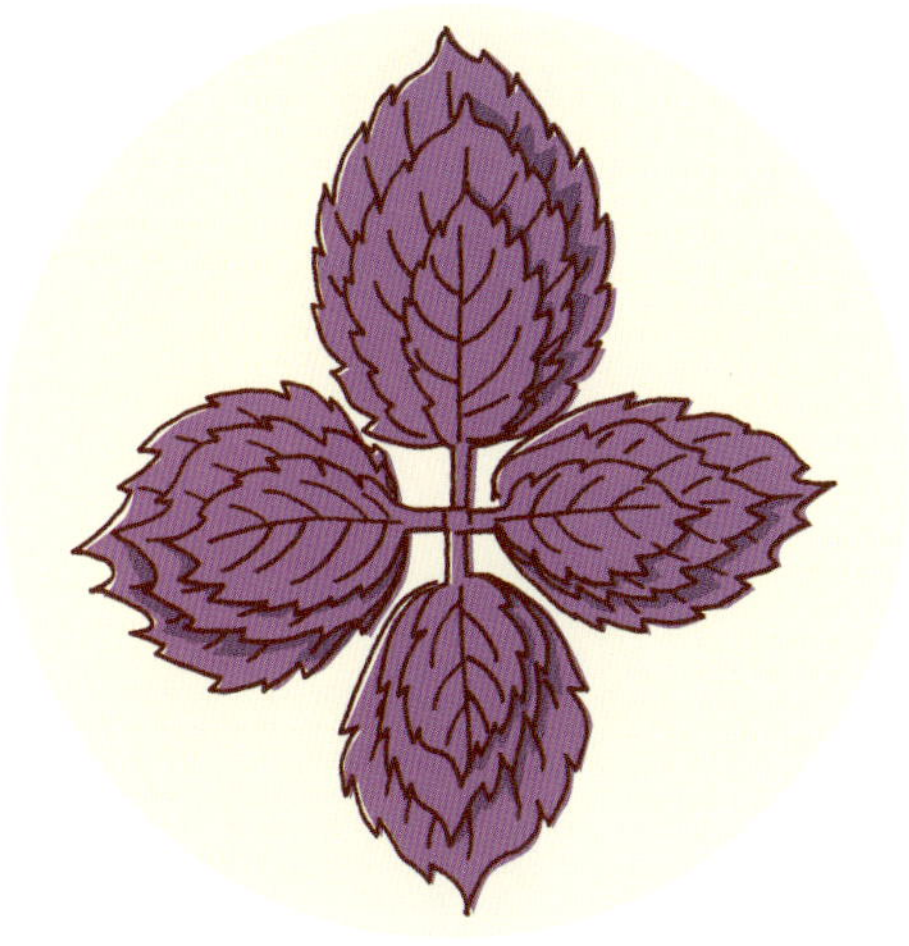

円柱状ではないことがわかります。シソの茎は四角形をしていて、4つの稜がある四稜形となっているのです。次に、葉のつけ方ですが、同じ高さに2枚の葉をつけています。このときは、茎の四角形の向かい合った辺から葉をつけます。そしてその上の段になると、今度は四角形の、別の向かい合う辺から葉を2枚つけます。同じ高さに2枚葉をつけることを対生と言いますが、シソの場合は茎の四角形に合わせて、90度ずつひねりながら葉をつけていきます。そのため、上から見ると十字の形に葉がみえるので、これを特別に十字対生と言います。十字対生はシソ科に広くみられる特徴のひとつです。

また、シソには青ジソと赤ジソがあることも、よく知られるところでしょう。料理などには青ジソを用いることが多いですが、生薬としては赤ジソを用います。これら2系統のシソは各々交雑しやすいので、近くに植えておいたものからできた種子は、中間の性質を持つものになってしまい、品質が落ちてしまいます。

シソは葉を紫蘇葉、果実を紫蘇子として鎮静作用のほか、発汗作用があり、感冒に用いられます。また、抗菌、防腐作用があり、中毒に用いられ、近年では抗アレルギー作用があることが注目されています。

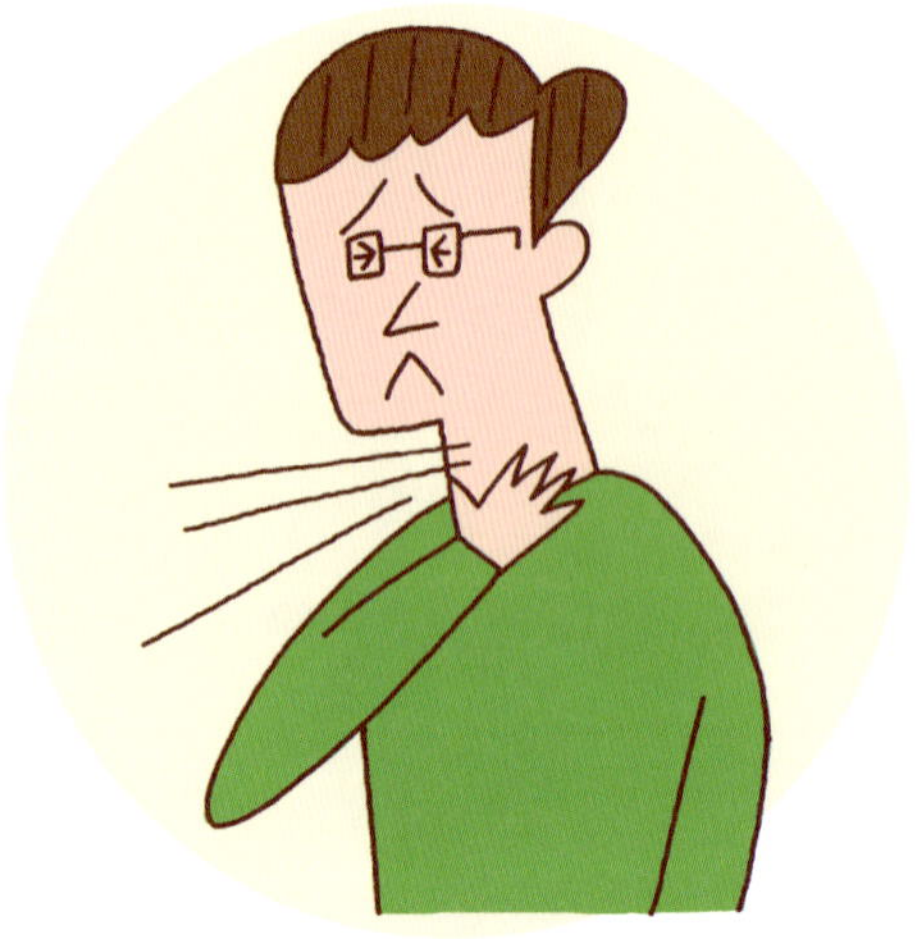

四陵形の茎と風邪

ある植物が特異な構造をとっていることについて、その理由を述べることはとても難しいですが、シソ科にみられるような四角形をした茎は、通常の円柱状の茎よりも、構造的に風などによる力に強いとされています。風に対する強さを持った紫蘇は、からだにおいては風邪《ふうじゃ》に対抗する力を補助し、感冒に用いることができます。

九宮八風説にみられるような古い時代の風論では、風が吹いてくる方向がとても重要で、それは季節により変わっていきます。外界の動きに左右されるからだは、これを無視することができず、季節の変化にからだを適応させないと、結果的に思わぬ方向からの風によって体調を崩すことになります。春先の花粉症も、季節への対応ができないことによって起こる病気のひとつとも考えることができます。

根本的な治療をするためには、季節の移り変わりに対応できるようにする必要がありますが、紫蘇が持つ風に対する強さをからだにとりいれることは、季節に対応できるようになるまでのクッションの役割をし、補助的な効果を示します。

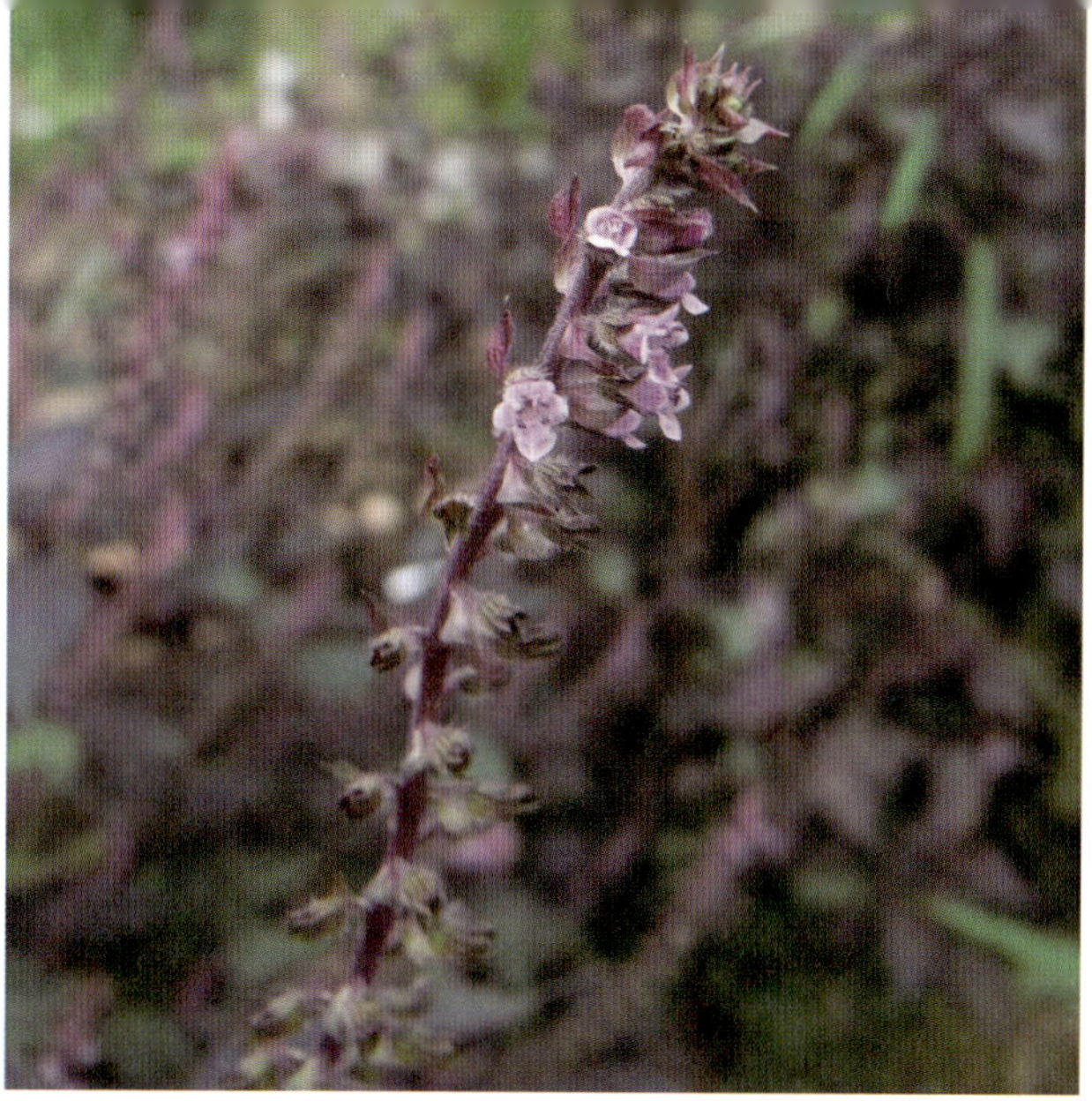

気剤としての紫蘇のはたらき

　紫蘇を配合する漢方処方のなかで著名なもののひとつに半夏厚朴湯《はんげこうぼくとう》があります。半夏厚朴湯は気剤の権輿《けんよ》とも称される処方であり、紫蘇は厚朴と並んで気剤として配合されていると理解されます。半夏厚朴湯は、気のうっ滞を通ずるのに長けていて、更年期の女性にみられる、のどに何かがつまったように感じる「梅核気《ばいかくき》」と呼ばれる症状に対して著効を示すことが知られています。紫蘇に含まれるペリルアルデヒドは、軽い精油であるので、気剤としても軽い気に作用し、気を発散させる方向にはたらきます。うっ滞を通ずるのもそうですし、体表にはたらけば解表薬として弱い発汗ももたらします。

　半夏厚朴湯を服用すると、「普段より怒りっぽくなる」という感じをもたれる方は少なくないように思えます。気を発散させるのは、「からだの内側から外側に向かう力」ですが、同時に「下側から上方に向かう力」ともなります。紫蘇に動かされる軽い気は上方に向かう傾向があり、頭部に気が向かうということが考えられるのです。精油の軽さからすると、紫蘇は気剤と理解されます。

　しかし、一方で紫蘇は鎮静のはたらきがあります。軽い気は動きも大きく、活動性があるので、鎮静にはたらかせ

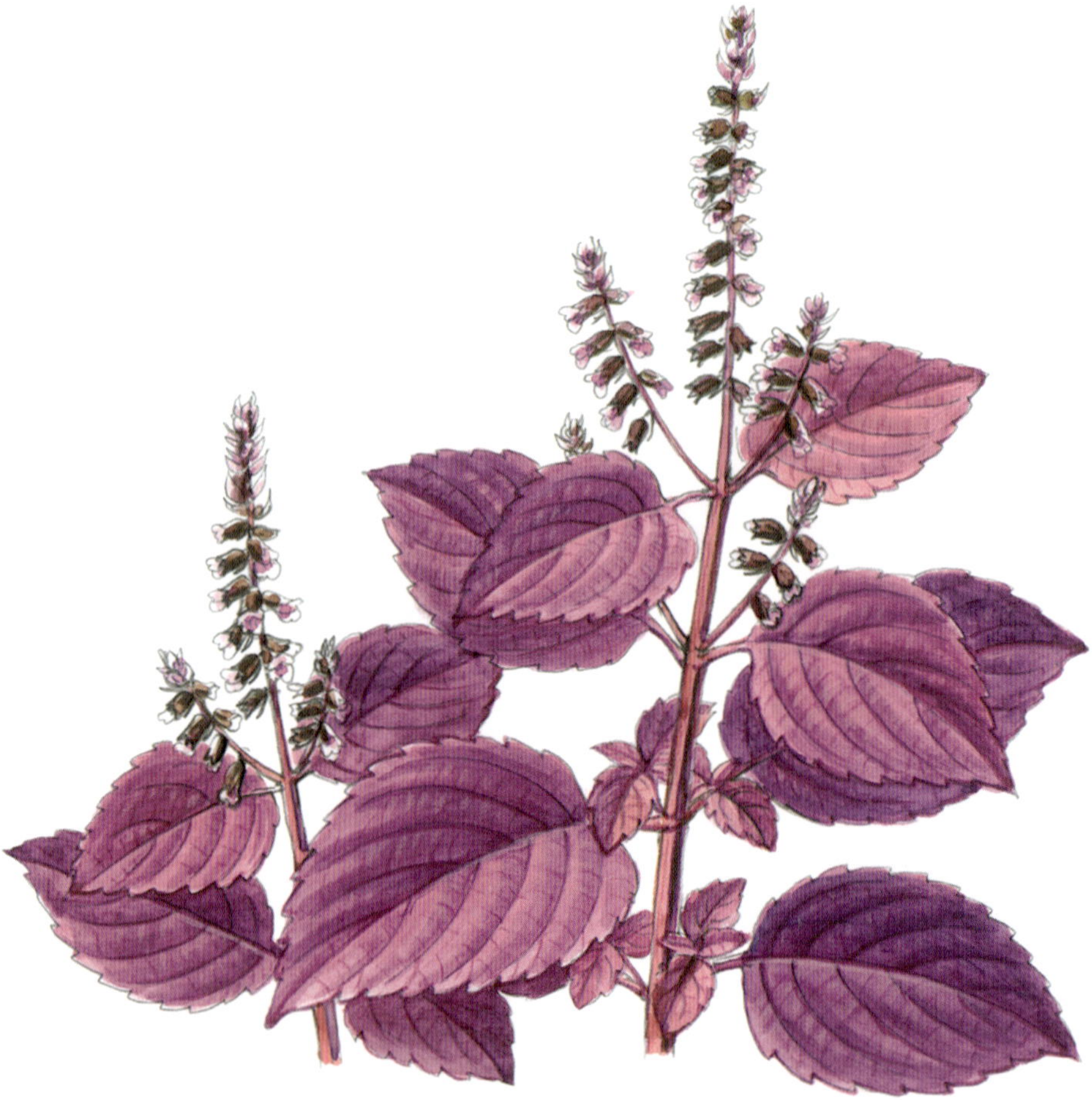

るには不都合のように思えます。

香りの重さ

精はからだの奥深くにあって、ちょっとしたことで動揺して動かないことが理想です。植物の精油などの香りの成分は“essence”、言うなれば植物の精であるので、からだの精にもはたらくことがあります。

植物の芳香成分にはさまざまなものがあります。沈香《じんこう》（p.188）や乳香《にゅうこう》（p.160）といった薫香剤は、火にくべることで香りを発するもので、そのままではほとんど香りはありません。これらの芳香成分は、分子量の比較的大きいものであり、樹脂として生薬のなかに固く閉じ込められている重たい香りです。このような重

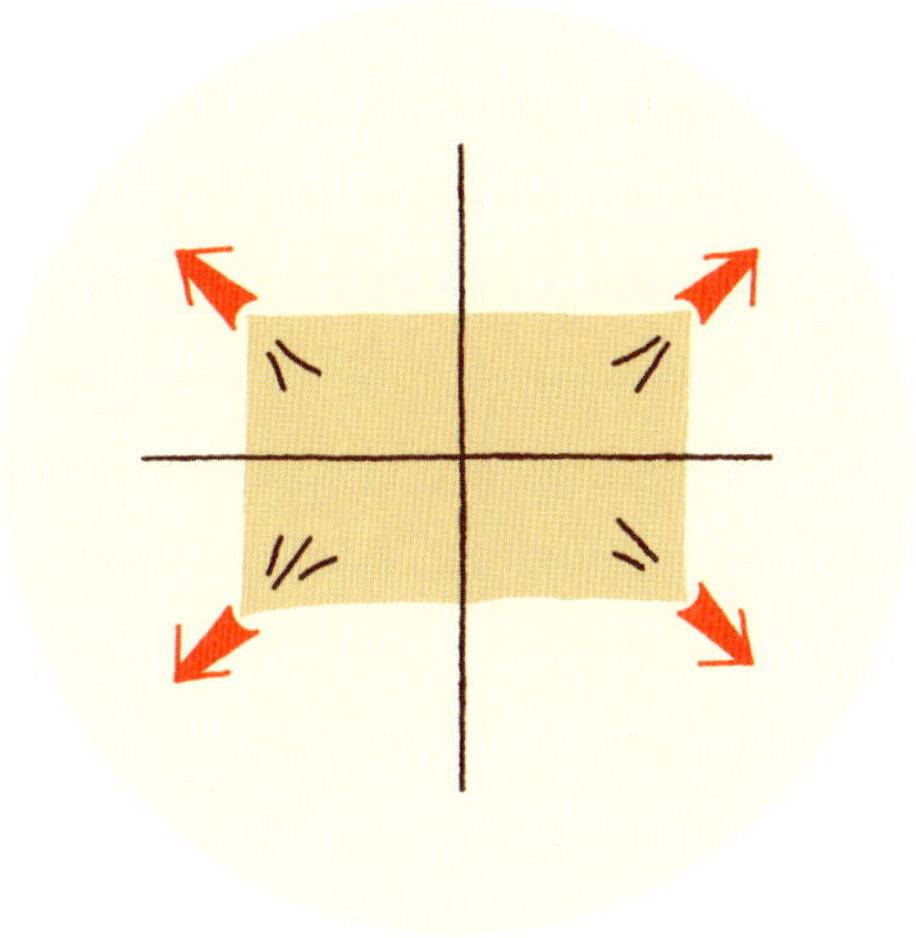

たい香りを持った生薬が精にはたらきかけるときは、精が不用意に動揺しないように留めることで鎮静の効果をあらわします。

それに対して、薄荷（p.136）や陳皮《ちんぴ》といった、そのままでも香りが自然と発散するような分子量の小さい、軽い精油を有する生薬は、精に対して活動性を与えます。軽い精油によって適度に活動性を得た精は、精気となってからだをめぐります。精気が経脈にのれば通経のはたらきとなったり、九竅《きゅうきょう》を通じたり、精神的に快活にしたりもします。香りの重さによって、そのときのからだの精の状態に合わせた使い分けをするのです。紫蘇の精油であるペリルアルデヒドは、分子量からすると本来は後者の軽い精油に分類されます。

四維の強さ

軽い精油を持つ紫蘇が鎮静のはたらきを示すのは、やはり四稜形の茎の構造が関与します。四稜形の強さは四維《しい》の強さです。四維とは東西南北に対して斜めの方向、つまり北東、北西、南東、南西を意味します。縦糸（経）と横糸（維）で織られた四角の布があるとして、布を前後左右の縦糸と横糸の方向から引っ張るよりも、四隅の四維の方向から引くほうが、ピンと張ることができます。また、『管子《かんし》』

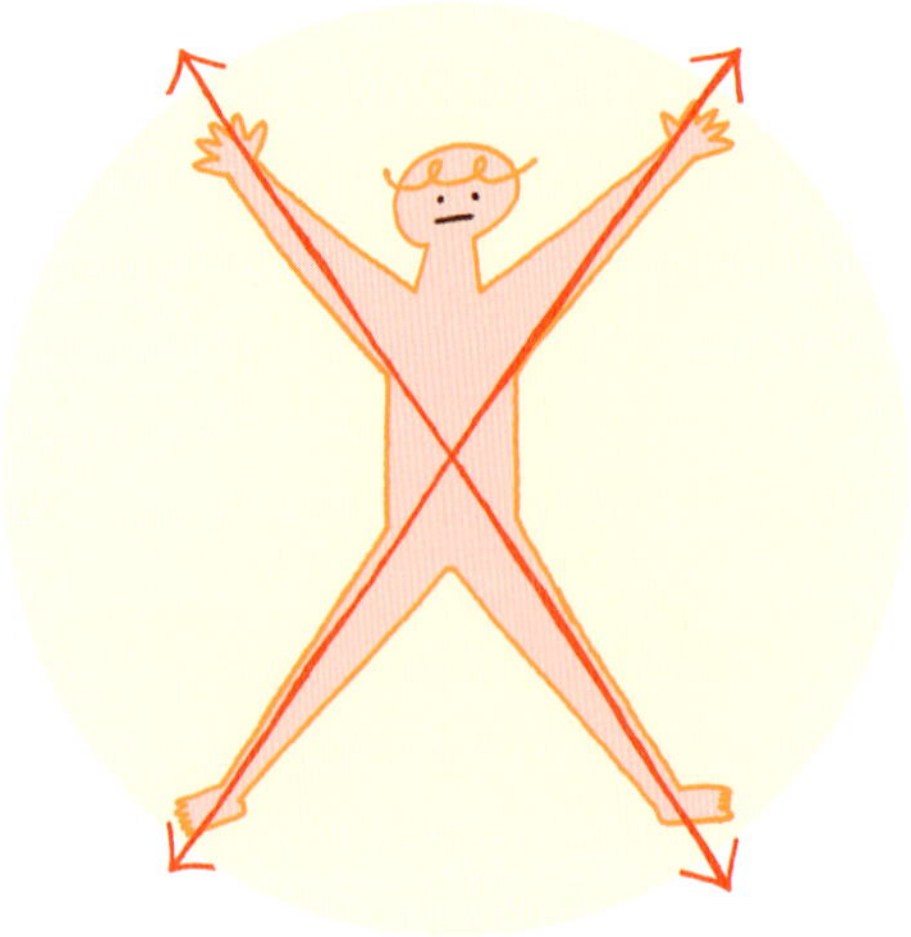

牧民には、国家に必要な4つの道徳、大綱を礼、義、廉、恥の四維としており、四維には強く律する力があります。
紫蘇の四稜形の茎は、風の力に強く、四隅からピンと張る四維の力につながり、からだの精を強く律することで固定させ、鎮静の方向にはたらくのです。より鎮静の面で紫蘇をはたらかせようとするならば、果実である紫蘇子、あるいは茎と葉をつないでいる葉柄が、茎の四稜形の力を受けているものとして使用に適しています。
鍼灸治療で考えると、奇経に経脈を横切る陽維脈と陰維脈がありますが、これらの経脈に対して、四維の力を利用して、全体の経脈を斜めから張る治療を行えば、鎮静や不安定な経脈の動きを律することができるでしょう。

四維の茎と不安定な葉

強く律する力を持つ四維の茎に対して、紫蘇の葉は不安定な側面があります。青ジソと赤ジソがあるなか、生薬としては赤ジソの系統の方を用いるのですが、先述の通り両者の系統は非常に交雑しやすいです。近くに植えておいたものから種を取って次世代の紫蘇を育てると、両者の中間的な性質を持ったものができてしまいます。葉の表裏で色が違っていたり、全体の色や香りが変わってしまっていたりと不安定です。

一方、交雑があっても不変であるのは、四稜形の茎と、花のつけ方です。紫蘇は茎の先端に穂状花序と呼ばれる花の集合体をまっすぐ上に伸ばします。紫蘇には、「四方からの風に強く、律する力を持つ四稜形の茎」と、「軽い精油であるペリルアルデヒドを有し、不安定な性質を持つ葉」が同居しています。不安定な平面は表裏で性質が異なることもあり、ややもすると上下すら見失うけれども、頂上にまっすぐに立てた花序が全体に指標を与えているのです。こうした構造は、不安定な状勢がある半面、成熟した社会構造を有する現代社会につながることもあるとも考えられるのではないでしょうか。紫蘇の精に対するはたらきは、複雑な現代社会の疾病に対応しうるような幅広さを持ちますが、やや達観し過ぎているきらいもあります。

あまりにも見通しを立てすぎて、悟ったように治療を行うのでは患者に寄り添うことはできないでしょう。紫蘇も、例えば他の収れん薬を併用するなど、基軸となるものを選んで、ある程度の方針を提示すると効果に現実味が出ます。

また、四維の方向は鬼門の方向でもあります。鬼門だからといって、取り立てて避ける必要はないのですが、この向きの力に強く縛られる傾向のある人もいるので、特に前述のような奇経を使った鍼灸治療を行うにあたっては注意が必要となるでしょう。

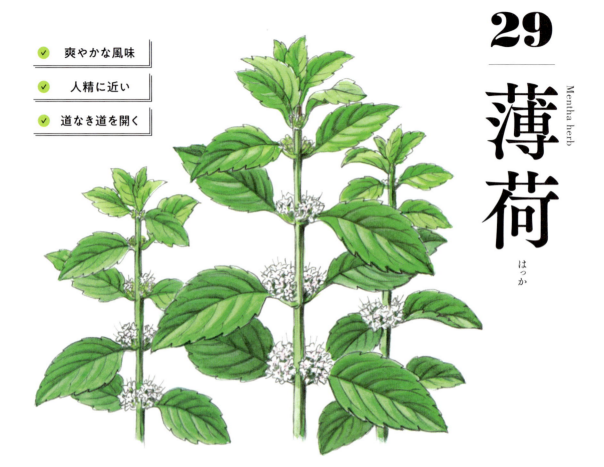

29

薄荷《はっか》

Mentha herb

- 爽やかな風味
- 人精に近い
- 道なき道を開く

ℓ-メントールを主成分とする薄荷

ハッカが属するシソ科の植物には精油を持つものが多いですが、ハッカの主成分であるℓ-メントールほど広く知られた精油はないでしょう。昔懐かしいハッカ飴やハッカパイプをはじめ、ℓ-メントールはガムやタバコなどの矯味剤として爽やかな風味を感じさせます。医薬品としても外用薬に配合すると皮膚に冷感を与え、また、一緒に配合された消炎鎮痛薬などの効果を高めることでも知られています。

ハッカを水蒸気蒸留すると、精油、いわゆるハッカ油が得られます。これを冷やすと主成分のℓ-メントールの結晶

Column

【 生薬と臨床をつなぐ 】

ℓ－メントールと皮膚のかゆみ

ℓ－メントールは皮膚の局所麻酔作用があり、現代医学でもかゆみ止めとして外用薬に配合されます。ℓ－メントールは細かい通路を通すことが得意なので、皮膚の腠理の滞りを通じると考えることができます。神仙太乙膏というかゆみや床ずれなどに用いる膏薬があります。よく効くのですが、膏薬自体が固くて使いづらいこともあります。メントールの入った清涼油などを混ぜると使いやすく用途も広がります。

が析出します。数多い精油のなかでも、少し冷やすだけで容易に結晶化する精油は珍しいです。

化合物は同一の分子を持っていても、その立体的な構造の違いによって鏡に映った一対のものに分けられることがあります。鏡像は全く同じものを映すように見えますが、右手を映した像は左手のように見えて重なり合わないのと同じで、「ℓ」とはその片手側の意味なのです。長らく工業的に片側だけをつくることは難しかったのですが、今日では可能であり、ℓ－メントールは広く利用されています。ハッカの葉や茎を乾燥させたものを薄荷、あるいは薄荷葉として生薬として用いるのです。

人精に近いℓ－メントール

薄荷の精油であるℓ－メントールの香りを嗅いだときの爽快感は誰もが知るところであり、この香りを好む人は多いです。ストレスがかかる仕事や作業をするときには、スッキリとさせてくれるℓ－メントール配合のガムやタブレットが手放せないという人も多いでしょう。本書では、これまでも植物の精である精油が、人間の精にはたらき得ることを書いてきましたが、薄荷のℓ－メントールは特に人精に近いと言えるでしょう。香りを嗅いで、すぐに気分が晴れるということが、人精との親和性を示しており、ℓ－

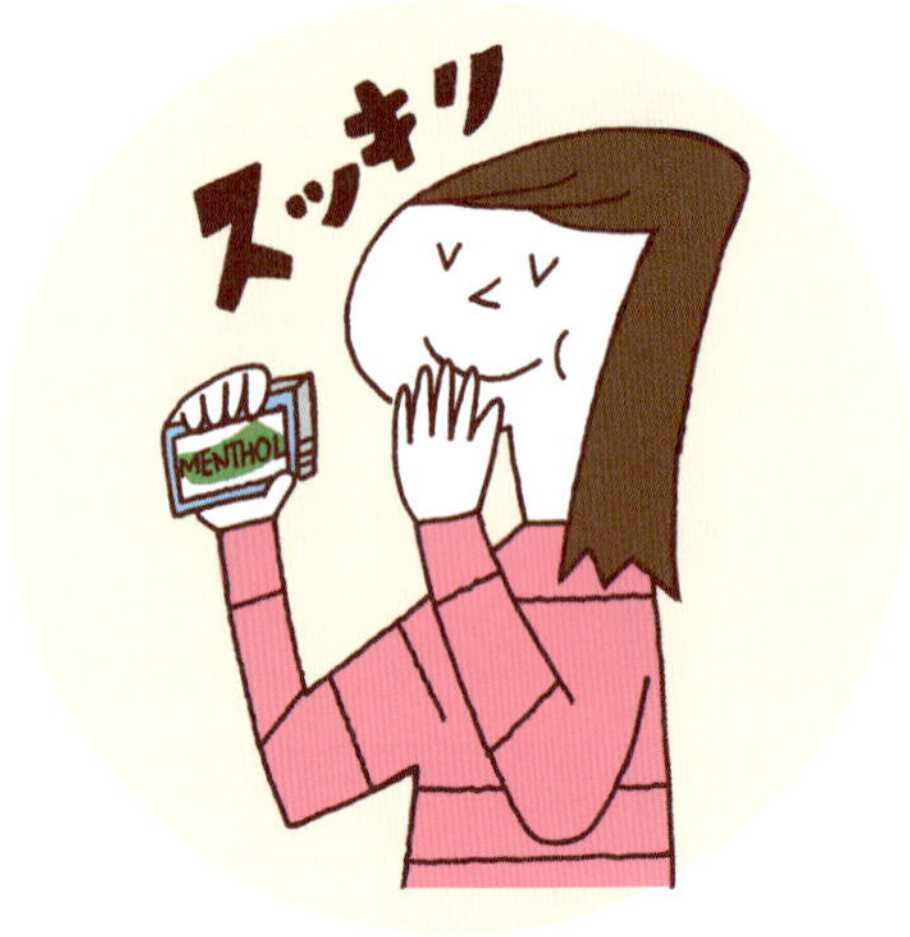

メントールは精を精気として動かすことに長けていると言えます。こうした薄荷の性質を生かしたいのですが、扱うものが「不可欠で根源的な精」であるだけに使い方が難しいです。ここでは、薄荷の特徴をとらえることはもとより、注意すべき点についても述べていきます。

留まっては動き出す精のリズム

精は、からだの深部で静かにしていて、めったなことでは動じないことが理想の状態です。それでも、必要に応じて精は動き出し、からだを滋養したり、活動性を与えるわけですが、粘性の高い精はスムーズに流れずに立ち留まって、溜まってはまた動き出す、というように停滞と発動を繰り返しながら進んでいきます。精が溜まる関所というべき場所は、関節の部分であり、ツボです。精が溜まっていく過程では、次に動き出す原動力となるべく圧を高めていくのですが、薄荷はこのときの精による内圧の高まりを、通り道を通じることで回避させます。こうすることで、精が立ち留まり、徐々に内圧を高めるというもどかしさがなくなり、スッキリとするのです。

しかし、この精に対するはたらきは良い面ばかりがもたらされるわけではありません。精が溜まる鬱々とした状態が耐えられないときには適していますが、停滞と発動は本

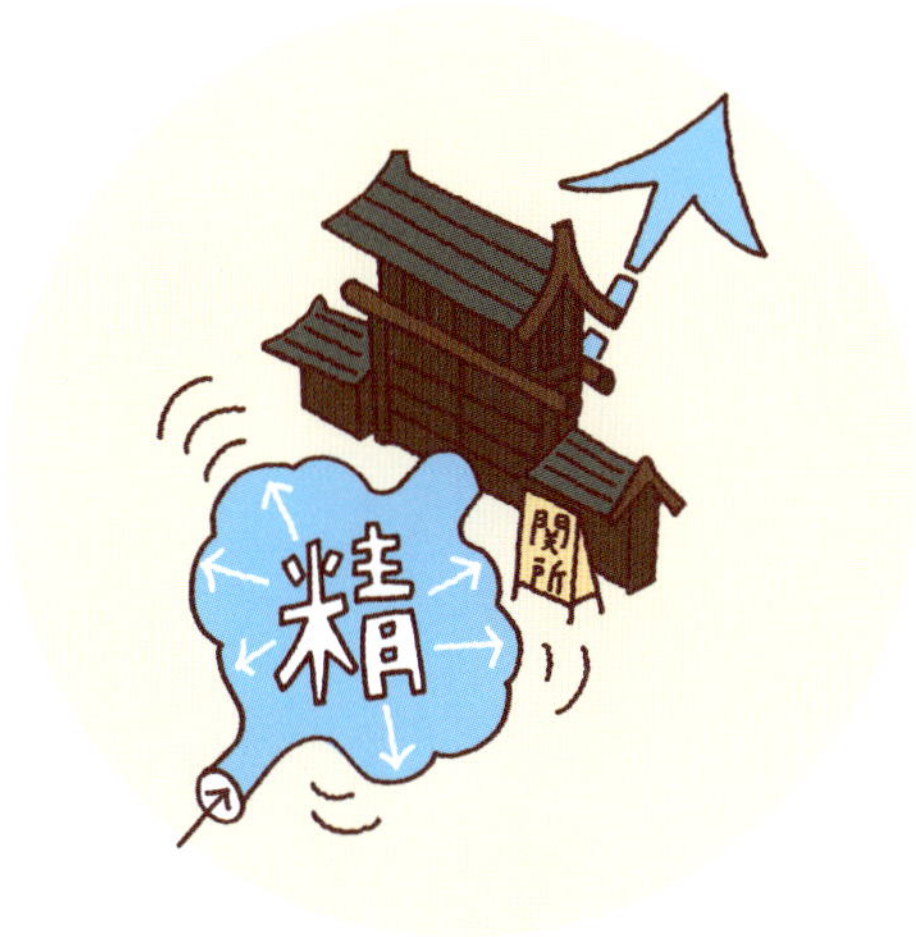

来の精のリズムです。こうしたリズムは、重い精を蔵する下焦では顕著です。内圧を高めることで蓄積したエネルギーは、例えば下極においては性欲と密接にかかわります。精が溜まって圧が高まり、一気に動き出す機会をうかがうのが、性欲の根底にあります。精が溜まっていくときに薄荷を用いると、ℓ－メントールが通常の通り道とは別のところに逃げ道を通します。そのため、いくら本来の精の通り道で関所をつくって精を溜めようとしても、わき道から精がそれていくのでいつまでも圧が高まらないのです。時折であればあまり問題にはなりませんが、度を過ぎて使い続けることでわき道にそれることが普通になっていきます。あるいは、内圧を高めるという作業自体をとらなくなり、通常の通り道にある関所が役割を果たさなくなります。その結果、精は本来のリズムを失い、「停滞による内圧の高まり」というエネルギーを得ることができず、慢性的に性欲が後退することにつながり得るのです。

わき道を使うことは二次的な問題も生じやすいと言えるのです。

精の内圧の高まりとストレス

薄荷は通常、開花期の葉および茎を用います。発汗や解表薬として、表層の風熱や化膿を除く一方で、脳風を除く

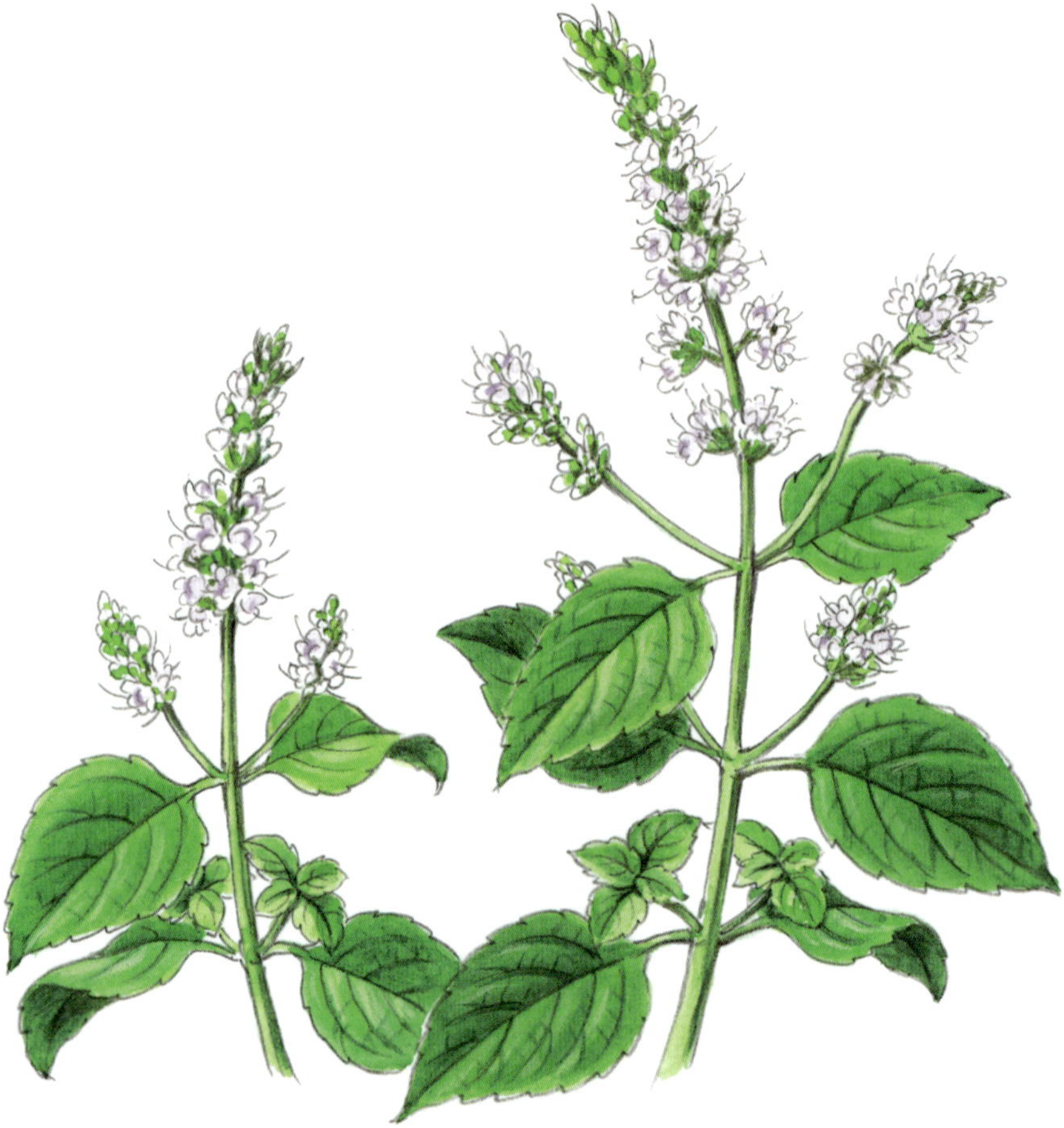

という中枢にかかわるはたらきもあるとされます。ヨーロッパの伝統医学ではハッカを胃潰瘍に用います。両者は花のつけ方が異なり、ハッカが葉の付け根に花をつけるのに対して、セイヨウハッカは図にあるように茎の頂上にまとめて花をつけます。

セイヨウハッカはハッカに比べてℓ－メントールの含有率が低く、そのほかの精油成分と複合的にはたらきます。ここではストレス性の胃潰瘍に効果が見込まれます。例えば、ストレスがかかると食欲が亢進して症状を悪化させる場合などでは、精が溜まることでストレスが生じることがあり、ℓ－メントールがわき道をつくって内圧の高まりを避け、ストレスを軽減します。

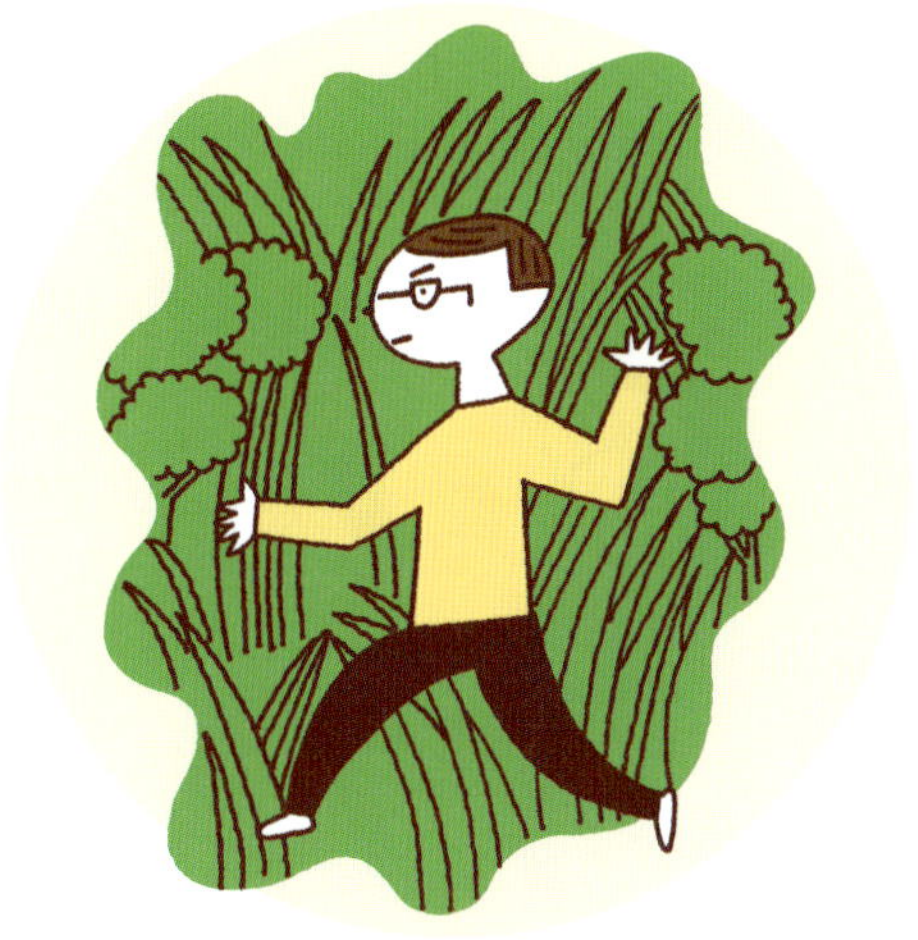

精の通り道は「分肉の間」という細い通路であり、もともと滞りやすく、経脈と違い律動性が乏しいため、現代社会のあわただしい時間の流れのなかでは影響を受けやすいのです。

道なき道をゆく

湯液方では、『傷寒論』にある病の伝変を重視する見方があり、鍼灸では経脈の概念と治療法があるように、中国伝統医学は縦すじである経を基準に大綱をまとめ、治療に臨むことを得意としています。生理的な概念からも、人気《じんき》は上下関係にある天地の気を取り入れ交流することが基本となります。しかし、病にはからだの左右どちらかに症状があるものや、予期し得ぬ不規則な伝変をするものがあり、これらには本来得意な経による理解がしづらく、湯液なら中風、鍼灸ならば絡脈や奇経といった概念が引き合いに出されます。薄荷のℓ－メントールが得意なのは、こうした病に一時的に左右にわたる通路をつくって交流させることで、左右差を解消するところです。

経脈を統括する人気《じんき》にはそもそも個人差がありますが、薄荷のℓ－メントールは純粋で根源的な精に近いという性質から個性とは離れたところにあり、体質や気質といった個人の人気《じんき》の法則にはしばられません。からだからすると薄

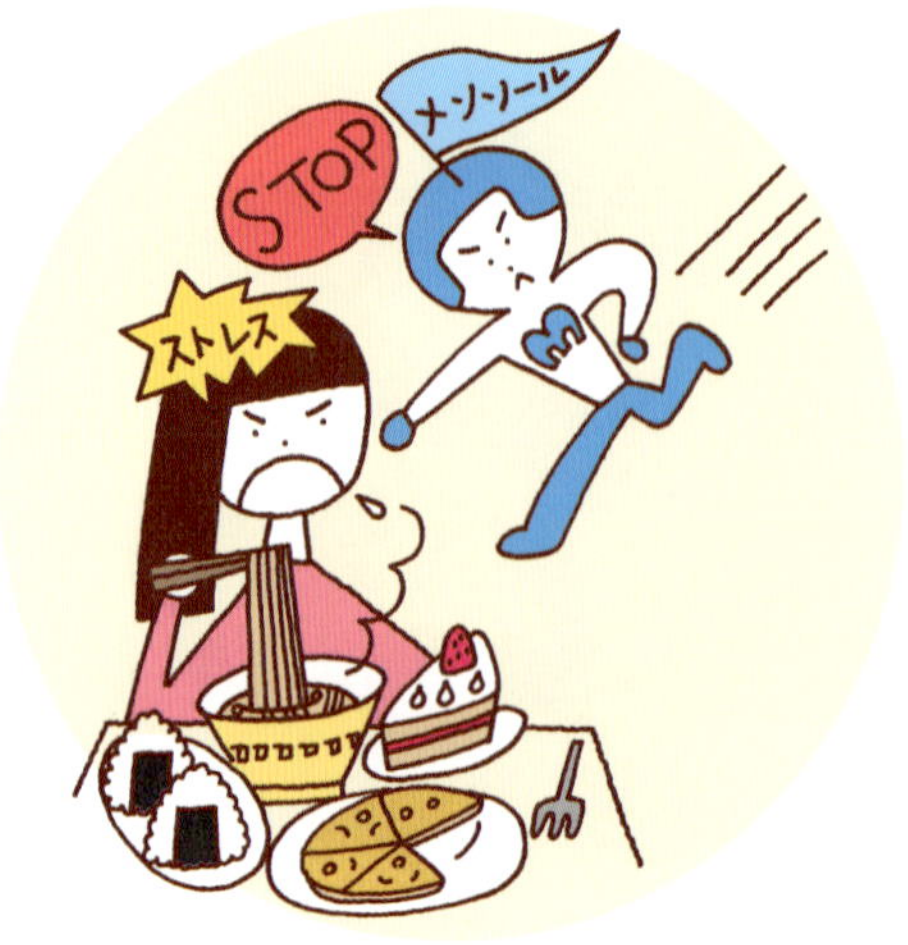

荷がつくる通路は、言わば道なき道であり、人気《じんき》を介さずに天の気とのつながりをつくり、また、縦すじの経脈に対して絡脈的な左右に貫く通路をつくると理解できます。

ℓ－メントールの功罪と現代社会

左右に通り道をつくる薄荷のℓ－メントールは、治療の幅を広げるという見方ができるでしょう。ℓ－メントールをツボにつけるという治療も可能です。左右性を示す病に対して、目じりやこめかみのあたりにツボを設定し、ℓ－メントールを塗布すると、左右の眼精にはたらきかけます。左右の精の状態に偏りある場合では特に、眼精のバランスをとることでからだ全体を調整します。

ただし、このようなℓ－メントールの使い方は恒常的な体質の改善には結びつけづらいです。ℓ－メントールが開く道は、からだ本来の通路ではない道なき道であるので、個性が反映される人気《じんき》を介しません。体質の改善は個々の気が直接管轄する経脈を介して行う必要があるでしょう。生理的な活動はそれが過度になったり衰退したりすると病的になるのだから、生理と病理は密接な関係にあります。精の動きに関してみれば、停滞して内圧を高めて動き出すというリズムが生理的なものであり、内圧の高まりがストレスとして問題になれば病的となります。精の内圧の高まり

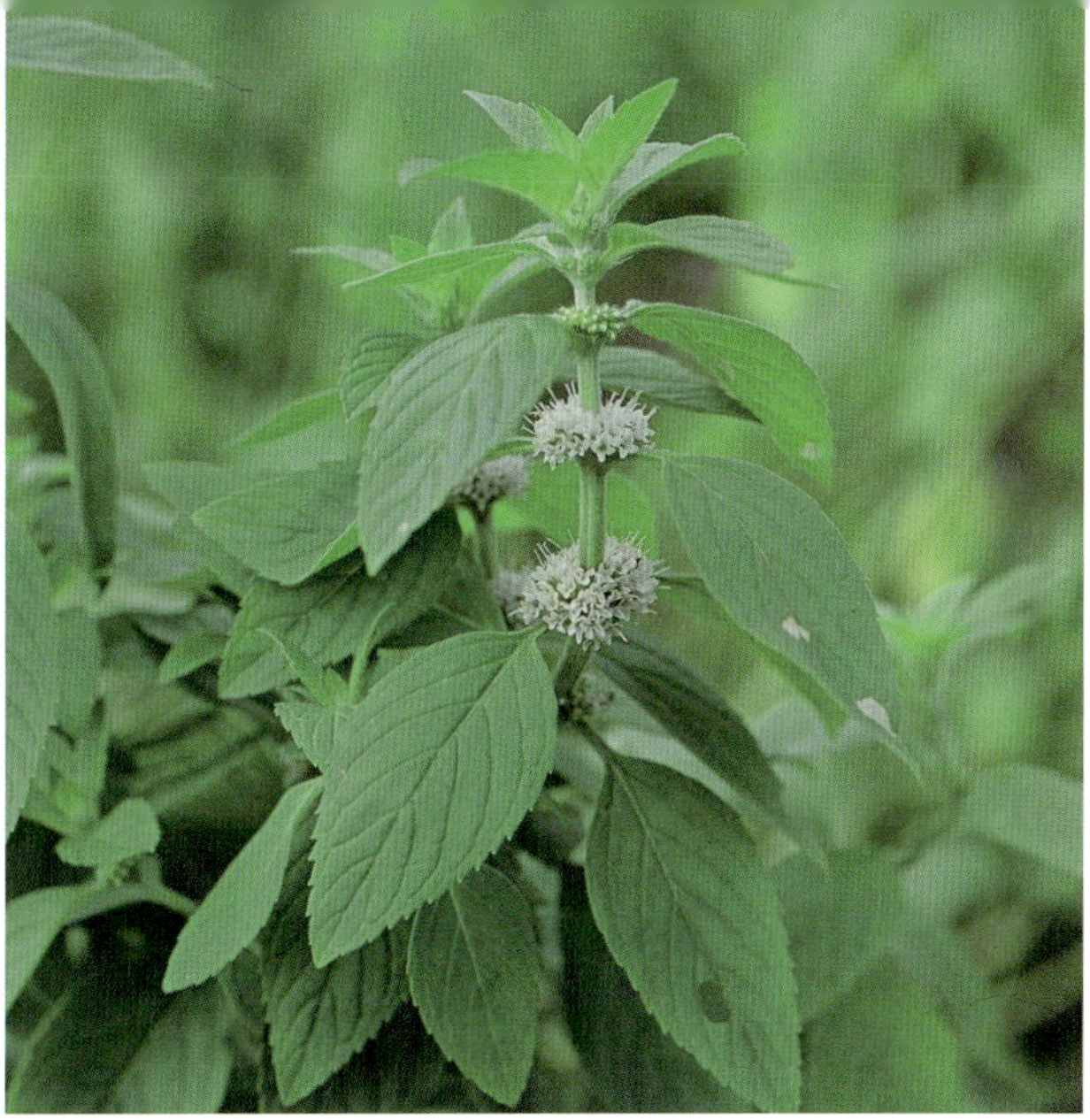

を、わき道をつくって回避するℓ－メントールのはたらきは、悪く言えばその場しのぎであって、本質的な改善には至りません。

ストレス社会にあって、ℓ－メントールが好まれるのは当然かもしれません。根本的な解決にならないからℓ－メントールを多用せず、ストレスに向き合うことが必要だ、というのはあまりにも短絡的で無責任な意見でしょう。しかし、ℓ－メントールがここまで定着している背景には、ストレスが溜まることに過敏になり過ぎ、無意識的に避ける傾向があるのではないでしょうか。生理と病理が裏表なように、経と絡、精の動きとℓ－メントールのわき道も同様です。時にはわき道を使って内圧を調整することも有効ですが、精の動きは停滞してエネルギーを蓄積する段階が必要なことを理解すべきです。ℓ－メントールを使うことで、からだに本来の精のリズムを失わせてはいけません。

30 カミツレ

Chamomile

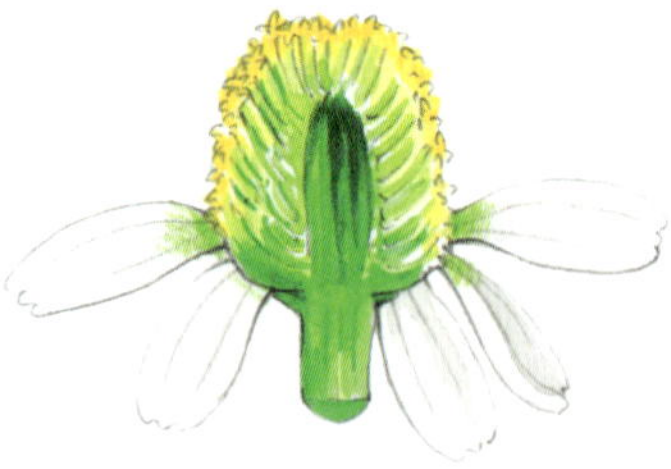

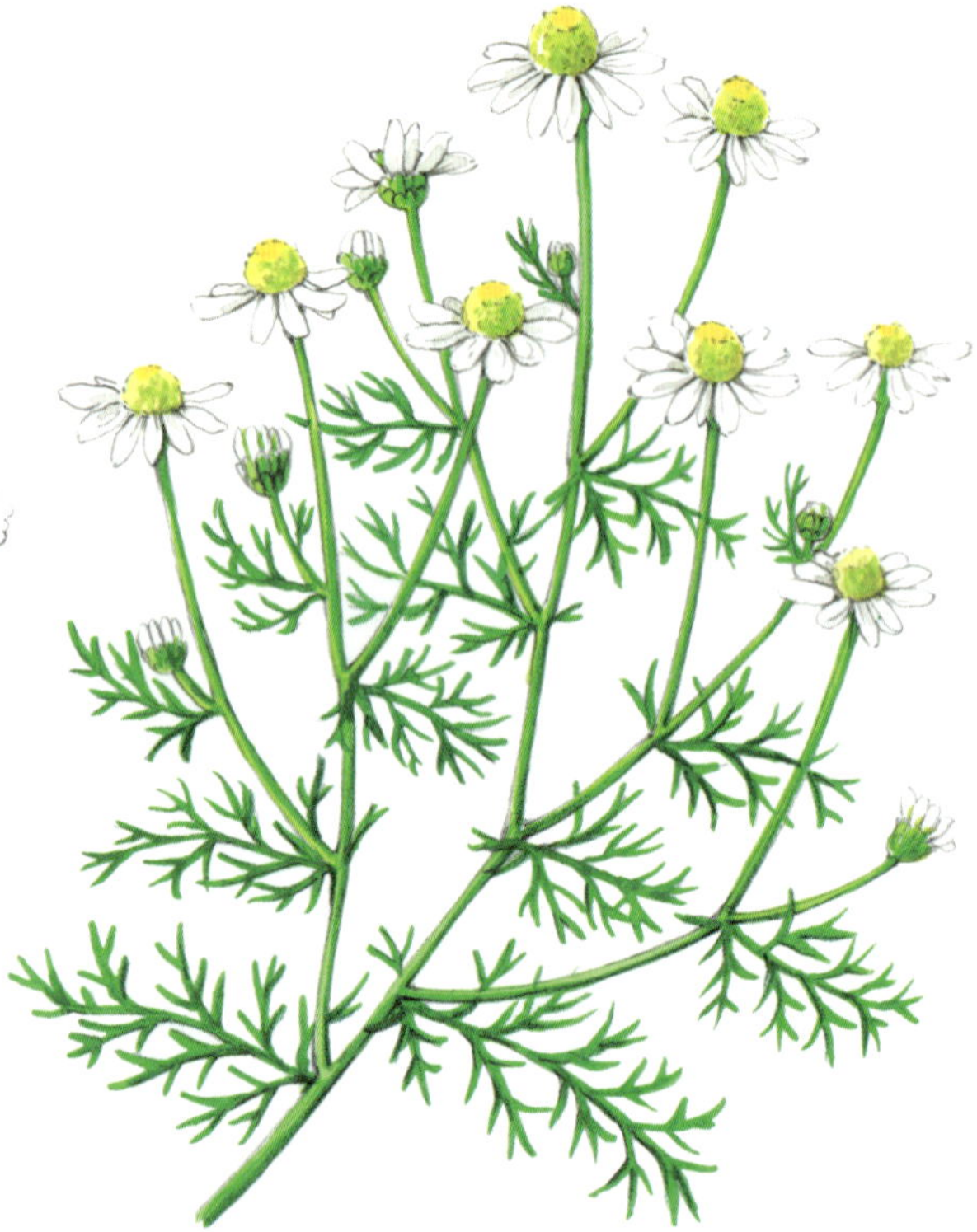

頭花　精油　脳風

花の集合体・頭花

カモミールティーで馴染みのあるカミツレはキク科の植物で、主に花の部分を生薬、茶剤として用います。キク科の花の特徴は、１つの花のように見えても実際は無数の小さな花が密集する頭花《とうか》という構造をとるところです。カミツレの花の中心には花冠があまり発達していない、黄色い管状花が集まっています。そして、その周りを囲って、舌を伸ばすように長く発達した、白く合着した花弁を持つ舌状花が１輪ならんで咲いています。コスモスやキクの花を使って、「好き」、「嫌い」と花占いをするときは、１つの花の花弁の枚数を数えているのではなく、外側に咲いた舌状花がいくつ

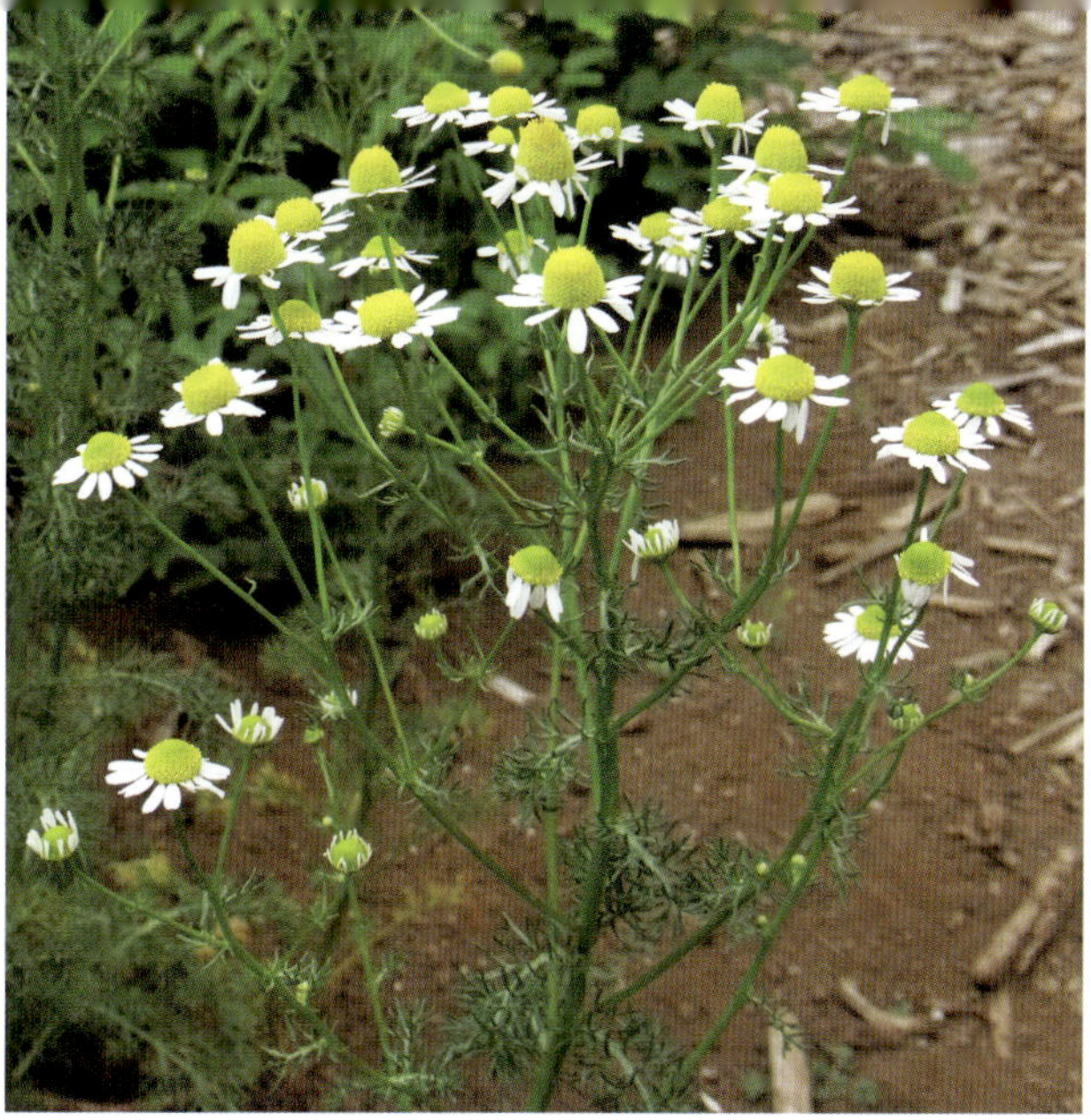

あるかを数えていることになるのです。
　カミツレの花が、キク科のなかでもさらに特徴的なのは、管状花がつく土台の部分の花床《かしょう》が隆起して盛り上がっていることです。香りが良く、お茶や生薬としてよく用いられるジャーマンカミツレと呼ばれる品種は、右ページのイラストにあるように花床の内部に空洞があり、ドーム状になっています。一方、近縁のやや苦みがあるローマカミツレは花床に空洞がみられません。

発散と鎮静の両面を持つセスキテルペン

　カモミールティーは良い香りがあって、気分を落ち着かせます。カミツレから取り出した精油は発散させて弱い発汗作用を示し、浴剤としても有用です。一方で、皮膚や粘膜の炎症を抑えるため、医薬品として軟膏や、のどの炎症を抑えるうがい薬にも利用されています。また、鎮痙作用があり、月経薬や尿路結石にも用いられてきました。こうした発散と鎮静の2つのはたらきは、どのように理解したらよいのでしょうか。

　カミツレの主成分はセスキテルペンのマトリシンがカマズレンとなったものです。精油は深い青色で、スペイン語のazul（青）からとってアズレンとも称します。セスキテルペノイドとはテルペノイドの一種です。テルペノイドは

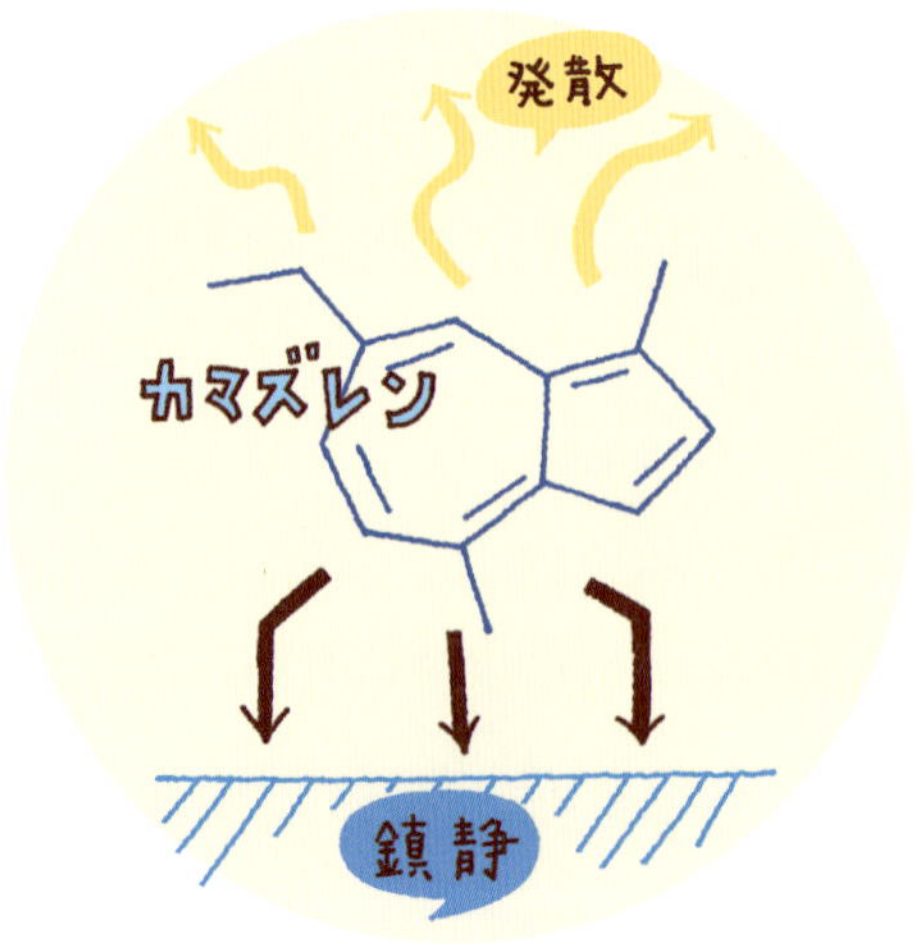

5つの炭素でできた基本構造をもとにしていて、炭素が10個のモノテルペノイドは、ℓ−メントールなどのように、揮発性が高い軽い精油となりやすいです。これが、炭素が20個のジテルペノイド以上になると、重くなって芳香性はほとんど示しません。そのなかで、セスキテルペノイドは炭素数が15であるため、中間的な性質を持ち、精油としては比較的重たいものとなります。重たい精油は、発散させすぎることもなく、からだの状態に合わせて鎮静的にもはたらきます。

内側に生じた内風

カミツレは茎の頂上に中央が山のように膨らんだ目立つ頭花をつけます。特に、ジャーマンカミツレは花床の内部が空虚になることから、からだの内側に生じた内風にはたらきます。からだの表面に風邪《ふうじゃ》があるならば、軽い精油を持つ生薬を使って積極的に発散させますが、やや内部にあるものに強い発散をかけると、風邪が抜けきらずに複雑化したり、空隙が残ってそこに新たな外邪が入り込んだりします。その点、重たい精油を持つカミツレは適度に発散させて、一面はその場をおさえるように鎮静的にはたらくので、発散とは別のかたちの駆風薬となります。なお、ヨーロッパで駆風薬といったときは腸内のガスを出す薬のこと

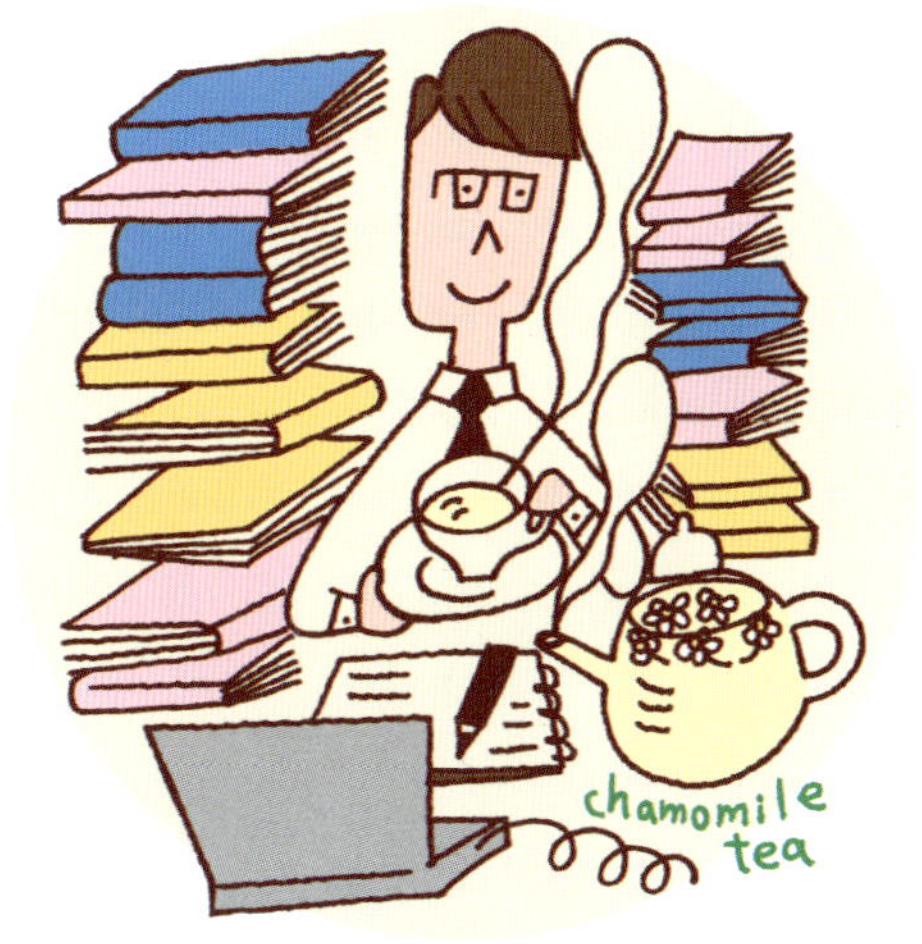

ですが、カミツレはそれよりも広い用途があります。
漢方ではキクの頭花を菊花と称して、眼科疾患に用います。菊花も植物体の上方にあるので、からだの上方の精である眼精にはたらきます。同じように、カミツレは花床を膨らませた花を茎の頂上につけることから、からだでは頭部にもはたらきかけます。しかしながら、頭部は脳髄が溜まっているところであり、いくら内部にはたらくといってもそれほど深くは達しません。
カミツレが有用であるのは、頭部のなかでやや浅めに生じた脳風です。脳風はそもそも抜けづらいもので、浅くても影響が生じます。これがあると、注意を払いながら作業を進めていても、ふとしたときに散漫になりやすくなります。ストレスがかかると表面が堅くなって、内側に生じた風が抜けづらくなるので自分自身では処理しきれないことがあるのです。かといって、緊張をかけているからこそ継続していける仕事もあるわけで、「いったん全部忘れて発散させて抜いてしまえばよい」、と言うのは必ずしも解決法にならないでしょう。これには、適度な発散と鎮静をするカミツレのような重い精油を使うのがひとつの方法です。ローマカミツレは花床の内部に空間がなく、鎮静に偏るため、両者を使い分けたり混合することでバランスを微調整できるのです。

31 蒼朮《そうじゅつ》・白朮《びゃくじゅつ》

Atractylodes lancea rhizome, Atractylodes rhizome

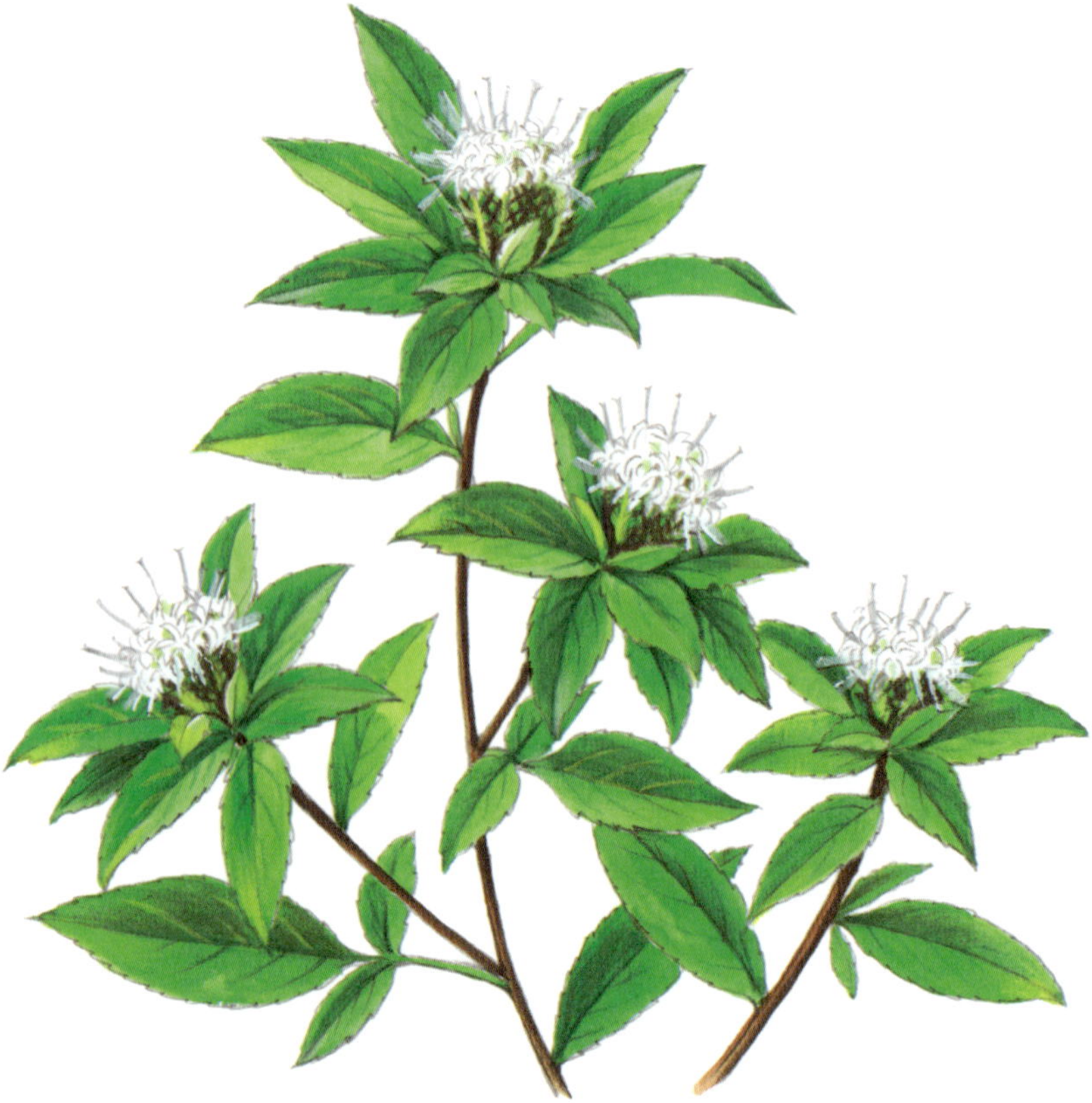

混同の問題 / 利水薬と補薬 / 邪鬼払い

蒼朮と白朮

蒼朮《そうじゅつ》と白朮《びゃくじゅつ》はいずれもキク科の近縁種を基原とする生薬です。今日の日本薬局方では、両者の基原植物を分けており、蒼朮はホソバオケラと*Atractylodes chinensis*で、白朮はオケラとオオバナオケラとしています。それぞれの基原植物は花の色や葉の形状が異なることから見分けることができます。

生薬として用いられるのは地下部の肥大化した根茎で、一般的に白朮は外側のコルク層を剥いで乾燥させるために白く、蒼朮は採集してそのまま乾燥させるため茶褐色です。

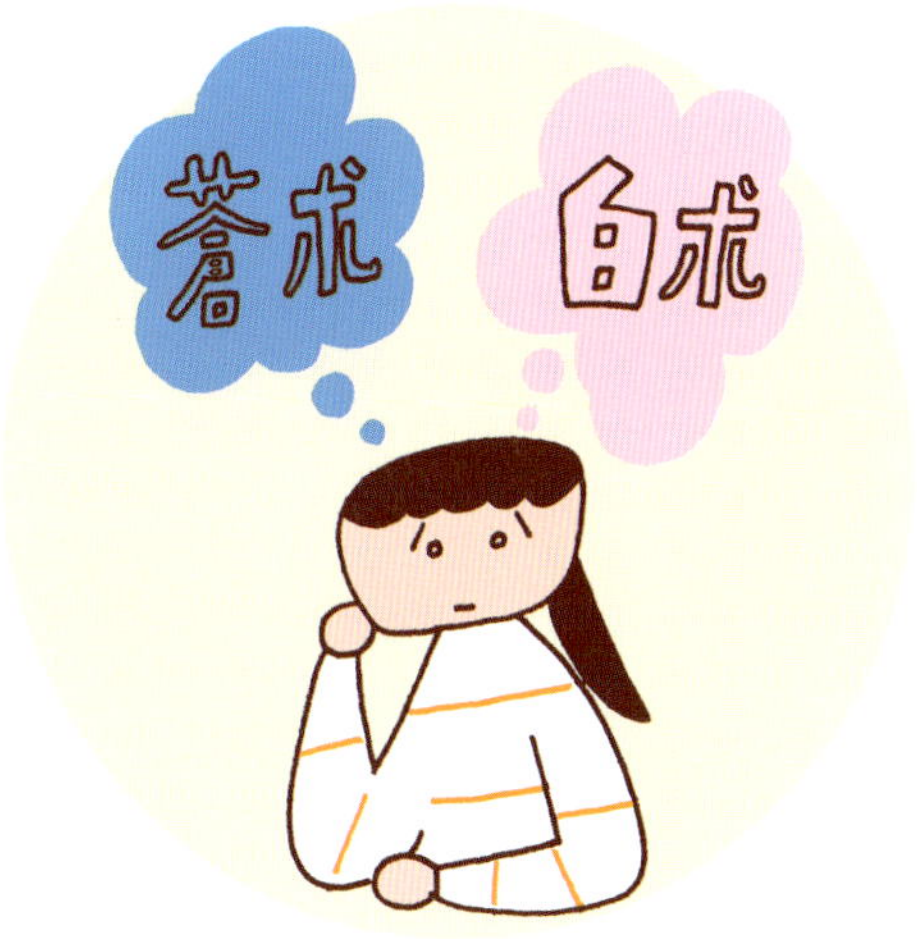

また、白朮の系統のもののほうが根茎がやや肥大化する傾向があり、蒼朮はごつごつとした節が連なっていてやや細長いです。両者ともセスキテルペノイド類の精油成分を含んでいますが、蒼朮のほうが精油含量が多く、強い香りがします。

薬効については、蒼朮が利水、発汗など瀉のはたらきがあるとされています。それに対し、白朮はそれらに加えて脾を補ったり強壮薬としても用いられ、補剤としてのはたらきがあるとされていて、一般的に蒼朮よりも品質が勝ると考えられています。

野性味と補瀉

蒼朮と白朮は近縁の植物同士を区別して用いるので、古来より基原植物が混同されるという問題がありました。「古い時代にはどの植物を生薬として用いてきたのか」、生薬に関してはこうした問題があがることがは少なくないのです。それに加えて、蒼朮と白朮には文献の表記の問題があり、余計に複雑になっています。

古くは「蒼朮」という生薬名はあがっておらず、単に「朮」とするのが一般的で、一部に「白朮」という記載がありました。そして、徐々に蒼朮と白朮の違いや使い分けが認識されてきたと考えられています。そうしたなか、宋代に『傷寒論』や『金匱《きんき》要略《ようりゃく》』といった中国伝統医学において重要な古典の校勘がされたとき、「朮」と書かれていたものを「白朮」と書き直したというのが通説です。周知のように『傷寒論』は主要な原典であり、この時代は蒼朮と白朮をはっきりと使い分けていなかったとみられるため、校正によって文献的な記載が生薬の状況を遡ることとなってしまったのです。

蒼朮と白朮は漢方処方に頻用される生薬であり、両者を正確に用いることは重要です。今日では遺伝子解析による基原植物の把握の試みが行われており、文献学的な考証も含めて研究がなされ、成果が出ています。

考慮すべき点をもうひとつ挙げるとすれば、時代を経ることによる植物自体の変化でしょう。例えば、人参（p.56）は今日用いられる生薬のなかで代表的な補薬ですが、『傷寒論』では補薬としての役割はみられず、心下部の塊に対して用いられています。『傷寒論』が著された当時は、今日のように栽培されて肥大化した人参ではなく、山の奥深くで採られた野性味がある人参であったため、瀉のはたらきが強かったと理解することもできます。朮においても、根茎が肥大した良質な白朮は、次第に野性味が失われて補にかたよっていったものであると考えることができます。また、強い香りを持つ蒼朮は、白朮に比べて野生の荒々しさを残しているため、瀉としてはたらくと考えられるのです。

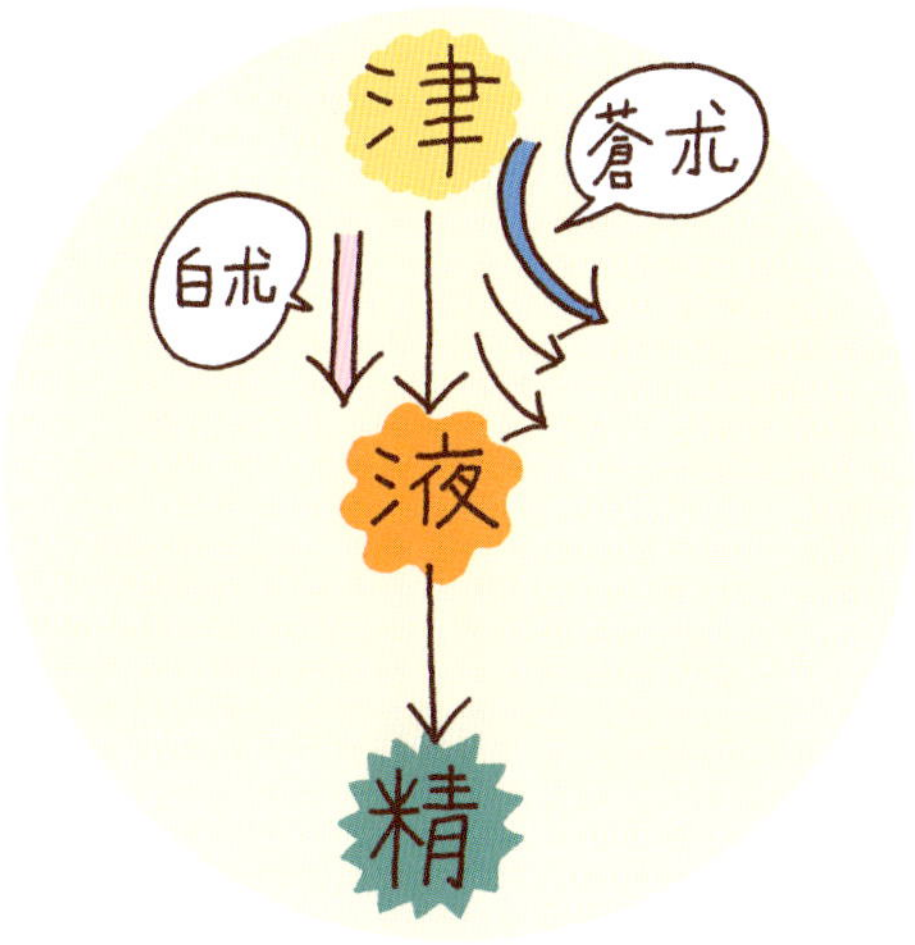

利水薬と補薬

蒼朮と白朮はそれぞれ瀉薬としての利水薬と、脾などを補う補薬に分類されます。たとえ成分が異なっていても、両者は近縁種に由来するもの同士であり、成分はセスキテルペノイドを中心としています。はたして両者のはたらきは、本当に補瀉に分かれるほどかけ離れたものなのでしょうか？

これについては、からだの水と精の関係から理解すべきです。茯苓《ぶくりょう》（p.64）でも述べたように、精が精製されるためには、からだのなかの水である津液が精錬されていく必要があります。「津」はさらさらとした水蒸気のような水で、「液」はやや粘性をおびた水です。無駄な水が除かれていき、次第に粘性が増していって純粋な精になるのです。

野性味を持つ蒼朮は強い精油を有することで、瀉としてはたらきかけます。そのため、からだの精の精製過程においては、「津」の段階の水から余分な水を排出させるようにはたらきます。対して、白朮の場合は、扱う水の性質についてはは蒼朮とあまり変わりはないのですが、野性味が少ない分、「津」から「液」に至る過程において、精に向かう方向性を与え、結果として補としてからだにはたらきかけるのです。

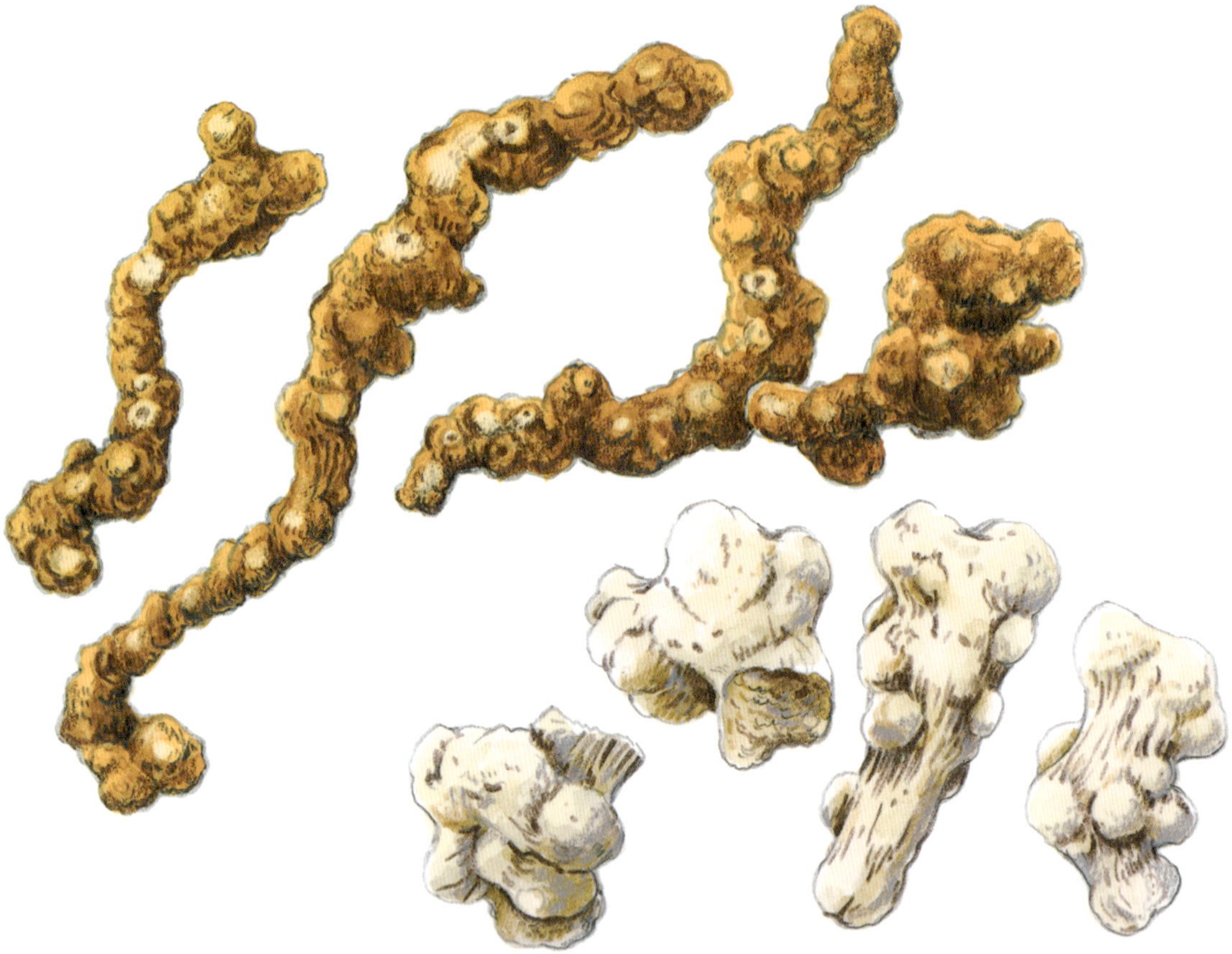

気と水の間の香り

白朮は通常コルク層を剥いで乾燥させるので、見た目は白色です。白朮は蒼朮よりも高価な生薬ですが、一般的に高価な生薬は、調製の段階で手間をかけてさらに付加価値をあげる傾向があります。近縁な両者に含まれる成分は、テルペノイドのうちのセスキテルペノイドです。蒼朮はヒネソールやβ－オイデスモールの含量が高く、密閉して保管しておくと、これらのセスキテルペノイドがカビのように白く結晶化します。一方、白朮はアトラクチロンをはじめとしてさまざまな成分があるので、結晶化せずに香りもあまりきつくありません。

カミツレ（p.144）で述べたよ

Atractylodes lancea rnizome, Atractylodes rhizome

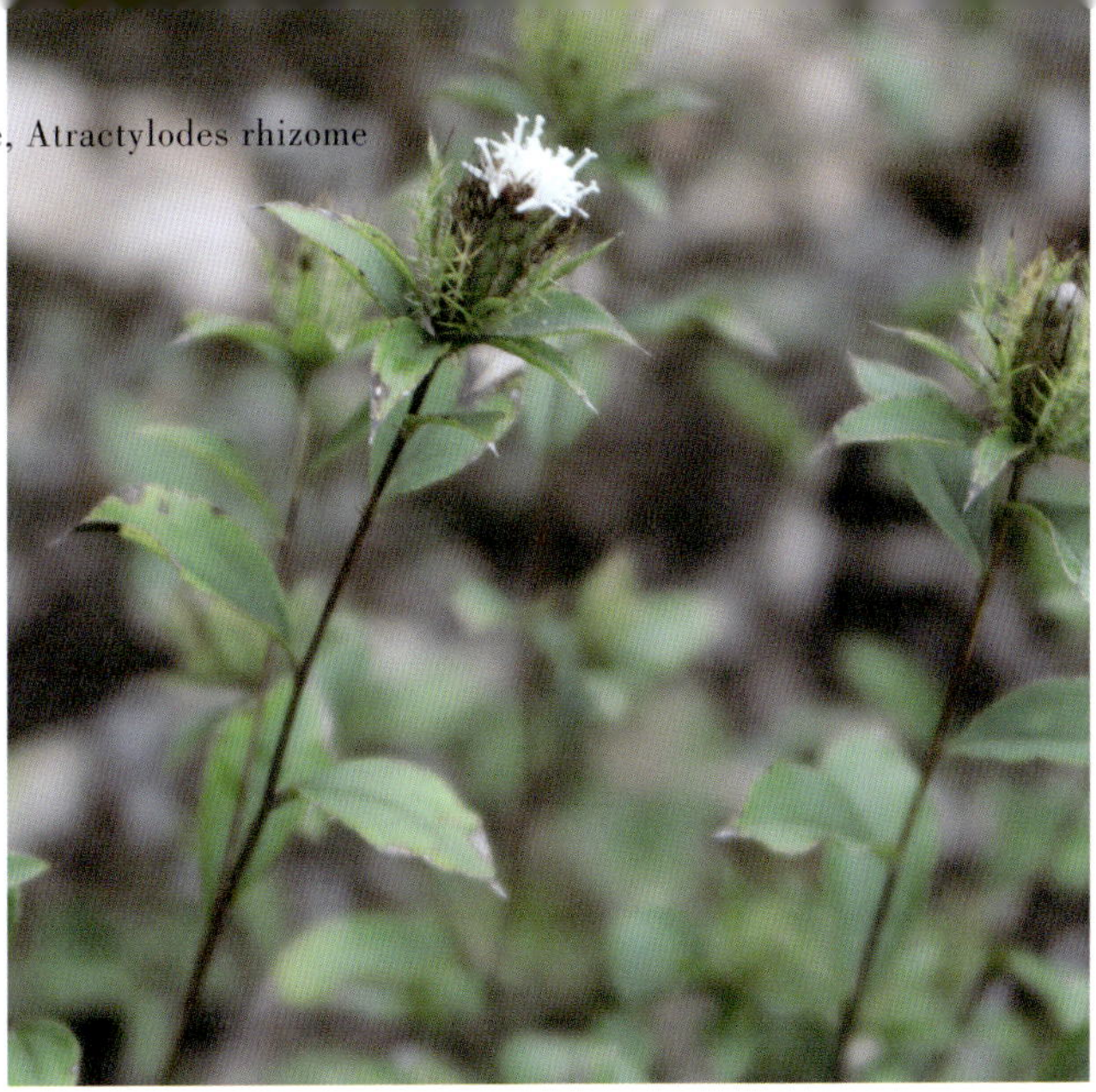

蒼朮

うに、炭素数が15のセスキテルペノイドは比較的重たい精油であるため、蒼朮のように香りが強くなるものや、白朮のように弱めになるものがあります。発散する香りは、つまり気の性質を持ちますが、蒼朮や白朮のセスキテルペノイドの香りはやや重いため、気と水の中間的な位置にあると言えます。

蒼朮が利水薬のなかでも湿邪《しつじゃ》を去るのに用いられるのは、発散する気でありながら、水にも近い性質をもっているためです。津液のうち、「津」の水蒸気状の水にはたらきかけるからです。そして、外側に対して、成分をカビのように析出させるように、からだの外に湿邪を追い出すのです。

一方、白朮は蒼朮よりも発散するエネルギーが少なく、津液のうち少し「液」にかたよった水にはたらきかけます。つまり、からだの外に排出するよりも、精の精製に向けた方向づけを与えるようにはたらきかけるのです。複雑な成分のバランスを持っていることも補としてはたらく要因となります。

焚蒼と白朮祭

蒼朮や白朮は生薬としてだけではなく、古くから我が国の文化に根付いていています。梅雨時のころ、土蔵で蒼朮を火にかけて焚き、煙を充満させる焚蒼《たきそう》が有名です。焚蒼は土

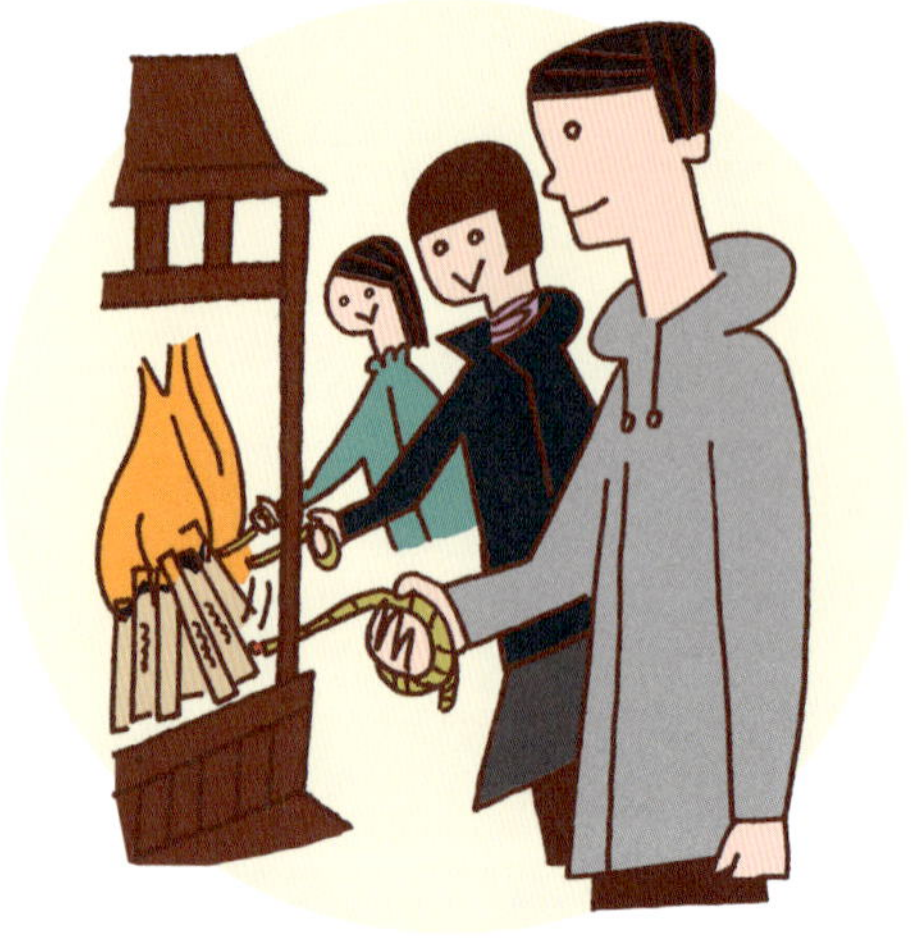

蔵のなかの衣服や本などが湿気でかびないように行われるものであり、蒼朮の気と水の中間的な性質を生かして湿気をとるものです。あるいはカビのように析出する蒼朮の精油からの発想かもしれません。

白朮祭《おけらさい》は大みそかの行事で、八坂神社の境内で朮を焚いたオケラ火を火縄に移して、振り回しながら持ち帰り、新年の雑煮を炊く火種とするものです。また、正月の御屠蘇《おとそ》をつくるための屠蘇散《とそさん》にも白朮や蒼朮が用いられます。これらには邪鬼払いの意味合いがあるとされています。

朮の字形には「呪霊を持つ獣」の意味合いがあり、本草書でも古くから神仙流の薬として用いられています。このときの呪術は、生け贄とされる獣を道路に置いて行われ、進退を決するためのものであったとされます。「述」と「循」という字は古くは通用されたものですが、これにも道路を循行する意味合いがかかわっていると考えられます。

白朮と茯苓

神仙流で用いられる生薬や精を補う生薬には、しばしば霊性を有することが求められます。なかでも茯苓は代表的な生薬で、松の霊性をもっているとされます。白朮が補剤に用いられるとき、この茯苓とともに処方に配合されることが多いです。両者とも利水のはたらきを持ちますが、白

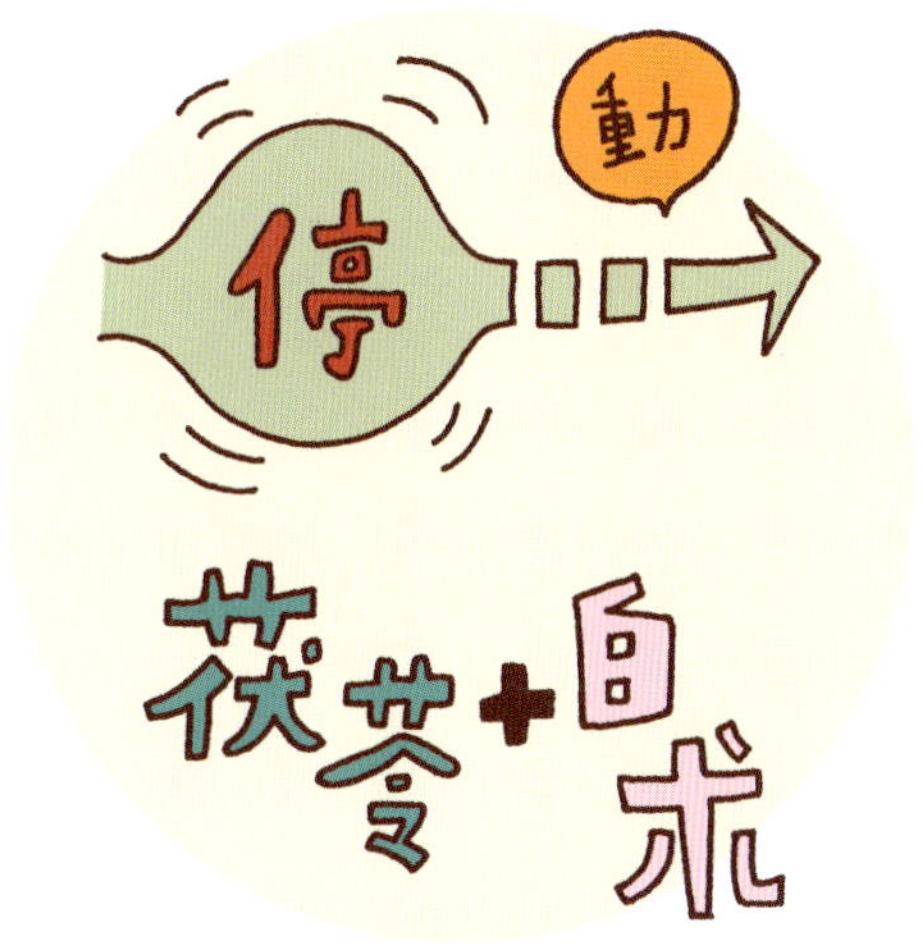

朮が「津」と「液」の間くらいで、茯苓は「液」と「精」の間くらいの水の代謝にかかわることから、精の精製過程に幅広く関与すると理解できます。

もうひとつ、白朮と茯苓の組み合わせが妙絶であるのは、精の動きに合わせられるところです。精の動きは、溜まっては動き出すという停滞と発動を繰り返すことにあり、精が精製されるときもその動きは同様です。茯苓は枯れた松の根にでき、精の存在としては静的なもので、言わば、「松が枯れたあとにその場に留められた精」です。

一方、白朮は津液の「津」に近い水蒸気のような水を扱います。近縁の蒼朮は積極的にそうした水にはたらきかけ、除湿薬として瀉にはたらきます。蒼朮より補にかたよっている白朮ですが、はたらきかける水は蒼朮と同様にやや活動的なエネルギーを持つ水であるため、精に対する補のはたらきは動的なものと言えます。また、朮の霊性は、道路の循行につながります。

茯苓と白朮を組み合わせると、茯苓は静的な存在として停滞に、白朮は動的な存在として発動の状態にはたらきかけます。精の精製過程において、扱う水の性質を分担するばかりでなく、精の動き方についてもそれぞれが対応し合うことができ、効率的に精の精製を助けるのです。

32

香附子《こうぶし》

Cyperus rhizome

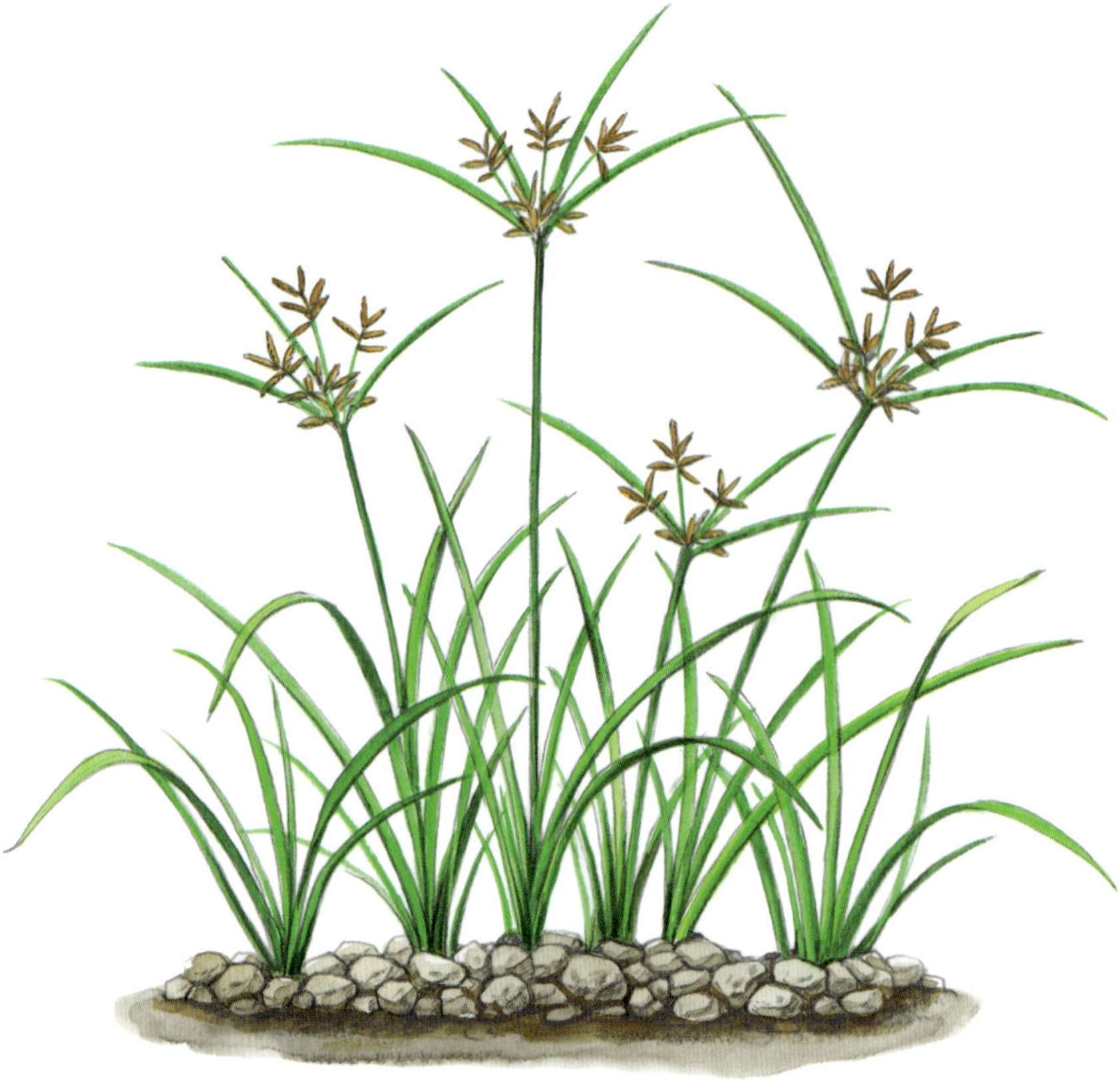

✓ 重く力強い香り　✓ 開鬱、通経薬　✓ 運気論

強い香りを有する生薬

香附子《こうぶし》の基原植物はカヤツリグサ科のハマスゲです。ハマスゲは地下部で根茎を伸ばし、途中途中で根茎を肥大化させて、地上部に茎や葉を出して旺盛に生息域を広げていきます。連なった根茎の肥大部をとったものが香附子として生薬に用られます。

香附子はその名の通り、セスキテルペン類を含んだ香りの強い生薬であり、開鬱、通経薬とされています。しかし、本草書を見ると、古い時代の見解に、「香附子は処方には用い得ない」とあります。これは香附子の香りが強すぎるためなのでしょうか？

確かに、『傷寒論』などにみられる古い時代の処方には、香りが強い生薬は比較的少ないと言えます。一方、香附子が配合される代表的な処方に香蘇散《こうそさん》がありますが、風邪《ふうじゃ》の初期症状や頭痛、食欲不振などに今日では幅広く用いられています。このような見解の違いはいかに理解すべきでしょうか。

運気論に基づく治療

香蘇散が収載されている宋代の『和剤局方《わざいきょくほう》』の効能には「四時瘟疫」とのみ記載されています。瘟疫《うんえき》とは「急性の伝染病」と理解されていますが、これが「四時」、つまり四季の移り変わりの影響とされ、運気論をもとに解釈されていることがわかります。運気論に基づく治療理論はある意味で便利なものです。鍼灸治療においても運気論に基づいたものは多いので、治療家のなかには詳しい方もいるでしょうし、賛否入り混じった見解があるでしょう。東洋思想では「外界の規範を取り入れ、節度ある行動をとることが理想」とされています。そのため運気を循環させて治療する方法は、理論面でいえば隙のないものができあがります。

香附子は、根茎が連なっていくなかで、所々に肥大化した節です。そこに強い精油を持つことで、節から節へと順々に気が通じていくようにからだにはたらきかけます。この性質を持つことで、香附子は「四時の循環」、つまり季節の

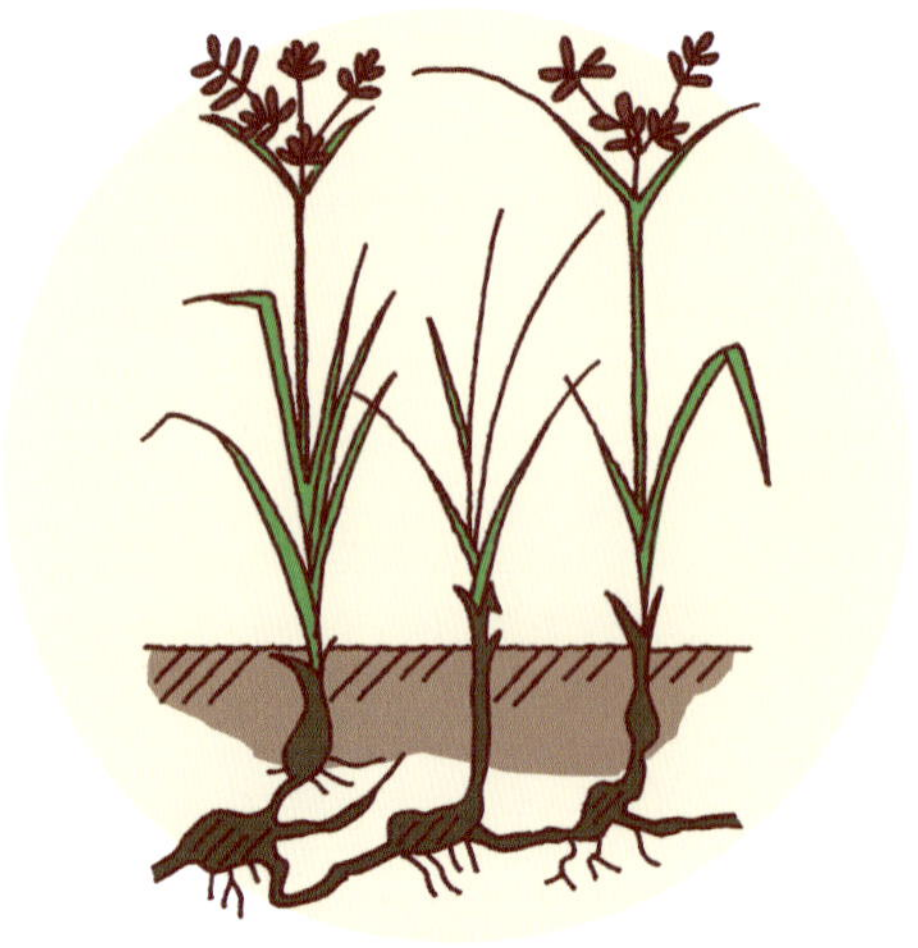

移り変わりを基本とした運気論において、運気を循らせる格好の生薬となり得るのです。

運気論と人気の個性

本草書の記載に香附子は処方に用い得ないとあるように、香蘇散の運気論に基づいた治療において、問題をあげるとすれば香附子の香りが強すぎる点でしょう。香附子はフワッと香るというよりも、セスキテルペンのやや重たい精油で力強さがあり、外界の規則に沿った対応をとるようにからだに強く迫ります。からだの精は外界の動きに同調するのが望ましく、節度のない動きをしたときに病気になるというのが基本ですが、からだの精は「人気《じんき》」とも言うべき個人特有の性質を持つもので、微妙なところでは個人差があるものです。そのため、あまりに強く外界の規則を押しつけられると、繊細で複雑な内面を持つ人ほど不具合を生じかねません。

我が国では、室町後期から江戸期にかけて香蘇散を基本処方とした治療法がありました。香蘇散を主軸としつつ、そのほかの個人個人の細かい症状に対しては加減方により、数種の生薬を加えたり入れ替えるなどして対応するという、基本処方と加減方の体系にある治療法です。これを言い換えれば、「四時の運気を基本としながら、各々の人気《じんき》に生じた

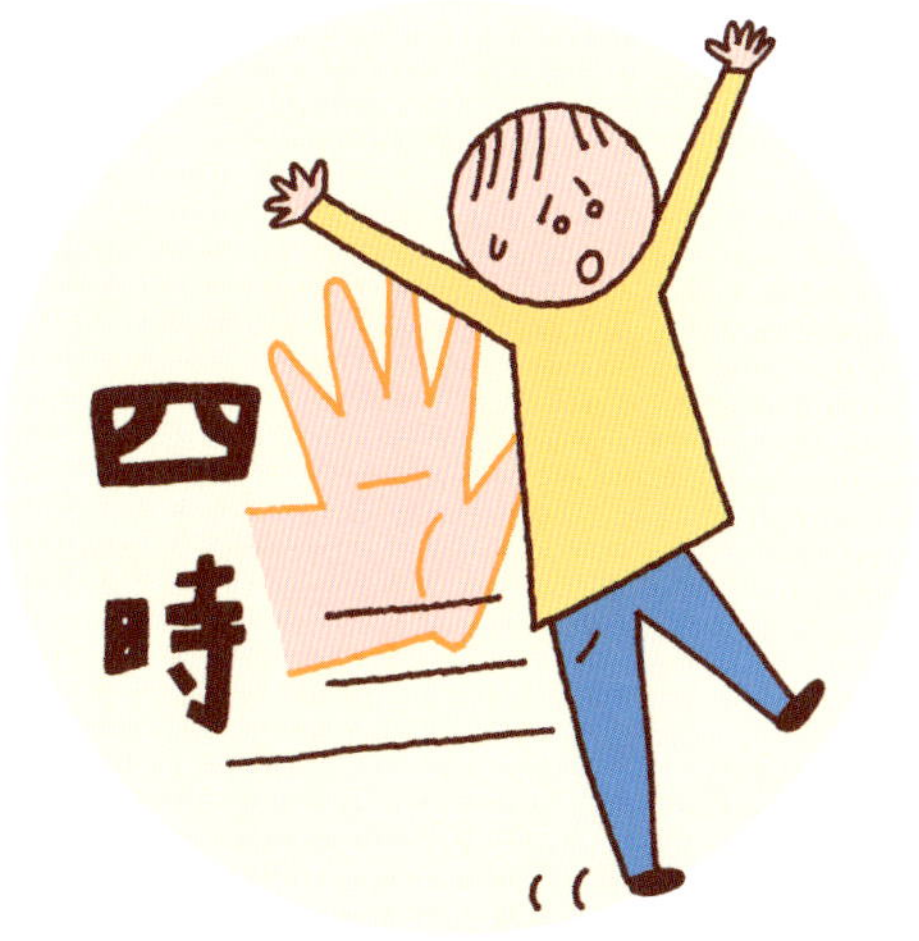

個人差には細かい調整で対応する」と言うことになります。

香蘇散の効能には、「体力が虚弱で胃腸が弱く、神経質な人の風邪の初期に用いる」とあり、一見、いくつも条件があり、使いづらいように思えます。これについては、香附子の運気にかかわるはたらきを、胃気に解釈しなおすと理解しやすいです。

胃気は土性の脾胃に基づいたもので、季節の境目にある土用の性質をもっています。土用のはたらきが、季節の移り変わりに対応できなくなって生じた病気を治すのです。また、胃気は消化にもかかわることから胃腸のはたらきを整え、また、強い香りで開鬱して人気《じんき》の問題である内傷を治すので、情動に生じた問題にも対応し得ます。

一見すると条件が狭いようですが、運気や胃気の概念から見ると逆に非常に幅広く使えるようでもあります。しかし、胃気は基本的には人気《じんき》のため、香附子の力強さはぴったりとからだに合うとは必ずしも言えないと考えるべきでしょう。そして、運気論をもとにした四時の治療は、治療者側の理論ばかりでなされてしまうおそれがあります。用いるときは「患者個人の違いや特性を見逃さない」という、治療者の基本を失ってはならないことは、常に留意すべきでしょう。

33

乳香《にゅうこう》

Frankincense

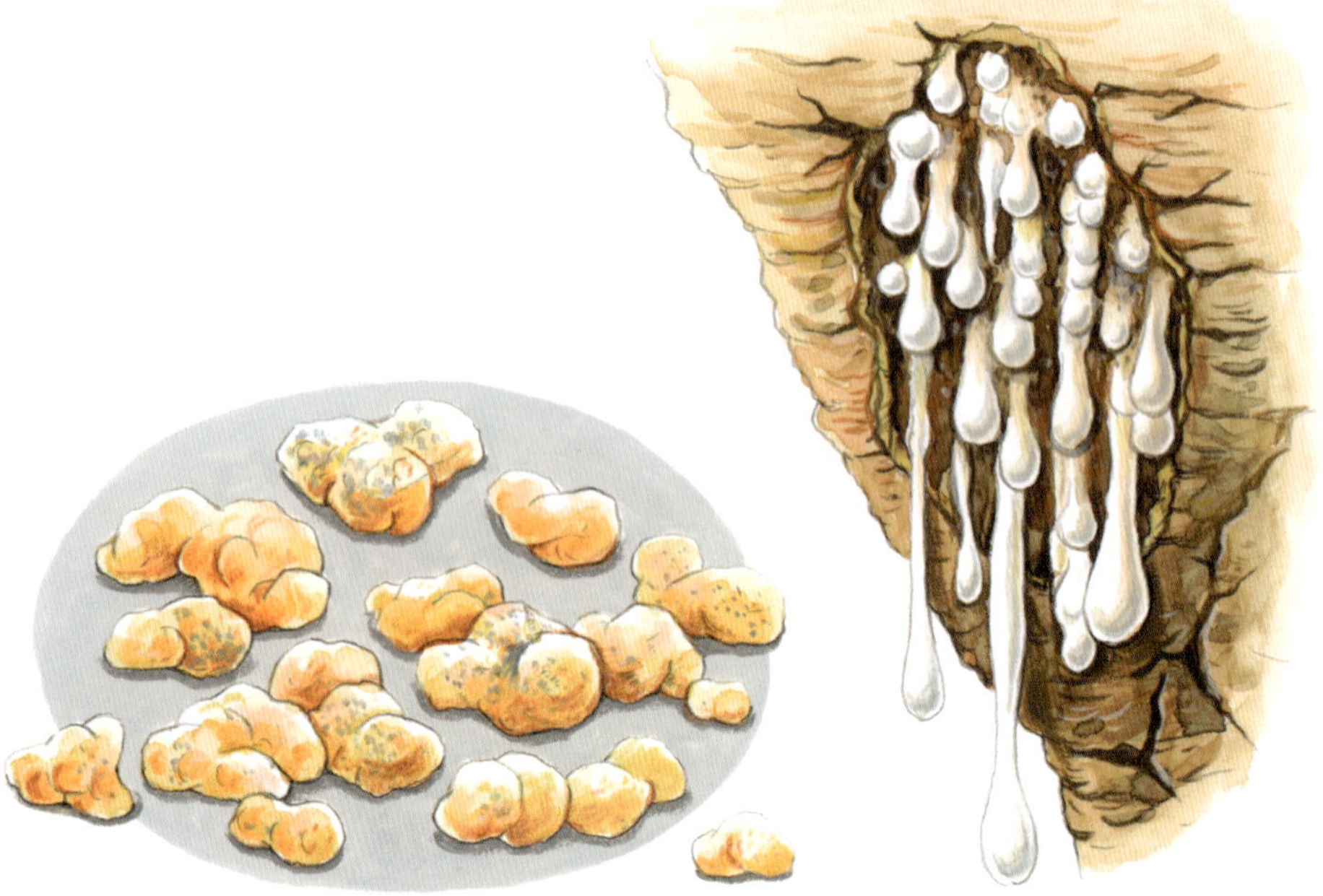

- 樹脂
- 薫香剤《くんこうざい》
- 錬金術
- 体質改善や深い鎮静

世界的に知られている香料

乳香《にゅうこう》はカンラン科ニュウコウジュを基原にすると言われていますが、実際は近縁種が利用されることもあります。ニュウコウジュの樹脂を傷つけると、乳白色の樹脂が浸みだし、凝固したものが乳香とされます。生薬としては鎮痛、排膿、止血作用などが知られますが、何と言っても、乳香は古代オリエント、エジプトにおける代表的な香料であり、今日では世界的に有名です。

香料と言っても、乳香はそのままでは香りを発しません。薫香剤《くんこうざい》と言って、火にかけて焚かれたり、加熱されたりすることによって、白煙とともに香りが立ち込めます。基原

Column

【 生薬と臨床をつなぐ 】

フランキンセンス

薫香薬である乳香は、樹脂であるため香りを利用するためには火にかけないといけません。ツボ療法やマッサージなどに乳香を利用する簡便な利用法は、エッセンシャルオイルを用いることです。フランキンセンス（*Frankincense*）あるいはオリバナム（*Olibanum*）の名称で広く流通しています。オイルを直接用いるのではなく、キャリアオイルと呼ばれる、ほかのオイルで希釈して用いるのがよいでしょう。

であるニュウコウジュがエチオピアやアラビア半島南部からトルコに分布しているため、産地に近いアラブ社会では客人をもてなすときに焚いたり、服に香りをつけたりと広く利用されています。

乳香は宗教上でも利用され、聖書にも登場します。マタイによる福音書では、「キリスト生誕の折、東方の三賢人が、黄金、乳香、没薬をそれぞれ捧げた」としています。カトリックをはじめ、ロシア正教などで宗教儀式においても、乳香が焚かれます。

錬金術

乳香が宗教上の儀式に重用される理由を考えるうえでは、錬金術の思想が参考になるでしょう。錬金術は、特に中世ヨーロッパで盛んであり、その思想はヨーロッパ、アラブともに深く影響を与えています。今日では、贋金づくりや、あぶく銭など、いかがわしい手法の代名詞とされることがしばしばですが、本来は哲学的、宗教的な意義のもとに行われていました。もちろん、異なる物質から金をつくり出すことはできなかったわけですが、錬金術の手法はその後の化学技術の発展の礎となりました。

錬金術の思想は象徴的に図示されることがあります。次のページのイラストは一例ですが、この図が意味している

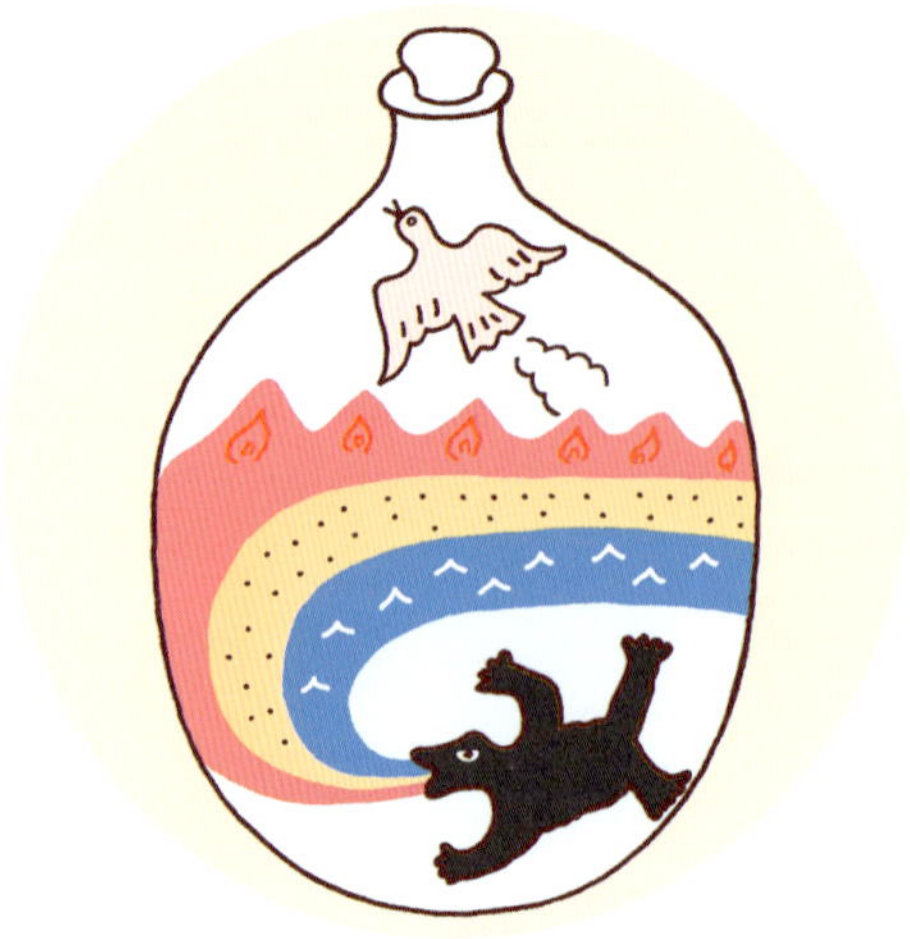

ことは、「錬金術師のフラスコのなかで、地にあたるとみられる黒い生き物が、水、火、空気を吐き出して開放し、そこから白い鳥が飛び立つ」というものです。錬金術は四大説を基本としており、物質を地→水→火→風と昇華させていき、粗雑なもののなかに封じ込められている真なるものを開放する目的があります。真なるものとは、時には黄金であり、賢者の石であり、生命の根元ともされるものです。

乳香の香りは樹脂のなかに封じ込められています。錬金術の立場からすると、そのままでは香りのない乳香を、焚きつけて香りをたちこめさせるということは、「内在するものの開放」を意味します。乳香が宗教儀式的に好まれるのは、錬金術的な思想が背景にあり、魂の救済を求める宗教的な観念に同調しやすいと考えることができるでしょう。

内在するものの開放と原点への回帰

今日では、生薬の香りが精神的なものにはたらくということはよく言われています。一般的な芳香性の生薬の場合、香りは生薬から自然に発生します。そのような、徐々に発散していく香りは、所々、切り離されていったものということになります。生薬に内在する薬精の根元の一端に香りがあるとすれば自然に香るということは、薬精が徐々に失われて拡散していると言えるでしょう。それに対して、乳

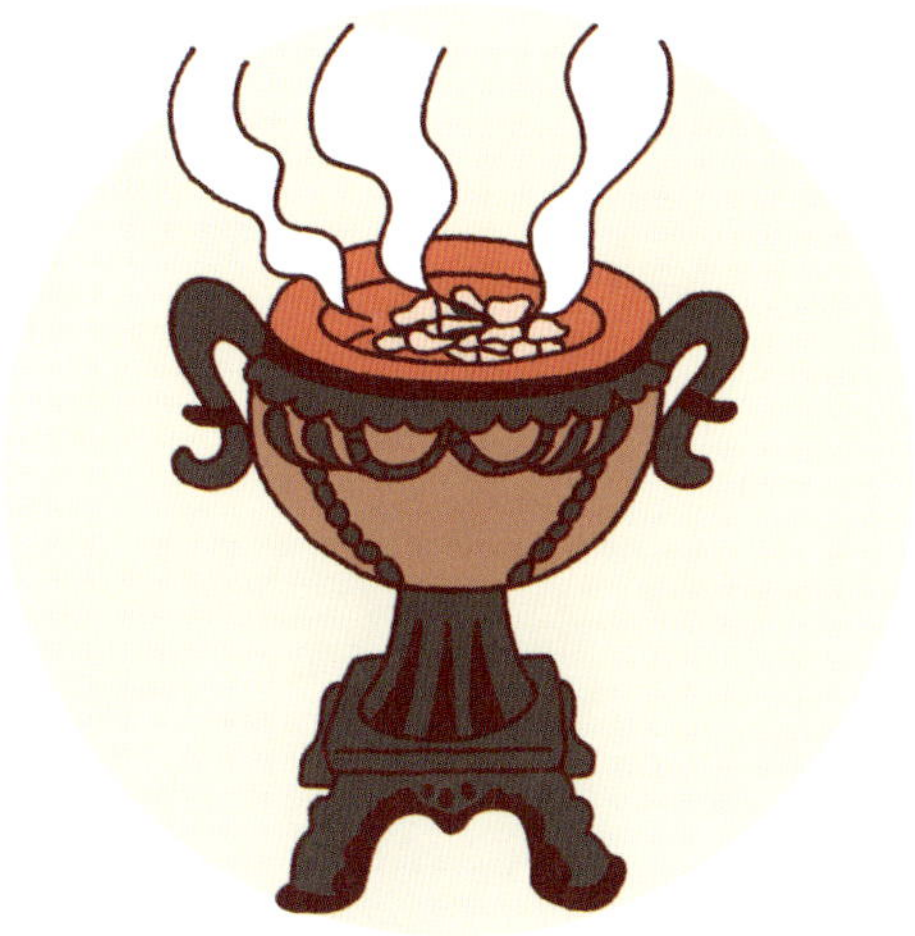

香の香りはしっかりと樹脂のなかに固定されており、年月が経っても失われず、火にかけたときにいっぺんに放たれます。宗教上で魂の救済を目指すとき、扱う魂はどこかの部分ではなく、全くその人自身であり、いわば凝集された根元でしょう。そのような生々しい魂を扱おうとするならば、自然と発散して細切れになってしまうものよりも、香りを封じ込めて薬精をしっかりととどめている乳香のような生薬が適していると言えます。

また、基原植物のニュウコウジュは容易に移植することができず、産地が特定されています。乳香の産地は古代文明の発祥地であり、文明的な営みの原点を示すものです。乳香は「魂の開放」と「原点への回帰」という2つの方向性を有する生薬と言えるでしょう。

開放という面では本来からだを滋養すべき精が、堅く閉じ込められて動きが取れなくなってしまっている状態に対して、乳香は組織を柔軟にし、精が循行しやすくすることで体質改善を促します。回帰という面では、精が本来あるべき場所を指し示し、鎮静の効果を得られます。乳香が扱う精は根元的なものに近く、本質的な体質改善や深い鎮静を期待することができます。

34

没薬《もつやく》

Myrrh

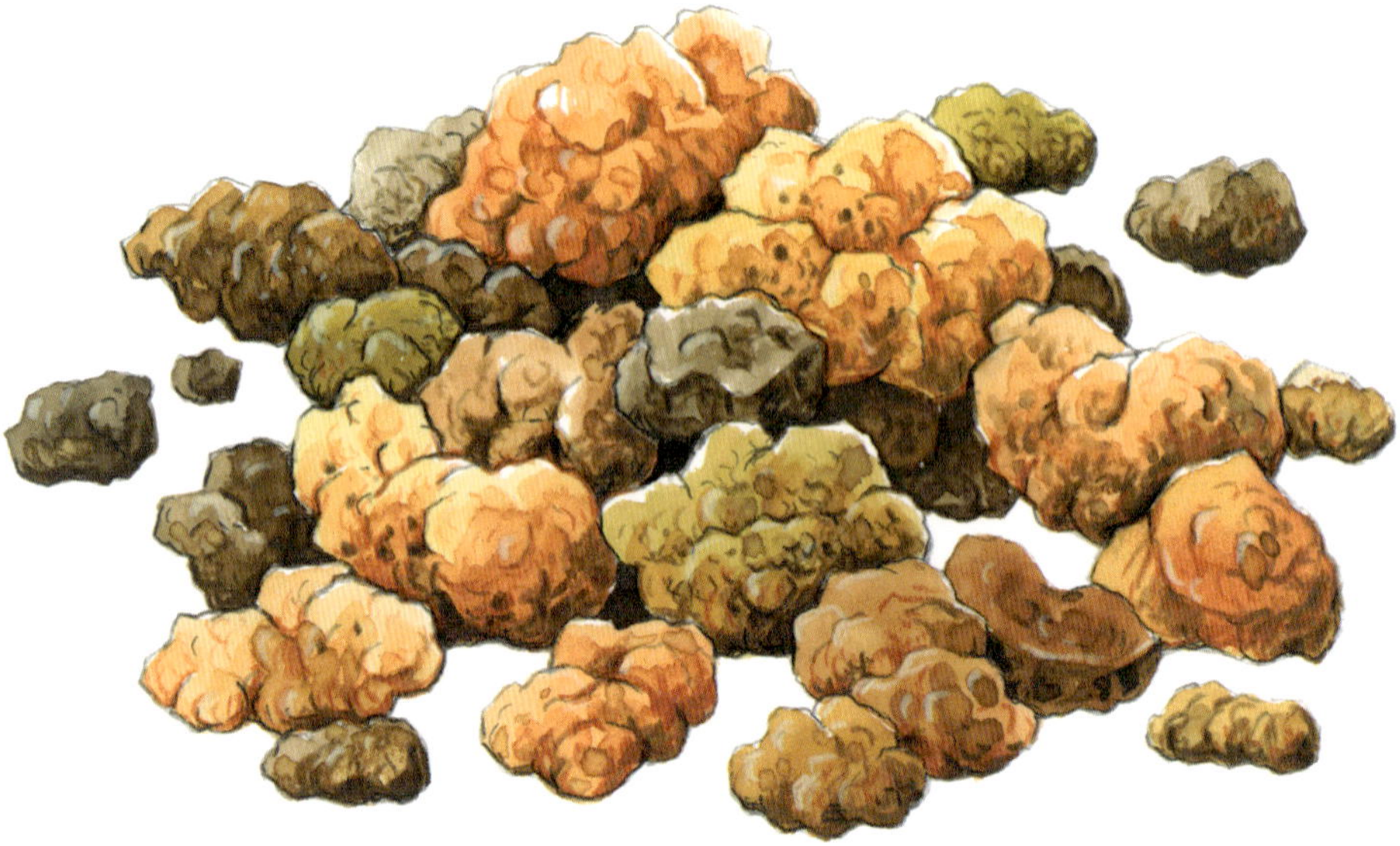

- 樹脂性の薫香薬
- ミルラ
- 膏薬
- 体液の熟成

樹脂性の薫香薬

没薬《もつやく》（ミルラ）は乳香（p.160）に並ぶ代表的な樹脂性の薫香薬です。漢方に限らず、アラブ医学やヨーロッパ伝統医学において、没薬と乳香が一緒に処方中に配合されることはしばしばあります。ここでは没薬をとりあげることで、乳香との相違点を述べつつ、乳香では触れられなかった樹脂性の薫香薬の特徴について解説したいと思います。

没薬はカンラン科モツヤクジュの樹脂とされますが、古くから樹脂として流通していた生薬の場合は、文献的に基原植物の形態に関する情報が乏しいことが多く、古来のものがどの植物に由来するかは容易に知り得ません。今日でも近縁の植物からとられたものが没薬として流通することもあるようです。一般的に、乳香が乳白色を呈しているのに対して、没薬は黒褐色からやや赤みがかっている外観をしています。

膏薬と樹脂生薬

乳香と没薬が同時に配合される例は、膏薬処方に多くみられます。伝統医学における膏薬のなかには、油を使って生薬の成分を抽出したあとに、樹脂を加えて固めるものもあります。製薬上の利点として、取扱いに不便な液状よりも半固形状の膏薬が利用しやすいことがあげられますが、伝統医学では別の意味合いもあります。

ヨーロッパなどでは体液論の見方が採られます。皮膚疾患においては、はじめに炎症が起きて、次第に化膿して正常な体液と異なる病的なものとして区別されます。膿が体外に排出されて治ることを自然治癒の過程とみなしており、化膿する段階を体液の煮熟、熟成と表現します。樹脂を利用して固まった膏薬の状態が、排出させやすいドロドロとした膿の状態に重なるのです。膏薬の性状そのものが炎症から化膿の段階に体液の熟成を促すものと理解されます。

一方、漢方には異なる化膿の見方があります。桔梗（p.88）で述べましたが、古代の九鍼には膿を排出させるものが多

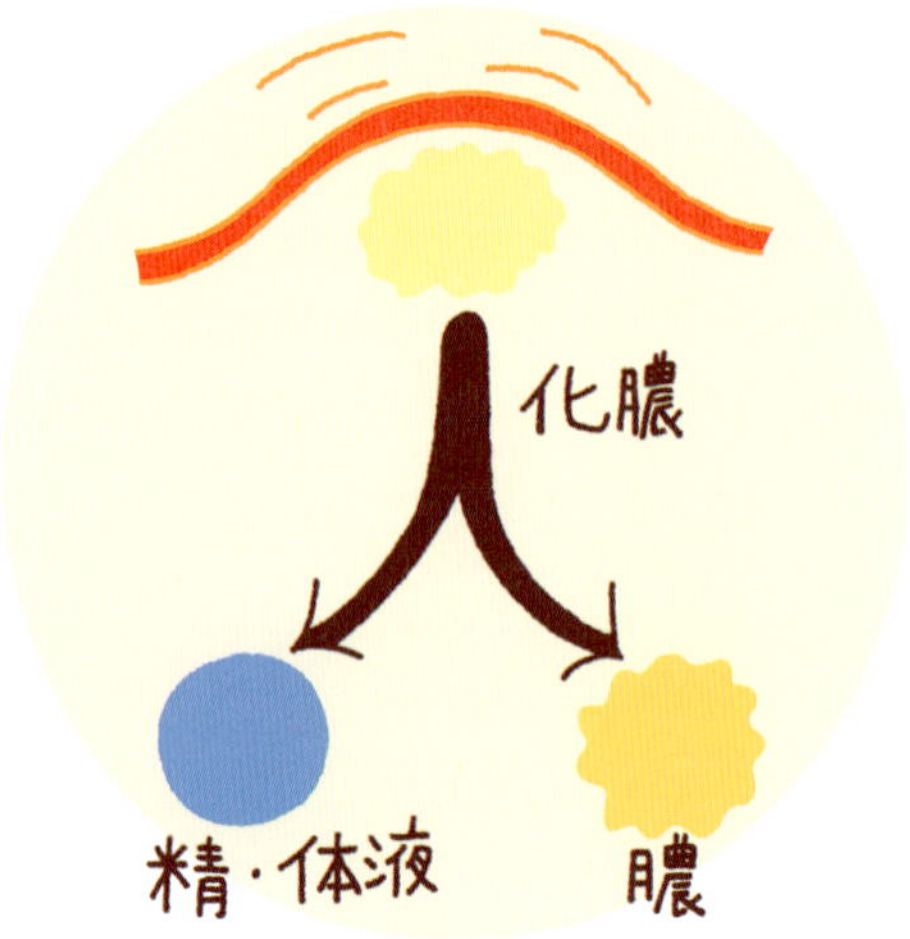

いです。精気論の概念では、精は濃縮したあまり活動性のないもので外界の規範にのっとって厳かに動き、膿は外界の規則を外れて停滞したものです。

精と膿は外界の規範を採用しているかどうかの違いはあれど、「どちらも動きづらいドロドロとした状態の体液」という点で共通しています。樹脂のなかに香りを閉じ込めている薫香薬の没薬や乳香は、薬精を閉じ込めて固まっている存在で、動きづらい体液と同調します。乳香で記した薫香薬による鎮静は、精のドロドロとした状態にはたらきかけるものです。薫香薬が膿にはたらきかけるときは、停滞して閉じこもった膿に対して香りによって悪気を抜いたり、活動性を与えて排出させます。薫香薬を用いた膏薬がどの概念に基づくものか、明確に区別することは難しく、両方の側面を考える必要があるでしょう。

属性と普遍性

没薬は乳香と比較して、血にはたらきかける薬として「散血」の効能があるとされます。この「散血」という駆瘀血に近いはたらきを没薬に期待するのは、没薬の樹脂の色が赤黒いところからでしょう。

没薬の代用薬に花没薬《はなもつやく》があります。花没薬はラックカイガラムシという昆虫の分泌物で、赤い染料にもなります。代

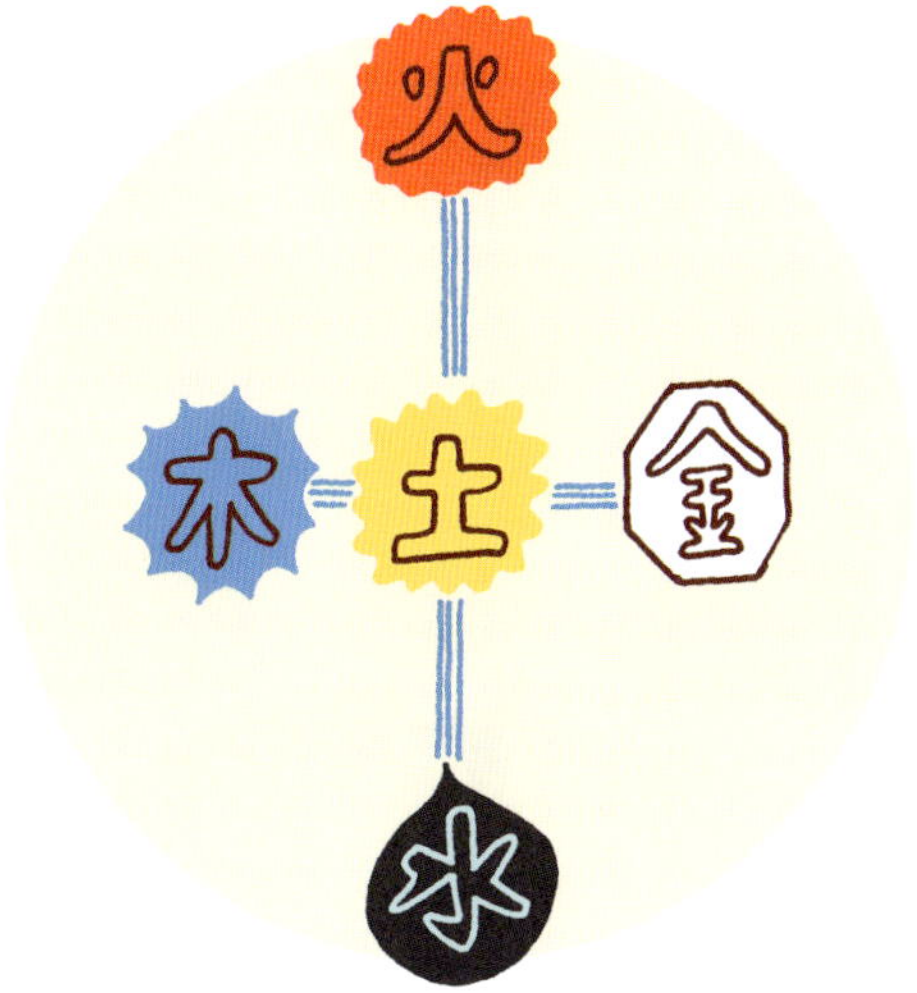

用薬といっても、薫香薬としての鎮静のはたらきは望めませんが、花没薬が没薬の代用薬とされた背景には没薬の薬効を樹脂の赤い色と結びつけていたことがあるでしょう。

伝統医学では、生薬の色や形状などの属性と、その薬効を結びつけて理解することがあります。乳香と没薬の関係でみれば、薫香薬の性質は共通していても、「乳白色の乳香」に対して「没薬は赤」という属性をもちます。何かの属性を持つことは、ある面からみると偏った性質を持つということです。色という属性のない乳香は、宗教儀式で普遍的な魂や精そのものを扱うのに適し、属性を持つ没薬は偏った性質の病的な体液を扱うのに適します。

漢方における精と膿には、正常な動きをする精と、病的な体液という関係があり、体液論では膿が排出されるには病的な体液と正常な体液が混在しているところから、熟成によって膿が正常な体液から区別される必要があります。正常な体液や精は、からだにとって普遍性があり、病的な体液は偏った属性があります。乳香と没薬は同時に用いられることで正常な体液と病的な体液にそれぞれが対応し、また、体液の熟成において分担しながらその過程を促すのです。

35

厚朴

Magnolia bark

こうぼく

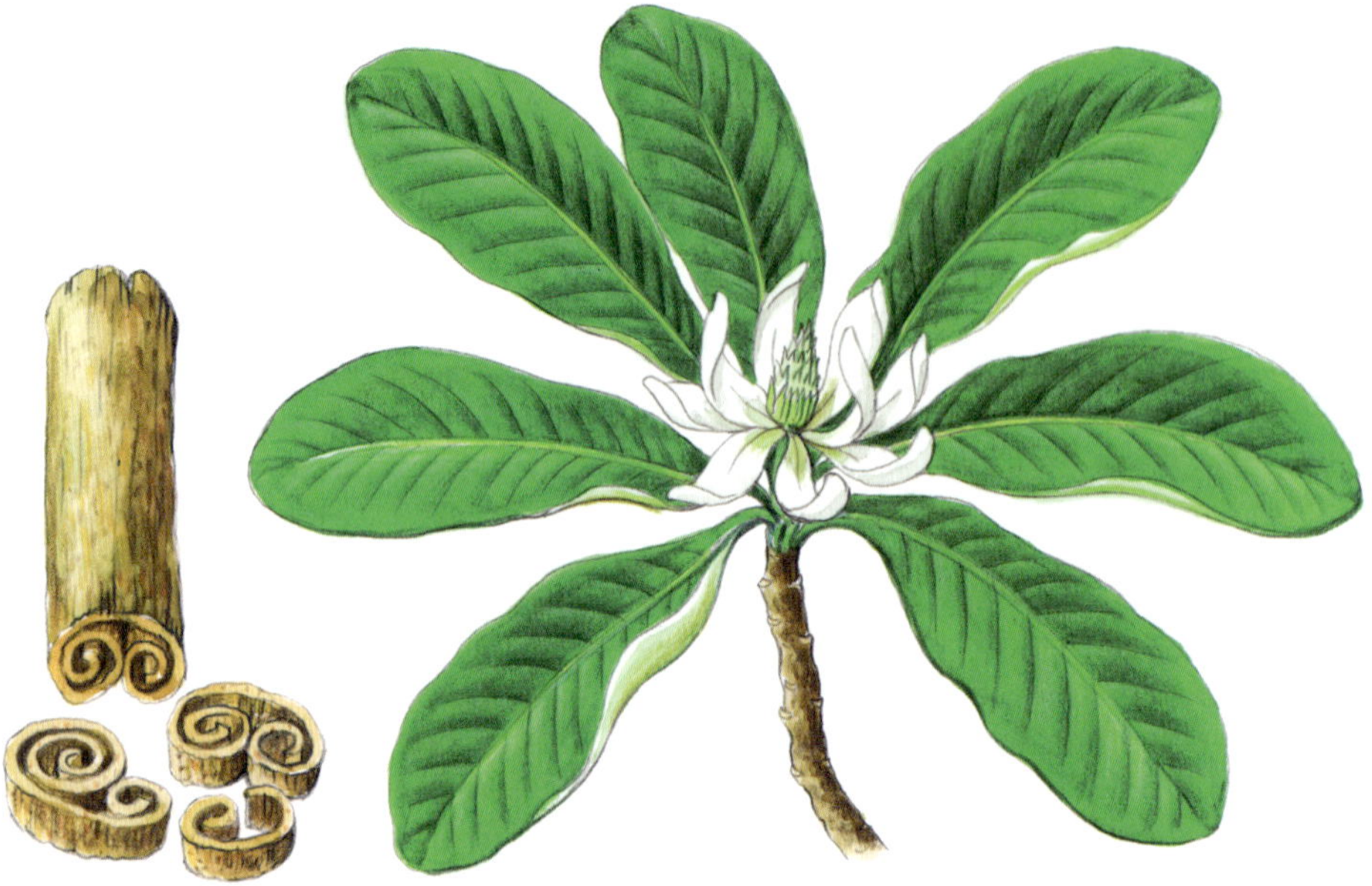

- アルカロイドと香り
- 朴葉料理
- 梅核気《ばいかくき》
- 外側が硬く、内側がしなやか

香りを利用する生薬

厚朴《こうぼく》の基原植物は中国に自生するモクレン科のシナホオノキや、我が国に自生し野山でよくみられるホオノキなどがありますが、ホオノキを基原とした生薬を国産のものとして区別し、「和厚朴」と称することがあります。薬用部位は樹皮で、アルカロイドのマグノクラリンのほか、精油、リグナン、タンニンなどを含んでいます。薬としての用途のほかには、ホオノキの葉の香りを利用した朴葉《ほおば》料理が知られ、大木の地上高くに咲く大輪の花にはかぐわしい香りがあります。また、厚朴を配合する代表的な漢方処方に半夏《はんげ》厚朴湯《こうぼくとう》がありますが、浅田宗《そう》伯《はく》はこれを「気剤の権輿《けんよ》」と

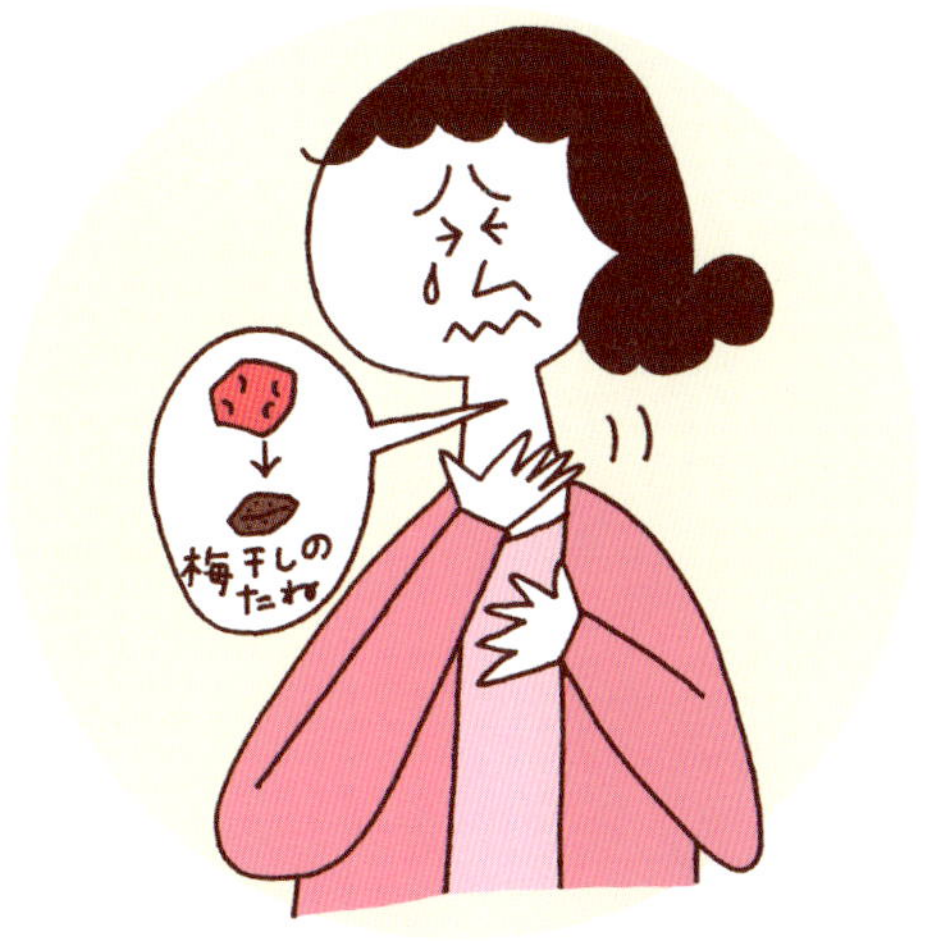

称しました。厚朴は香りや気を連想させる生薬です。

梅核気

梅核気《ばいかくき》はヒステリー球とも言われ、更年期の女性に多くみられる症候群です。飲食物を飲み込もうとすると、のどの奥がつかえているようで、まるで梅干しのたねがのどにあるように感じます。最近では、梅核気の患者に舌根部の腫大が喉頭蓋を圧迫する病態がみられるという興味深い報告がありますが、一般には患者が実際に感じるような器質的な塊は認められないとされています。その意味において、梅核気は確かな実体のない気の段階の滞りと理解され、半夏厚朴湯が著効を示すことが広く知られ、ここでの厚朴は気のうっ滞に対してはたらくと言われています。厚朴に含まれるアルカロイドのマグノクラリンには神経節遮断作用があり、比較的強い筋弛緩作用によって、梅核気を生ずる筋肉の異常な収縮を寛解するとされています。

さらに、厚朴には精油が含まれていることで、つかえて滞っていた気が円滑に通るように促します。通り道を広げるアルカロイドと、気の流れを良くする精油という両面から局所の循環を改善し、梅核気にはたらきかけるのです。

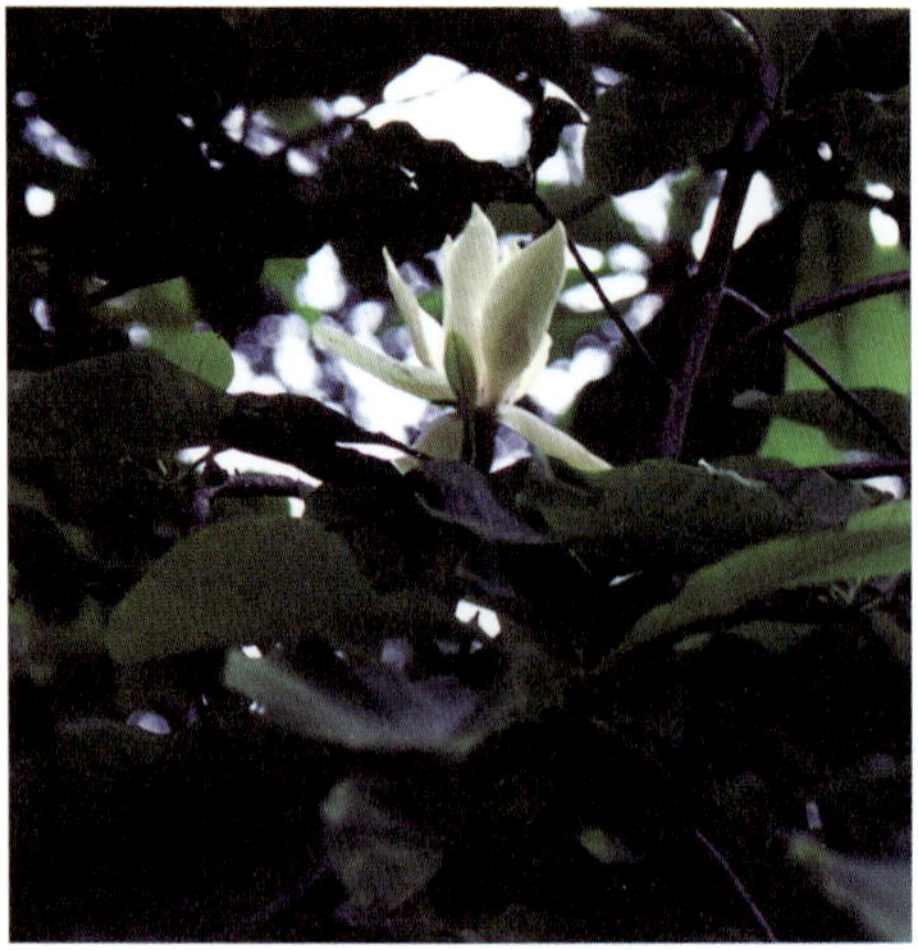

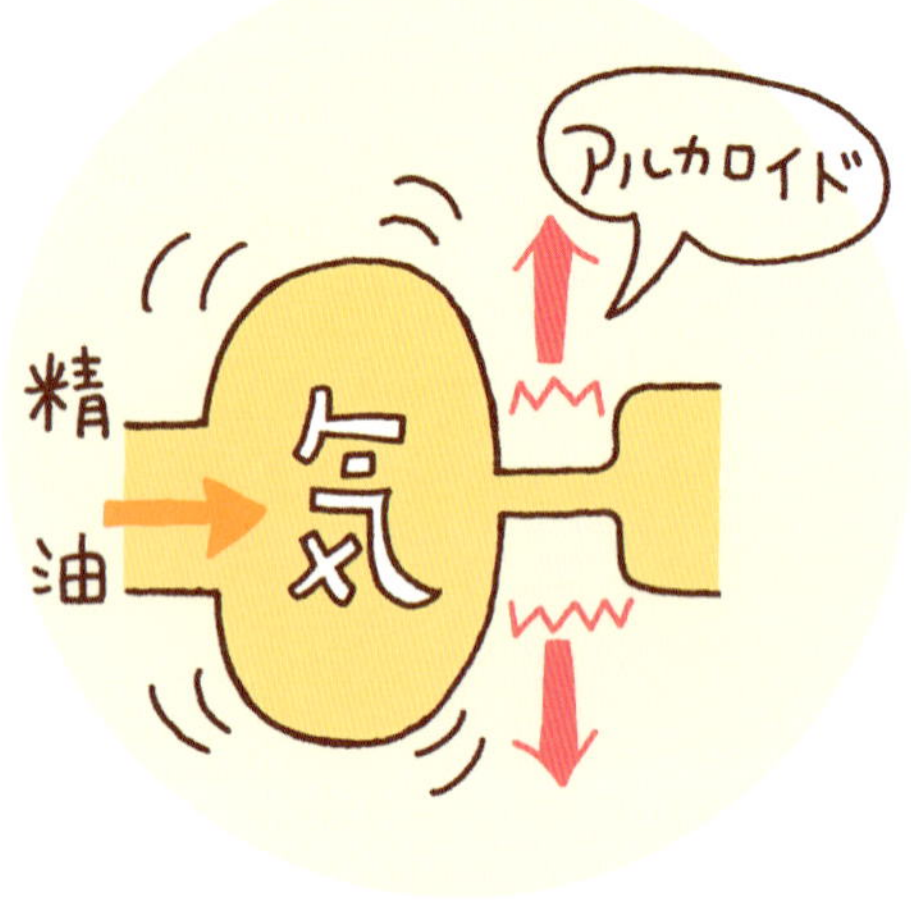

組み合わせによる精油のはたらき

精油が香るためには、揮発するように分子量が小さくて軽い必要があります。そして精油が香る生薬は、からだに対して発散させるようにはたらくのが基本です。

本書でたびたび触れているように、「香りがからだのどの深さではたらくか」、あるいは「気の段階にあって強い発散をするのか」、「少し津液に近い段階で鎮静をするのか」、というのは精油の重さがかかわってきます。さらに要因を求めるならば、そのほかの成分との関連をあげることができます。

厚朴の梅核気に対するはたらきは、体外への発散ではなく、局所の循環を促すものとみられます。このはたらきは、厚朴の精油が比較的重いという性質もありながら、アルカロイドとの相乗効果もあって深い部分ではたらく例です。

厚朴にはアルカロイドのほかにも、タンニンやリグナンといった成分も含まれます。総じてアルカロイドは高い生理活性があるので有効成分として脚光を浴びることが多いのです。しかし、はっきりとした生理活性があるがゆえに、作用の方向性が限定されることが多く、個々人で微妙に異なる自然治癒力を無視することがしばしばみられます。タンニンは収れん薬としてマグノクラリンの行き過ぎた弛緩

Column

【 厚朴《こうぼく》の豆知識 】

基原植物のホウノキ

ホオノキの花は樹上の高いところで枝先に咲くため、近くで見ることはなかなかできませんが、本文で述べたとおり大輪で、芳香も豊かです。

白色の花弁に包まれる雌《し》ずい（めしべ）、雄《ゆう》ずい（おしべ）はともに多数です。ホオノキが属するモクレン科の花は、このような原始的な形態を保っていると考えられます。

ホオノキの花には蜜はありませんが、その強い香りで昆虫を誘引します。花以外にも葉や樹皮などに香りを有することがよく知られており、朴葉味噌《ほおばみそ》など、香りを利用した郷土料理があります。

前ページの写真はシナホオノキです。

にブレーキをかけることができます。

厚朴のリグナンであるマグノロールは、胃液分泌抑制や鎮静作用を持ちます。リグナンとは精油成分であるフェニルプロパノイドが2分子結合したものです。精油の骨格を基本としながら結合したことで、重くなったため香りません。そのため、リグナンが他の精油とかかわることで、精油が津液に偏ってはたらくようになります。そもそも「気剤の権輿」とされながら、半夏厚朴湯には津液の段階にはたらく生薬が配合されています。発散だけではなく、からだの深い部分の循環を目標とするときは、気の段階の病であっても津液の段階を無視できません。

また、厚朴はホオノキの樹皮です。樹皮の外側には硬いコルク層がありますが、ホオノキの樹皮の内側は艶やかで柔らかいです。薬用部位ではないですが、幹の中心の材は緻密でありながら軽く柔らかです。更年期の症状は、加齢による変化にからだ全体が対応できないことで起こると理解ができます。厚朴の外側が硬く、内側がしなやかである性状と、そのほかの成分とのかかわりによって深部で循環を促す精油は、からだに鎧を着せて外界からいったん守っておき、その間に内側で生じている不均衡を循環によって解消させるようにはたらきかけるのです。

36

辛夷《しんい》

Magnolia flower

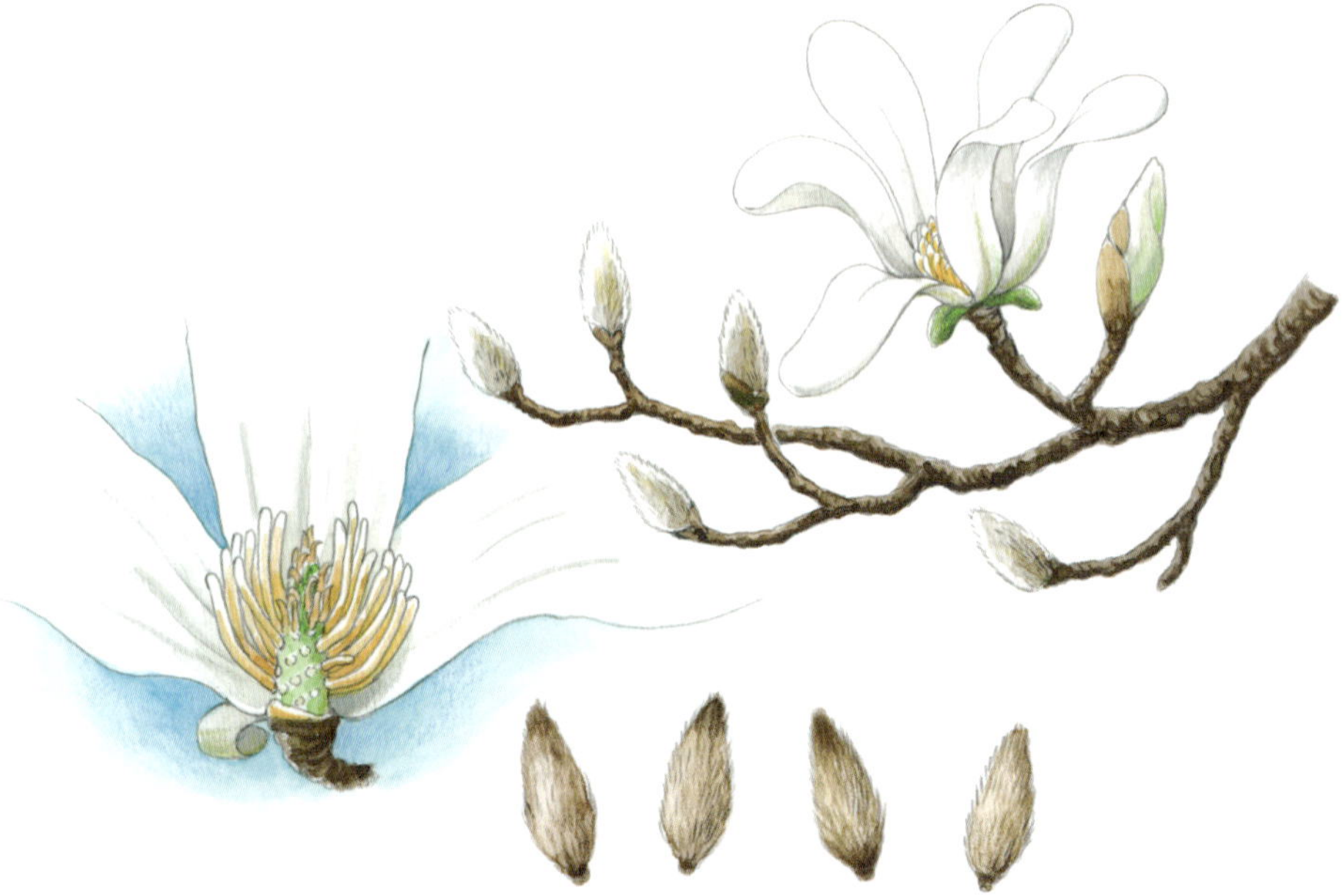

開竅薬　蓄膿症・副鼻腔炎　眼精疲労

蕾の開竅薬

辛夷《しんい》はコブシとも読みますが、いくつかのモクレン科の植物を基原としており、中国産のものと日本産のものとでは種が異なります。厚朴と同じモクレン科の植物ですが、厚朴が樹皮を利用するのに対して、辛夷は開花前の花の蕾を用います。成分にはシトラールや、サフロール、シネオールなどの精油が含まれることが知られ、このうちシトラールはアルデヒドであり、シネオールはユーカリ油に含まれるもので強いはたらきを示します。また、アルカロイドもわずかに含んでいます。辛夷は九竅《きゅうきょう》を開く開竅《かいきょう》薬であり、鎮痛、鎮静薬として、頭痛や蓄膿症に用いられています。

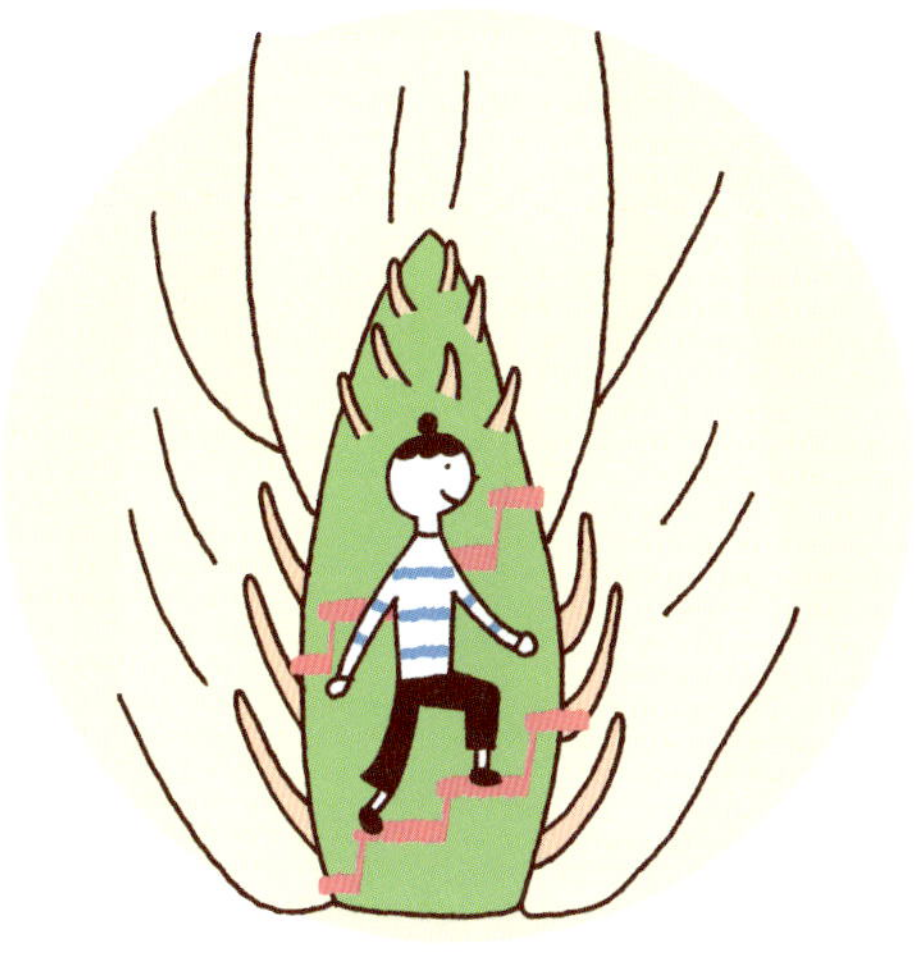

天気に通ずる生薬

　辛夷の基原植物になるモクレン科の植物は、早春の時期に上向きに蕾を立てて、天に向かって花を咲かせます。コブシなどは、ソメイヨシノの花よりも少し早く咲き、こちらも葉をつける前に大型の花を咲かせ早春を鮮やかに彩ります。

　モクレン科の花は原始的な形態を残しているとされています。よくみられる花は、がくや花弁、時には雄《ゆう》ずい（雄しべ）や雌《し》ずい（めしべ）の数が決まっているものでありますが、コブシなどはいずれも多数で不定であり、そればかりか花弁と雄ずいの間には両方の形態が混じったようなものまであります。これらの花では、花弁から雄ずい、雌ずいとまるでらせん階段を1段1段上るように、連なって並びながら一つひとつつけていきます。この階段を上る途中で花弁と雄ずいが切り替わるときに中間的なものがみられるのです。

　春の陽気に感応し、らせん階段をつくって天に向かって咲く花の蕾は、天気に通ずる道をからだに提示するはたらきをもちます。また、蕾には開花を待つエネルギーが蓄えられており、そこに閉じ込められた精油は天気を通ずる道を開通させます。

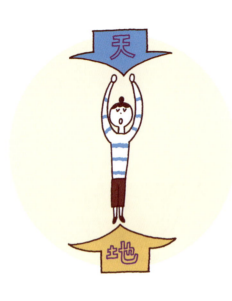

天の気と地の気の調和

天気に通じさせるはたらきを持つ辛夷ですが、全体としてはからだの自然治癒力との調和を欠く傾向にあり、対症療法的な動きをする生薬とも言えます。

辛夷はアルカロイドを含みますが、同じモクレン科の厚朴（p.168）でも述べたように、生理活性が明確なものほどからだの自然治癒力の方向性を無視することもあります。また、辛夷の主要成分を精油とみたときにも問題があります。前述のように辛夷の基原植物は諸種あり、中国と日本で異なる種を用いていたり、国内だけでも基原植物となり得るものがいくつか存在します。国内における辛夷の精油成分を調査した報告がありますが、成分が地域によって不連続にバラつきがみられるということでした。地域差がみられるということは、「その生薬が万人に共有せられる安定した大地の気を持っていない」とみなせます。

また辛夷は、天地との関係でいえば天の気に通じるはたらきばかりが強すぎて、地の気をうまく取り入れられなくなる傾向にあると言えます。同じ蕾の生薬に丁子《ちょうじ》（p.38）があり、開竅薬として用いられますが、丁子の場合には花の根元にある花床《かしょう》の部分が堅固で強い精油を蕾に留めておく、しっかりとした地盤があります。このため天地の気の両面に対応したはたらきをすることができるのです。それに対して、辛夷の蕾は脆く崩れやすいです。丁子と比べて強い芯がないことで、天地のバランスがとれた状態をからだに提示しづらい生薬と言えます。

辛夷を配合する処方には、葛根湯加川芎辛夷《かっこんとうかせんきゅうしんい》や辛夷清肺湯《しんいせいはいとう》があり、蓄膿症や副鼻腔炎に用いられています。この使用法は対症療法的な位置づけにあるとみられます。そのほか辛夷の活用法として挙げるとすれば、九竅のひとつである眼精疲労に対するツボ療法が考えられます。疲労といっても積年の慢性的な疲労に対しては不向きですが、一過性のものであれば、目の付近の要穴を選んで、ワセリンなどでといた軟膏を塗布しておくことで症状の改善が見込まれます。

体質や個々の自然治癒力をあまり考慮しないところは、ちょうど、鍼灸でいうところの特効穴に近い使用法と理解できるでしょう。鍼灸治療においても、特効穴は症状の寛解や変化をもたらすきっかけを与える点では有効ですが、それだけでは根本的な治療に至りません。見方はさまざまであっても、からだに天地の気のバランスをもたらすような調和のとれた治療法があってこそ、根本的な治癒に結びつくでしょう。

37

麝香《じゃこう》

Musk

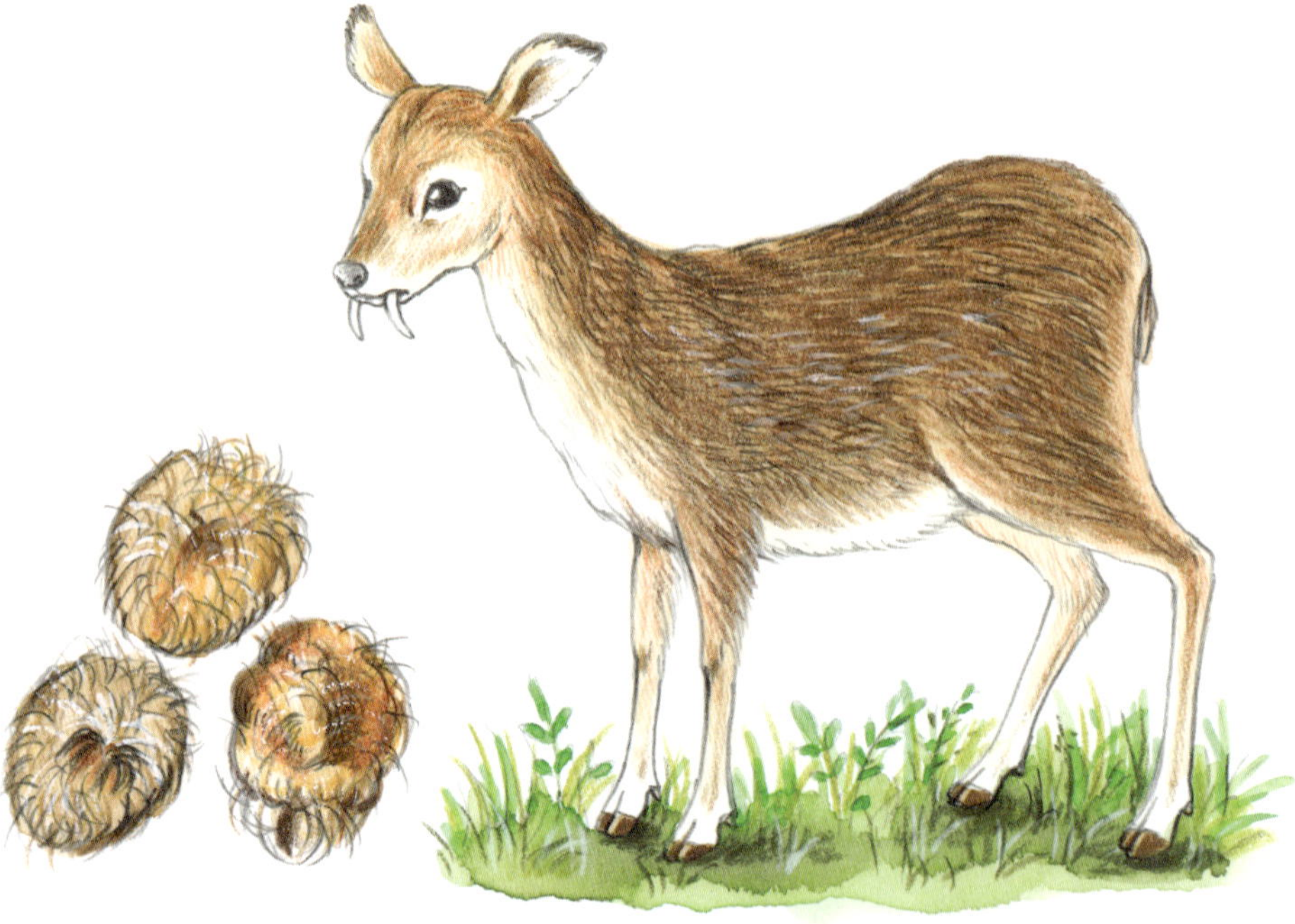

ムスク　動物生薬　気つけ・強心薬

重い香りの高貴薬

麝香《じゃこう》は雄のジャコウジカの下腹部にある麝香嚢（musk pod）のなかの分泌物を乾燥させたもので、生薬や香料として珍重されてきました。麝香を得るためジャコウジカを殺して麝香嚢を採取していたため、乱獲によって絶滅が危惧されており、今日ではワシントン条約により商業目的での国際取引が禁止になっています。

麝香の香りの成分はムスコンで、大環状のケトンという特殊な構造をしています。麝香の香りはずしりと重く、うっかり鼻を近づけすぎると強い香りにむせかえり、しばらく鼻の奥に残ったような感覚が続きます。日常生活では感

Column

【麝香の豆知識】

伝統薬と麝香

麝香は国際取引が禁止されているため、いずれは国内のものがなくなって使えなくなってしまいます。ジャコウジカを飼育して増やそうとしようにも、普段は単独行動をしているようで、なかなかうまくいかないようです。

伝統的な売薬には麝香を配合しているものが多く、欠かすことのできない生薬です。伝統薬には文化的な価値もあるでしょう。これらを保存していくためには大きな努力が必要となっています。

じることがない香りの感覚を得ることがあります。今日香料として一般に流通するのは合成のムスクであり、ムスコンとは構造が異なるものの、同じような香りがあることから代用されています。

麝香は気つけ、強心、開竅《かいきょう》薬として、六神丸《ろくしんがん》や奇応丸《きおうがん》といった伝承薬に配合されています。また、ジャコウジカはチベットやネパールなど標高が高い地域に生息しているものが良品とされ、普段は単独行動をしていると考えられ、雄の麝香の香りがメスを誘引していると考えられ、媚薬としても扱われました。

生命の根元を奮い立たせる

麝香は伝承薬のなかでセンソ(p.48)と並ぶ代表的な気つけ、強心薬です。センソは膻中を定めて強心をしますが、麝香は下極の精にはたらきかけて生命力を活性化させます。人里離れた森に住むジャコウジカの下腹部にある麝香は、からだの陰部や下極にはたらきます。また、強い香りは九竅《きゅうきょう》を開く開竅薬となりますが、特に下陰に開竅し、普段は隠れて表には出てきていない生殖器を含んだ生命の根元的な部分にはたらきかけます。こうして、麝香は気つけ、強心薬となり得て、時として生命力を奮い立たせ、起死回生の効を得ます。

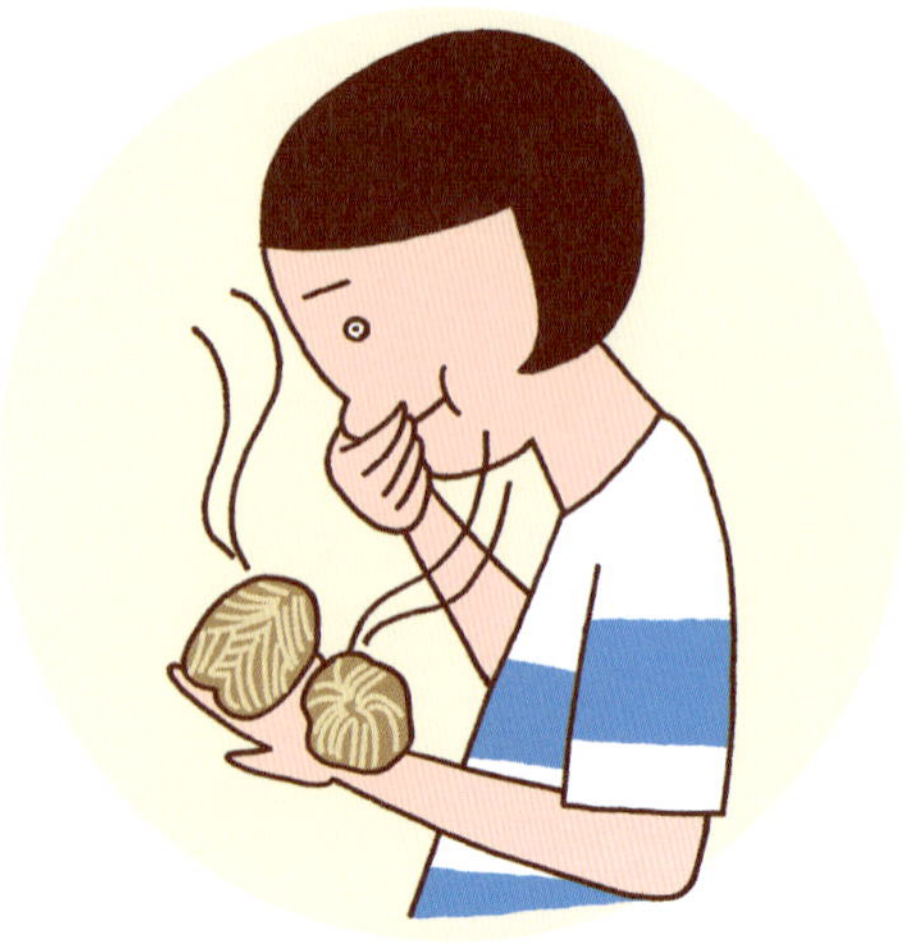

麝香はメスを誘引する香りとして催淫薬、媚薬とされますが、媚薬としての麝香が効果を示しやすいのは、日頃から、からだを置き去りにして頭を使いすぎ、知性にかたよった生活をしてストレスを抱え込んだために精力が減退した人です。こうした人に対して、からだの奥深くの根元的な下極の精にはたらきかけることで、隠されていた自身の生命力に気づかせます。

無意識層にはたらきかける

麝香は下極にはたらく開竅薬ですが、下極の精は脳髄につながっており、脊髄を介して脳を活性化させます。頭部における九竅は感覚器ですが、麝香の非日常的な香りに呼びさまされると、脳髄の精と下極の精が交流し、五感という範疇を超えて開眼するきっかけを得ます。しかしながら、このようなはたらきを安易に期待することは問題を生じやすいことも理解しておかなくてはいけません。

麝香が賦活化する下極は、通常からだの奥底に隠れているもので、いわば無意識層にあたるまで深いところにあります。麝香による覚醒は下極を動かすことから、必ずしも理性的な面が主導して行われるとは限りません。精神面での覚醒を目標とするときには、治療者側に十分な見立てと配慮を要し、それを志す者にも無意識層の鍛錬が必要とな

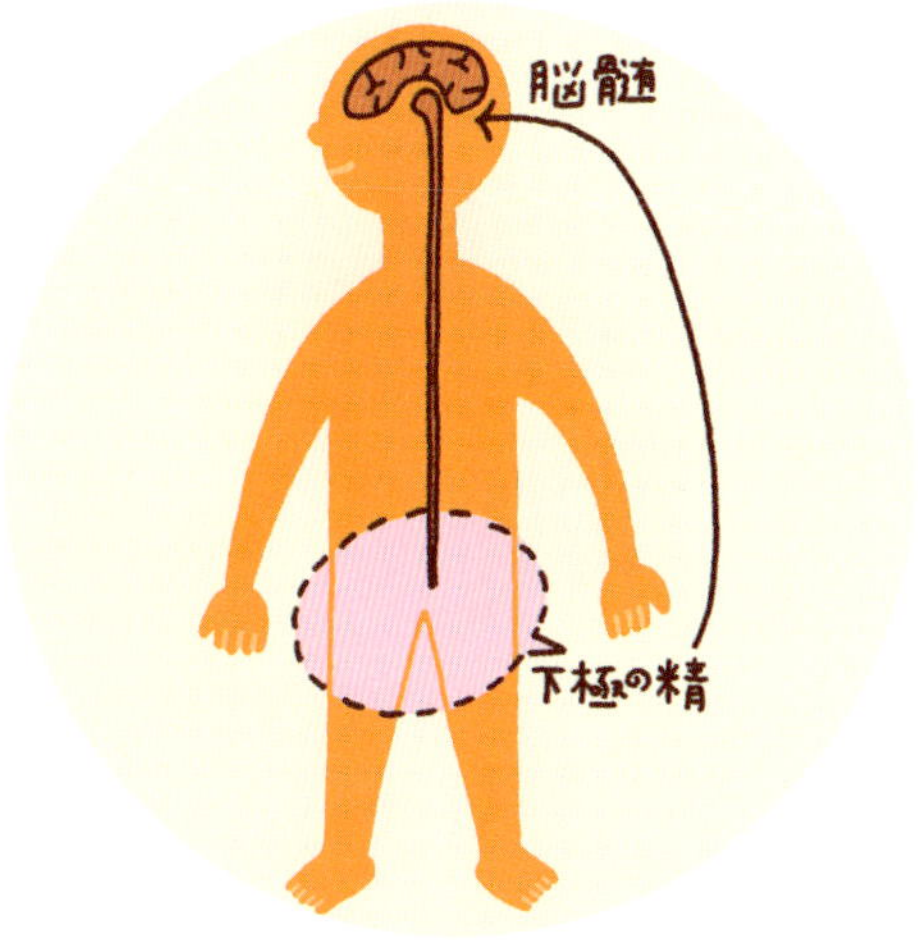

ります。

麝香はムスクと称され、古来、高貴な香料としても親しまれてきました。香水をからだにまとうのは欧米や中東地域に広くみられ、その使用量は個人差や民族、文化の違いが影響しやすいです。香りには「馴れ」が生じやすく、普段から香水を使う人には気にならない程度のにおいでも、周りの人にはきつい印象をもたれることがあります。合成のムスクは香水のほか、洗剤や化粧品など頻繁に使われるようになってきています。

天然でも合成でも、ムスクの香りを普段から嗅いでいる人には、麝香の香りは下極の精を活性化させるような非日常的な香りにはなりません。今日では、合成ムスクがあまりにも多量に使われているため、環境中に流れたり、からだに蓄積して影響を及ぼしているという懸念があります。

麝香がはたらきかける生命の根元は、からだの深くにひそかに蔵しておくものです。環境ホルモンという概念ができて久しいですが、本来、深く重い麝香のような香りに日常的に暴露されていては、いざというときに奮い立たせる生命の力を失うことになるのかもしれません。

線香

複雑な香り

無意識層にはたらきかける

38

木香《もっこう》

Saussurea root

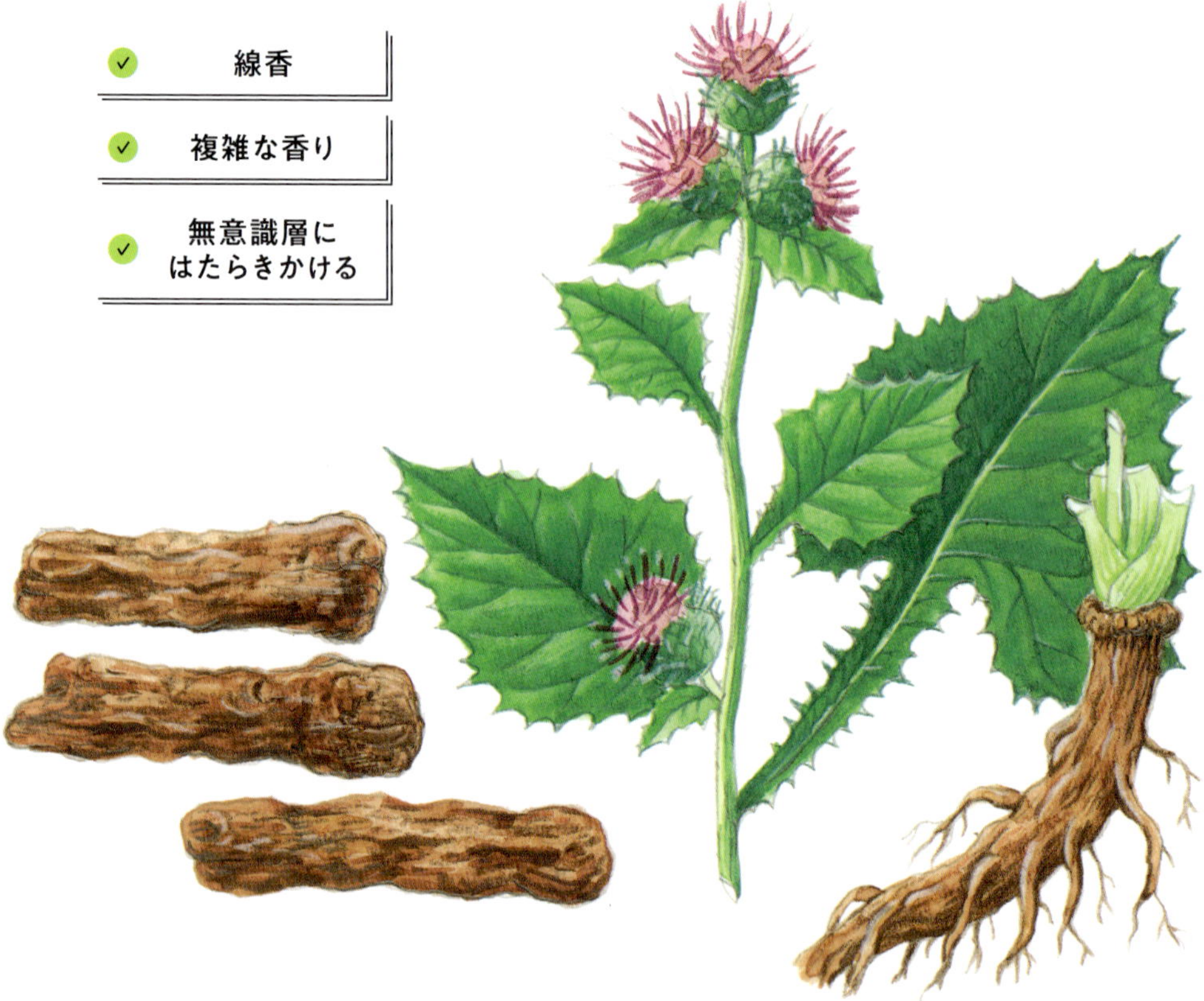

ヒマラヤ山岳地域の香料

木香《もっこう》の基原植物である*Saussurea lappa*は、ヒマラヤ山岳地域のカシミール地方に産するキク科の多年生植物です。根に多様なセスキテルペノイド、およびアルカロイドを含んでおり、その名の通り芳香があって、生薬、特に香料として珍重されてきました。線香などに配合され宗教上でも利用されています。高山地域に産する木香ですが、中国伝統医学に取り入れられた歴史は古く、『神農本草経《しんのうほんぞうきょう》』に収載されていたとみられます。我が国においても、正倉院に当時の木香が貯蔵されており、やはりかなり早くから貴重な香薬として伝来したとみることができます。

木香には代用薬があり、同じキク科の植物や、ウマノスズクサ科の植物のものが類似の香り、薬効があるものとして利用されています。このように代用薬が多いことも、木香が貴重な香薬であるということを示しているでしょう。

今日では野生の木香が絶滅の危惧にあり、麝香《じゃこう》（p.176）と同様、国際取引が禁じられていて、カシミール産のものが国内で手に入ることはまれです。

重い香りの理気薬

木香の香りは強く、理気薬として気の循行を促し、芳香性の健胃薬として用いられます。木香に含まれるセスキテルペノイドは、カミツレ（p.144）でも採り上げたように、比較的重い精油の部類に入ります。

さらに、木香はこのセスキテルペノイド類が多種類含まれ、多様な精油成分による複雑な香りを有しており、麝香ほどではありませんが香りを嗅ぐと残香感があります。重い精油であるセスキテルペノイドが気を発散させるよりも、からだの内部の気の循行をさせたり、精のレベルや血に近い部分にはたらきかけます。

漢方処方においては、木香は女神散《にょしんさん》などの婦人薬や加味《かみ》帰脾湯《きひとう》などの補剤などに配合されています。また、近年で

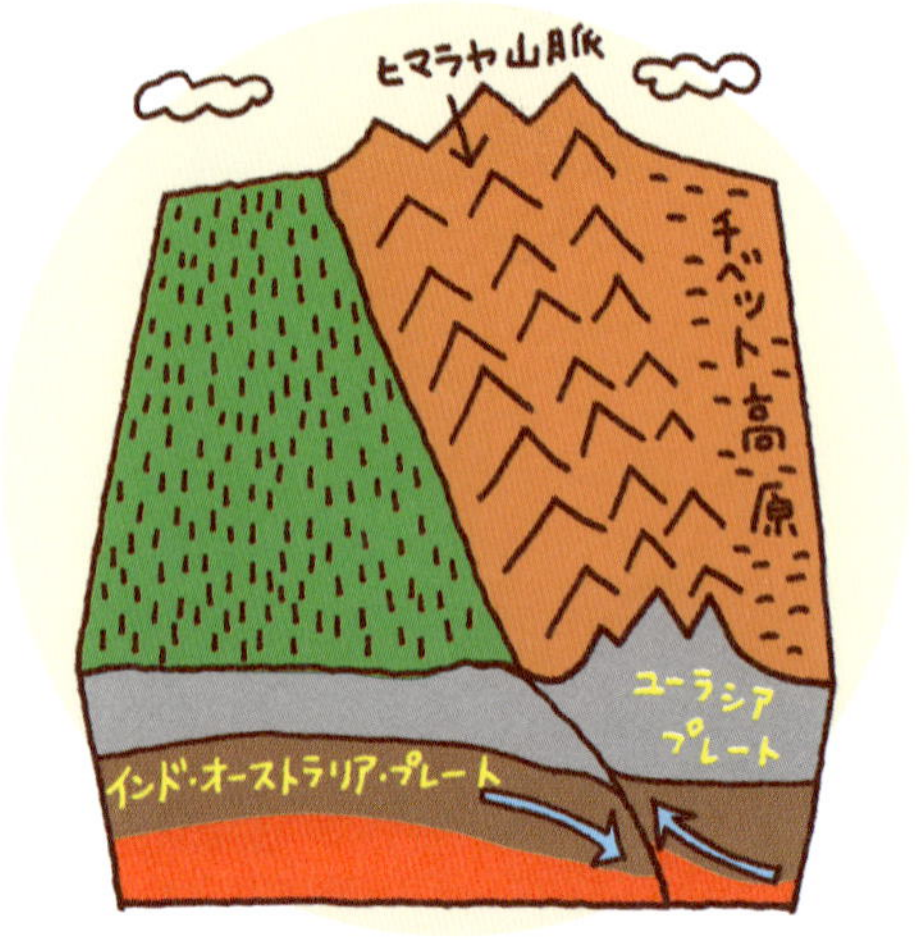

は木香に血管を拡張させる作用があることや、抗菌活性があることが明らかになっています。

複雑な香りと無意識の断片

木香の香りの特徴は重い香りであることと、その香りの成分が一様ではなく、近い構造を持ったいくつものセスキテルペノイドによっていることです。木香は無意識層に近い深い部分にはたらきますが、木香のこうしたはたらきを伝統医学は生かしきれていないように思われます。

良品の麝香や木香は、ヒマラヤの標高が高い地域に産します。周知のように、ヒマラヤは大陸同士がぶつかり合って隆起してできており、この地域の大地は本来低い土地であったものが天近くまで押し上げられています。天地の気の観点でいうならば、地の気が高くまで届いた地域です。からだで考えると、脳髄のある頭部と、下極の精は脊髄を介してつながっていますが、通常はそれほど自由に交流し得ません。ここでは、脳が意識をつかさどり、下極の精は無意識層にあたります。

大地が押し上げられたヒマラヤ山岳地域に産する麝香や木香は、からだにおいて脳と下極をつなげるようにはたらきます。麝香は強い香りにより、下極の精に強い親和性を持ち、脳と下極との交流を活発化させます。一方、木香は

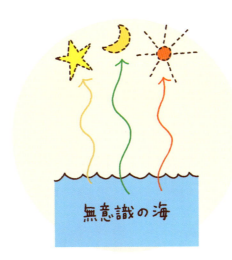

下極の精から無意識層にはたらきかけるのですが、人は自身の無意識について断片的にしか触れることができません。

　この最たる例が夢であり、つじつまが合わず象徴的に投影されます。木香の多様な香りが下極の精にはたらきかけるとき、無意識層から断片的に精を浮かび上がらせます。そうして投影させたフラグメントを意識下でつなげて、再構成を促します。治りづらく、複雑な疾患になれば、無意識層に問題を抱えている場合が多く、治療のために多かれ少なかれ、この部分へのアプローチは必要となってくるでしょう。しかし、麝香の解説でも触れたように無意識層にはたらきかけることは、意図しない結果に結びつくことがしばしばあります。木香が浮かび上がらせる無意識のフラグメントも予想することは困難であり、それをつなげても正しいとは限りません。このあたりの精神の深い部分で、試行錯誤を繰り返すのはそれなりの危険を伴います。

　ヒマラヤ山岳地域は仏教をはじめとして、宗教をはぐくんだ地域です。伝統医学では扱いづらいのに対して、宗教上では無意識層の問題を扱うのは当然であり、木香が線香に配合され儀礼に用いられるのも理解できます。

39

白檀
びゃくだん

Sandalwood

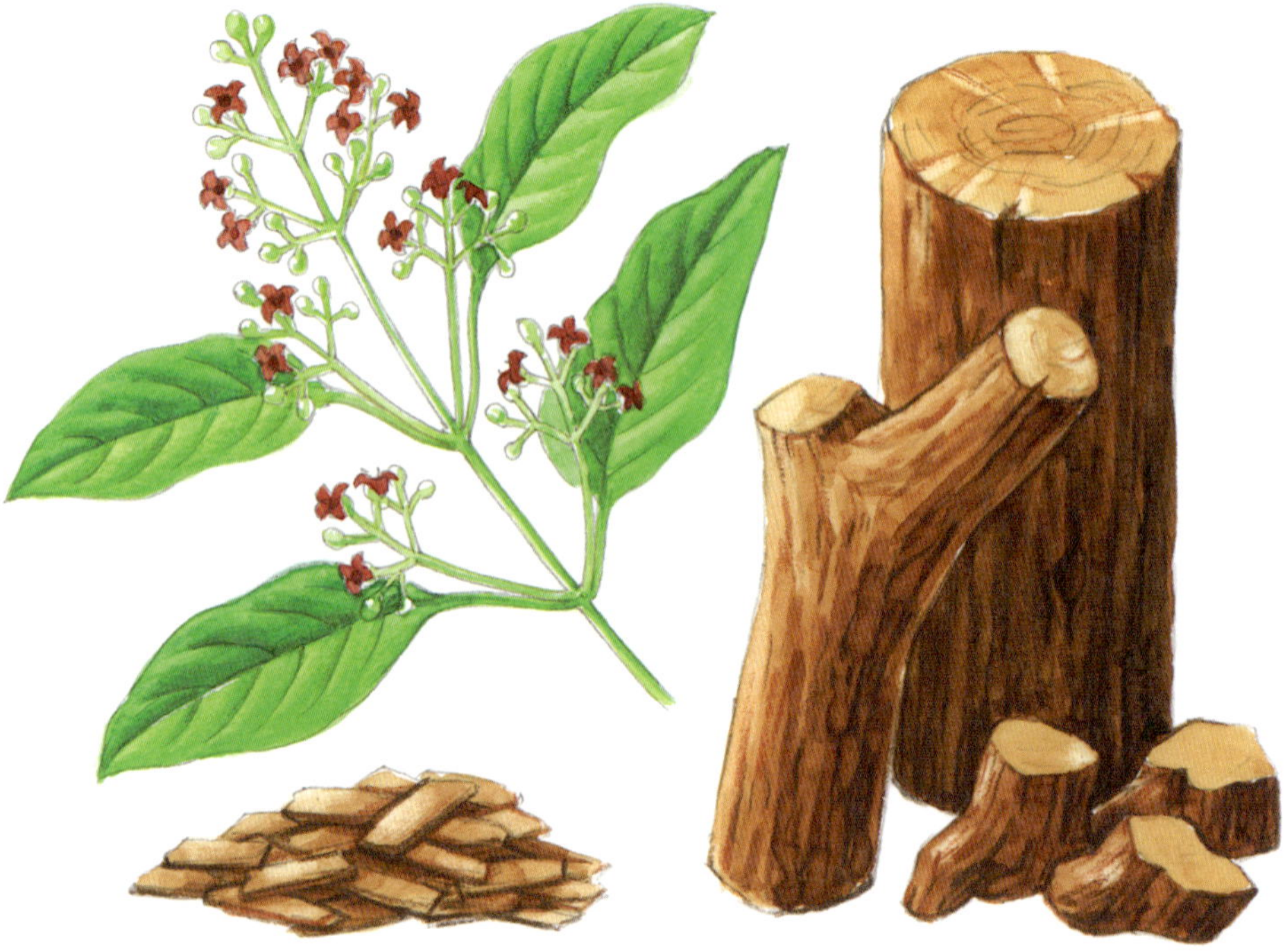

✓ 半寄生植物　✓ 経脈の深さと位置を探る　✓ 生命の根幹に香る

半寄生の香りの生薬

ビャクダン科ビャクダンの材は、白檀《びゃくだん》として香料や生薬として用います。ビャクダンは半寄生植物であり、成長の段階において地中でほかの植物の根を探り、自らの光合成以外にも寄生して栄養を得ます。

白檀は優雅な香りを持つことから、香料として珍重されてきました。白檀がほかの香料や生薬と異なるのは、用いる部位が材ということです。木の幹の部分を利用するとき、通常は幹の形成層の外側の樹皮の部分に有用な成分が含まれていて、薬用部位となることが多いです。中心部の材は植物体を支えるための堅固な構造で、有用な成分は少ない

Column

【 生薬と臨床をつなぐ 】

白檀と乳香のツボ療法

白檀は高価ですが、サンダルウッドとしてエッセンシャルオイルが流通していて利用しやすいです。本文に示したように、白檀は水平軸を提示するものです。一方、先述した乳香《にゅうこう》（p.160）や没薬《もつやく》（p.164）は根元《こんげん》に封じられた香りですので、からだに垂直軸を提示するといえます。白檀と、乳香・没薬を組み合わせたり使い分けたりするだけでも、幅広いツボ療法が可能となるでしょう。

です。白檀は材の部分に香りを有しているという特徴があり、その材が緻密なため、香料や生薬以外にも仏像や精微な彫刻を施した扇子などにも用いられます。

からだの水平軸と経脈

白檀の香りの成分は、セスキテルペノイドです。本書でもたびたび触れているように、テルペノイドのうち炭素数が15のセスキテルペノイドは比較的重い部類に入り、香るか香らないか中間的な性質を持ちます。白檀は重い精油ですが、材から安定して香りを発し、からだの上焦、中焦、下焦で言えば、中央の中焦に安定してはたらきかけます。これはからだに水平軸の基準線を与える意味合いを持ち、精神面にバランスをもたらします。

前述したとおり、白檀は半寄生植物の材です。地中で他の植物の根を探し当てる性質は、からだで言うならば、ちょうど経脈を探り当てることにつながります。加えて、白檀は年輪が細かく、非常に緻密な材を持っています。鍼灸治療において経脈を探るのはもちろん、鍼を刺入する深さを決めるのも非常に微妙な感覚を要します。白檀には安定して香る精油があり、その材は幾層もの年輪が刻まれた緻密な材であるため、経脈の深さと位置を探ることに適しており、白檀やその精油をツボに当てるツボ療法を行うと、安

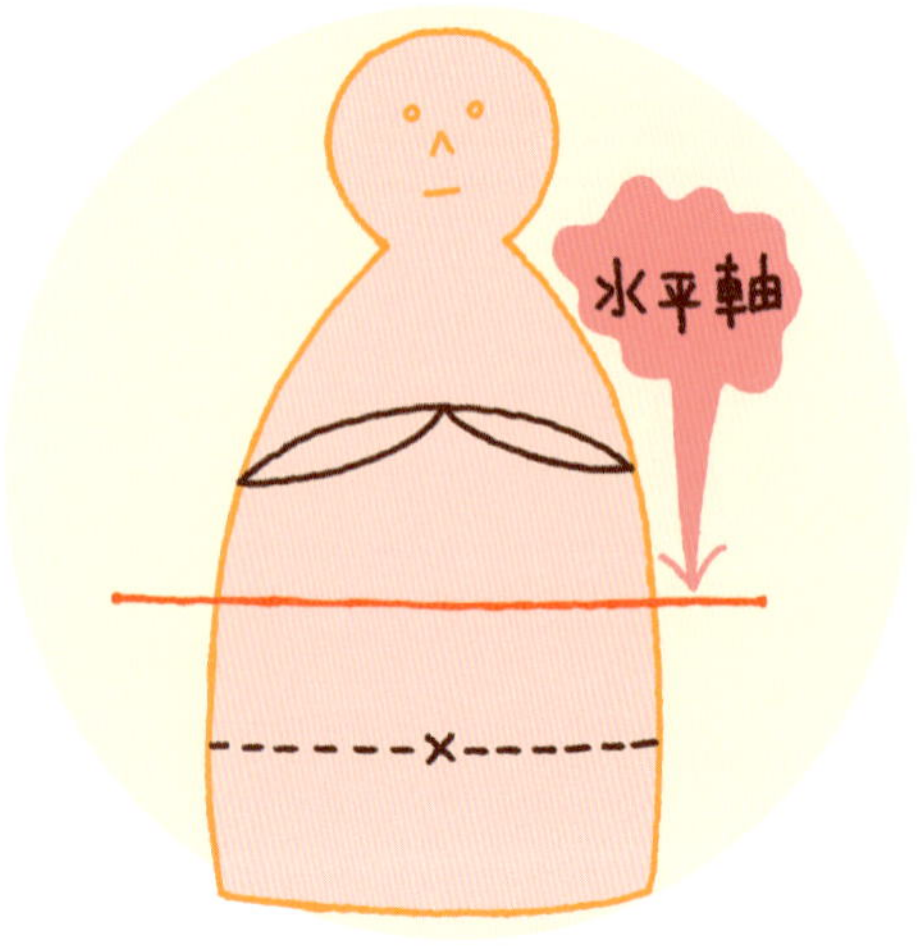

定してその経脈にはたらきかけることができます。

材から香る生薬

木の幹を使う生薬の多くは樹皮を用いますが、ここでいう樹皮とは、細胞分裂をしている形成層より外側の部分です。形成層の外側には師部と言われる糖類など植物からすると代謝産物を運ぶ組織があり、そのほかにも、生薬の薬効成分となり得るような2次代謝産物を多く含みます。一方、形成層より内側には、木部があって、根から取り込んだ水を運ぶ役割を持ちます。道管は死んだ細胞でできており、堅固な細胞壁で水の通り道となっています。そのほか、植物体全体を支えるのも形成層の内側にある材の部分の役割です。形成層より内側の部分は、生命の維持に必要な水を運び、植物を支える柱となっていることから、生命の根幹の部分と言えます。白檀はこうした生命の根幹から香りを発しています。

精油を含む生薬は気の生薬として扱われ、「気分」というように情動的なものに結びつけて理解されることが少なくないです。しかし、白檀は生命の根幹に香る生薬のため、やや普遍的で、その人が本来持つ性質や体質にはたらきかけます。

それに対して自己のアイデンティティーは、自らが努力

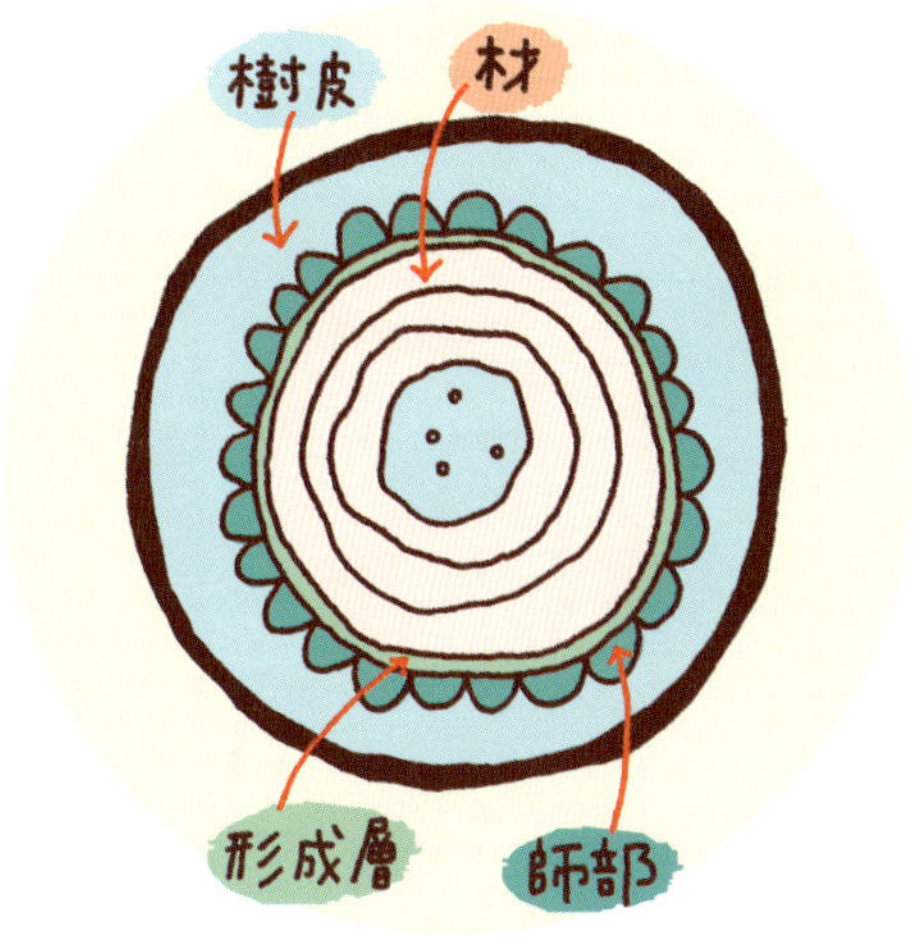

して得たものだったり、感性や信念のようなものによって支えられています。これらは万人に共有され得ない、個性として自ら認識するものです。生命活動にかかわる部分は広く共有されているものですが、植物の個体を特徴づける2次代謝産物はアイデンティティーのような存在であり、2次代謝産物を多数含有することが多い樹皮の生薬がこれにあたります。

確かに、個性を主張するもののなかには、人にはない素晴らしい才能も含まれているでしょう。しかし、あまりにも強すぎるこだわりや執着を持っていると、本来その人が持っていた生活のリズムさえも無視して、ついには健康に影響を及ぼしかねません。材の生薬であるビャクダンが提示するものは、材が担う生命の根幹であり、その人が本来持っている体質なのです。からだの水平軸を提示する、フラットな性質を持つ白檀は、際立った特徴を欠いていて、見方によっては刺激のないものに映ります。しかし、こだわりや執着によって苦しみが生まれているのであれば、白檀の基準を受け入れる価値はあります。

自身の生活習慣や偏った嗜好について内省することは健康を取り戻す第一歩ですが、このときに白檀は力強い水平軸としてからだを支えるでしょう。

40

沈香

Agarwood

じんこう

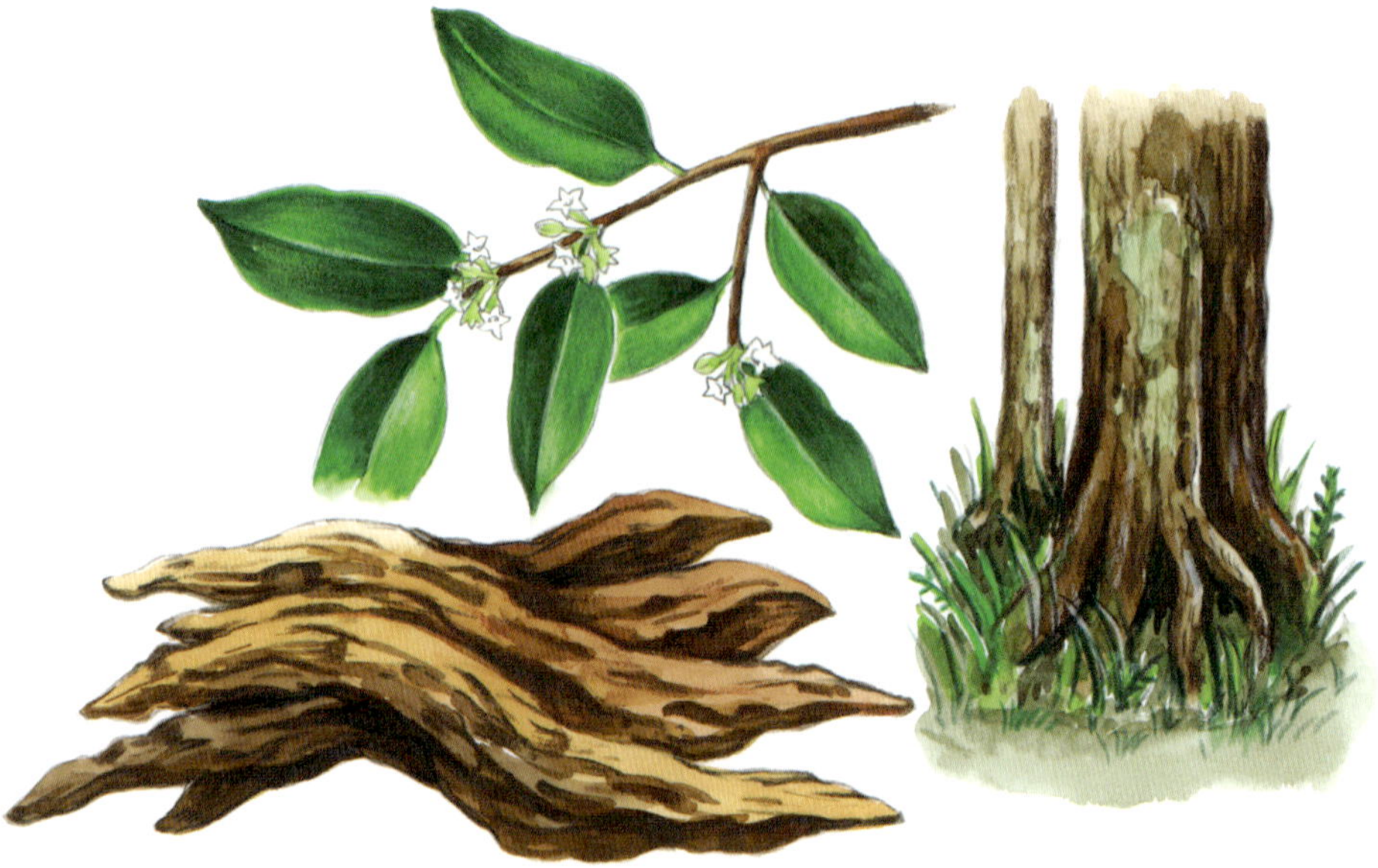

高価な薫香剤 | 蘭奢待 | 深い無意識層まで到達する

樹脂が浸透した香木

沈香《じんこう》はジンチョウゲ科のジンコウや、その近縁種の高木を基原とします。これらの植物は、そのままでは香料としての香りはありません。幹が虫害を受けたりして傷つくと、樹脂が材に浸出します。やがて枯死し、倒れたものが土中に埋まると、樹脂が浸出した部分以外の幹は朽ち果ててなくなってしまい、この樹脂が浸透した材だけが残り、年月を経て香木となります。

地中に埋まったものを掘り上げて採集するため、非常に高価な香料、生薬として取引されてきました。正倉院に収蔵される「蘭奢待《らんじゃたい》」が有名ですが、質のよいものは伽羅《きゃら》と称されて珍重されています。

Column

【生薬と臨床をつなぐ】

重い香りを用いること

沈香や木香《もっこう》（p.180）などは重い香りを持つ生薬は、無意識層にはたらきかけることができます。無意識層に問題がない人はいないと言ってもよいでしょうし、こうした生薬は魅力的ではあるのですが、むやみに用いるのは危険を伴うでしょう。治療者も患者自身も思いもかけないものが無意識に潜んでいるかもしれません。龍骨《りゅうこつ》（p.300）の項も参考にしてください。

地中から掘り出された天然のものが良質とされますが、人為的に幹に傷をつけて樹脂を浸透させて採集する方法がとられることもあります。

水に沈む香木

沈香と称するように、よく樹脂が浸透した良質の沈香は幹の材を基原とするにもかかわらず、水に入れると浮かばずに沈みます。沈香の香りの成分はしっかりと樹脂に閉じ込められていて、そのままでは香ることはありません。香料として用いるときには乳香《にゅうこう》（p.160）のように、火にくべて薫香剤として用います。また、白檀のようにそのままでは香りを発しませんが、生命の根幹を支える材に香りを有するものでもあります。

沈香はもともと軽い材であったものが樹脂を含んでいるため、重くなり、水に沈みます。この「重くなり水に沈む」性質が、からだでは体幹の最下部である下焦、下極まで沈めるように鎮静させます。また、沈香は幹が傷つけられて樹脂が蓄積したものであり、樹脂は植物の体液と言えます。茯苓《ぶくりょう》（p.64）でも触れたように、精気論においては、精は津液が精錬されてできたものであり、樹脂が浸みこんだ沈香は体液としての精にはたらきかけます。

一般に、鎮静にはたらく生薬は、リラックス効果がある

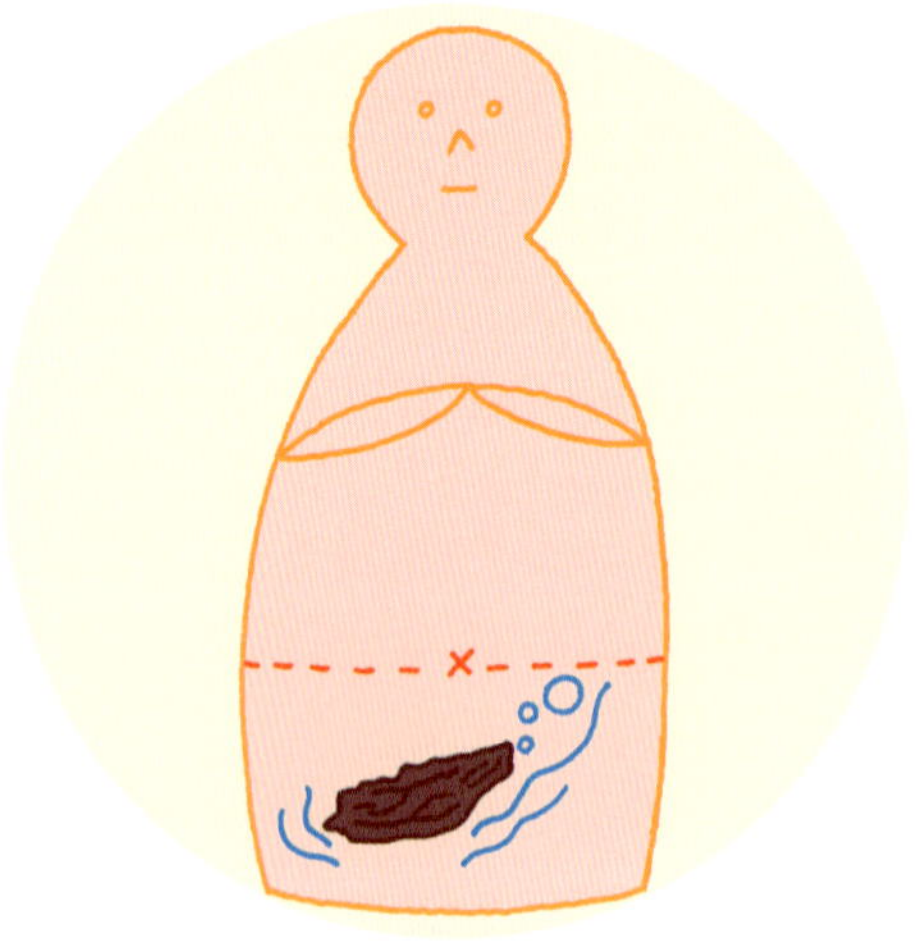

などと理解されますが、実際には深い鎮静をはたらきかける生薬の扱いは難しいと言えます。なぜなら精は不用意に動き回ってはいけませんが、一面ではからだを滋養し、活動させる根源です。深く沈ませすぎてもいけないですし、深くなりすぎると直接その人の無意識層を扱うことになり、混沌とした無意識のなかでは解決への道すじを失うことになりかねません。その点、沈香は比重が重く、下極まで沈降させても薫香薬としての香りを有し、発散する精油としての性質が、沈んだままの状態にさせず、そこから脱して浮かび上がらせることができます。

朽ち果てず残された材

沈香は樹脂の浸透したところが、幹が倒れたあとも土中で年月を経て残り、香りを持つようになります。残りの大半の部分は、そのうちに朽ちてなくなってしまいます。沈香は植物体全体からするとほんの一部であり、自らの多くの部分を失ってできているということです。沈香が鎮静薬としてはたらくとき、下極の精まで沈んで、深い無意識層まで到達するわけですが、各々が抱える無意識層の問題は、そのほとんどが断片的で、それが起こった原因すらはっきりしないものが大半でしょう。

沈香は幹全体から切り離された存在であり、大部分を喪

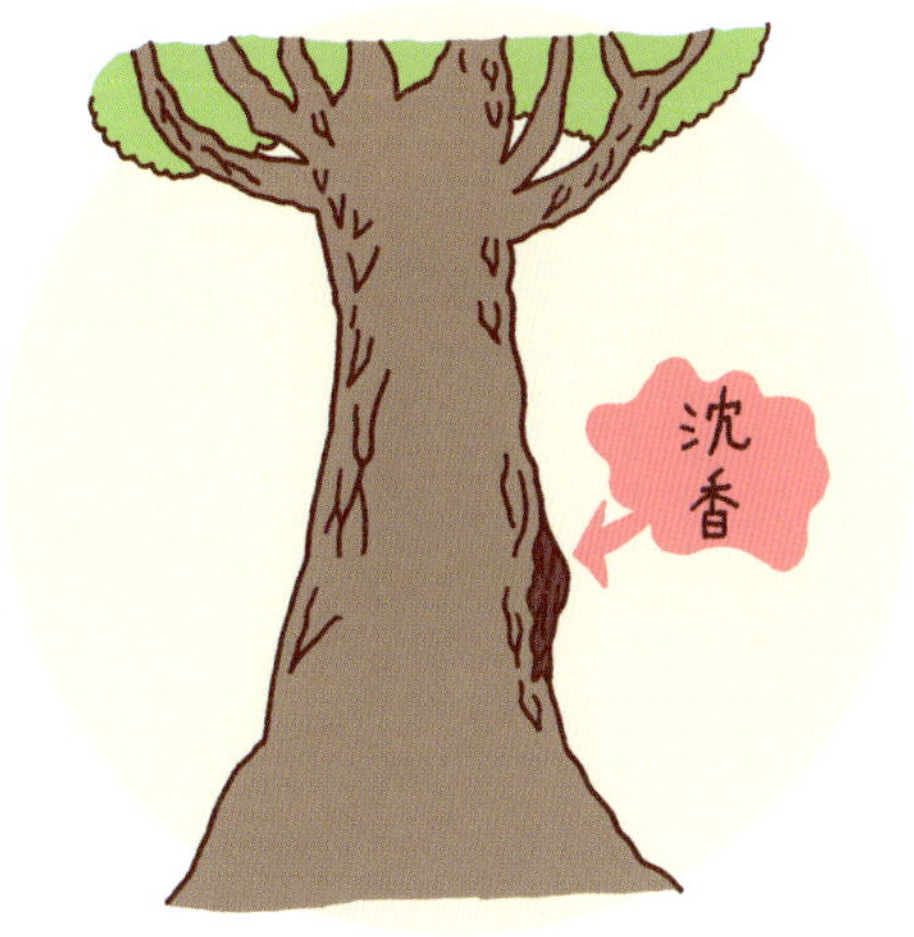

失しています。また、長い年月を経ているため、掘り出されて採集されたときには、残って沈香となった部分が、もとの植物の一体どの部分であったかなど到底わかりません。沈香ができるためには樹脂が材に浸透する必要があるわけですが、その樹脂が出るのは幹に傷が入ったときであり、その意味では沈香は「傷の痛みを受けて生ずる」と言えます。

同じく無意識層にはたらきかける生薬に木香《もっこう》（p.180）があります。木香が「無意識層からいくつかの断片を浮かび上がらせて、安定した香りによって結びつけることが得意」なのに対して、沈香は「無意識層で孤立してしまった断片」にはたらきかけます。

何らかの傷やストレスがあったときに生ずる無意識層の断片は、長い年月を経ることでその全体像を失い、もともとなんのためにそれが生じ存在していたかがわからなくなり、自己喪失とも言える状態になります。沈香は、自らも痛みを経験し、年月を経るなかで自己の大部分を失ってできあがった存在のため、自己喪失して孤立した無意識層の問題にはたらきかけます。さらには白檀《びゃくだん》（p.184）と同様に、沈香は生命の根幹を支える材に基原があり、「喪失した断片に安定した土台を与える」生薬と言えます。

41

細辛《さいしん》

Asiasarum

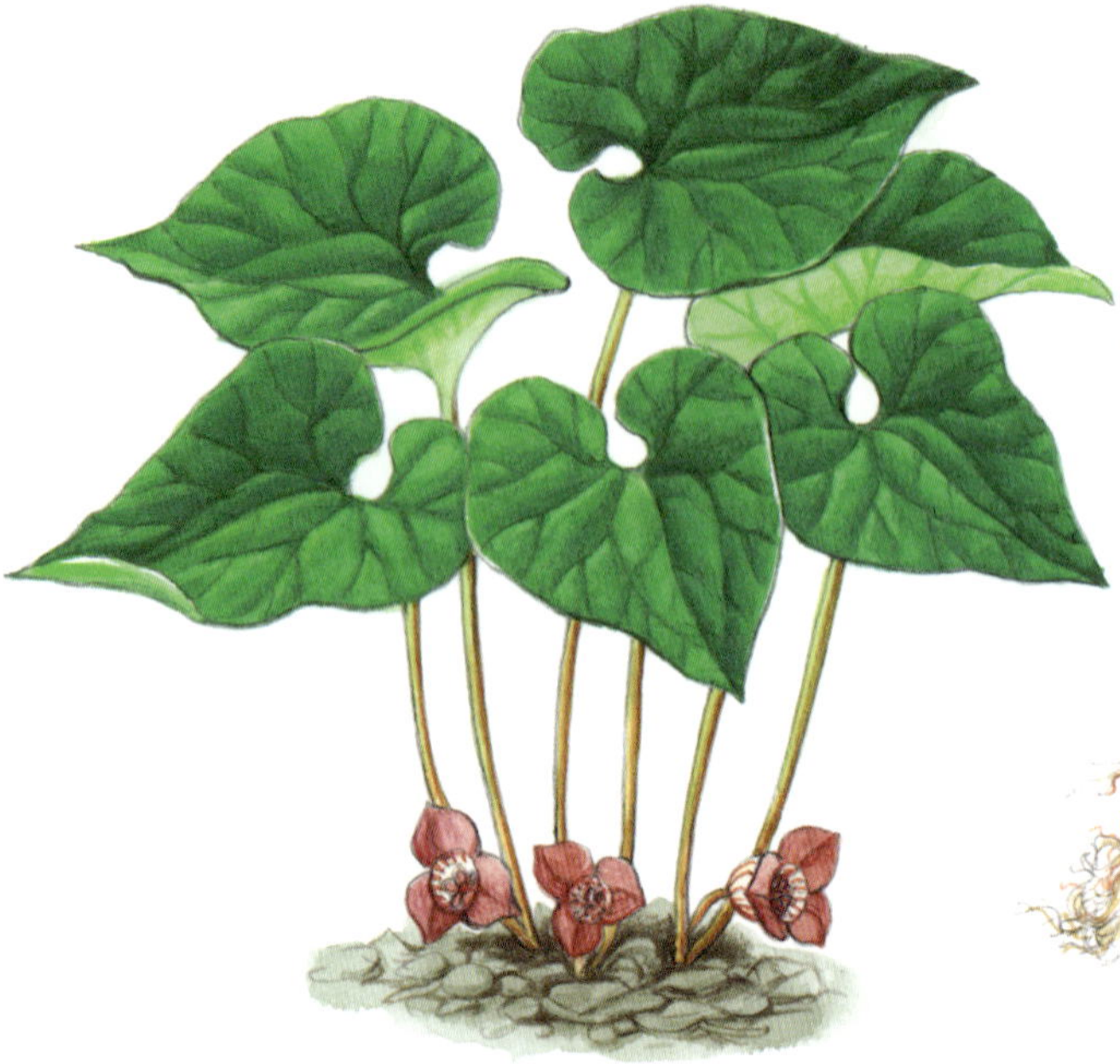

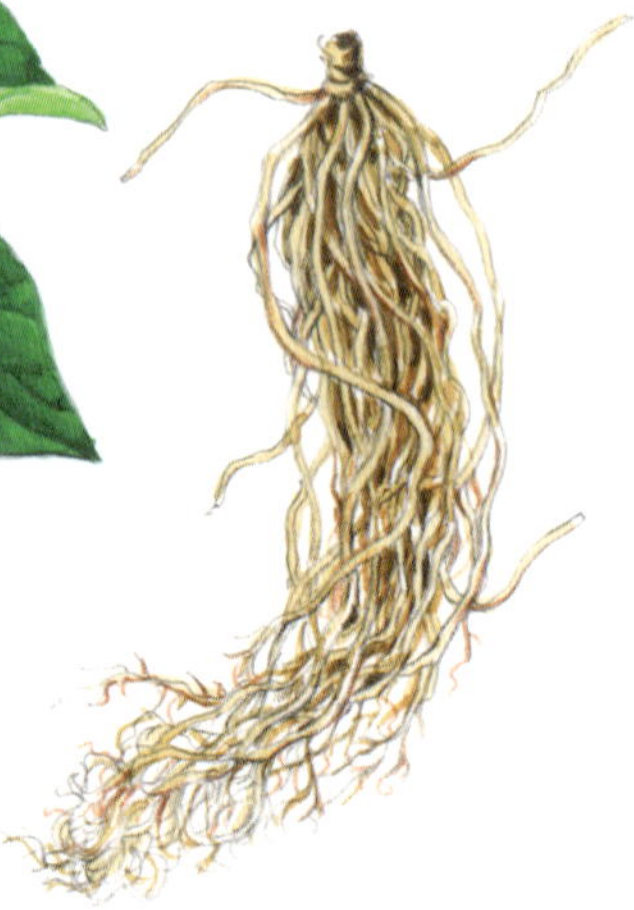

- 虫や小動物が種を運ぶ
- 開竅《かいきょう》薬
- 水の通り道を通じる
- 大地と向き合っている生薬

地表近くの生薬

細辛《さいしん》の基原植物は、ウマノスズクサ科のウスバサイシンなどで、地下部の根や根茎の部分を用います。ウスバサイシンは地上に目立った茎を伸ばすことはなく、葉も通常2枚だけ、地面から出します。そして地上すれすれに、花弁のない、がくが筒状になった目立たない小さな花を1つつけます。花期はまだ落ち葉が積もっている早春であり、その花はほとんど落ち葉に埋もれるため、花としての役割を果たすのか心配になりますが、その心配は無用です。受粉や種を運んでくれるのは、飛び回る虫ではなく、アリをはじめとした地上を主な生活場所にした虫や小動物であると考え

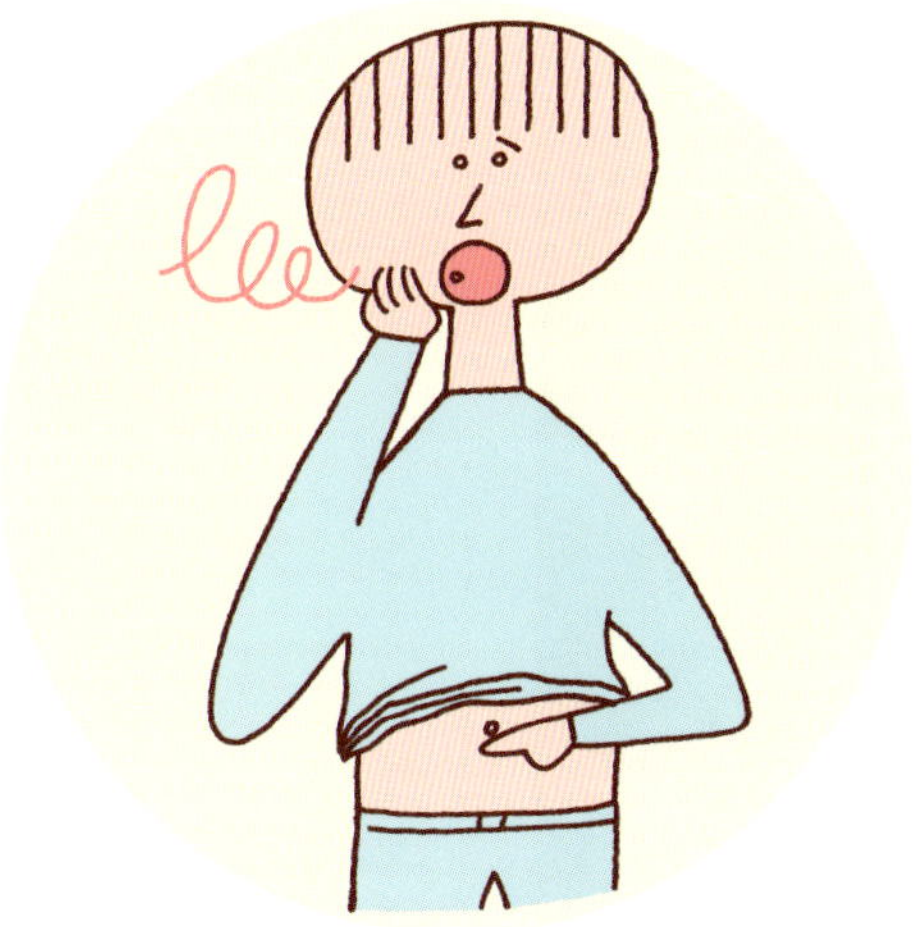

られているからです。

水の通り道を通じる香り

細辛は精油成分と辛味成分を含み、口に含んで舌の上に置いておくと、わずかな香りとともに舌をヒリヒリと麻痺させます。精油の成分は丁子《ちょうじ》(p.38)と近い構造をしていて、丁子がオイゲノールであるのに対して、細辛はそれにメチル基がついたメチルオイゲノールであり、開竅《かいきょう》薬として鎮咳、鎮痛、利尿薬とされています。

細辛の成分は丁子と類似の構造なのですが、両者の香りの印象は大きく異なります。丁子は熱帯の植物を基原とし、花がまだ咲く前の蕾を採取して生薬としたもので、開花を待つ、強く快活な力を香りを感じます。特有の香りを持ち、クローブと呼ばれて香辛料にもされています。一方、細辛は山深く、あまり日当たりが強くない土地に生える植物の地下の根や根茎の部分で、丁子ほど強い芳香はなく、香りは好みが分かれます。

丁子の精油は経脈において、気が鬱滞するのを通じるように、気に偏ってはたらきます。それに対して、陰湿な土地の地下部に蓄えられる細辛の精油は、水の通り道を通じるのに長けています。丁子で紹介したように、繰り返して長引く口内炎は、へそ、もしくはへその下に丁子や細辛の

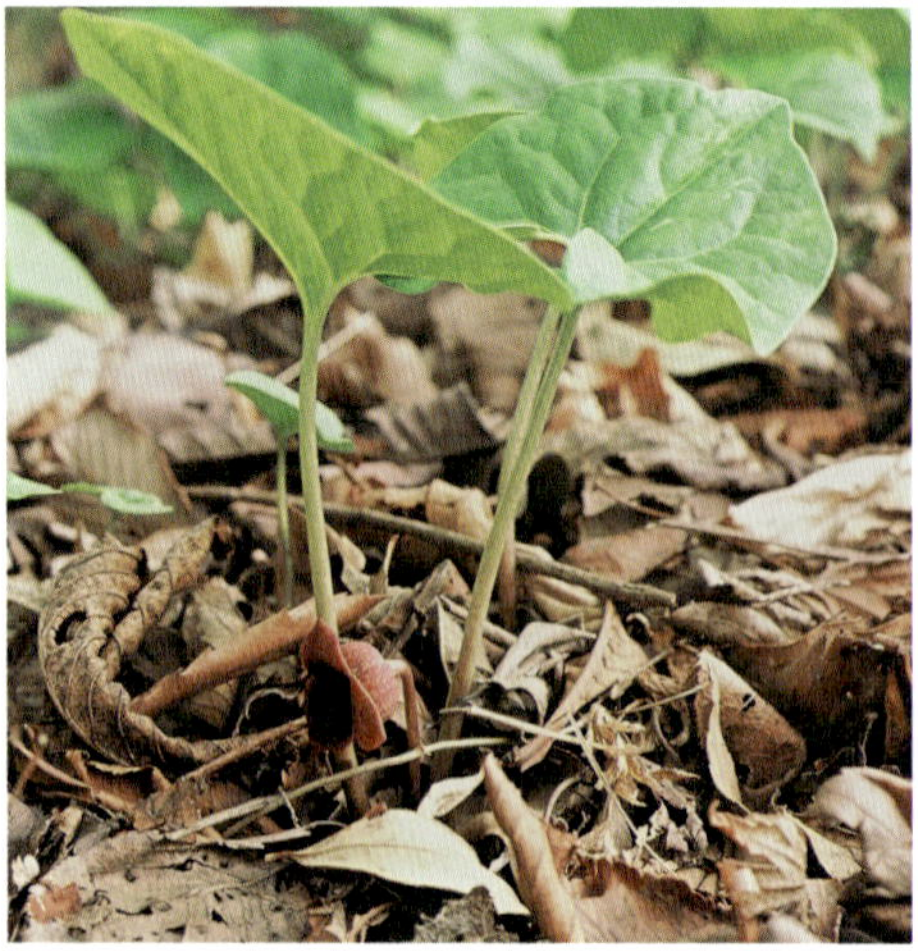

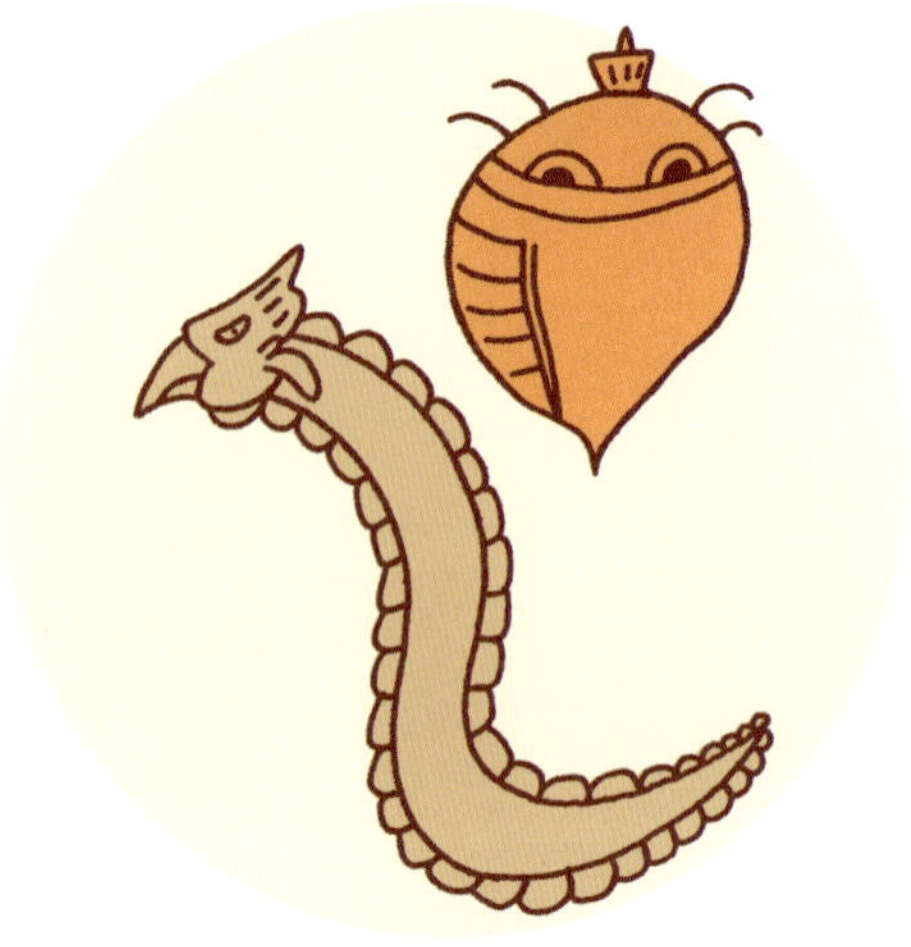

精油を当てておくと著効を示すことがあります。この方法には丁子も細辛も用いることができますが、任脈における水の通りを改善して水を動かすことができることから、細辛のほうが適していると言えます。

香りと精と虫

これまで本書では、「香りの生薬では精油自体の重さによって性質が異なり、分子量の小さい軽い精油は気にはたらき、重たい精油は気よりも水や精にはたらきかける」と述べてきました。しかし、細辛のメチルオイゲノールは、フェニルプロパノイドと呼ばれるもので、比較的軽い精油に分類されます。また、香りの生薬と言えばアロマテラピーで用いるような良い香りを想像しがちですが、細辛の香りは苦手な人もいるでしょう。

細辛の基原植物であるウスバサイシンの花は、地面すれすれに咲き、地上の虫を呼び寄せます。茎を立てることなく地面に沿っている細辛は、「大地と向き合っている生薬」と言えるでしょう。この性質により、天と地の気のうち、からだの地の気にかかわる問題、あるいは陰病の状態や陰経にはたらきかけます。地の気が影響を及ぼすのは、多くの場合実体を持っている部分であるため、細辛は軽い精油の開竅薬でありながら、水の通り道にはたらきかけるのです。

Column

【 細辛の豆知識 】

葵紋の親戚？

ウスバサイシンの近縁には徳川家の家紋のモチーフとなっているフタバアオイがあります。どちらも観賞用して昔から栽培されており、葉に斑《ふ》が入ったものや、がく筒《とう》の形状や色に特徴があるものなど多くの品種があります。

フタバアオイの根や根茎は土《ど》細辛《さいしん》とされ、やや品質は劣りますが、細辛の代用薬とされていました。

さらに細辛は大地の虫を動かします。花もそうですが、精油成分のメチルオイゲノールは一部の虫を誘引することが知られています。現代でも疳の虫という言葉が通用するように、虫を病因とする医学理論は鎌倉時代以降、仏教医学とともに我が国で発達しました。ここでは、寄生虫にとどまらず、からだのなかで実体を持ってうごめくもの、例えば、腹部の塊や腸の蠕動などまで、虫として病と結びつけました。

病の原因となる虫は、一面ではからだの精に関係します。精は精気となってからだをめぐり、各々の器官を滋養し形づくります。精によって養われたからだの器官は、健常時では意識や中枢で統制されています。虫は実体を持ってからだに生じていながら、意に介さずに動くものです。つまり、からだに生じる時点では精の産物であるが、統制を外れたために病因となったものなのです。

細辛は、地上の暗いところにいる虫を動かすことで、からだの統制がきかなくなった病気にははたらきかけます。香りの良い生薬は、生理的に精にははたらきかけるのに適していますが、病的になってしまったものには陰湿な部分を動かす細辛のような精油が適しています。

42

吉草根《きっそうこん》

Japanese valerian

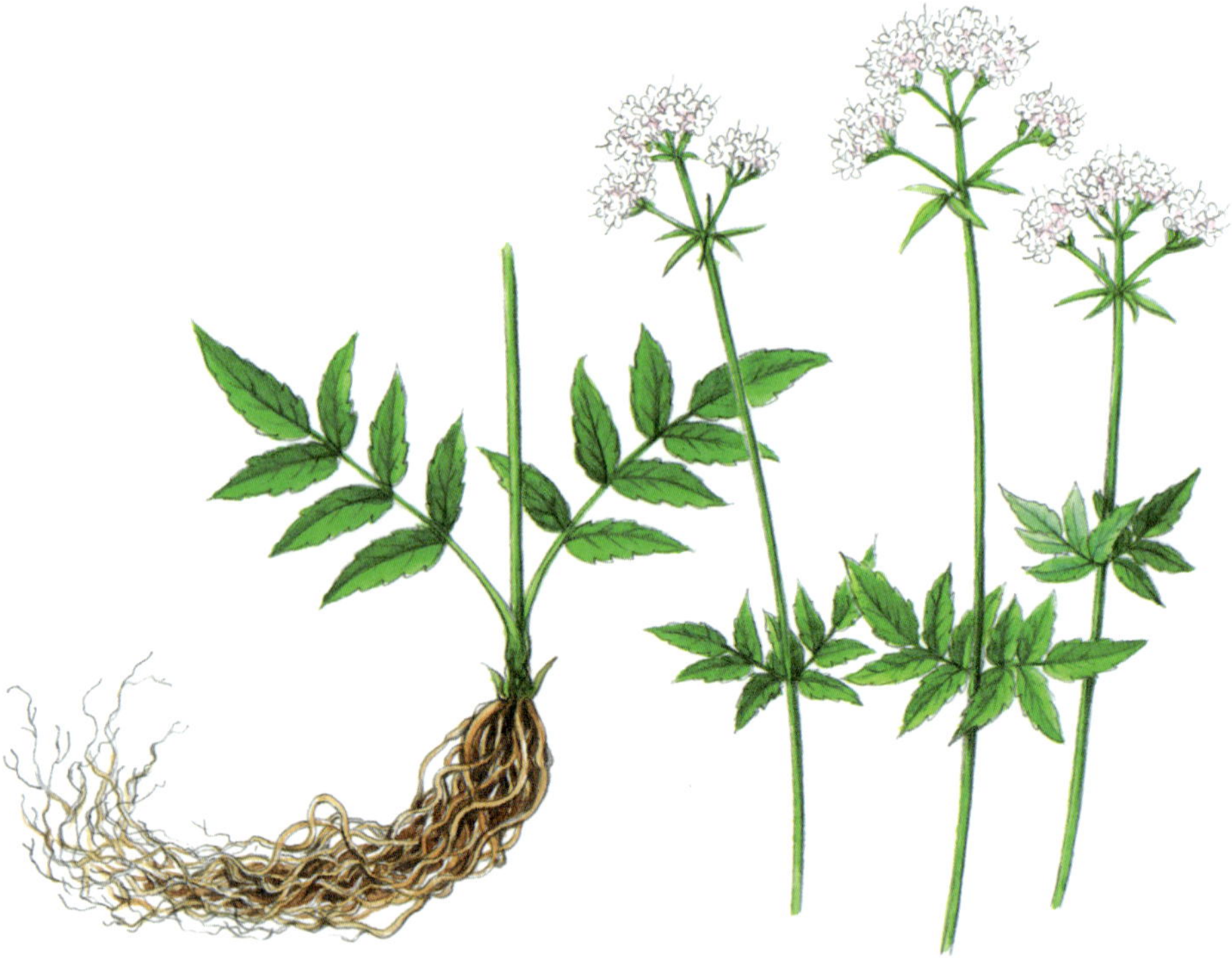

腐敗臭

体液を質的に転換

病的な体液を扱う

Valeriana 属の臭気を持つ生薬

吉草根《きっそうこん》の基原植物は、オミナエシ科の多年生植物のカノコソウです。吉草根には特異な臭気があり、中国や日本ではあまり用いられないのに対して、ヨーロッパの伝統医学では盛んに利用されます。ヨーロッパでは同じくオミナエシ科の同属である*Valeriana*属のセイヨウカノコソウの根をワレリアナ根として鎮静薬に用いていました。吉草根はワレリアナ根の代用薬として知られますが、品質自体は本家のワレリアナ根に引けを取りません。成分はイソ吉草酸のボルネオールエステルや遊離のイソ吉草酸、種々のテルペノイド、アズレン類などを

Column

【吉草根の豆知識】

ヨーロッパのカノコソウ

吉草根の基原植物のカノコソウには、ヨーロッパに近縁のセイヨウカノコソウがあり、ワレリアナ根として利用されています。セイヨウカノコソウには、聖書のナルドの香油の植物に当てはめる向きもありますが、きちんと同定することは難しいようです。ヨーロッパでは、猫を引きつけるとされていたり、魔女を追い払うとされていました。根を燻して悪魔封じを行う風習もあったようです。ワレリアナ根は鎮静薬として利用されます。

含んでいます。オミナエシ科の*Valeriana*属の植物はヨーロッパにはもちろん、中国や日本にも分布していましたが、不思議と中国伝統医学では生薬としては積極的に用いられることはありませんでした。

体液の腐敗と排出

本書では、これまで精油成分について、「発散や開竅《かいきょう》にはたらいたり、水の代謝をしたり、さらに精にはたらきかけたりする」ということを述べてきました。しかし、吉草根の持つ臭気は、これまでのいずれの生薬にもなかった異質なものです。「汗のにおい」や、「刺激臭がする」と言う人もいます。なかには「生乾きの雑巾を放っておいたときの臭い！」と言う人もおり、腐敗臭がするのです。決して、一般的に好まれるものではないでしょう。

ここまでも繰り返してきたとおり、中国伝統医学の理論のなかでは、希薄ですが、ヨーロッパ伝統医学では体液論が強く根付いています。病的な体液が排出される前に、十分に煮熟し熟成される必要があります。このときの「熟成」は、生理的な体液とは異なる質になることであり、体液の質的な転換を意味しています。体液論においては、病的な体液が体外に排出されることを自然治癒の過程ととらえるので、吉草根のような腐敗臭を持つ生薬は、「体液を、腐敗

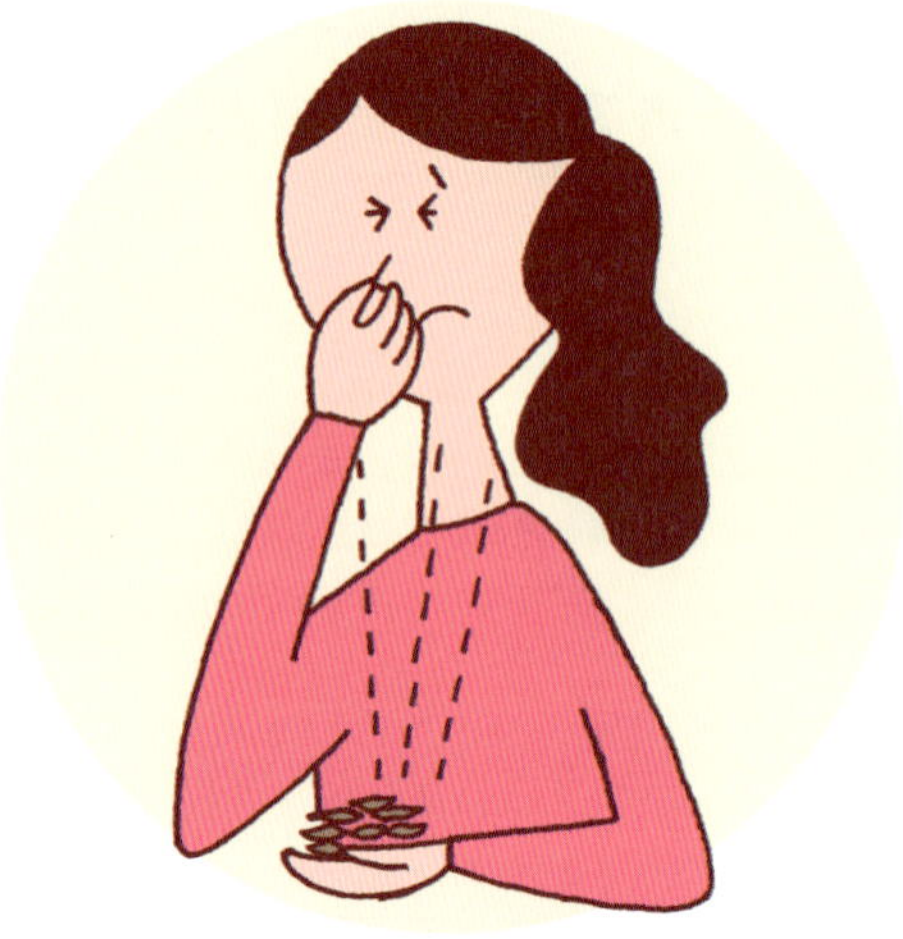

という質的な転換をもたらす」という意味合いを持ちます。
中国では気血津液、あるいは精といったように、生理的な面から体液やからだの構成要素をとらえる傾向が強いので、ヨーロッパのような、病理論を中心とする見方は乏しいと言えます。

四体液説と気質

中国伝統医学に五行説に基づく理論があるのに対して、ヨーロッパには四体液説があります。4つの体液とはそれぞれ、粘液、血液、黄胆汁、黒胆汁であり、それらの体液のいずれかが過剰になったり、調和が乱れたりすると病になると理解されます。古代ギリシャ時代に提唱された四体液説は、その後のヨーロッパ社会に強く影響を及ぼし、さまざまな解釈が生まれ占星術と結びつけられたりもしました。さらには、その人の体質や気質、性格までも四体液説で説明し得るとされています。例えば、粘液質は鈍感で冷血、多血質は陽気で快活、黄胆汁質は短気で興奮しやすい、黒胆汁質は陰気で憂鬱などと分類されています。

吉草根は鎮静作用を持ちますが、これまで本書で紹介してきたような、「重い精油で精を沈めるように鎮静させる」のとは異なります。精を沈めて鎮静させるには、精油が精と親和性を持つ必要があります。芳香の良いものは精にも

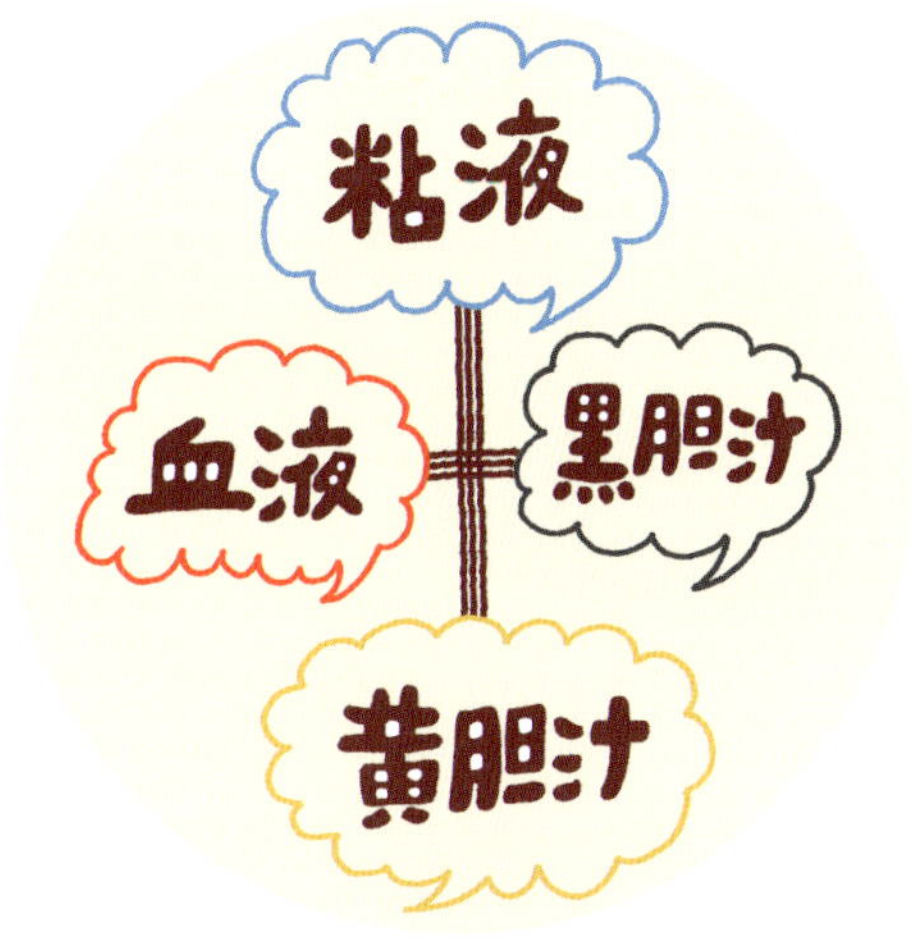

受け入れやすく、精の機能や動きの調整といった生理的な面からのアプローチを可能にします。一方、吉草根の腐敗臭は正常な精には受け入れがたく、病的な体液にはたらきかけます。吉草根の鎮静は、神経症と呼ばれるものや、精神や情動の不安が性格や気質に影響を及ぼすような状態に、効果をあらわします。四体液説で言えば、体液の偏りによる気質の異常がこれにあたります。

このときに吉草根の臭気は、偏りを生じている体液に対して、「自身が腐敗してしかるべき、病的なものである」ことを自覚させます。そうすることによって、体外に排出を促すこともあるし、あるいは体液の質の転換をさせて四体液の別の体液に変えて、気質の偏りを是正する方向に向かわせることもあります。

吉草根の臭気は病的な体液を扱い、気血津液といったような生理的な体液とは異なります。この点が*Valeriana*属の植物を中国伝統医学が採用しなかったことのひとつの理由となるでしょう。

一方で、精に親和性を持たない吉草根をツボ療法に用いると、ツボの精が異質なものを避けるように動き始めるようになります。一種の刺激療法として用いることが可能と考えられるでしょう。

43

龍涎香《りゅうぜんこう》

Ambergris

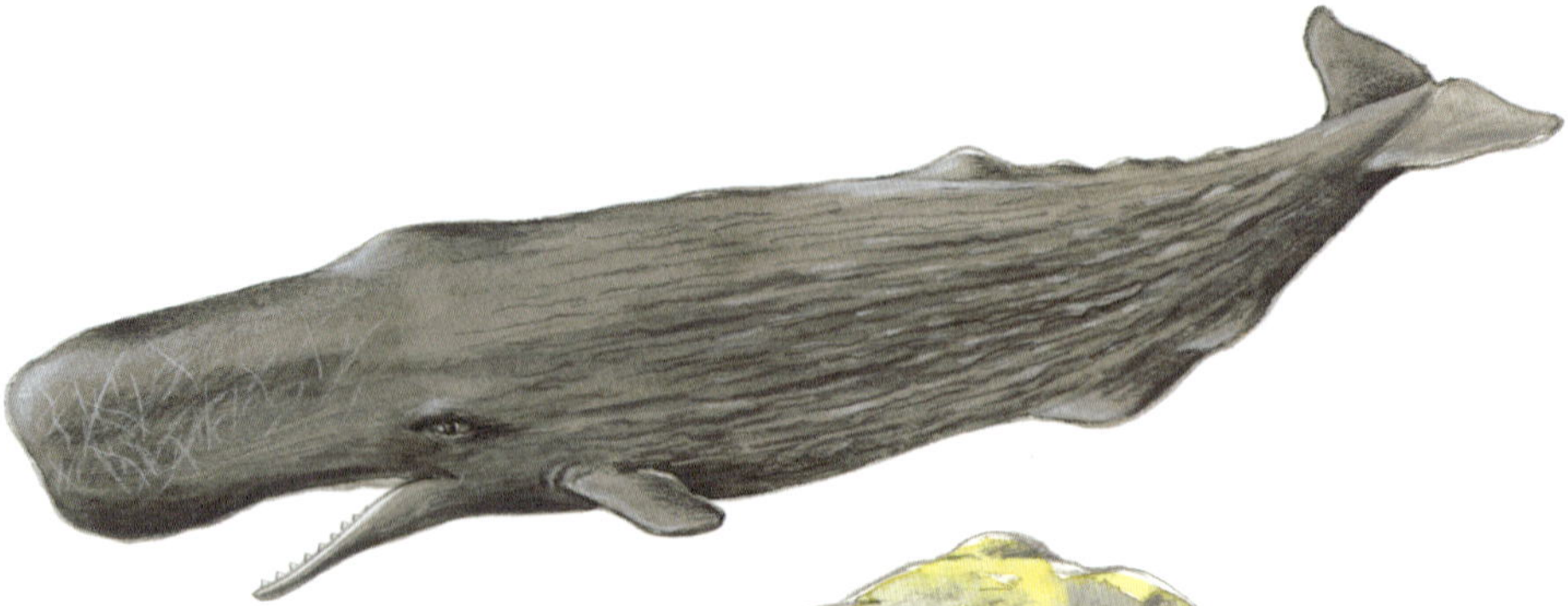

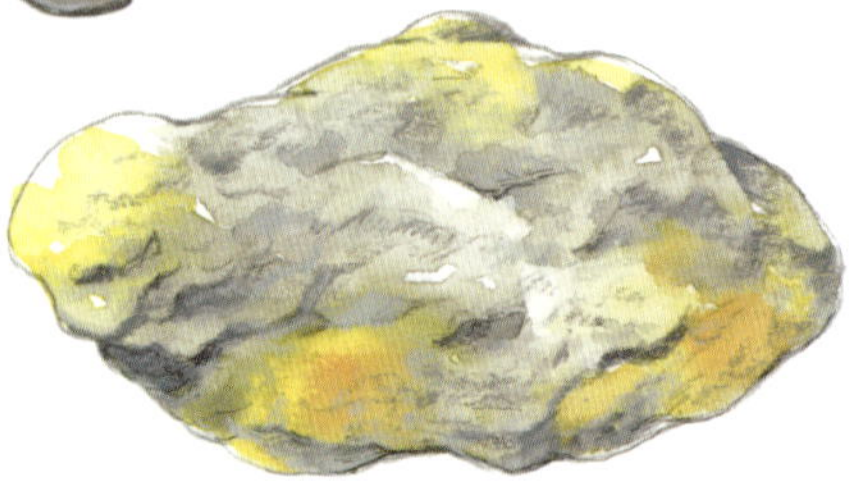

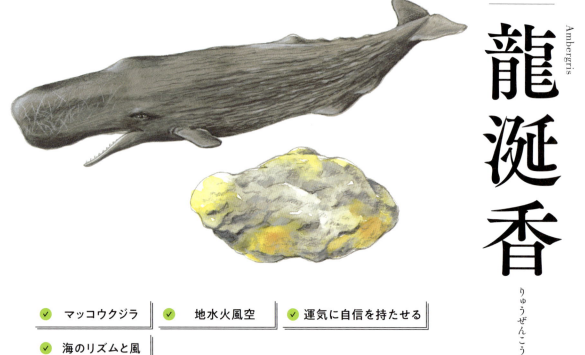

マッコウクジラ

地水火風空

運気に自信を持たせる

海のリズムと風

マッコウクジラの腸内に生じる香薬

龍涎香《りゅうぜんこう》はアンバーグリス（灰色の琥珀）とも呼ばれ、生薬としてよりも高級な香料として知られています。古来、龍涎香は時折海岸に漂着したものが採取されていて、それを火にかけるなどして熱すると甘い香りを漂わせる薫香薬です。本草書には、「龍の涎《よだれ》が固まったものが海に漂って流れ着いたものだ」という記載があります。今では、この不思議な漂着物は、マッコウクジラの体内に生ずるものだということがわかっています。「抹香鯨」と書くのは、香料である龍涎香がとれるためであり、ハクジラの仲間のなかで最も大きいのがマッコウクジラで、龍にも引けを取らない存在感を持っています。

かつては鯨油を得るために世界的に多くの地域で捕鯨が行われており、その際に龍涎香も採取されていました。しかし、今日では商業捕鯨が禁止されているので、以前と同じように何らかの理由で海岸に漂着するものを採取するしかありません。そのため、天然のものは大変高価な香料として取引されています。

食物の消化と五大

龍涎香は麝香《じゃこう》（p.176）のような効果があるとされ、鎮静、あるいは催淫薬とされてきました。その外形にはマッコウクジラの主な食料であるタコやイカの嘴《くちばし》が含まれていることがあります。その生成は不明な点も多いですが、腸内に生じる不消化物とされています。「消化」ということを考えるとき、中国医学では伝統的に消化の概念が希薄です。この消化の概念は、中国より西側のインドなどの医学では盛んにみられます。

インド哲学や仏教思想には宇宙を構成する要素として、地水火風空の五大をあげています。中国にも五行説がみられますが、それと大きく異なるのは、五行説がおのおのの要素が相互に関係性を持つのに対して、五大においては、地が固形のもので最も粗大なものであり、水→火→風→空と

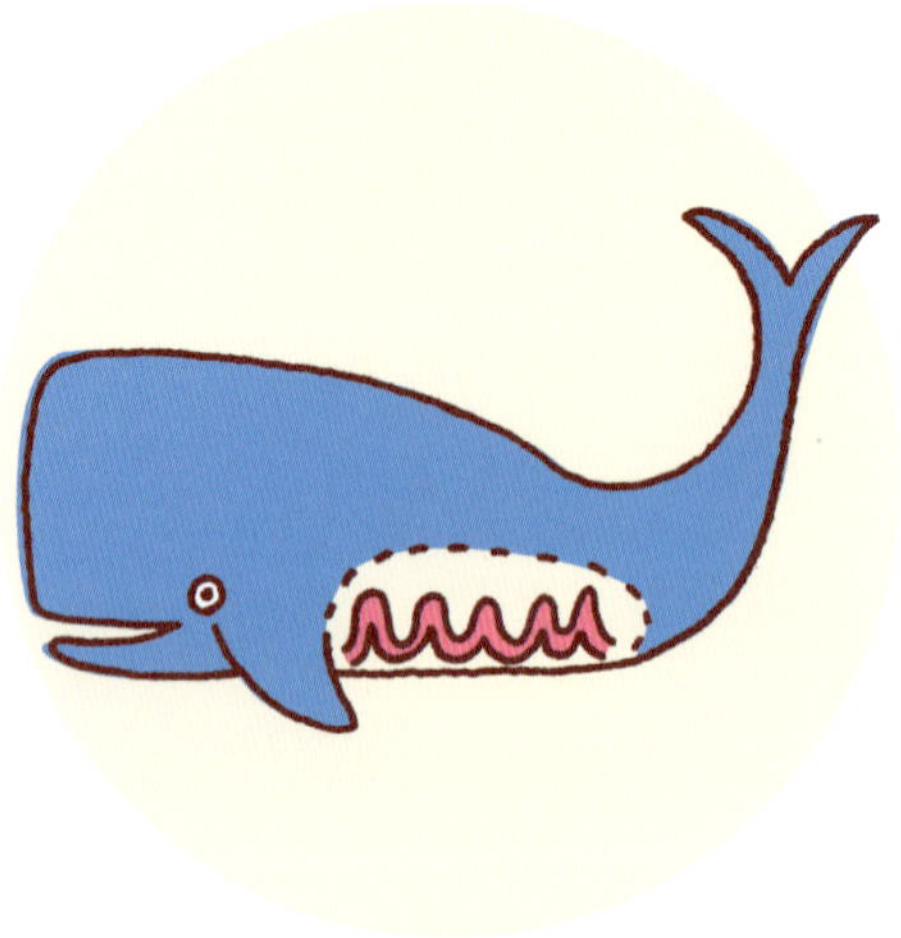

いくにしたがって、微細化していくと考えられているところです。インド医学では、物質が微細化されていく五大を背景にして、「食物が消化により、細かく微細化されていく過程」を重視しています。

龍涎香はマッコウクジラの腸に生じるものであり、本来は消化によって微細化されるべきものが結石となったものです。消化の過程で腸内に生じた結石は、五大であれば、本来自由な動きをするはずの風の位置に生じた停滞です。マッコウクジラの腸の長さは200～300mにも及ぶとされており、人間の腸の長さの7～9mと比べると大変な長さです。消化の過程がマッコウクジラのほうがはるかに長いうえに、その腸で停滞して生じた結石である龍涎香は、人間にとって時間的にあまりにも長い、風の停滞を意味します。

海のリズムを得て再び動き出す

何らかのきっかけでマッコウクジラの腸内の結石は体外に排出され、海岸に漂着し、龍涎香となります。また、漂流の間に酸化され、成分変化が起こると考えられています。龍涎香が海を長期間漂うということは、「一度停止した風が、海のリズムを再び得る」ことを意味します。

からだにおいて、五大の風の停滞は、自由な思考や発想

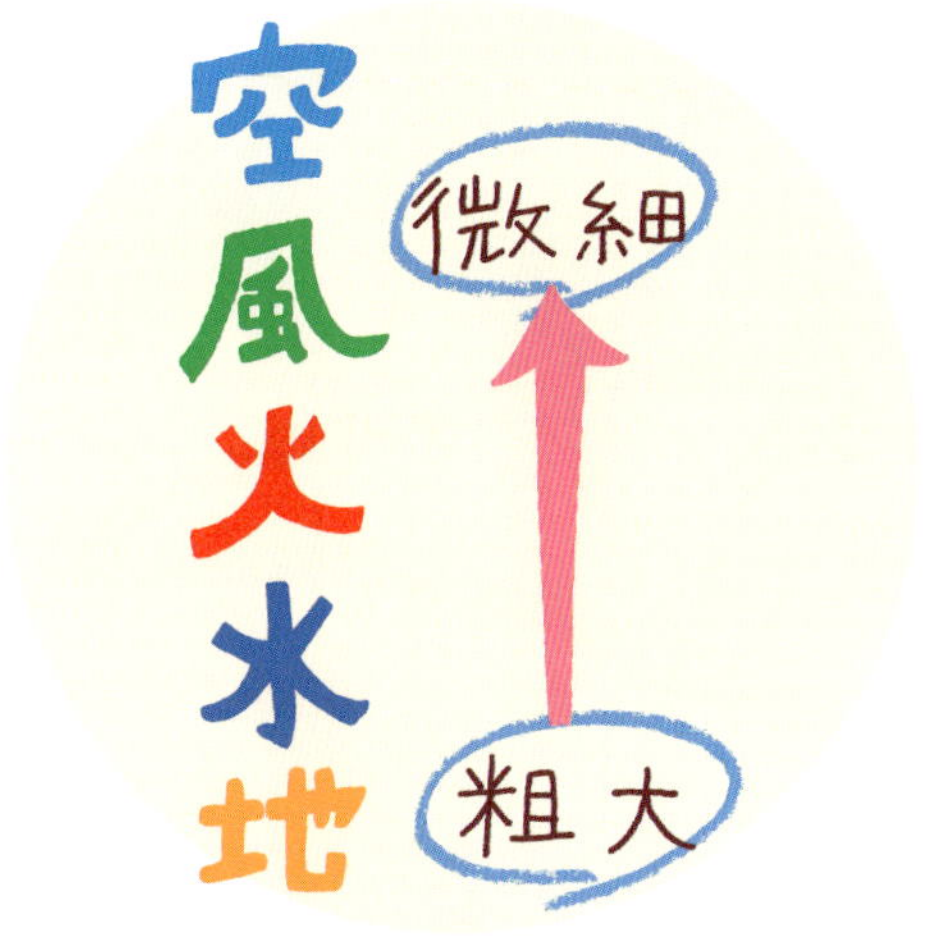

の停止につながります。この風の停滞は複雑な人間関係や社会構造を持つようになった現代において陥りやすい状態であると言えるでしょう。一度粗大から微細に至る消化の過程で停止し、漂流することで再び海のリズムを得た龍涎香は、ストレスで身動きがとれなくなったからだの風に対して、リズムを取り戻すようにはたらきかけます。

海のリズムは、生命をはぐくんだ太古のリズムでもあります。生命の根元であるリズムをとれなくなり、生殖機能が失われてしまった場合に、再び動きを与えることから、催淫薬としてはたらくと理解できるでしょう。

また、人間は天地の気と交流し、つながっている存在でです。からだにおける五大の風の段階は、天地の間における風の動きとも結びついています。中国における九宮八風説が代表的ですが、外界の風はからだにも影響し得るもので、それが正風であったり外邪であったりするほかに、運気の動きとも理解され得るのです。

運気の流れが悪く、停滞して、どうしても動き出せない状態のときは、自信を喪失するものです。龍涎香は、風の段階においてリズムを与えることにより、自分の運気に自信を持たせて動き出させるきっかけを与えることができる生薬でしょう。

44 五味子
ごみし
Schizandra fruit

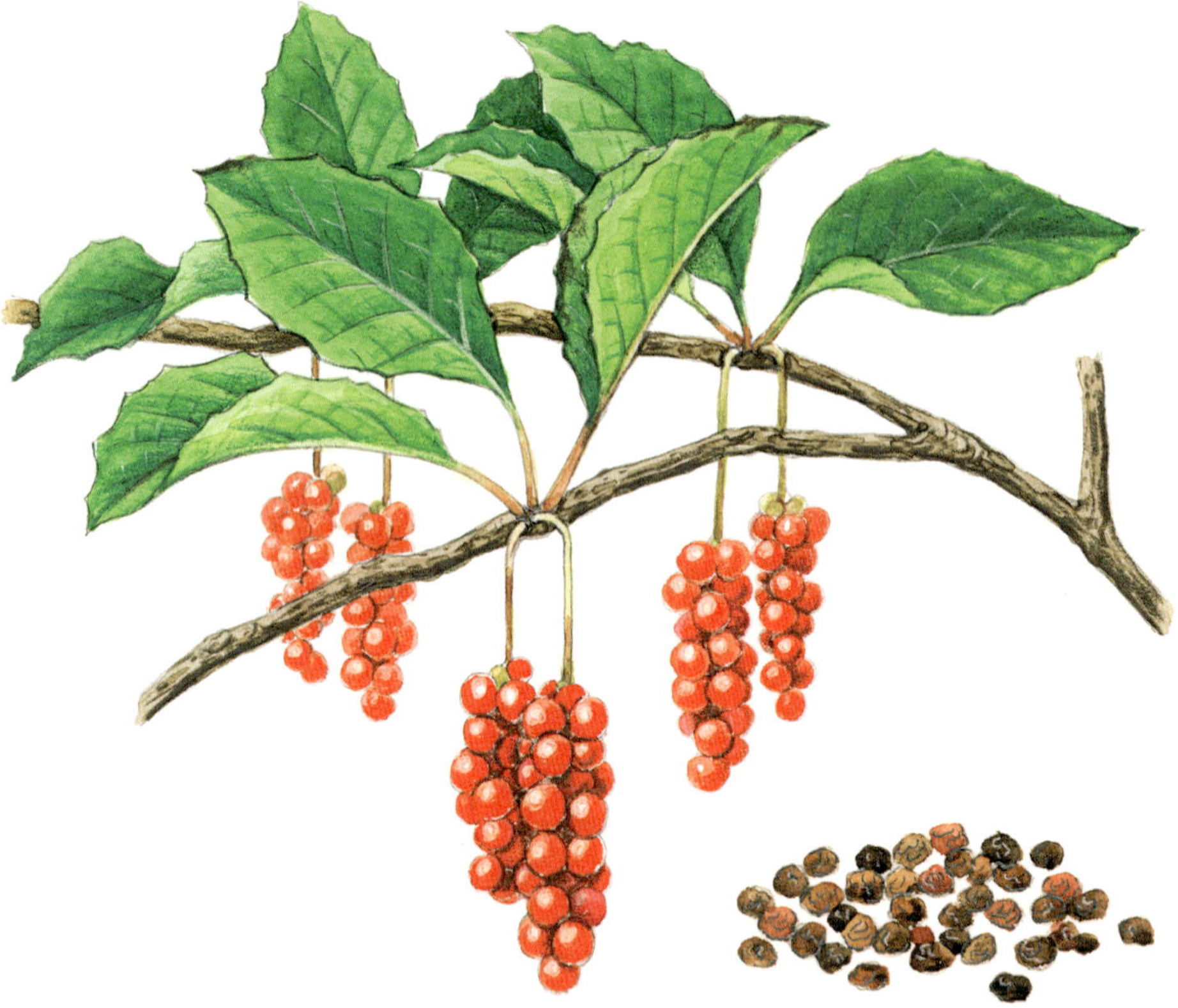

酸味
腎臓に近い形
外界の変化に対応させる

5つの味を持つ生薬

五味子《ごみし》はマツブサ科のチョウセンゴミシの果実を用いた生薬です。チョウセンゴミシはつる性の植物で、雌雄異株といって株ごとに雌の花と雄の花が決まっていて、どちらかの花しか1つの株にはつけないとされています。

五味子と称されるのは、生薬の味が5つあるとされているからです。実際に口に含んでみると、5つの味……とまではいきませんが、はじめに果実の外側の部分をなめると塩味を感じ、やや遅れて酸味を感じます。果実を噛みしめて内部の味を探ると、やや温かみを得て、独特なえぐみや渋みを感じるようになります。なかでも酸味を強く感じるの

Column

【生薬と臨床をつなぐ】

五味子酒

薬用酒は家庭でも簡単に生薬を利用することができるひとつの方法です。レシピはいろいろありますが、五味子を200gほど1.8Lのホワイトリカーに浸けておきます。味を良くしたり熟成を促すのに、氷砂糖を加えてもよいでしょう。3ヵ月から半年保存しておけば五味子酒はでき上がります。五味子は複雑で変化しやすい気味を持っているので、強壮薬として幅広い体質に適応できます。酸味がある五味子酒の味を好む方は多いようです。

ですが、これは、成分にクエン酸などの有機酸を含んでいるためとみられます。そのほか、テルペン類やゴミシンAなどのリグナンが含まれています。生薬の用途としては、鎮咳、強壮、強精薬として用いられます。

五味と生薬の性質

生薬の性質において、「どのような味をしているか」ということは重要な意味を持っています。生薬などの味のことを中国伝統医学では「気味」と言い、「気」と「味」は近いものとして取り扱われています。『管子《かんし》』水地篇などでは、生命の生成において根元に近い部分に五味がおかれています。五味は五行に基づいた分類体系にあり、「中央—土—甘」「東—木—酸」「南—火—苦」「西—金—辛」「北—水—鹹」とするのが一般的です。

五味子は複雑な気味を有していますが、先述の通り酸味が比較的強く、気味の中心と言えます。酸味は収れん作用を持ち、気や津液を集めるようにはたらきます。五味子が有する鎮咳作用は、気逆により生じる咳に対して、酸味による収れん作用により過度に気が上がらないようにはたらきかけると理解できるでしょう。

五味子を配合する代表的な漢方処方に、小青龍湯《しょうせいりゅうとう》があります。小青龍湯は、傷寒による病を基本とした外因論を中

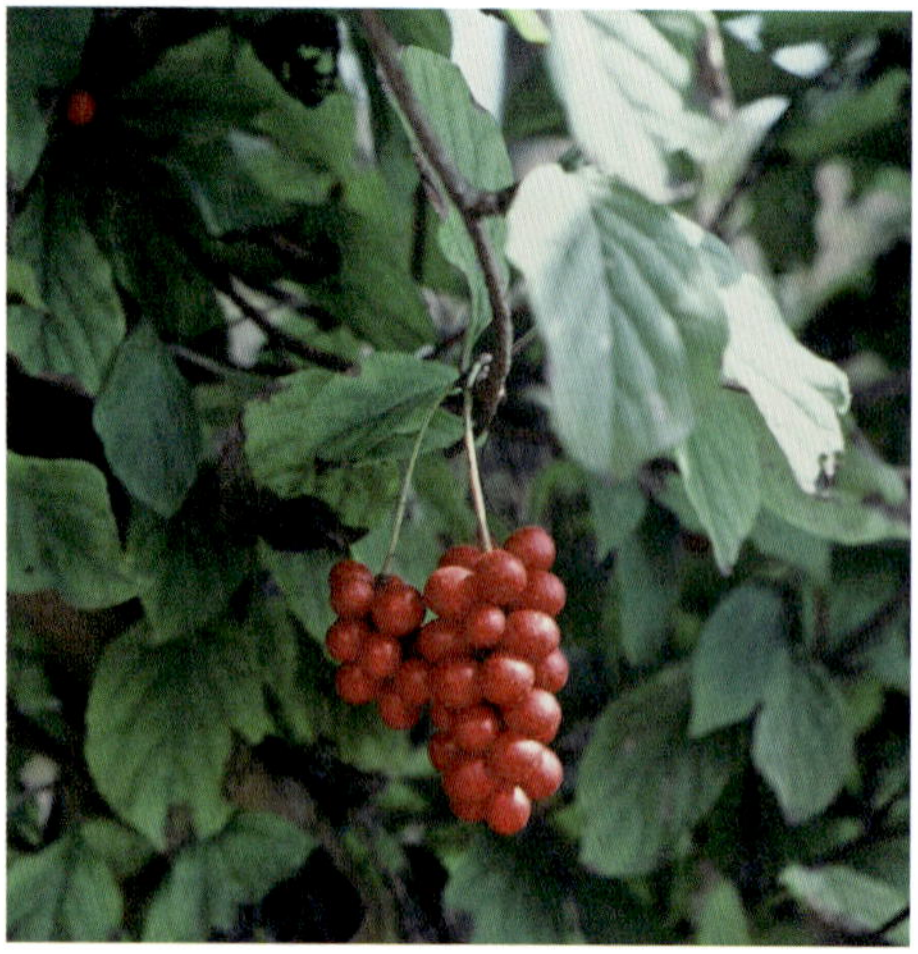

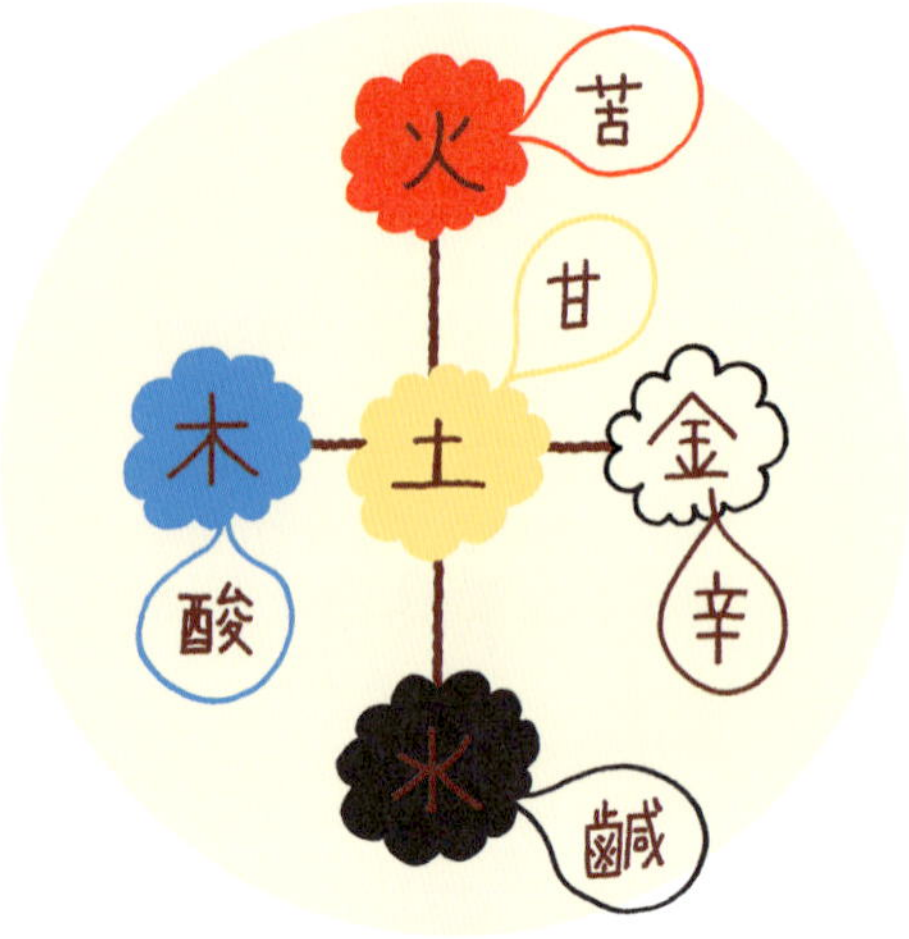

心にしている『傷寒論』に収載されています。『傷寒論』では外邪が体表近くにあるときは、発汗剤を用いています。小青龍湯にも麻黄、桂皮という外邪を外に追いやる発汗、発散薬が配合されますが、そのなかにあって、五味子はそれとは反対の方向性を持つような収れん薬です。

これは麻黄などの発汗薬は皮膚の表面にある汗腺にはたらくのに対して、五味子は汗腺よりも太い通り道である九《きゅう》竅《きょう》の問題を扱うものだからです。汗腺と異なり、九竅は普段から大きく開いているものであり、ここを通して外邪を追い出そうとするとき、開かせようとばかりすると過度になってしまいます。小青龍湯には開竅薬である細辛が配合されていますが、それに対になるものとして五味子は過度に気管支などを開かせることなく、気を鎮める方向にはたらきかけます。

一方で、五味子には補腎のはたらきがあるとされます。それについても収れん作用によって、精が遺漏するのを防ぐと理解できます。また、五味子は果実であり、内部の種子の形状が腎臓に近い形をしています。この点も腎にはたらきかける理由としてあげることができるでしょう。

精気の状態を転換する五味

生薬の気味はその性質をあらわすものですが、ここまで

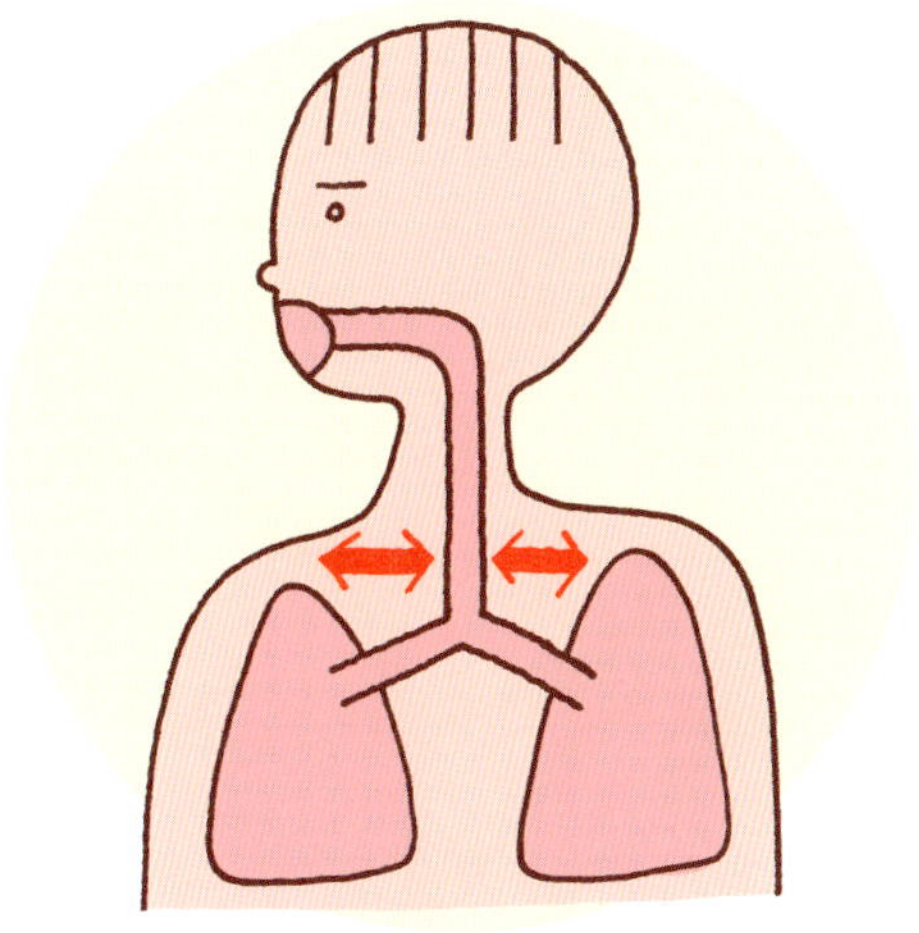

述べてきた五味子の気味である酸味は、主に果実の外側で感じます。五味子の中心部分の気味はもっと複雑で、果実全体を考えれば外側にあるものよりも、中心部の気味が重要な意味を持つことになるのが一般的な考えでしょう。それにもかかわらず、五味子は外側にある酸味を軸にしており、全体としてはバランスが偏ったものであると言えます。

　そもそも、外側をなめると鹹《かん》や酸であり、果実を噛むとまた異なる気味になるというのは、気味としては移ろいやすいものと言うことができます。ここに五味子の性質があらわれているのです。

　変化しやすい気味は精気の状態の変化に対応します。からだの精気は、季節や環境といった外界の変化にさらされたとき、それに応じて微妙に変化します。これは精気の状態を転換させていくものなのですが、五味子はこうした転換がうまくできなくなった精気に対して変化を促すようにはたらきます。

　五味子が配合される小青竜湯が用いられる花粉症や喘息の方は、季節の移り変わりに対応できず、過度な反応をしてしまう状態とも言えます。つまり、五味子は精気が外界の変化に柔軟に転換し得るようにはたらきかける側面を有しているのです。

45

当帰《とうき》

Japanese angelica root

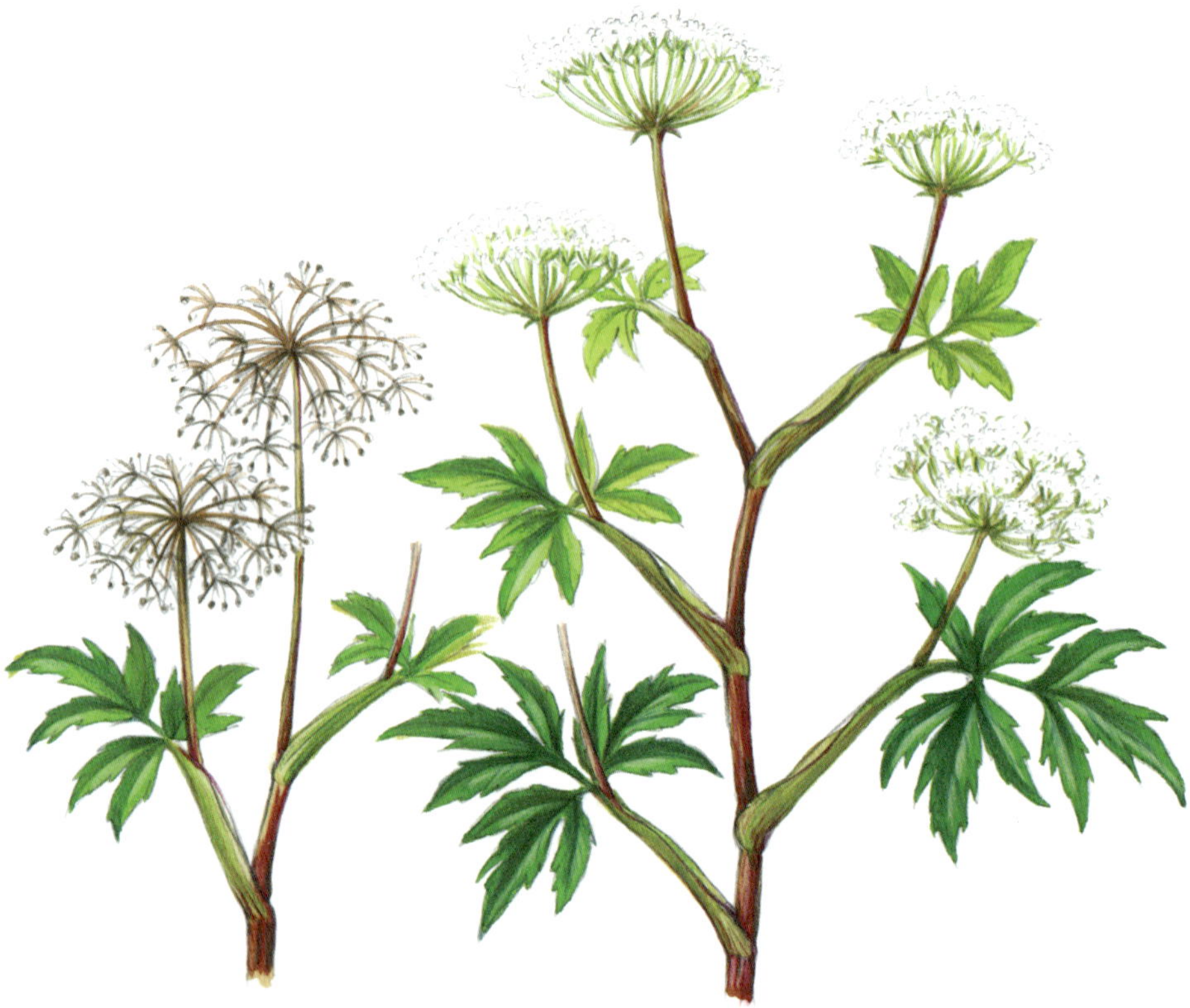

✓ 血の生薬　✓ 肉芽形成を促進　✓ 甘い香り　✓ 大地と水の境目

セリ科の血の生薬

当帰《とうき》はセリ科のトウキ、またはホッカイトウキの根を基原とする生薬です。セリ科には特有の香りを持つものが多く、セリやミツバ、セロリなどもセリ科の仲間です。当帰も成分にフタリド類を含み、独特な香りを有します。薬用としては、鎮痛、鎮静、肉芽の形成促進などに用いられ、特に、活血、浄血の効能があるとされています。血の症状が問題になることが多い婦人科領域の漢方処方に広く配合されており、代表的な血の生薬であると言えます。ここでは主に「血」について解説をします。

Column

【 トウキの豆知識 】

日傘のような花

トウキは独特な花のつけ方をします。これはセリ科の花に典型的な複散形花序《ふくさんけいかじょ》と呼ばれるものです。１本の花茎から、まるで花火を散らすかのように放射状に分枝しています。その先で再び同じように花火を散らし、先端に小さな白い花をつけています。一つひとつの花はとても小さいですが、花序全体ではとてもよく目立ちます。昔はセリ科のことを「傘《さん》（散）形《けい》科」としました。セリ科のラテン名の*Umbelliferae*はumbrellaと語源を同じくし、花序を傘に見立てたのだと言われています。トウキのような白い複散形花序は、さしずめ貴婦人が日傘を広げた様子というところでしょうか。

血と神気

中国伝統医学には気血水（津液）の概念があります。そのなかでも、「気」を重視する見方は、他の地域の伝統医学にはみられない中国伝統医学の特徴と言えます。「気」は実体のない不可視なものと言われたり、運動エネルギーに近いものと言われたり、あるいは万物を構成する根元ととらえられたりします。このように、定義することさえ難しい存在を、医学のなかで扱っているということだけでも、現代医学とは異なる立場が明瞭になると言えるでしょう。

一方、血については、伝統医学的な見解はもちろんありますが、実体を持つため、血液と結びつけられやすいです。そのため、気血水（津液）のなかでは比較的現代医学の立場から理解される傾向が強いと言えます。中国伝統医学においての血の扱いも気と同様に多岐にわたりますが、ここでは「津液と精との関係」から血について検討したいと思います。

本書でたびたび採り上げているように、からだの精がつくられる過程では、霧のような状態の体液である「津」から、余分な水が代謝されていって露のような「液」になり、さらに余分なものが除かれていき、精錬されて精が精製されます。この生成の過程で津液や精は道なき道の細い通路

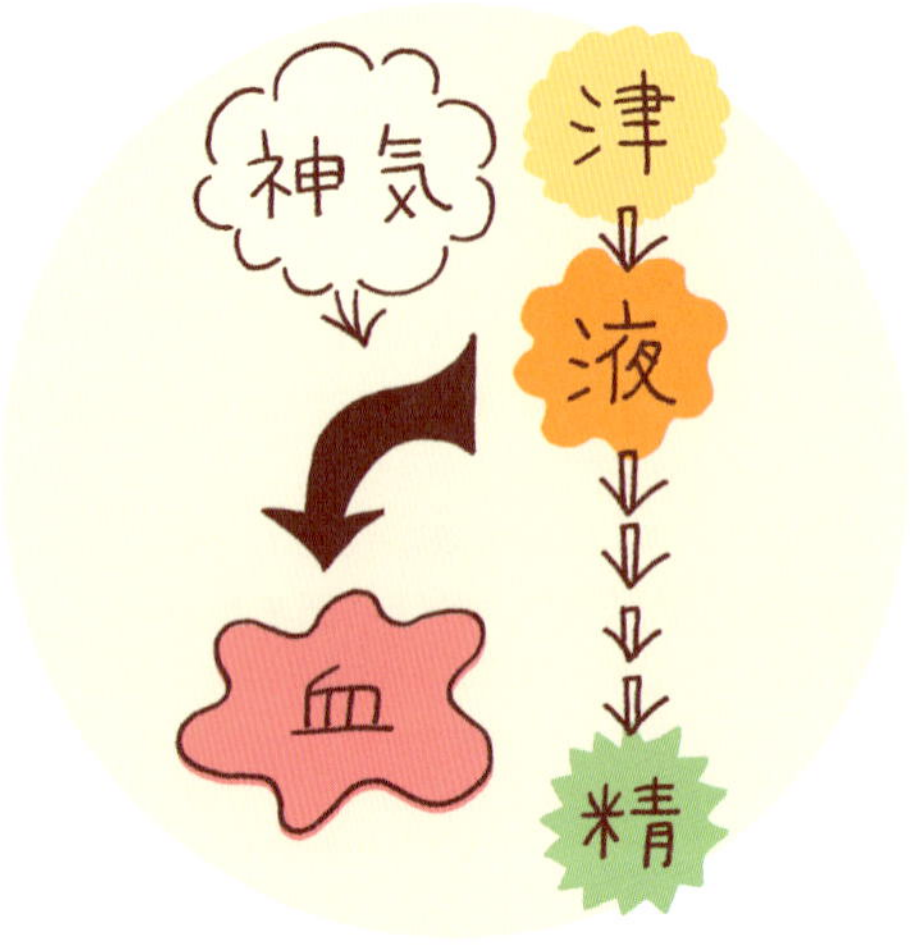

である分肉の間を通り、停滞と発動を繰り返しながら徐々に動きます。精と静は通じていて、通常時はちょっとしたことで動揺して動き出し、精が漏れるようなことがないことが理想とされています。つまり、精とはからだの体液である津液から生成するものという一面を持ち、からだを滋養し、活動をもたらします。

血も体液のひとつとしてからだを滋養することでは精と同じですが、精と異なるのは、「血が神気《しんき》を受けている」ということです。血がつくられるためには、津から液に精練がなされるのに加えて、神気を受けることで血になるのです。ここでの神気はいわゆる宗教上の神とは異なり、外界の法則性やリズムのことです。

また、精が分肉の間を通るのに対して、血は隧道《すいどう》というトンネルに入ります。これらにより、血は精と違って、滞るのではなく、律動性を持った体液となります。血のリズムは外界の法則性をよりどころとしているものであり、よく脈診で季節に従った脈状を診断したり、外界の影響を推し量るのは、血が神気を受けている存在だからです。

経脈と気と血

漢方治療のなかで婦人科の疾病に対して血の生薬を運用することは重要です。しかし、血の生薬は数多くあり、個々

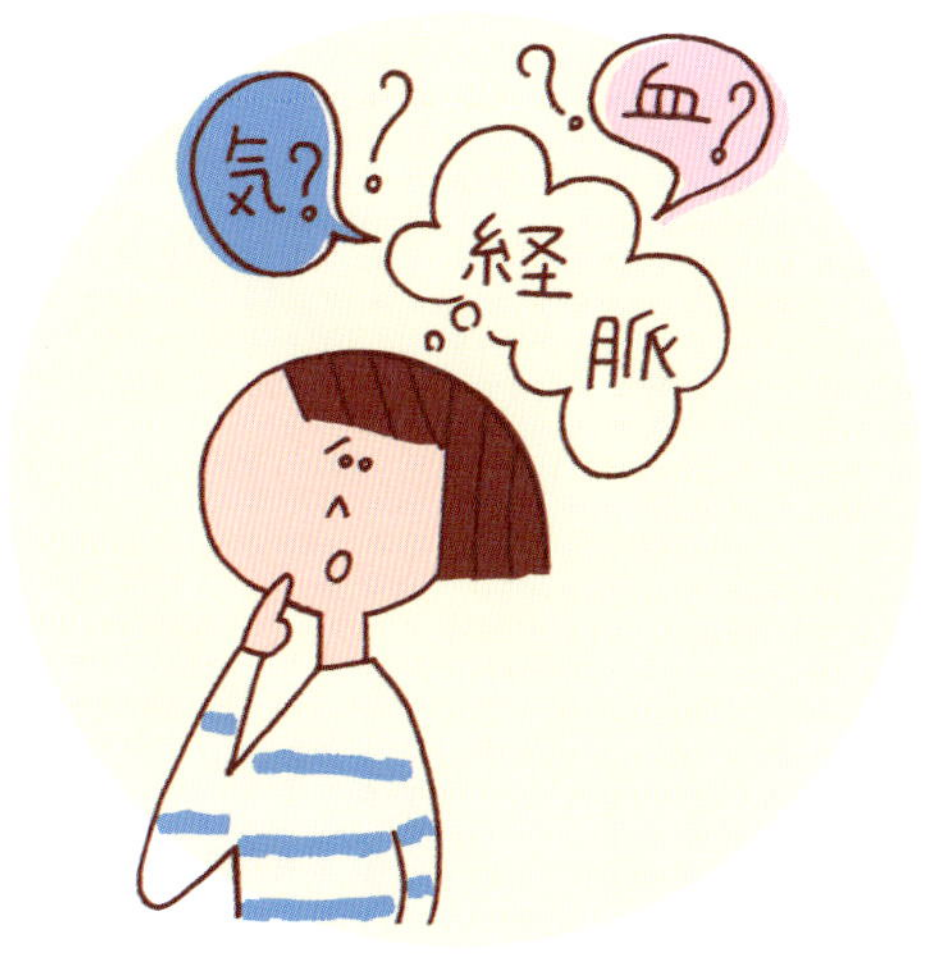

の性質をとらえて運用することは、気の生薬を扱うのとまた違った難しさがあります。治療家の場合、鍼灸治療の場面で、実体を持つ血の治療は、気を動かすよりも大きな労力がいると実感されることもあるのではないでしょうか。

「経脈は気血の通り道である」とはよく言われることです。しかし、経脈をとらえようとするとき、もっぱら気の運行について着目する人もいるし、その一方で瀉血治療によって瘀血を取り除こうとする人などは経脈と血を結びつけて考えます。気が流れるのか、血が流れるのか、経脈の本質を気血どちらに求めるかは、見方によって正反対になり得ます。解剖学的にアプローチしても、神経を経脈と重ねて見る人もいるし、それが血管であるという人もいます。両者の立場はどちらも否定されるものではありません。

　しかしながら、気の医学を重視する中国伝統医学の立場からすると、気を中心に据えた見方をしたほうが、その他の理論に関係性を持たせやすいと言えます。瀉血治療を行うときに、経脈ではなく、絡脈を対象とすることが多いのもこれに関係しているとみられます。生薬に関しても、血の理論一辺倒で理解しようとすると、全体の理論との整合性をとりづらくなることがあり、やや特殊な理論が存在すると理解したほうがよいこともあります。

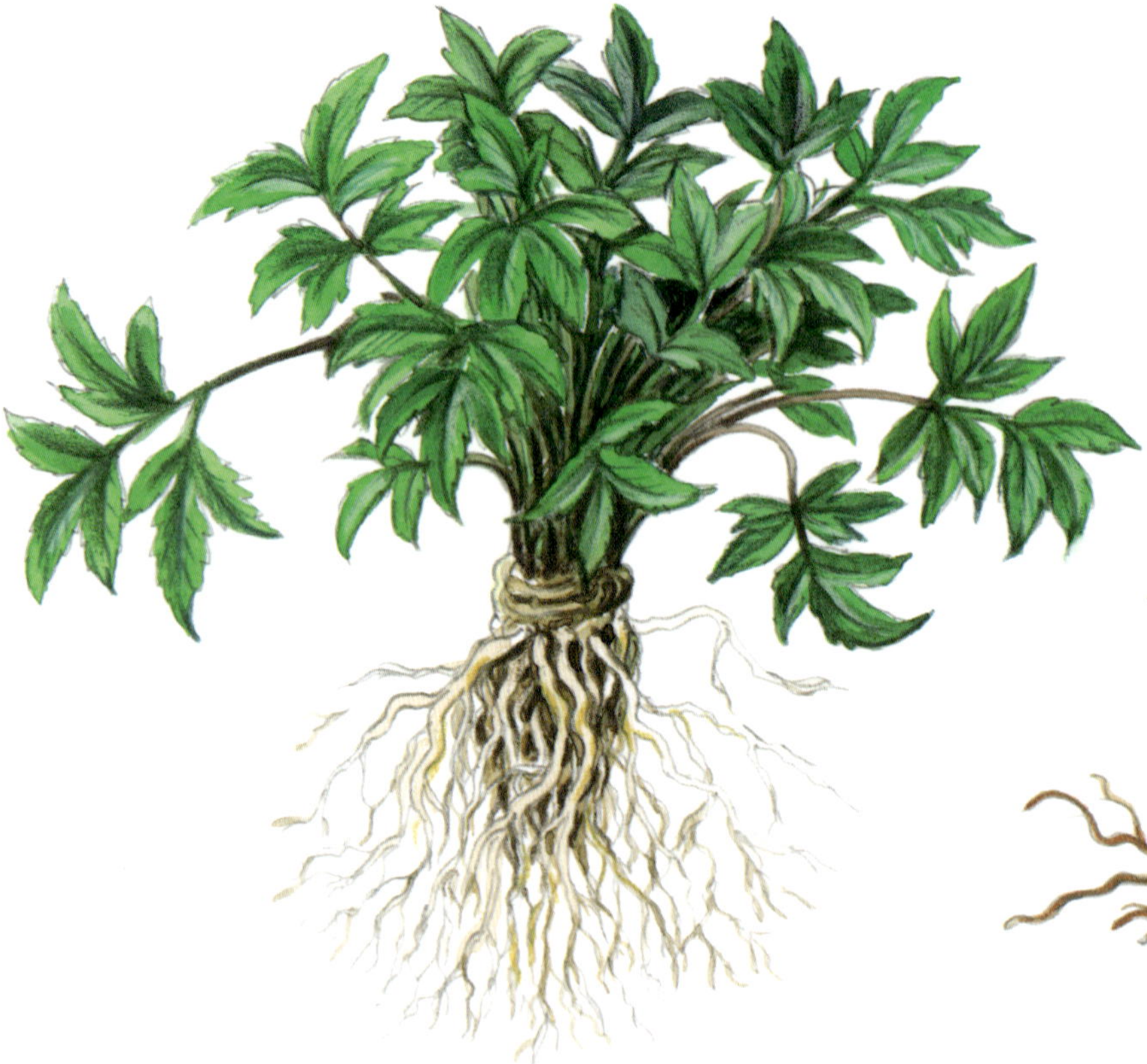

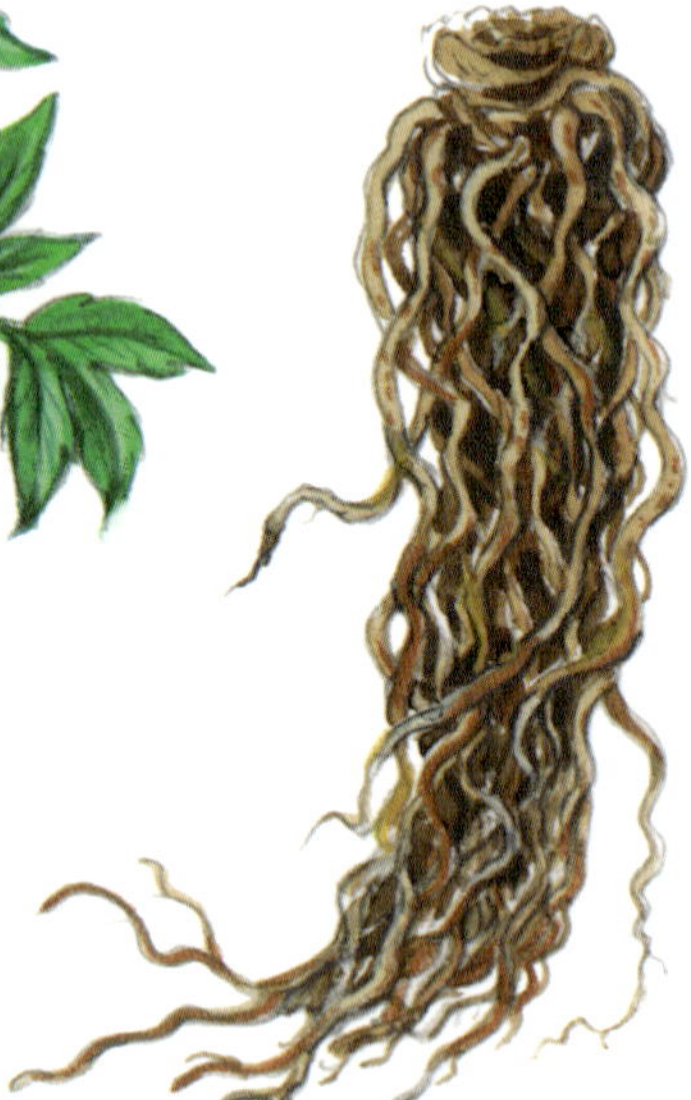

当帰の品種

　先述のように、当帰はセリ科のトウキ、またはホッカイトウキの根を用います。ホッカイトウキのほうがやや主根が発達して大きく、収量が多いのに対して、トウキはいくつも側根が発達していてやや収量が劣ります。生薬としての品質はトウキのほうが勝るとされています。

　当帰は江戸時代から各地で栽培され、栽培地の地名がついた当帰が流通していたとみられます。トウキの仲間は互いに交雑しやすく、近隣で栽培しているとすぐに中間的な品種が生じてしまいます。このような性質によって各地で性状の若干異なるものができあがったのかもしれません。

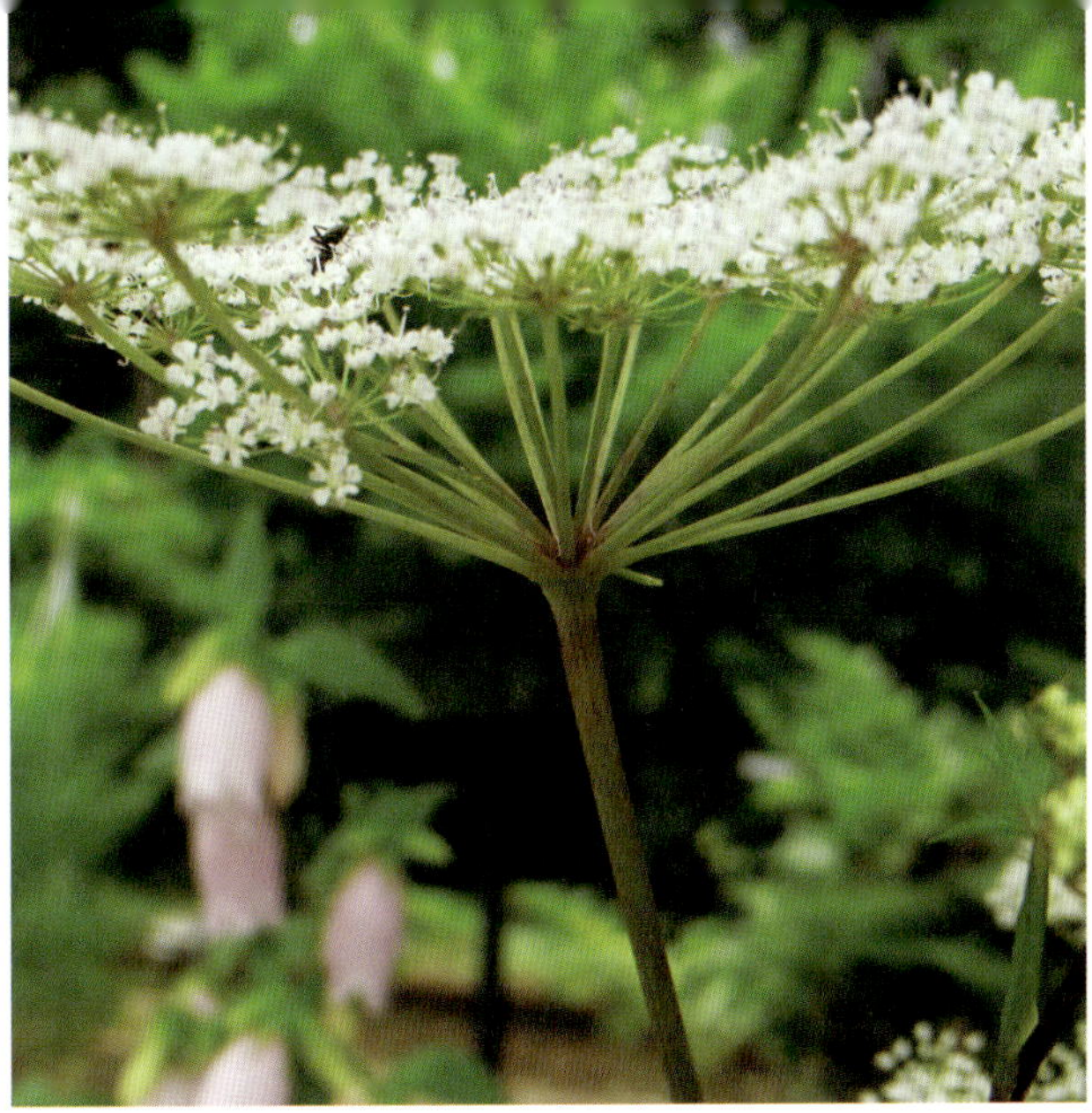

各地で栽培されていた当帰のうち、最も品質が良いとされていたのは、奈良県や和歌山県で栽培されていた大和当帰、あるいは大深《おおぶか》当帰と呼ばれる品種です。今日でも奈良県産のものがわずかに流通しています。しかし交雑しやすいため、安定供給のために地域をあげて栽培に取り組んでいるとのことです。良質な国内生薬の生産に向けた努力は大いに称賛されるべきでしょう。

これらの国内産の当帰は、中国産のものに引けを取りません。当帰の品質は精油成分が豊富で、香り高く、外見は潤ったように見え、甘みを持つものが良品とされます。当帰には鎮静や鎮痛、活血の効能があり、火傷や創傷部位の肉芽の形成を促進するはたらきがあります。

活血と香り

当帰にはセリ科特有の香りがあり、セロリのような香りと言われることもあります。当帰の精油成分はフタリドのリグスチリドやブチリデンフタリド、またはフラノクマリン類です。これらの精油成分はエステルが環状になったラクトンという構造を分子内に持っています。天然のラクトンは、ココナッツオイルや、ワインやウイスキーといったものに含まれており、独特な香りがあります。当帰の香りは欝滞を通ずるようなシャープな香りではなく、甘く鼻に

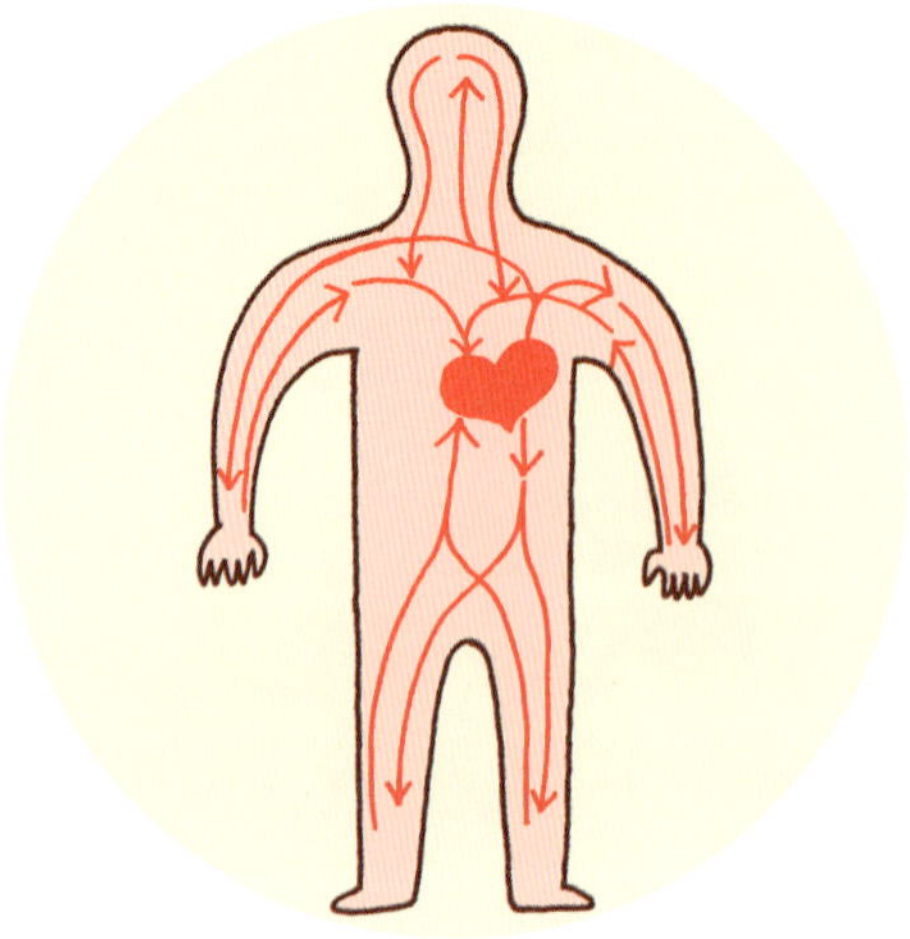

残るような感覚があります。香りの重さや軽さではとらえきれない複雑な香りで、これが活血のはたらきにつながります。血が生成するには精の精製の過程で神気を得ることが必要ですが、血が活動性を持つためにも独特な気のはたらきが必要となります。詰まっているところを通す一方向的な香りではなく、複雑な香りによって循環を促すものでなくてはなりません。

当帰には甘みがあります。五行で五味を配当すると、甘は中央の土にあたり、大地の性質につながるものです。からだの体液のなかで、血は最も実体を伴っています。当帰は実体性を持つ大地の性質につながる甘を持つため、血にはたらきかけることができるのです。

大地と水の境目にある植物

当帰には肉芽形成を促進するはたらきがあり、火傷や創傷の膏薬である、紫雲膏《しうんこう》の構成生薬となっています。

当帰が属するセリ科植物は、広く分布し、種類も多様です。ウイキョウなど比較的乾燥した地域に生育するものもありますが、セリに代表されるように水辺や湿地帯に生育するものが多いです。水辺に生育すると、あるときは増水して水につかったり、干上がって陸になったりと水に関して環境の変化にさらされやすいです。セリ科植物は陸と水

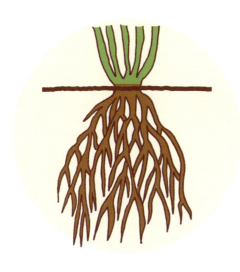

の環境を行き来することができ、その性質によって、からだで言えば血などの体液と形体を持つ組織との境目を活性化させます。

一方、当帰は、自然では山あいの岩場などに生育するとされ、その根は岩の隙間に水を求めるように入り込んで分枝します。水を好みながらも、水はけの良い場所に生育するのです。当帰は体液と形体の境目を活性化させるセリ科植物としてのはたらきを有し、さらに、大地の隙間に分け入るように分枝する根を持つことで、修復を図っている組織に対して、血を入り込ませるような活血を行います。いわば細絡として入り込み、肉芽の形成を促すのです。

当帰の運用で注意したいのは、当帰の活血は補助的なものに位置づけられるということです。肉芽を形成するときは、あくまでも緊急時に必要な活血であり、修復が終われば役目を終えます。細絡は基本的には経脈になり得ません。全体的な活血についても、血が本来必要な神気はからだと大宇宙がつながることでとり入れられるもので、これを改善することに重きを置く必要があります。当帰がもたらす活動性は補助的なものとされるべきでしょう。

46

川芎《せんきゅう》

Cnidium rhizome

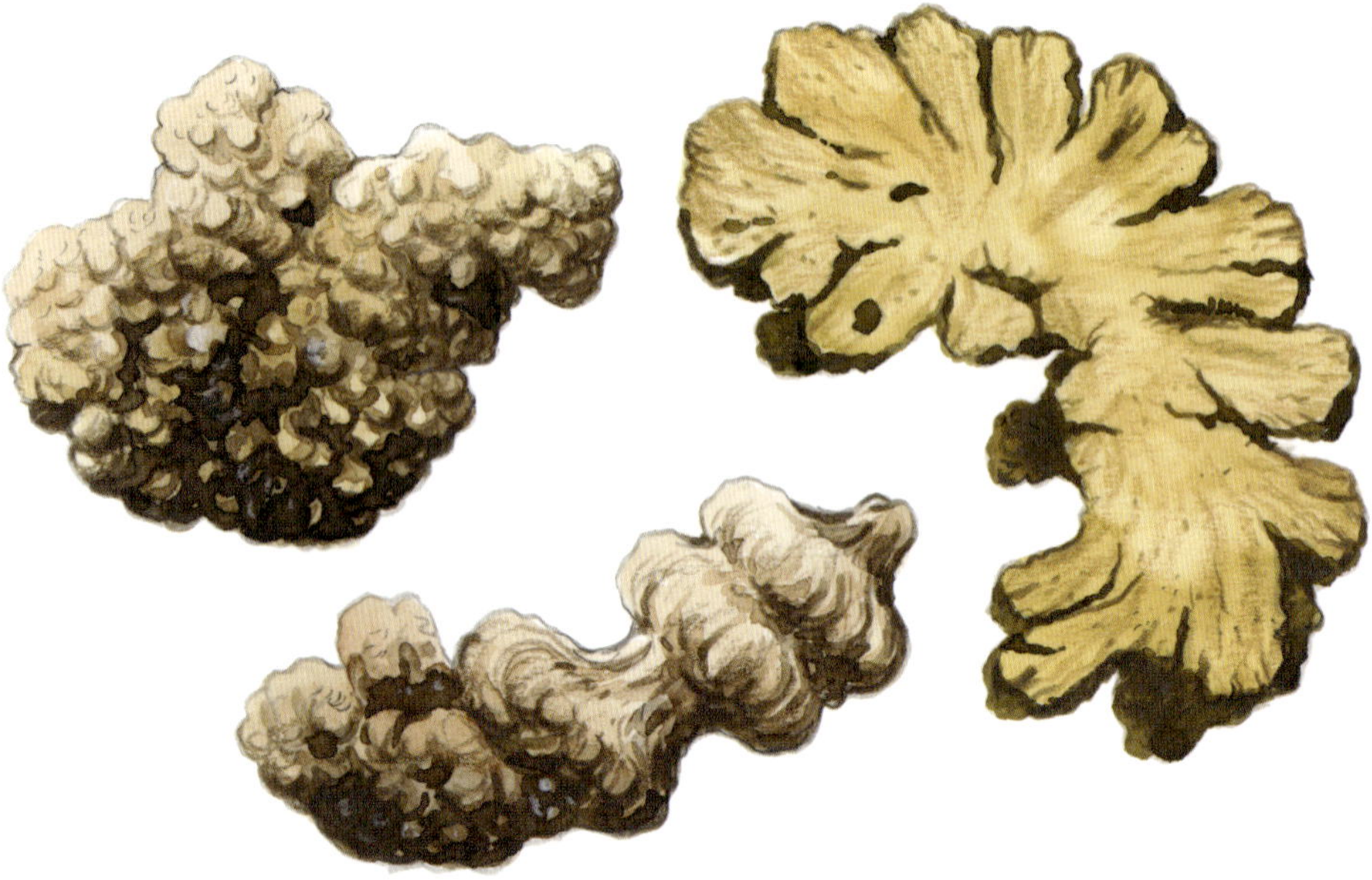

✓ 脳へのはたらき　✓ 中枢の鎮静、鎮痛　✓ 不妊治療

血の生薬か精の生薬か

センキュウはセリ科の多年生植物です。花は、同じセリ科のトウキ(p.208)に似た、複《ふく》散形花序《さんけいかじょ》の花を咲かせます。しかし、センキュウはあまり花をつけません。仮に花をつけたとしても不稔性《ふねんせい》であり、種子で殖えることはないとされています。

根茎は特有な香りを持っていて、川芎《せんきゅう》と称して、鎮痛、鎮静、頭風に対する生薬とされています。川芎はイラストの左にある、芋のような形状のものが通常で、生薬としても好まれます。しかし、土壌が緩いなどの栽培条件によっては、イラスト中央下のようなソロバン状の形状になることがあります。芋の形状は、こ

Column

【 生薬と臨床をつなぐ 】

川芎との組み合わせ

本文に示したように、中国伝統医学では脳や脊髄を中心とする見方は希薄といえます。川芎を脳風の生薬としてとらえたとき、本書において先述した麝香《じゃこう》（p.176）や木香《もっこう》（p.180）など下焦の精にはたらきかける生薬を組み合わせると、脳から脊髄にわたる髄海を中心とした治療法となるでしょう。血に対する当帰と川芎の組み合わせはよく知られていますが、髄海に対する生薬として新たな配合が模索されてもよいでしょう。

のソロバンがギュッと詰まっているようで、イラスト右のように、切片をみると、芋状のものは溝が深く入り込んでいることがわかります。

この深い溝をした形状があたかも大脳皮質の形状に近いことから、川芎は頭風（頭痛）にはたらき鎮静されると理解されています。しかし、その一方で、当帰と組み合わされて活血剤や駆瘀血剤の漢方処方に配合されることが多く、このときは血の生薬として位置づけられます。脳は髄海《ずいかい》とも言われ、「精の溜まったところ」であるとすれば、川芎は気、血、津液（精）のどこにはたらきかけるのでしょうか。

脳や脊髄を中心とした見方

脳や脊髄は現代医学において、高次中枢として生体の維持に中心的な役割を担っているとされます。今日では、医学だけではなく、思想や文化的にも脳の活動が中心とされていると言えるでしょう。伝統医学ではどうかというと、インドの伝統医学などでは脳や脊髄を重視していますが、中国伝統医学では五臓を中心とする見方をとる場合が多いです。もちろん、前述の髄海という概念は、中国伝統医学のものですが、そのほかの理論と関連づけられることが多いのは五臓です。こうした見方は、中枢を中心とした現代医学とは異なる立場の、医学としての漢方の特色のひとつで

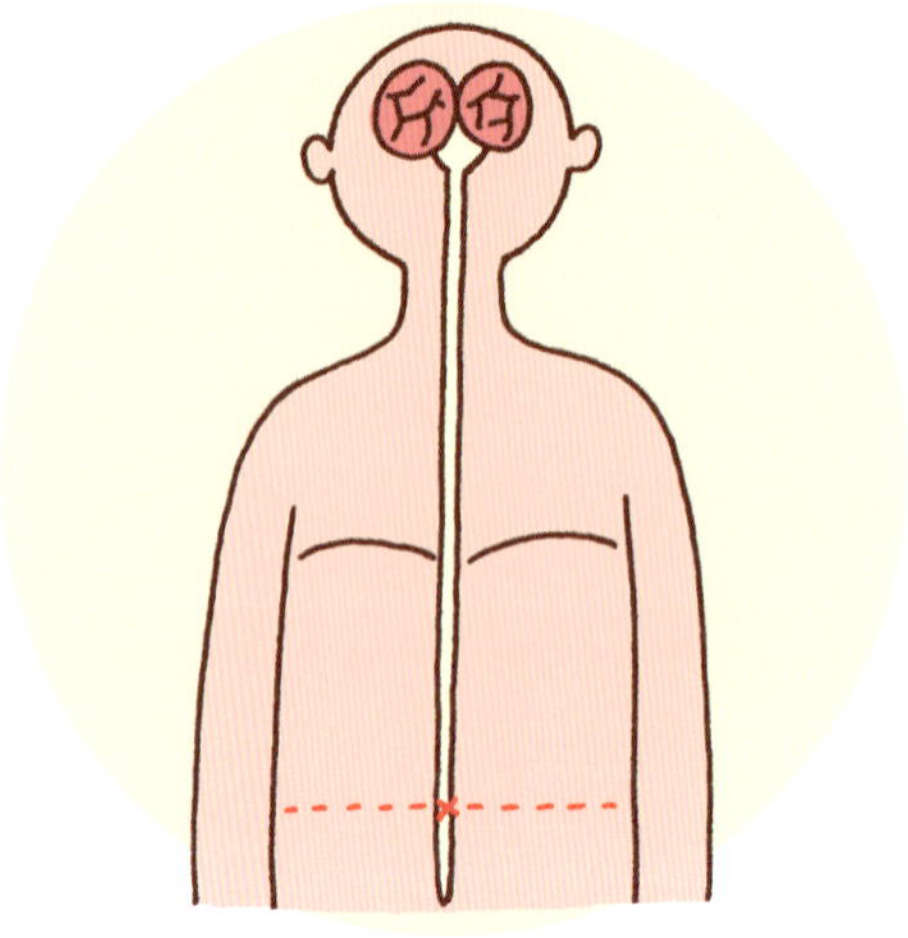

す。川芎を中枢の鎮静、鎮痛として用いるときは一般的な漢方の理論とは、やや離れているものと捉えるほうがよいかもしれません。

川芎のもうひとつの可能性としては、不妊治療への適応があります。川芎の基原植物は不稔性であり、子種をつくりません。同じ問題を抱える生薬として、からだの声を聴くことができます。髄海は、上部が脳で下部は脊髄を介して下極につながります。現代社会でありがちなように、ストレスがかかって脳ばかりを使うようになると、下極がうまく機能せずに不妊の原因になるという見方ができます。川芎は、上部にある脳と下極の生殖器とを交流させるようにはたらきかけます。

精と血

精と血はどちらも津液から精製されてつくられます。精は津液から生成されていく過程で濃縮され、粘性が高くなり、停滞と発動を繰り返しながら進んでいきます。深い部分の精になると、こうしたリズムはしばしば外界のリズムから切り離されて、その人の個性ともいうべき独自のリズムで動くようになります。それに対して、血は津液に神気《しんき》という外界のリズムを受けることで律動する体液となったもので、規則的な動きをするのが基本となります。言わば、

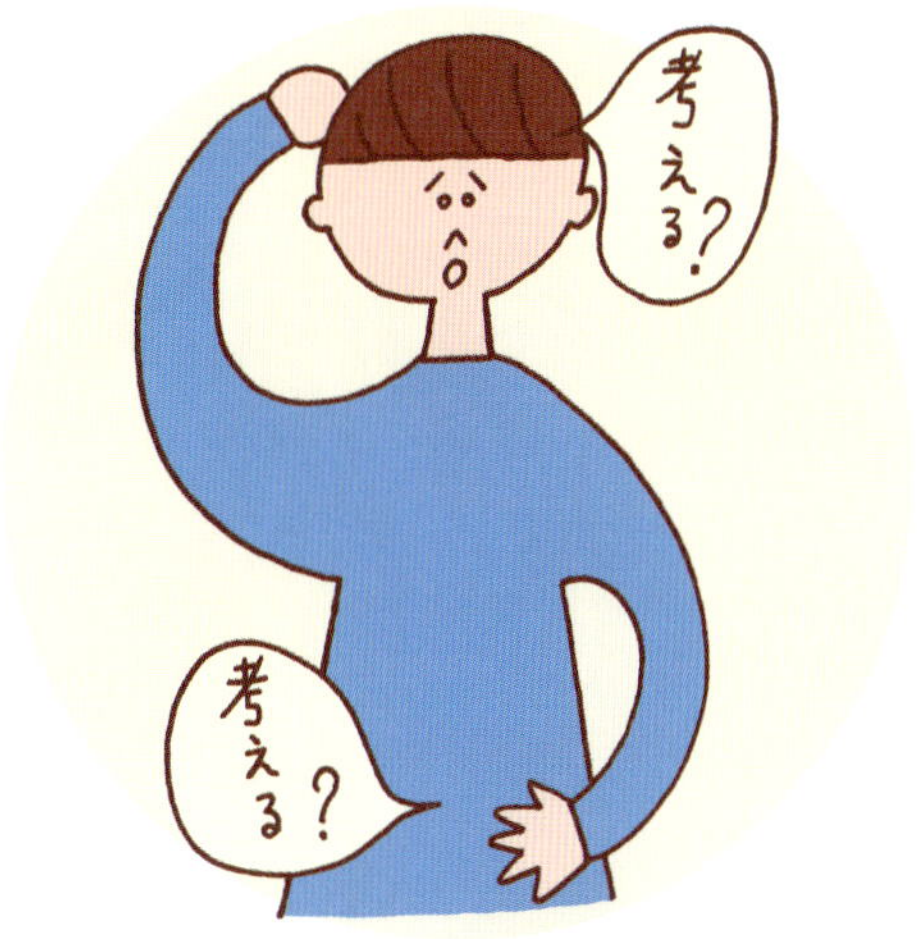

血は外の世界の規範に従って動く体液で、精は人気《じんき》に左右されて動く体液なのです。

この精と血の関係は、前節の脳とからだの関係とも似ています。脳とからだはそれぞれの意見を持ち、病気のときはしばしば、脳が考えるからだの状態と、からだ自身が考えている状態が異なることがあります。大抵は脳で考えているほうが間違っていて、誤ったメッセージをからだに送り続けることで、病気が治りづらくなります。

医学に限らず、東洋思想では外界の気を取り込み大宇宙と調和して生きることが理想とされるため、本来はからだのメッセージが重視されるべきなのです。しかし、こうした理想はなかなか難しいと言えます。自発的な意思で行動したいという欲求も否定しようがありません。

血の問題に話を戻すと、外界のリズムである神気を受けていると言っても、血も津液から生成された体液です。血の状態を改善するためには、同じように津液から精製される精にも目を向ける必要があります。その点において、当帰の活血のはたらきと、川芎の精に対するはたらきの組み合わせは、相性のよいものとして古来漢方処方に広く採用されてきた所以なのでしょう。

47 地黄《じおう》

Rehmannia root

- 地の気
- 乾地黄と熟地黄
- 四物湯

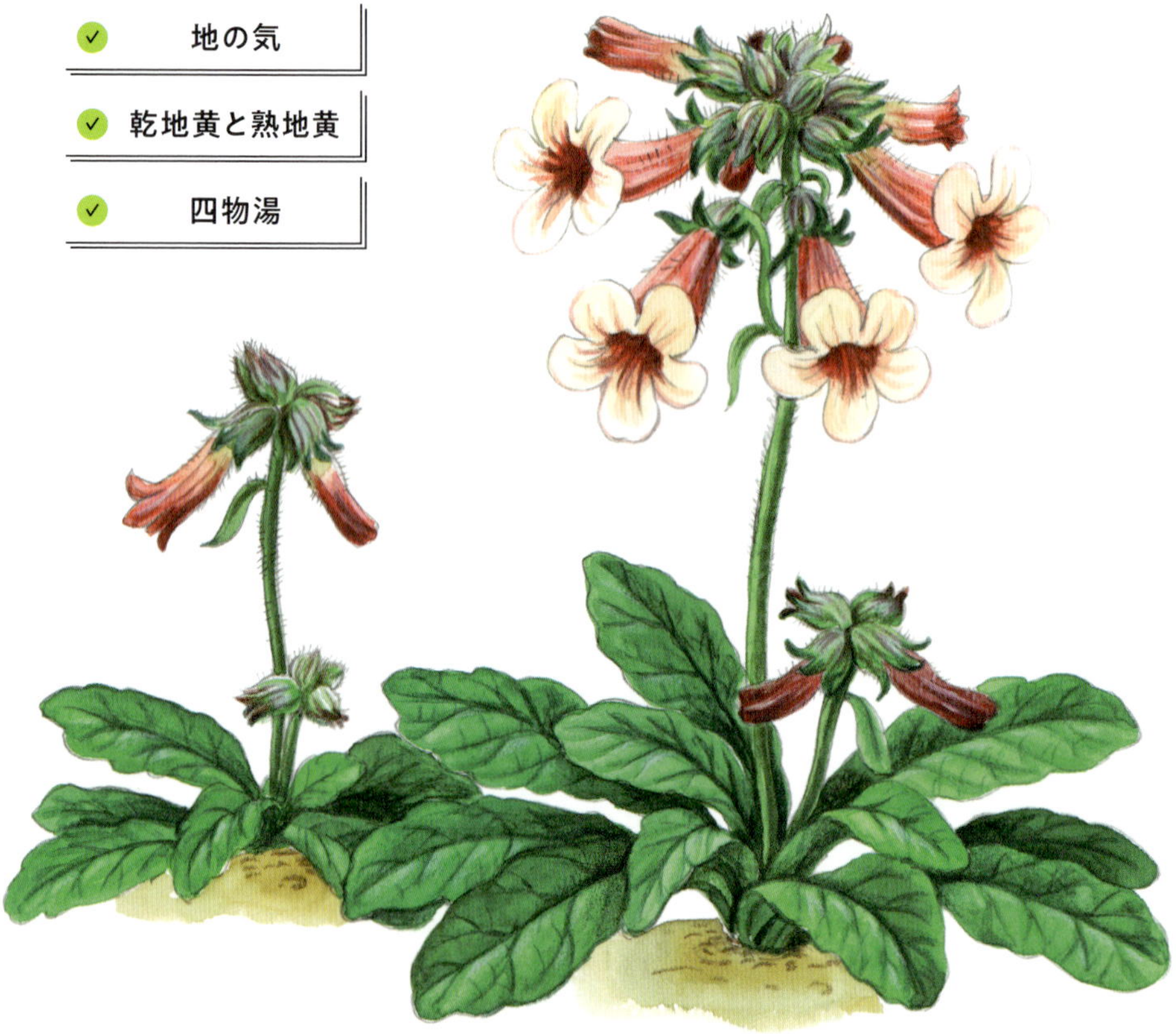

補剤の生薬

地黄は、ゴマノハグサ科のアカヤジオウや*Rehmannia glutinosa*を基原植物としています。しわの入った、厚くしっかりした葉を地面に沿うように根生させ、葉のあいだから10～30㎝の花茎を伸ばし、ラッパのような形の唇形花をつけます。生薬とされるのは、肥大した根の部分であり、新鮮な根の断面は、その名の通り薄い黄色をしています。

地黄は、イリドイド配糖体のカタルポールや、糖類のマンニトールなどを含み、血圧降下や緩和な瀉下、利尿といった薬理作用が知られています。補剤の漢方処方に配合されることが多く、補血強壮薬の代表的な生薬です。しかし、

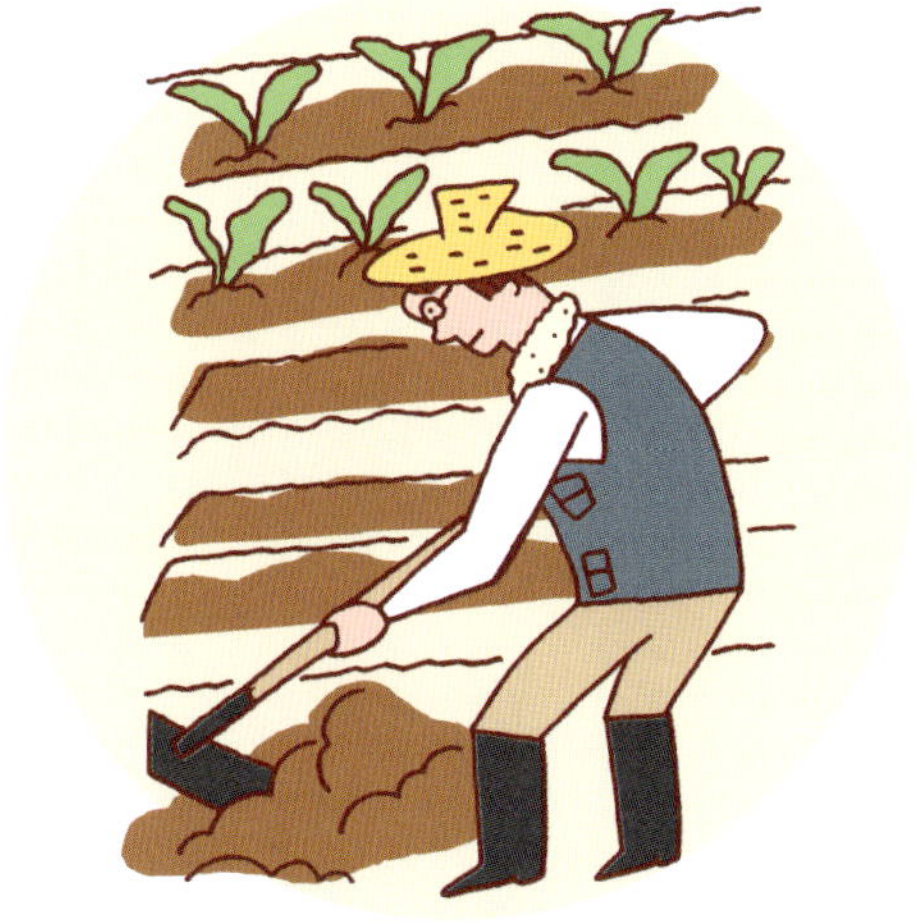

後述しますが調製法の違いによって涼血の効があるとされたり、補腎薬と考えられたりと、地黄がどのようにはたらきかけるかを理解することは難しいです。

肥沃な大地に育まれる生薬

我が国の地黄の品種には、アカヤジオウとカイケイジオウの2種が知られています。このうち、アカヤジオウは根の肥大があまりみられない代わりに、地中に根を張りめぐらせており、収穫するには労力がいります。一方、カイケイジオウのほうは根を著しく肥大化させます。収穫のしやすさから言えば、カイケイジオウのほうが容易です。そのため、今日流通する地黄のほとんどはカイケイジオウのような根を肥大化させる品種からとられたものです。しかし、根を地中に張りめぐらせるアカヤジオウのほうが、「地中の気を受けている」として好んで用いる治療家もいます。

いずれの品種にしても、ジオウを栽培するにあたっては、土壌を整えることが肝要であり、水はけがよく肥沃な土地であることが条件となります。化学肥料ではなく有機肥料を施肥し、特に窒素分が豊富であることが必要とされています。人糞を肥料としていたこともあったようです。地黄は、肥沃な土地で天地の気のうち、地の気を十分に受けて生育した生薬と言えるでしょう。

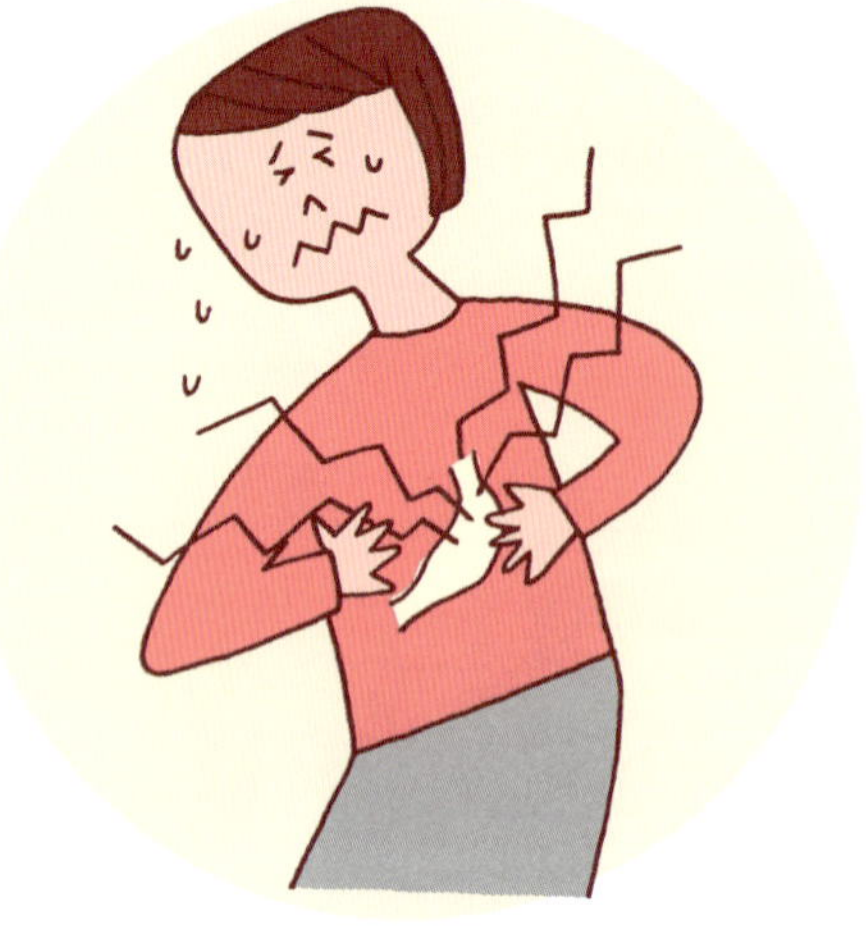

地黄の修治と胃腸障害

生薬は天然から採取したものですが、一般的に乾燥や裁断など、加工・調製することを「修治《しゅうち》」と言います。地黄はただ乾燥させるだけでも大変で、修治に手間がかかる生薬です。以前、薬草園で採取したアカヤジオウの細い根を「乾燥したら標本にしよう」と、無精にもデスクに放置したことがありましたが、1ヵ月経っても乾かずにしなやかなままでした。

地黄の修治法には大別して3つの方法があります。掘り出したままの根を日陰に置いて、新鮮なまま用いる生地黄《しょうじおう》（鮮地黄《せんじおう》）と、乾燥させた乾地黄《かんじおう》、酒で蒸して乾燥させる熟《じゅく》地黄《じおう》です。掘り出したときの新鮮な根の断面は黄色ですが、乾地黄、熟地黄となるにしたがって黒味が強くなっていき、甘味も増します。

一般的には熟地黄が用いられることが多いですが、これらの修治法の違いにより、異なる薬効があると解釈されることがあります。代表的なものを2つあげると、乾地黄は熟地黄に比べて、「蒸す」といった熱をかける調製を行っていないことから、性質は寒であり涼血の効があるとするものです。もう一方は、熟地黄は熟成させて黒くなっていることから、五行の配当で腎—黒と結びつき、補腎薬とされ

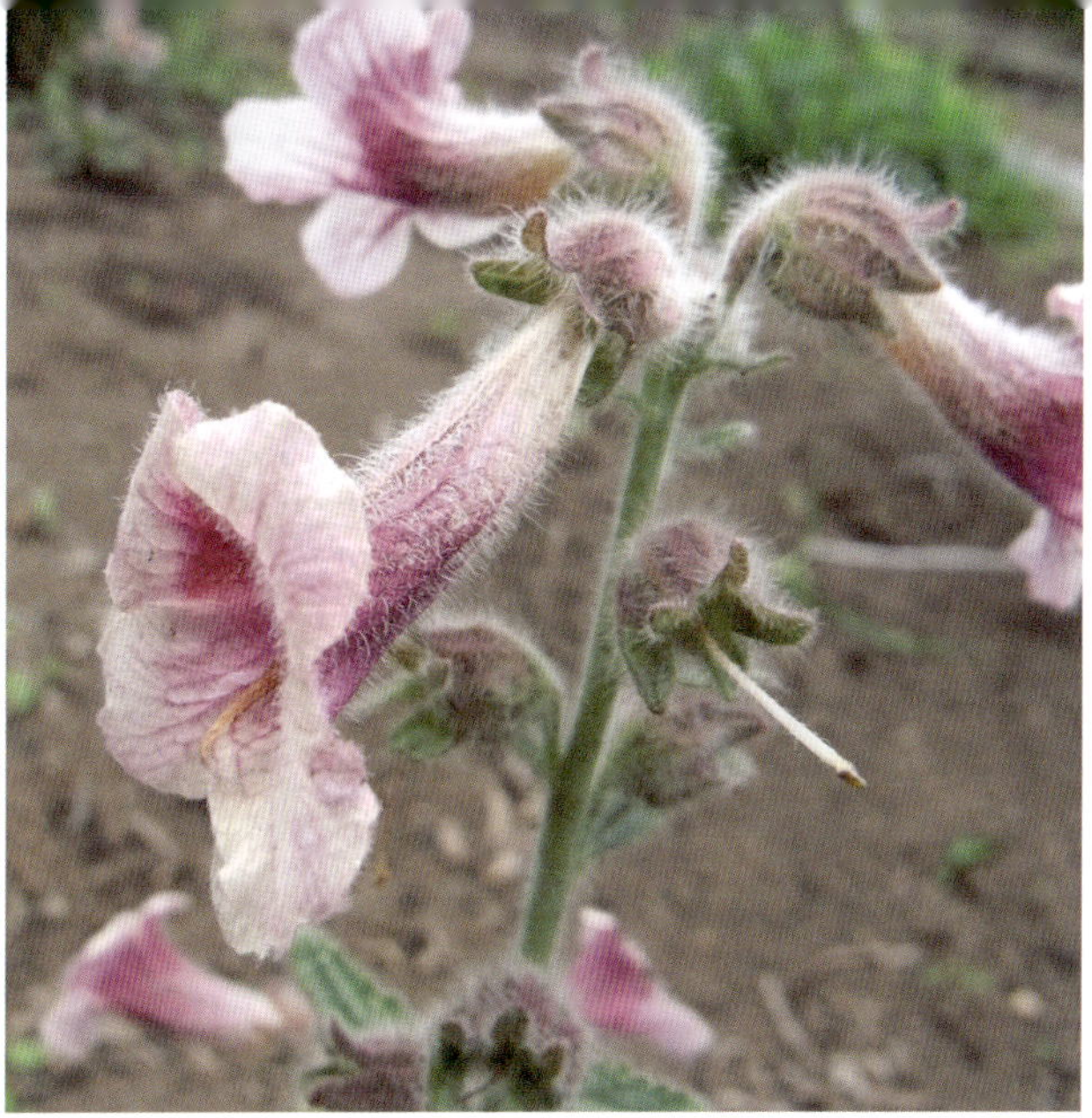

るといったものです。このような解釈も可能だとは思いますが、手間をかけて地黄を修治する大きな理由のひとつに、胃腸障害の副作用があります。地黄を補剤として用いたいときに気にしなければならないことは、もともと胃腸の弱い人が地黄を服用すると、しばしば胃を痛めることがあることです。

トリカブトの附子《ぶし》（p.50）の修治法が著名でありますが、中国伝統医学では毒性のある生薬を修治によって副作用を軽減したり、薬効に変化を加えたりすることが得意です。地黄に関しても酒を加えて性質を温にし、胃腸障害の軽減を図っていますが、これに関しては残念ながら成功しているとは言いがたいです。特に日本人は、地黄の胃腸障害には敏感なようです。地黄を配合した代表的な処方に四物湯《しもつとう》がありますが、中国では血の基本処方とされてきたのに対して、我が国ではそれほど用いられて来ませんでした。胃腸障害といってもひとくくりにはできませんが、体質の弱い人や体力が衰えている人が胃腸に問題を抱えることは多いでしょう。

大地の気を受けている補剤の地黄ですが、胃腸障害が怖くて使えないというのは具合が悪いです。ここからはこの点に注目し、地黄のはたらきを検討していきます。

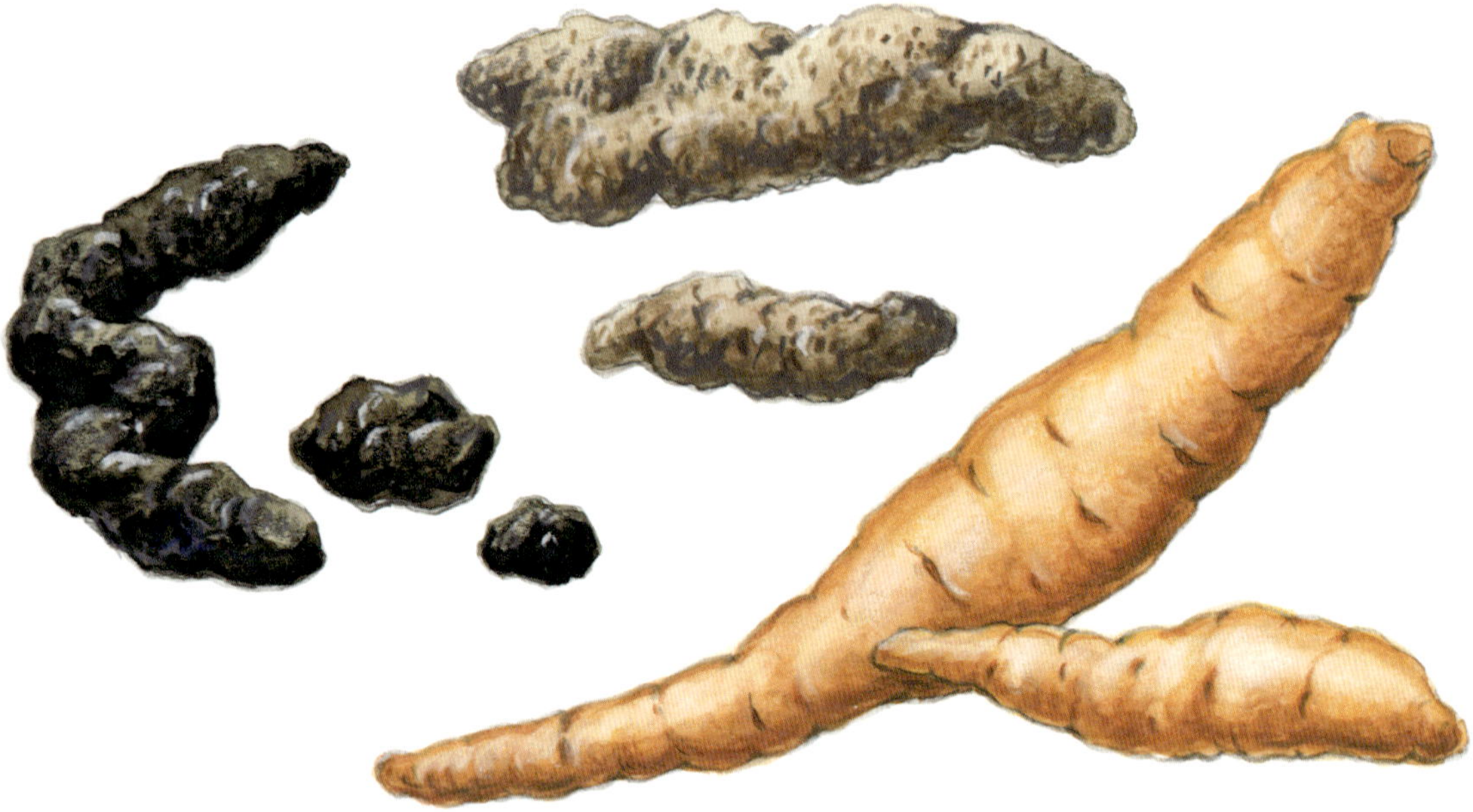

熟地黄と乾地黄

地黄は代表的な補薬の生薬のひとつです。副作用として胃腸障害をもたらすこともあるため、単に乾燥させるだけではなく、酒で蒸してから乾燥させる熟地黄があることを先述しました。それ以外にも熟地黄は蒸していることで熱が加わっていることから、温補、造血の効があり、乾地黄は熱が入っていないので涼血する、というように両者の効能が区別されることもあります。また、補血だけでなく、熟地黄の黒味から補腎薬ともされています。

地黄を配合する代表的な処方に四物湯《しもつとう》があります。本処方は産後の虚労などの補血薬と理解されています。しかし、

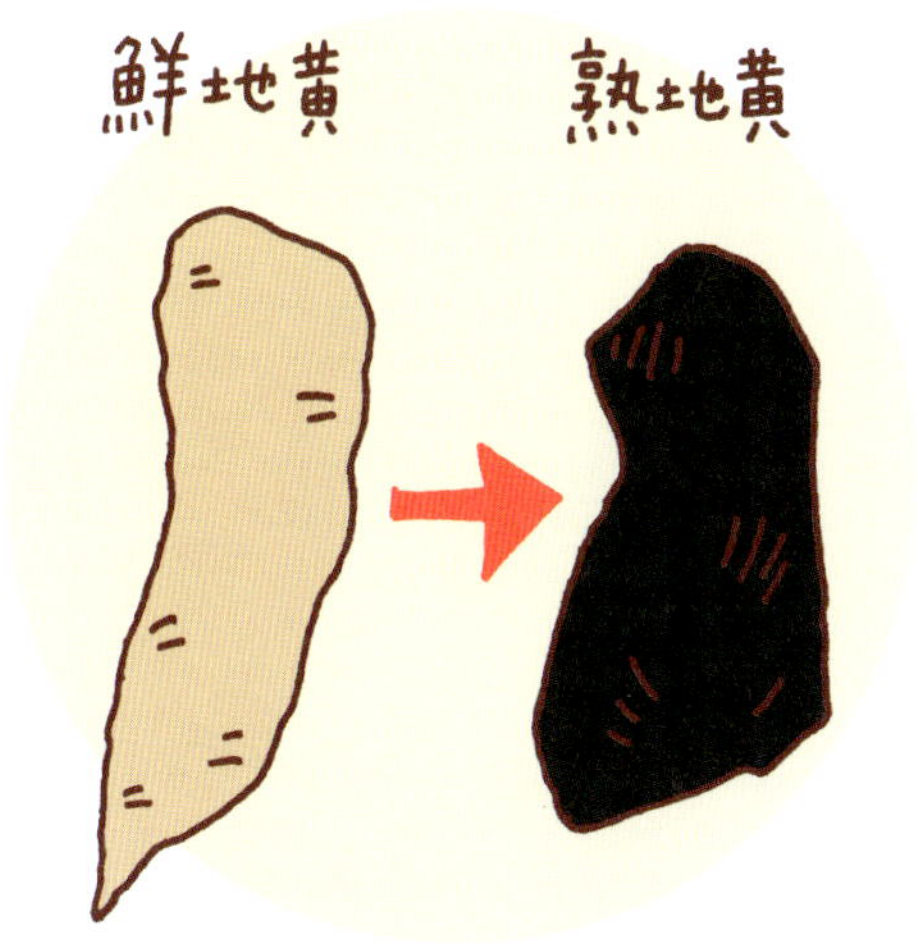

今日の主要な原典のひとつである『和剤局方《わざいきょくほう》』には、四物湯の効能に補剤としてのはたらきを載せる一方で、虚に乗じて入ってきた外邪に対するはたらきがあると示されています。涼血や補血、補腎、外邪と、地黄は単なる補血薬の範疇に収まらない生薬であるということができます。

大地の気と人気

地黄は肥大した根を張り、大地の気を受けた生薬です。地黄の新鮮なものは黄色で、五行の土の色に相当します。天地人三才思想に基づけば、天地の気を享受して人は存在しており、天と地の気のうち、地の気はとりわけ実体性を持つものとして、からだを構成する要素を形づくるのに密接にかかわっています。地黄の受けた地の気は、気血の要素でいえば、より実質を持つ血にはたらきかけ造血すると考えることができます。しかし、人参（p.56）で「人精と薬精は全く同じものではない」と述べたように、天地の気とからだの気は同じではなく、直接導入するにはしばしばからだに合わないという問題を生じます。大地の気を受けて、からだが滋養されるためには、外界の地の気をそのまま入れるのではなく、人気《じんき》によって受けるべき気を選択し、さらにはからだが利用できるような形に転換される必要があるのです。新鮮な地黄（鮮地黄）が持つ大地の色である黄色を

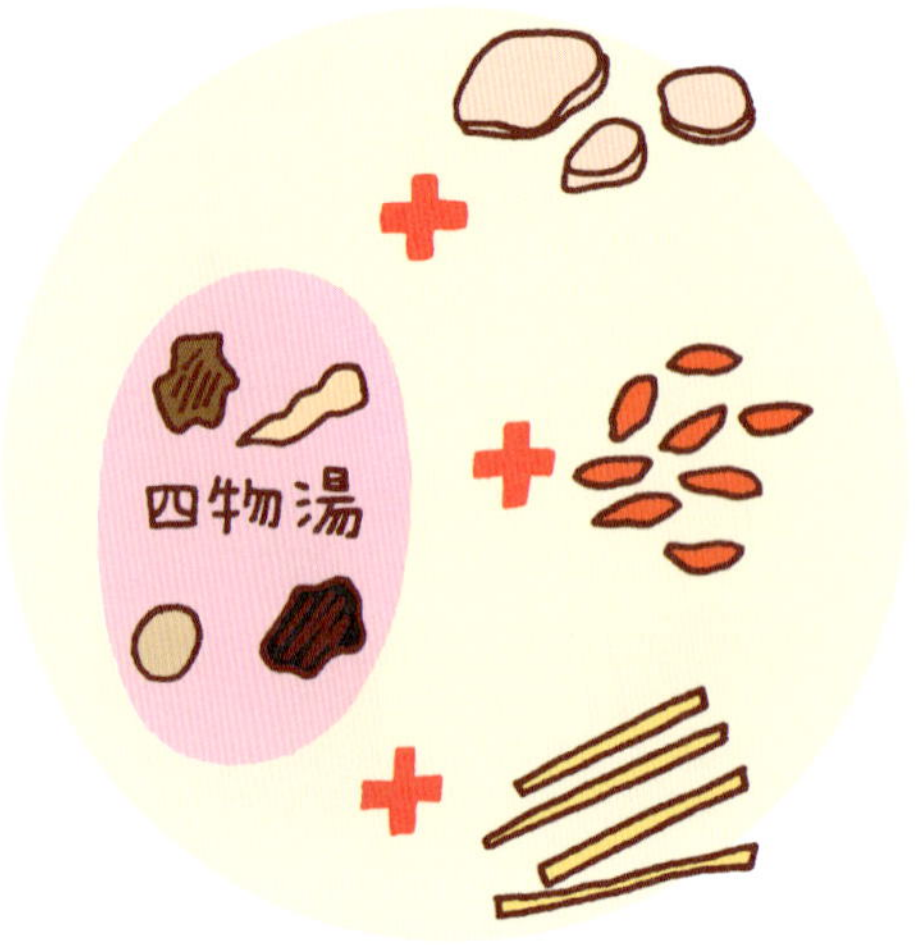

転換し、気血の色に転換していきます。この転換は横隔膜の上下動（胃気の脈）の過程によりなされます。これを呼吸法と理解することもあるし、経脈の流れや、関節の精が気を受けるとも理解できます。

　地黄の薬精は大地の気に近いという特徴を持ちますが、それゆえにからだが求める地の気とは、かけ離れることがあります。地黄による胃腸障害は胃の気である人気《じんき》と地黄の地の気とがうまく同調しないことから起こると理解できるでしょう。修治法としては成功していない面がありますが、黄色い新鮮な地黄から黒い熟地黄へと色の性質を転換することは、方向性としては間違ってはいないとも言えます。

四時の気への順応と地黄

　地黄が配合される四物湯は、血の基本処方とされ、中国に比べて我が国ではあまり広範には用いられてきませんでした。四物湯の運用には、基本処方と加減方というものがあり、基本の四物湯を中心に患者個々人の細かな病態に生薬を加えたり差し引いたりして対応します。

　古い加減方では、「春ならば川芎を増やす、夏ならば芍薬、秋ならば地黄……」というように春夏秋冬の四時の気に合わせるものがあります。四時の気の加減方は、我が国でも室町から戦国、安土桃山時代に発展した戦地医療である金《きん》

Column

【 地黄の豆知識 】

地黄煎

江戸時代には地黄を煎じて、麦芽糖である膠飴《こうい》（p.308）を加えてつくった飴が製造、販売されていました。地黄煎《じおうせん》と呼ばれ、地黄の補血、補腎のはたらきを期待した江戸時代の栄養剤です。地黄煎の歴史は古く、平安時代からあったとされています。地黄煎は膠飴も加えているので「膠《じょう》飴《せん》」とも呼ばれています。膠飴の項も参考にしてください。

瘡《そう》治療において四物湯を配合した処方にとり入れられてきました。ここでの運用は、気つけ薬や古血《ふるち》を排除するような駆瘀血薬と考えられます。

こうした四時の加減方は、外界の気である四時気を規範とすることを前提としています。人気《じんき》の動きは外界の気である天地の気に順じて動くことが理想で、それからあまりにも外れると病になります。特に、血は外界の神気《しんき》をとり入れた体液です。神気のリズムを失ったとき、血は律動性を失い、瘀血となります。駆瘀血薬としての地黄を用いるときは、やや強制的に地黄を介して地の気をからだに導入し、瘀血を動かして排除を促すものです。

その一方で、造血薬とするときは、地の気によって造血することを目指します。前述したように、地黄の地の気をからだの滋養とするためには人気《じんき》に順応性があるかどうかが重要になります。

四時の気や外界の気に人気《じんき》を合わせることができない人は、融通が利かなかったり、自分の考えに固執する人が比較的多いです。血が足りない病証であったとしても、その患者の人気《じんき》に順応性があるかどうかを見極めることが、地黄を有効に使える要素になるでしょう。

48

紅花《こうか》

Safflower

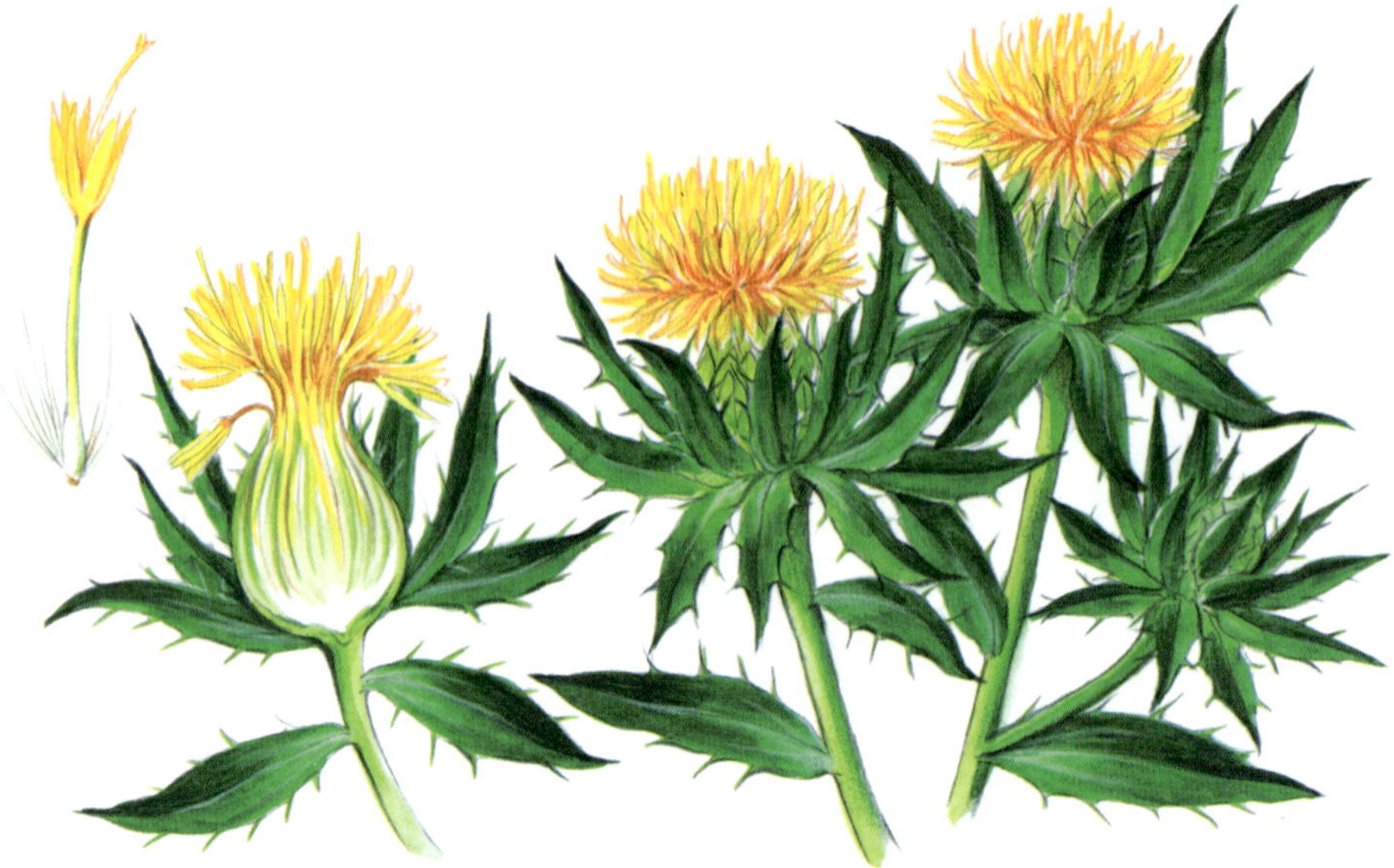

- 紅色の色素
- 最初は黄色
- 血にあるべき方向性を示す

色を変える花の生薬

紅花はキク科ベニバナの花を由来とする生薬で「コウカ」と呼ばれます。花といっても、カミツレ（p.144）と同じように頭花《とうか》と言うもので、１つの花のようにみえるのは小さな花の集合体です。上の一番左にあるイラストのように、花を縦に切って断面をみると、花弁が合着して管状になった小花が密集しており、それらを、棘がついた「がく」のようなものが包んでいます。正しくは、「がく」は花一つひとつにあるので、多数の花を包んでいるものは、「総苞《そうほう》」と呼ばれます。生薬とされるのは総苞に包まれる小花であり、通常、果実となる子房は除きます。

「紅花」と書くので赤い花が

咲くかと言うと、開花時は黄色です。しばらく経つと下部から赤くなりはじめ、次第に全体が赤く染まっていきます。

ベニバナのなかの紅色色素

ベニバナは、生薬以外にもさまざまな用途があります。種子には脂肪油が豊富に含まれるため、これを圧搾してベニバナ油としたり、花から赤い色素を取り出して染料として、衣服を染めたり口紅にもされました。

紅花を紅色の色素として利用するにはかなりの手間がかかります。ベニバナの花には紅色色素のcarthamin（カルタミン）が含まれ一見赤くなるのですが、紅色色素よりもはるかに多く黄色色素のsafflor-yellow（サフロールイエロー）が含まれるため、そのまま染色しようとすると黄色く染まってしまいます。ベニバナから紅を取り出すには、水で何度も洗い、多量の黄色色素を流す必要があります。そんなことをすると紅もなくなってしまいそうですが、carthaminは水にあまり溶けないため失われる量は少ないです。充分に黄色色素を流した後、アルカリ性に傾けることで紅として初めて用いることができます。

花の色は黄色から赤色に変わり、色素成分では黄色色素のなかにわずかに紅色色素を見いだせます。紅花の紅は黄色のなかからあらわれます。

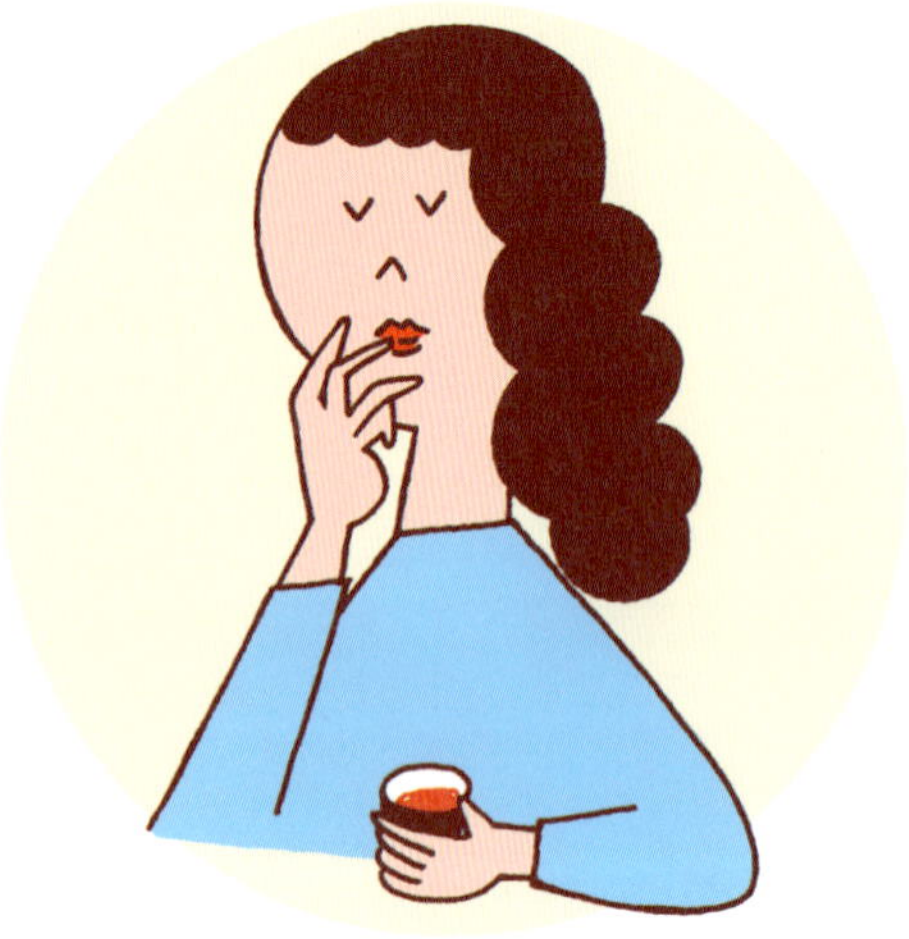

体液と五行の色の変化

紅花の類似生薬には番紅花《ばんこうか》と称されるサフラン（p.320）があります。サフランが漢字文化圏にもたらされたのは紅花のずっと後であったため、紅花の代用薬のような名称がつけられます。しかし世界的にみれば、サフランのほうが利用されています。見かけは似ていますが、サフランはアヤメ科で、花のなかの雌《し》ずい（めしべ）を用います。１つの花からわずかしか取れないため、金と同価値で取引されたともいわれます。サフランライスなど香辛料とされることで知られますが、生薬としては婦人の月経の問題、更年期に起こるヒステリーや神経性のけいれんなどに用いられます。

サフランは、花のなかでも最も女性的な部分である雌ずいのみを用いることから、婦人科の問題を抱えたからだ、特に体液のなかの血にはたらきかけます。サフランが我が国に導入された際に代用薬とされたのは紅花のほうですが、婦人薬として考えるときは、雌ずいを用いたシンボリックなサフランに比べて、紅花は花全体を用いるので効能としては見劣りがします。

紅花はサフランの代用薬としては物足りませんが、体液と気の関係から考えるとき有用な特徴があります。中国より西のインドやアラブ、ヨーロッパの伝統医学では体液論

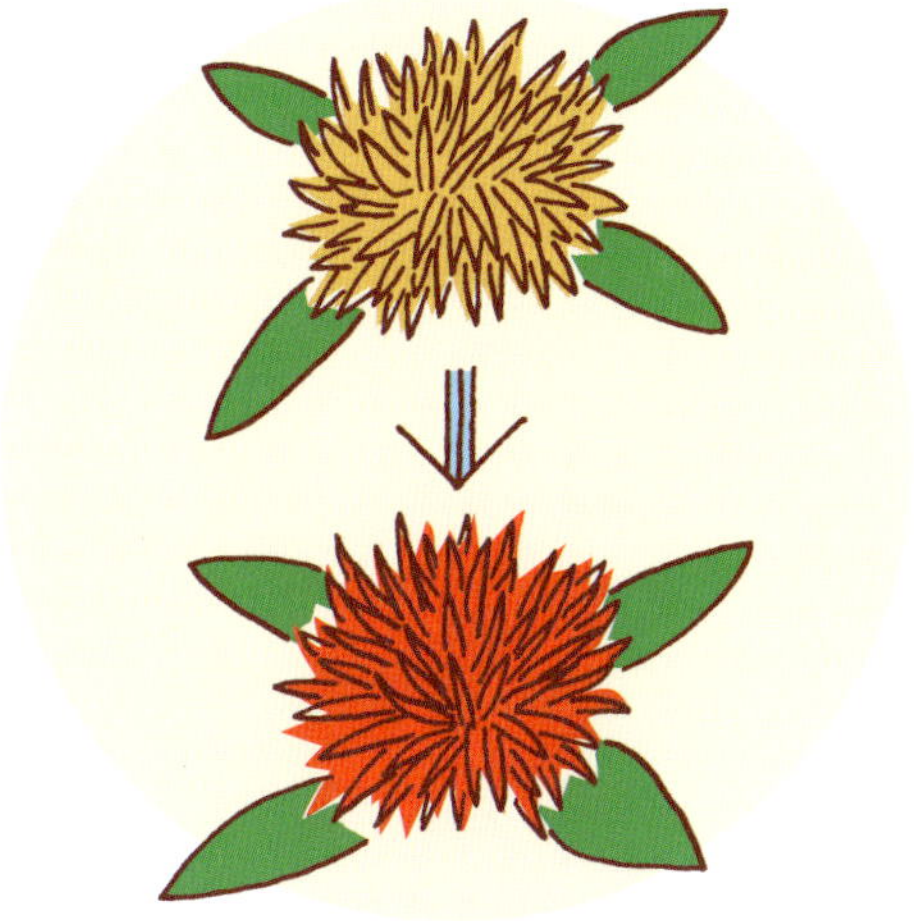

をもとにした治療を得意とします。体液が過剰であったり腐敗して悪い状態であったりしたときに、その体液を直接扱い治療します。体液論に基づく治療は、体液の質、量などに重きが置かれ、体液という実体を扱うことで大きな変化が見込めます。しかし一方で、生理的な体液が生じることや、体液の循行などは考慮されないことが多いです。実体性を持って体液を扱うときは、中国伝統医学でさえも、こうした傾向に陥りやすいです。

紅花はサフランのように直接血の問題を扱うには力が足りませんが、土性の黄色から血の赤色へと変化する五行の気の段階から血の生成にはたらきかけます。血は神気《しんき》を受け律動する体液であり、営衛などとともにさまざまな概念で述べられていますが、循行するのに血気が必要とされます。

黄色い花の下側から赤い色素を上にあげていく紅花は、血にあるべき方向性を示します。血を扱う生薬と紅花を組み合わせるとき、気の段階である五行に基づく色の変化をもつ紅花のはたらきには、体液と気の治療の接点を図る役割が期待できます。

紅花を使った紅灸がありますが、気の治療を得意とする鍼灸において、紅花のはたらきを生かして血の治療にアプローチするひとつの手段とすることもできるでしょう。

49

杏仁《きょうにん》・桃仁《とうにん》

Apricot kernel and peach kernel

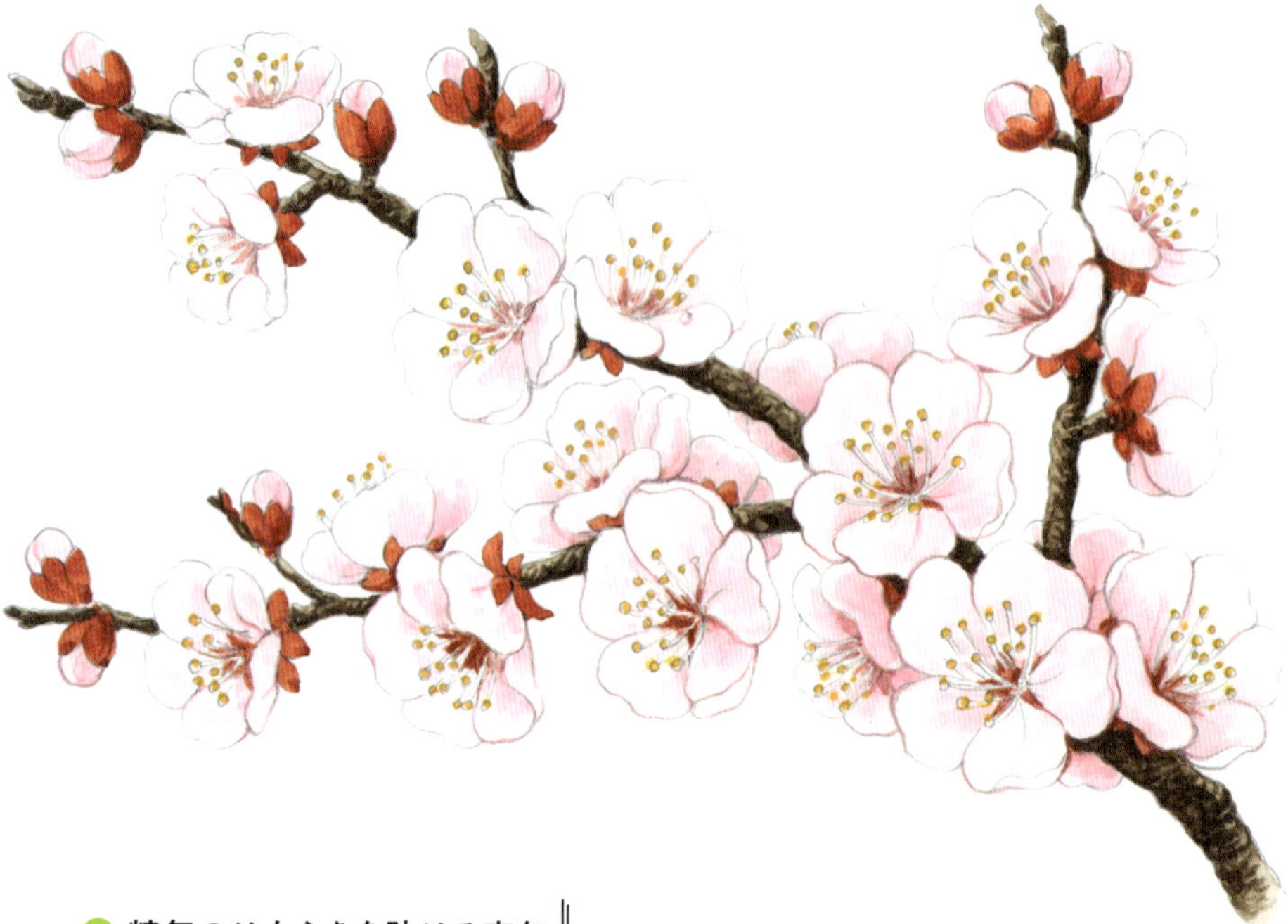

- 精気のはたらきを助ける杏仁
- 瘀血を排除する桃仁

バラ科の種子生薬

バラ科サクラ亜科に属するアンズとモモは、どちらも食品として広く利用されています。「杏仁《あんにん》豆腐」として馴染みがあるので読み方が間違われることがありますが、生薬としては杏仁はキョウニン、桃仁はトウニンと読み、杏仁はアンズ、桃仁はモモの種子を利用をします。

アンズとモモはどちらの果実も石果《せきか》という構造をしています。果実のなかに種子があるわけですが、食用する果肉のなかにあるたねは、内果皮にあたるので植物学上は種子ではありません。本当の種子

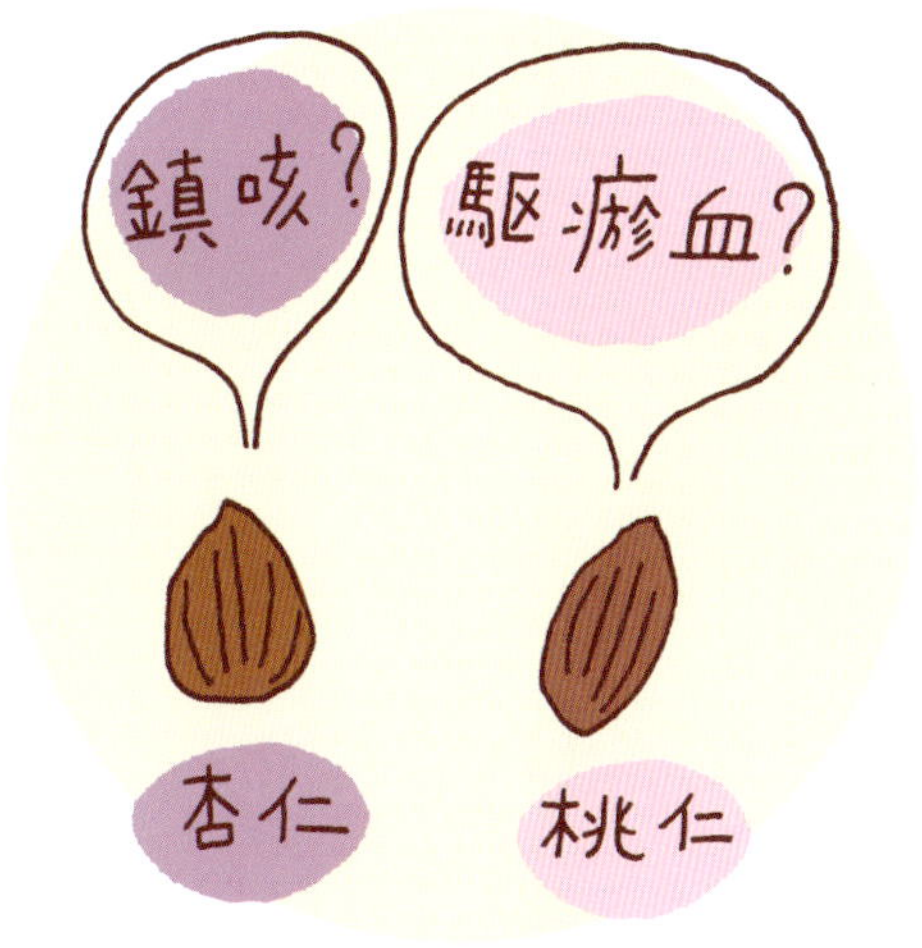

は堅い内果皮の内部にあるのです。そして杏仁と桃仁の種子の部分を用いる重要な生薬です。

鎮咳か駆瘀血か

アンズの種子を用いた杏仁は、麻黄湯《まおうとう》や麻杏甘石湯《まきょうかんせきとう》などといった漢方処方に配合され、鎮咳薬とされます。一方、モモの種子を用いた桃仁は、桂枝茯苓丸《けいしぶくりょうがん》や桃核承気湯《とうかくじょうきとう》などに配合され非生理的な血液を排除する駆瘀血薬とされています。非常に似かよった生薬でありながら、杏仁は鎮咳薬、桃仁は駆瘀血薬と薬効を分けて用いられています。

しかし、こうした薬効の違いを成分から理解しようとすると、大きな疑問が生じます。基原植物のアンズとモモは同じ科、同じ亜科に属する近縁種であり、成分的には杏仁と桃仁ともに、アミグダリンと脂肪油が含まれています。含有量の違いこそあれ、同じ成分が含まれているのに、ここまで明確に薬効が区別されていることを理解するのは難しいです。

アミグダリンは酵素によって加水分解され、ベンズアルデヒドと有毒なシアン化水素（青酸）を生じます。杏仁豆腐の独特な香りは、ベンズアルデヒドの香りとされています。有毒といっても、杏仁豆腐や杏仁を通常量摂取する分には中毒のおそれはありません。

杏仁の薬効を説明するとき、微量なベンズアルデヒドやシアン化水素が鎮咳作用に関与するとされています。杏仁はアミグダリンの含有量が多いから鎮咳薬で、少ない桃仁は駆瘀血薬となるということですが、一方で微量なベンズアルデヒドやシアン化水素がはたらくとしながら、含有量の差が薬効の違いを分けるというのは素直にうなずけることではありません。鎮咳というと、気が過度に逆上すると解されることもあります。では、アミグダリンの分量が少なくなるとなぜ、気ではなく血にはたらくのでしょうか。気と血というかけ離れたはたらきかけるきを成分量の差に求めるのは難しいはずです。

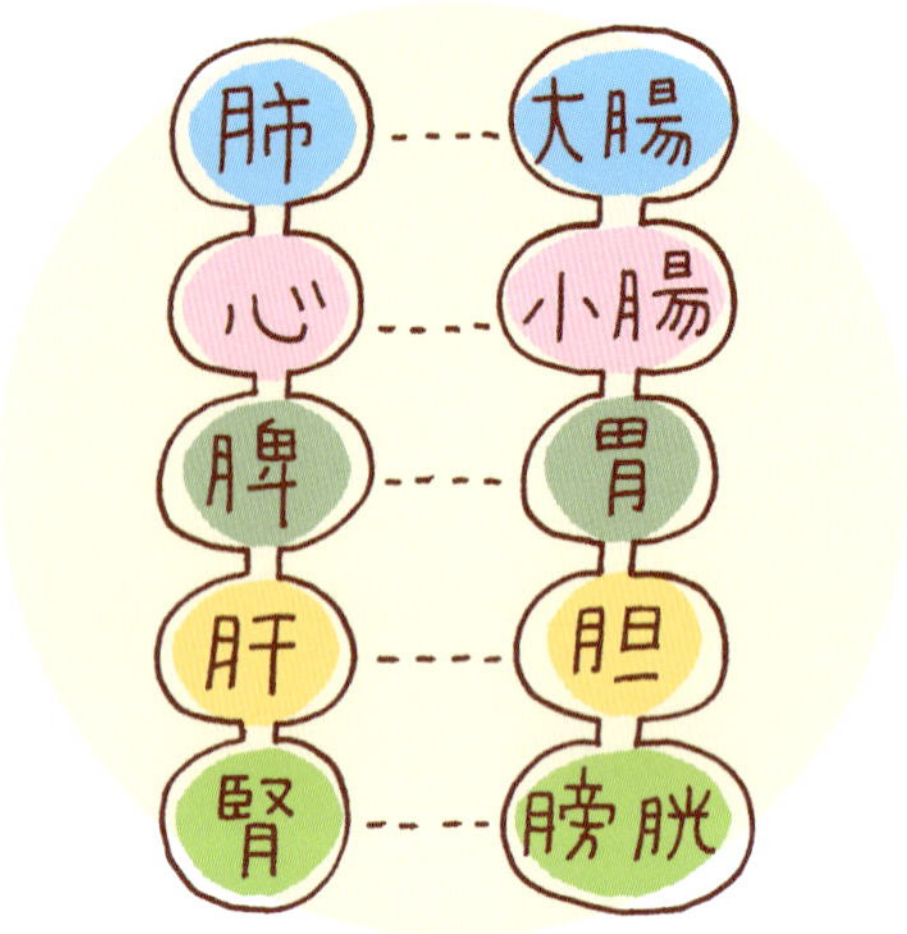

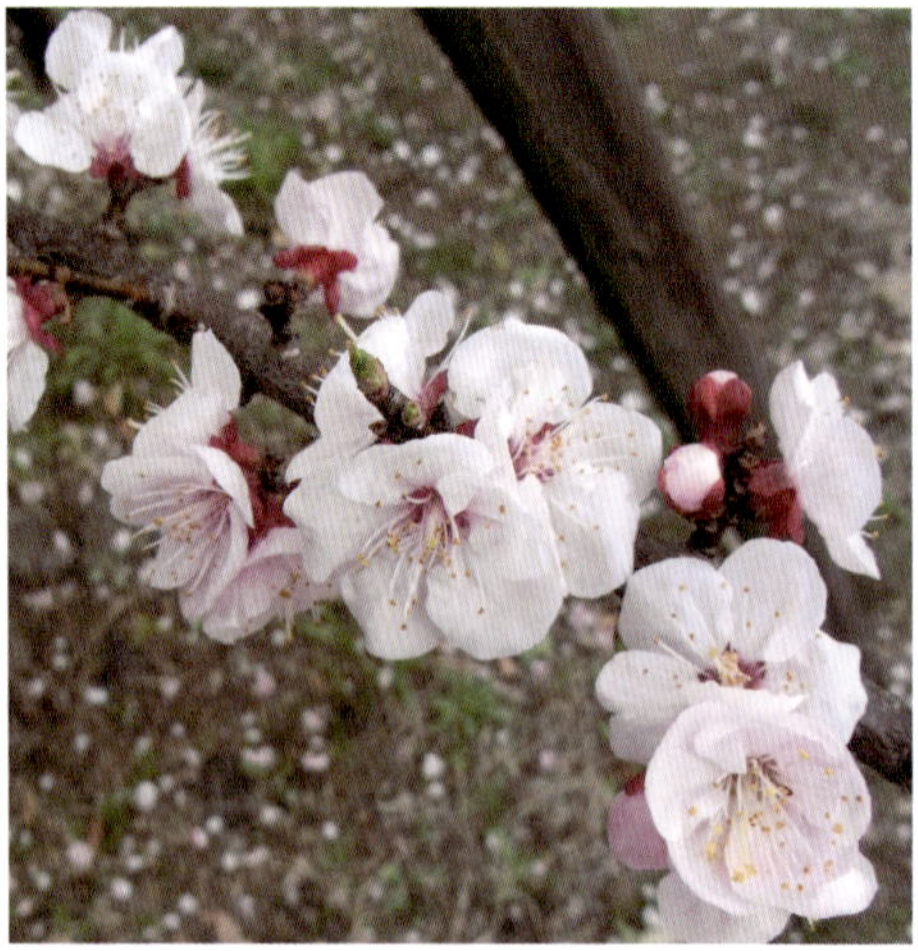
アンズの花

肺と大腸の表裏関係と脂肪油

杏仁の成分で今日あまり注目されていないものに、脂肪油があります。脂肪油の含有量は明確に示しているものは少なく、桃仁の方が多いとしているものもありますが、良質な杏仁には油分が多いです。杏仁豆腐でも本格的なものを食べると舌にしっとりした油分を感じることがあります。

かなり古い時代の漢方処方には、杏仁の脂肪油を重視して扱っているものがみられます。『傷寒論』の起源を探るうえでも無視できないところですが、『外台秘要方《げだいひようほう》』に引用される大陥胸丸《だいかんきょうがん》という処方では、杏仁と芒消《ぼうしょう》（p.260）を合わ

Column

【 モモの豆知識 】

モモの霊的な力

モモは仙道など現実とは隔絶した世界を象徴し、時にそれ自身が霊的な力を持つものとして扱われます。

日本では上巳《じょうし》の節句にあたるひな祭りでモモの花が飾られます。今日のひな人形は華麗なものですが、もともとは「紙などでつくった人形に我が身にふりかかる邪気を移して人形もろとも川に流す」といった流しびなであったと考えられています。ひな祭りでモモを飾るのも、酒に入れて飲むのも、モモの霊的な力によって邪気払いをする意味合いがあったとみられます。

せて、泥状にして他の粉末にした生薬をまとめ、丸薬をつくるという調製法が載っています。今日では漢方薬の丸薬をつくるときは、蜂蜜（p.100）などを使って練り固めるのが一般的ですが、ここでは杏仁の脂肪油を利用しているとみられます。大陥胸丸は強い下剤を配合した漢方処方で、杏仁の脂肪油を使うことで腸を潤して瀉下させる役割を期待しているといえます。

杏仁には、「大腸の気秘を下す」というはたらきがあるとされます。脂肪油によって瀉下させることで、大腸にある気を通すのです。大腸と肺は表裏関係にあるので、脂肪油の大腸でのはたらきが肺に影響して、気の通りをよくすることが鎮咳をもたらす要因のひとつとなっています。

杏仁は堅い内果皮に包まれている種子を基原としています。しっかりと閉じ込められた種子には精が充填されています。杏仁は「充填された精」と「気を通じさせる脂肪油」を持つことで、精の動きを潤滑にする精気のはたらきを助けると理解することができます。

古い時代の六腑は、消化管としての意味ではなく、皮・脈・肉・筋・骨といった形体を六腑とすることに端を発し、五臓の気を運搬する意味合いが強いです。こうしたことを考えると、五臓から六腑、あるいは九竅《きゅうきょう》へと精を運搬するなかで、杏仁は精の動きを潤滑にするというはたらきを持つと言えるでしょう。

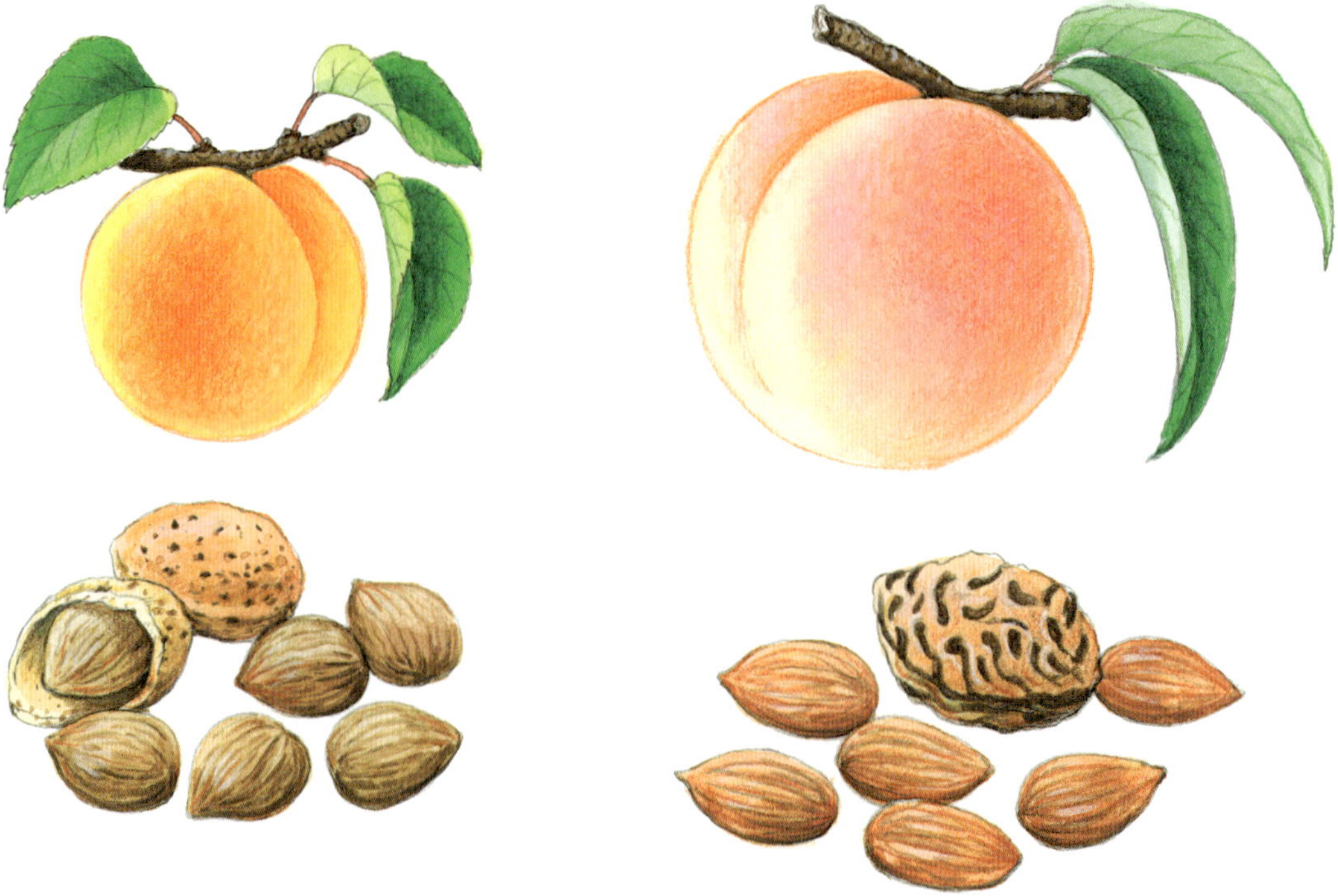

精気のない貧弱な種子生薬

杏仁と桃仁はどちらもバラ科サクラ亜科の種子を利用した生薬で、身近な食品でいうとアーモンドと近縁です。同様な構造の種子であるのでイメージしやすいかと思います。品種改良も進んでいるためかモモもアンズも典型的な形状を持つ種子は少なくなっていますが、一般的には杏仁は桃仁に比べて肉厚で、片側のお尻はつぶれていて反対側は尖っています。一方、桃仁はアーモンドを思わせるように楕円状になりますが、あれほど果肉は肉厚で果汁が豊富であるのに、種子は扁平で押しつけられたように薄く、貧弱です。

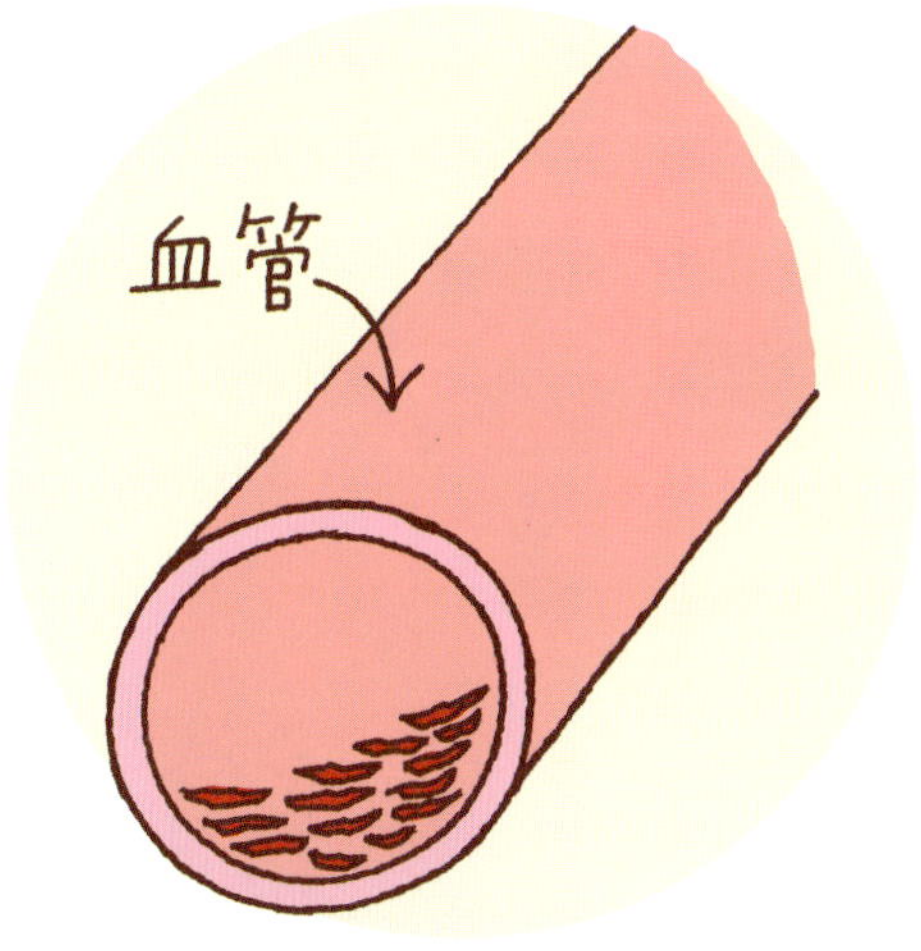

桃仁は駆瘀血薬として用いられますが、同時に「悪鬼を追いやる」など、呪術的な効能についても本草書に多くの記載があります。中国の桃源郷や、我が国の桃太郎など、モモが故事に登場することもしばしばです。

律動性を失った瘀血

桃仁は駆瘀血薬であり、駆瘀血薬が扱う瘀血とは非生理的な血です。東洋医学における血は、現代における血液とは異なると認識されていますが、今日における血行障害や血栓などが原因になって生じる病態は、それほど瘀血とはかけ離れたものではないと言えます。

ただし、血の病変には程度の違いがあります。血行障害のような血の活動性が低下した軽微な病については、神気《しんき》の律動性を血に与えて、再び動き出させる方針をとることが多く、活血薬とされる生薬がこれにあたります。一方、瘀血の状態が悪くなると血自体が非生理的となって、律動性を与えても再び血として動き出すことはありません。瘀血は古血《ふるち》とも呼ばれるように陳久性の血とされており、ちょうど赤ワインにできる「おり」のようなものでしょうか、古くなって沈殿したものに再び神気を入れて元に戻そうとしても活動しません。駆瘀血薬は、こうした瘀血に対して活動性を与えるのではなく、駆逐して体内から排除すること

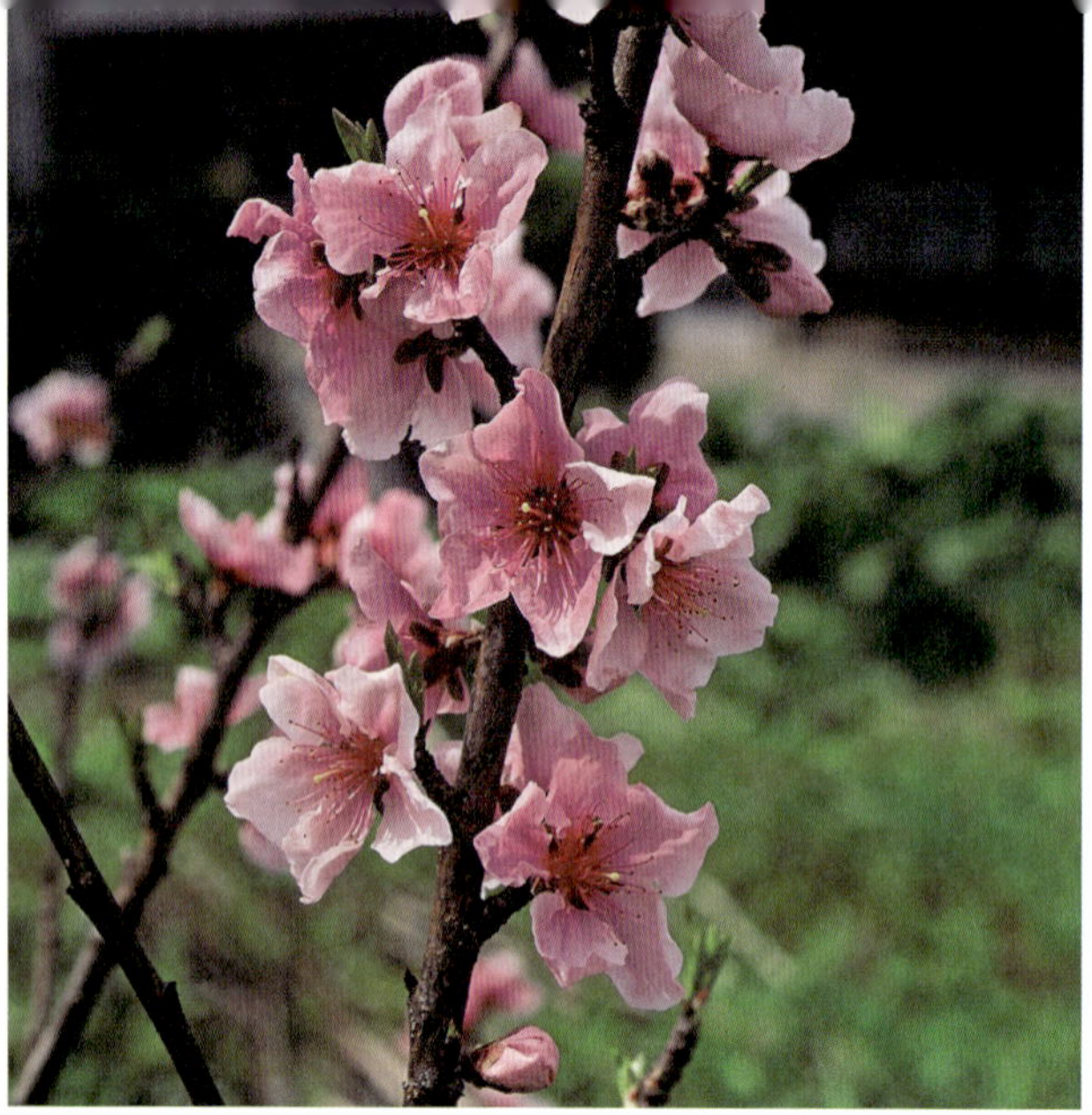
モモの花

を目標としています。

桃仁の形状は抑圧されたように扁平で、杏仁に比べると搾りかすのようです。桃仁に関連する生薬で桃梟《とうきょう》というものがありますが、これはモモの果実がとられずに年を越して樹上にそのままついているもので、精気が抜け落ちてしわしわになった古い果実です。

桃仁は本来植物にとって次世代につなぐ精が詰まっているはずの種子ですが、精気が抜けて年をとったように貧相であり、食用にする果肉の豊潤さとは比べようがありません。桃仁の精が枯れたような性質は、神気を失って不可逆的に沈殿、停滞した瘀血の存在に近く、瘀血を排除するようにはたらきかけるのです。

悪鬼を退け太初に返す桃仁の呪術性

モモを基原とする生薬は桃梟のほかにも、花を使った桃花や葉を使った桃葉、果実に生える産毛が使われることもあります。桃葉のローションや浴剤があせもなどの皮膚疾患に効果があることは知られていますが、モモの生薬はいずれも「悪鬼を除く」とされています。

桃の実は、女性器の形状につながるものとされます。女性器は胎児が生まれるところであり、原初に戻る道筋を示しています。桃太郎が生まれるのは桃の実であり、桃太郎

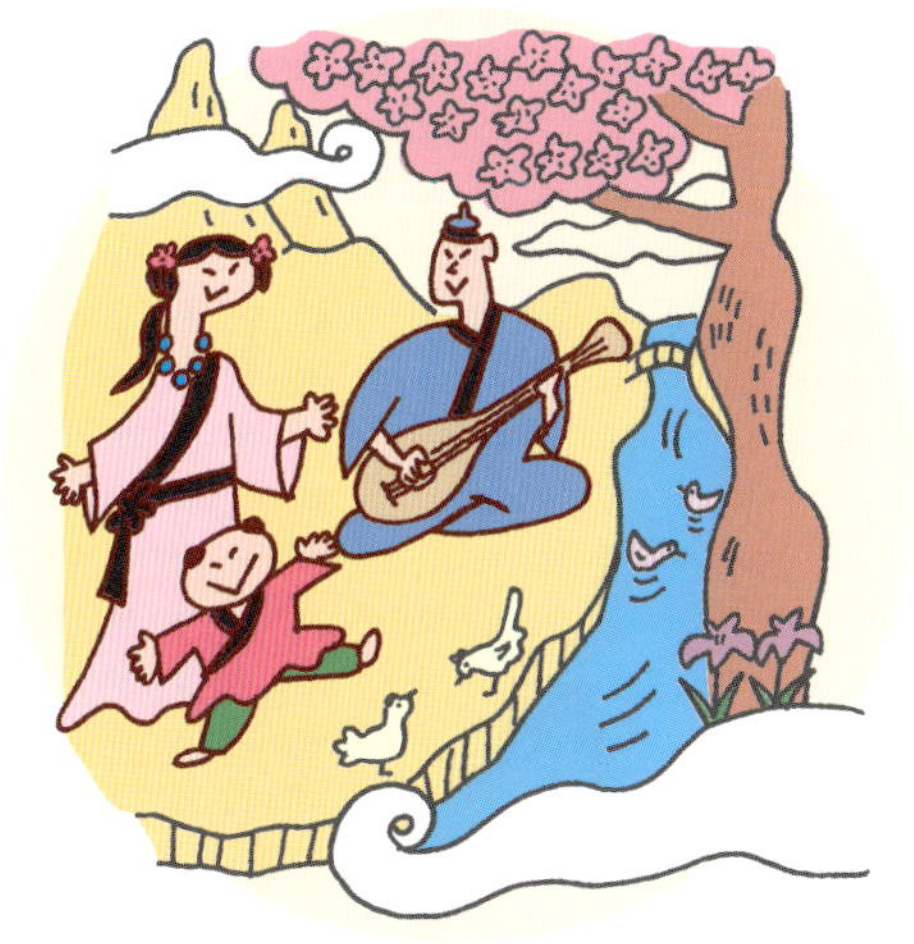

が鬼退治をするのも、モモに悪鬼を除くイメージがあることが関係あるかもしれません。また、桃が象徴する女性器は開閉するものであり、鬼退治においては鬼門、または裏鬼門を閉じることが鬼を寄せつけないという意味にもつながるでしょう。さらに、女性器が「原初に帰る」ことを象徴していることから、悪鬼を男性的な象徴として女性的な象徴の桃に対峙させ、悪鬼を太初に戻すというようにも解釈できます。

中国の桃源郷は、人為的に理想化された西洋のユートピアとは異なり、老荘の道の思想につながるとも理解されています。主体的な営みの果てに現れるユートピアとは対極にあるものであり、そこに桃が描かれることは、桃に太初や原始への帰結という女性器のイメージがあるということもできるでしょう。

瘀血の病変が生じるのは、血が外界の規則性に外れて勝手な動きを重ねることで、活動の本質である外界の律動性を失ってしまうことにあります。リズムを失った血は精気を失い本来の運行から外れ、凝結して「おり」のように沈殿します。桃仁は太初にある存在として、分化した血、さらには瘀血となったものを原始へと回帰させることで、瘀血を取り除くのです。

50

水蛭《すいてつ》・虻虫《ぼうちゅう》

Hirudo and Tabanus

- 動物生薬
- 陳久性の瘀血
- 自然とのかかわり

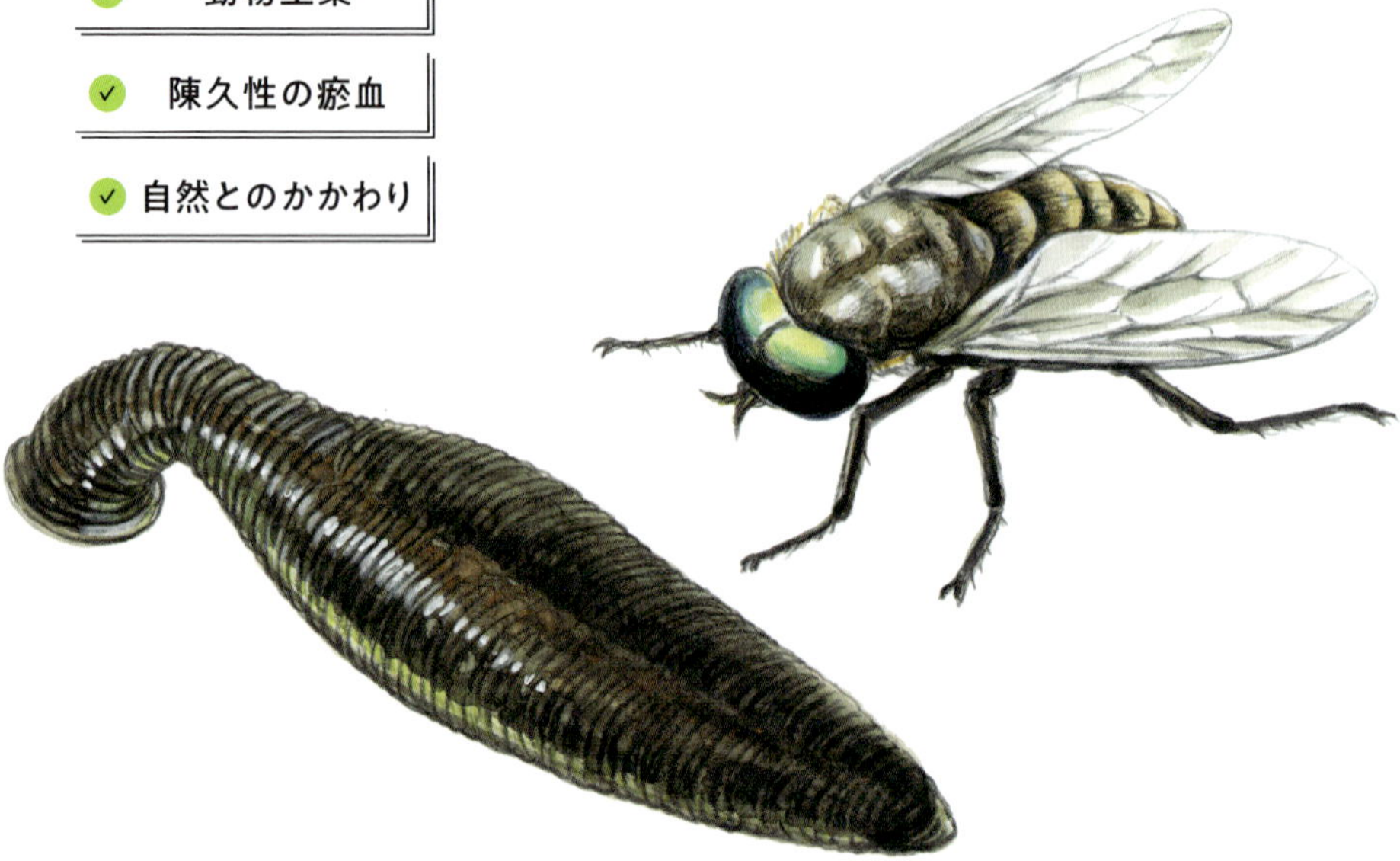

吸血動物を利用した駆瘀血薬

水蛭《すいてつ》はヒルド科のチスイビルなどの吸血性のヒルを基原とする生薬です。また、虻虫《ぼうちゅう》もやはり吸血性のアブ科の昆虫を基原とする生薬です。

ヒルやアブが吸血をするときは、噛んだ傷口が血で固まって吸血できなくならないように血液抗凝固成分を出しています。「ヒルに噛まれた傷口は血が止まりにくい」という観点からか、水蛭や虻虫は駆瘀血薬として利用されてきました。その他の植物性の駆瘀血薬に比べて強い効果が見込まれ、水蛭と虻虫が配合された抵当湯《ていとうとう》および抵当丸《ていとうがん》という漢方処方は、取り除くのが難しい陳久性の瘀血に用いられます。

ヒルの唾液腺から分泌されるヒルジンは現在日本では未認可ですが製剤化されています。内服というかたちでなくても、炎症や腫れがある患部をヒルに噛ませて瀉血させるといった治療法は、世界各地の伝統医学で見ることができます。

動物生薬と外界の規範

生薬の多くは植物を由来としています。植物生薬の生理活性は穏やかですが、動物生薬は植物由来の生薬に比べて効果が強いものが多いです。本来、生薬は現代的な薬品よりも効果が穏やかな分、からだの微細な反応を織り込んで用いる必要がありますが、動物生薬を用いると、そうしたからだの反応を引きだすことをないがしろにしやすいです。しかし、水蛭と虻虫はさらに別の点で注意を要することがあります。

水蛭と虻虫は、その基原であるヒルとアブという動物に備わる機能と、生薬としてはたらかせようとする目的とが合致しすぎています。例えば、鎮咳、あるいは鎮静として用いる生薬があるとします。その基原となる植物は、その成分を植物なりに利用しているのであって、人間の咳を止

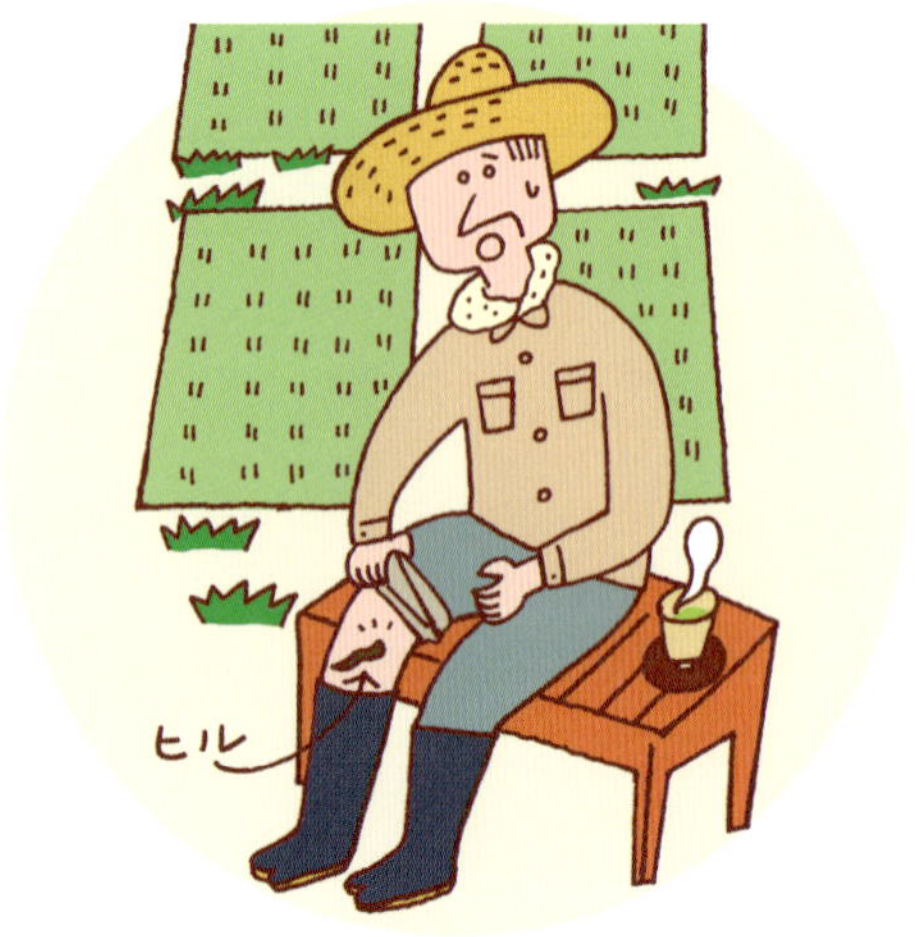

めたり精神を安んずるために自然界に存在しているわけではありません。もともとはほかの生物に個々に存在する薬精をからだに取り入れ、全く異なるはたらきとして生かすというのが一般的です。植物という自然の存在を介して、「外界の規範を人に供するはたらきに読み替える」ことで利用しているのです。

外界の規範を取り入れることが自然に生きる存在としての理想であるとは言え、全く同調させてはからだが持ちません。例えば日の出入に合わせて寝起きする生活は現代では不可能ですし、しばしば起こる天災の荒れ狂う自然に身をゆだねることはできません。大宇宙は確かに規範ですが、小宇宙である個々の生命が耐えることができない粗野な面を持っています。小宇宙であるからだは、大宇宙に従いながらも独立性を保たなければ維持できません。「外界の規範を読み替える」という作業は、直接規範を取り入れるよりも主体性を保つ助けになります。ヒルやアブが大宇宙のなかで獲得した能力をそのままからだに取り入れて同じ役割で利用するのは、直接的すぎて危険を伴うのです。

自然とのかかわりのなかで

水蛭や虻虫が大宇宙とのかかわりのなかで問題を生じやすいとは言え、緩和な植物生薬では対処できない血栓など

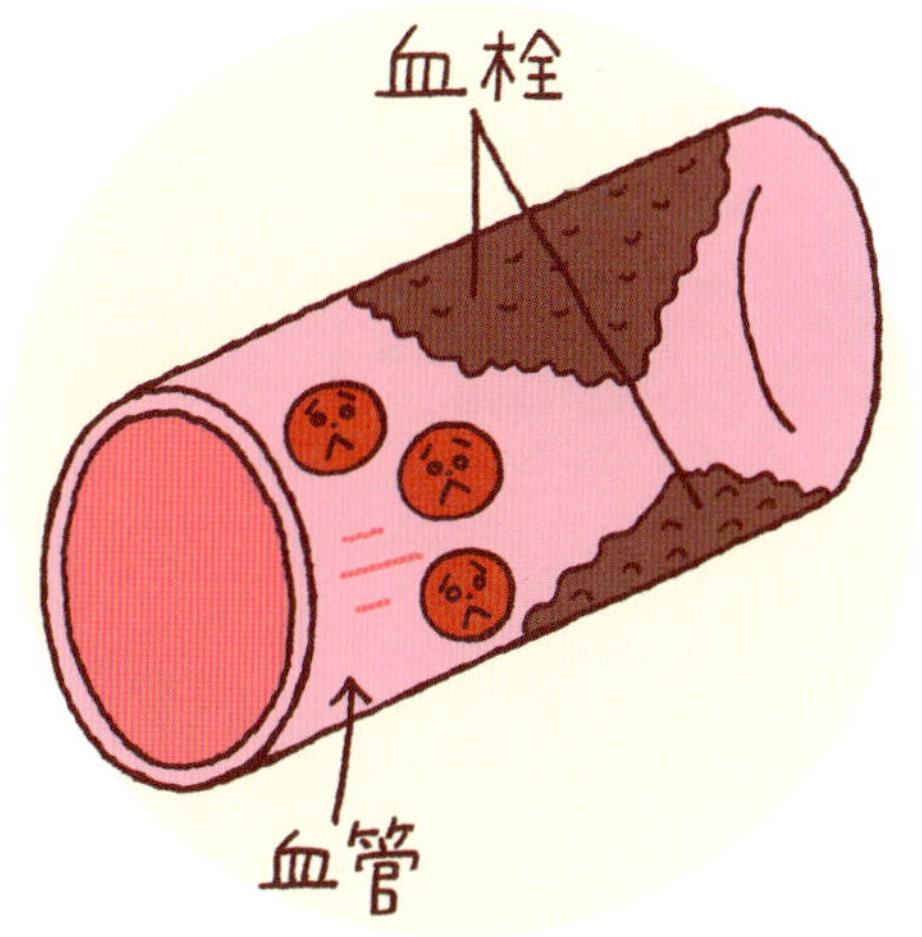

の病に積極的にはたらきかける生薬は少なく、貴重であることは間違いありません。しかし、「効果がはっきりしていて単一な目的に用いるなら、現代的な薬品を使えば効率的だろう」という意見を無視できないこともあります。こうしたはっきりと目的が定まった生薬を、からだの機微なる反応を生かした生薬らしい使い方をするにはどうすればよいのでしょうか。

　原始的な部類に入ると思われる、抵当湯などに当てはまるかわかりませんが、ひとつは、アブは「飛び回る存在」として気の要素を持ち、ヒルは「水に暮らすもの」として水の要素を持つと理解することです。つまり神気《しんき》を得た体液としての血に、気と水で対応する組み合わせとして理解します。

　もうひとつは、現代人が失っている自然とのかかわりを呼び起こすことです。かつて自然のなかで暮らしていたころはアブやヒルはそれほど遠い存在ではありませんでした。しかし、自然とのつながりが希薄な現代人が噛まれると、アレルギー反応などで過度に腫れたりします。駆瘀血によって病状や体質を変えることは、時にからだに負担をかけることもあります。水蛭や虻虫を用いることで、ヒルやアブに噛まれたときの反応をからだの原始的な記憶から呼び覚まし、駆瘀血による急激な体質の変化に対する対処法も同時に獲得させるということです。

51

麻子仁《ましにん》

Hemp seed

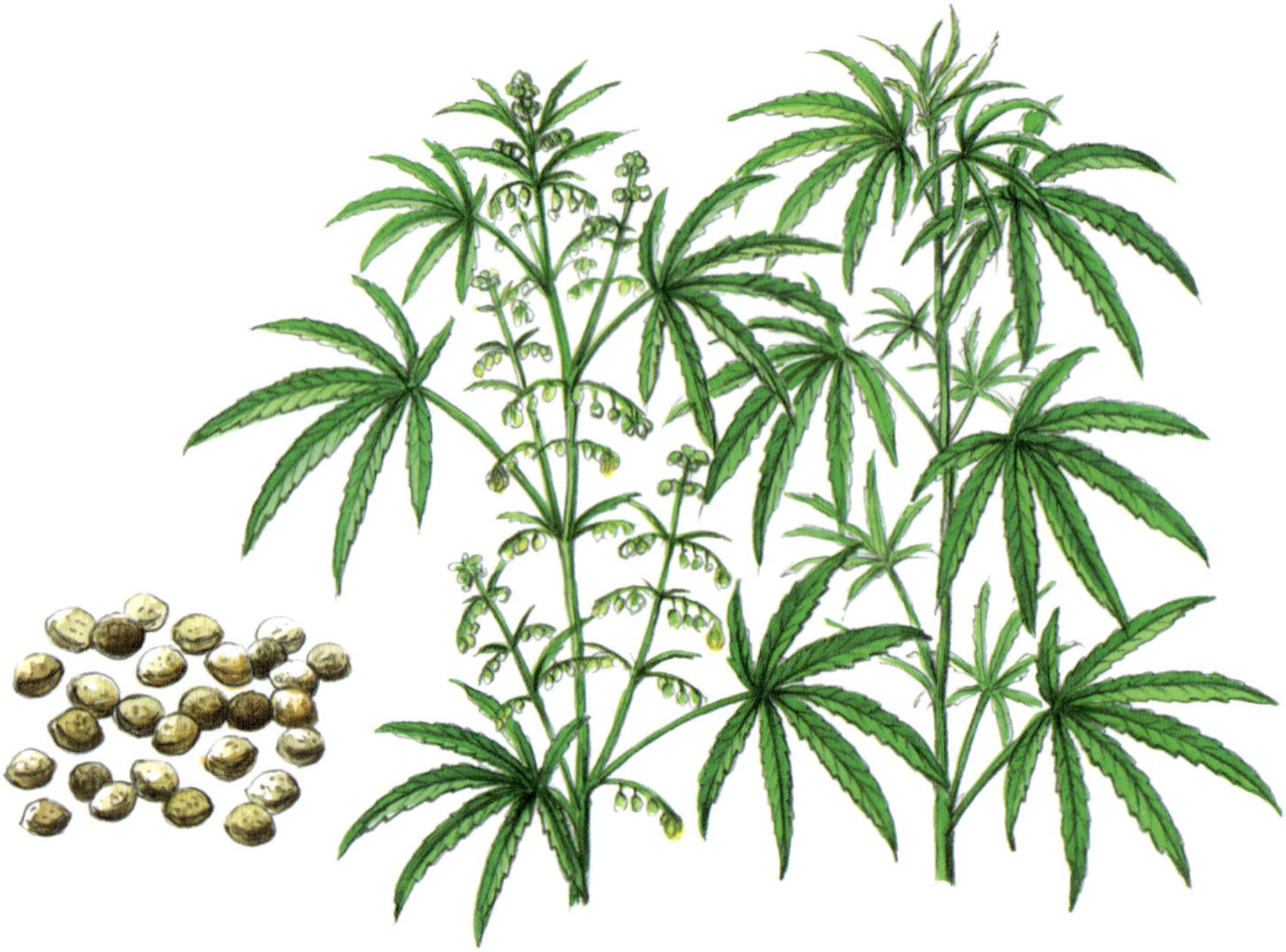

大麻 / 高齢者の便秘 / 風痺

多様な用途を持つ生薬

麻子仁《ましにん》はクワ科のアサの種子を用いる生薬です。麻子仁自体には辛味はありませんが、七味唐辛子に入れられたり、小鳥の餌とされたり、身近な生薬のひとつです。生薬以外では繊維として利用されています。アサは草丈が３ｍにも成長し、茎には長い繊維があることから、麻布にされています。一方で、アサの葉や特に雌花序には大麻成分のテトラヒドロカンナビノール（ＴＨＣ）が含まれ、マリファナや大麻として利用される面もあります。種子にはＴＨＣは含まれず、また、繊維をとるために栽培されているアサは、ＴＨＣの含有量が少ない品種です。

精神に影響をきたすものが厳しい管理下に置かれることは必要であり、大麻は覚醒剤とは異なるとは言え、我が国では大麻の所持が禁止されています。しかし、国際的には使用の是非がしばしば社会問題化しています。アサは、歴史的にさまざまな形で利用されてきており、近年の鎮痛・鎮静、あるいは抗癌剤投与時の食欲増進を期待する医療大麻も含めると、問題は非常に複雑化します。

イスラム圏では暗殺者が行為に及ぶ際に大麻（ハシーシュ、hashish）を用いたようで、それが暗殺者の語源（アサシン、assassin）となったとされています。大麻の効果が暗殺にかかわる混乱や高揚といった正確な判断を妨げるものかもしれませんが、同時に死や痛みに直面する恐怖を抑えるものであった可能性も捨てきれないでしょう。

中国伝統医学では麻子仁は広く使われていますが、鎮痛薬として大麻を用いた例がわずかですが確認できます。一説では華陀《かだ》が外科術で用いた麻沸散《まふっさん》に大麻が含まれていたようです。

油脂性の緩和な瀉下薬

アサを基原とするもののうち、生薬として最も一般的に用いられるのは、種子を用いた麻子仁です。麻子仁が主薬となる麻子仁丸《ましにんがん》は緩和な下剤であり、特に高齢者の便秘に

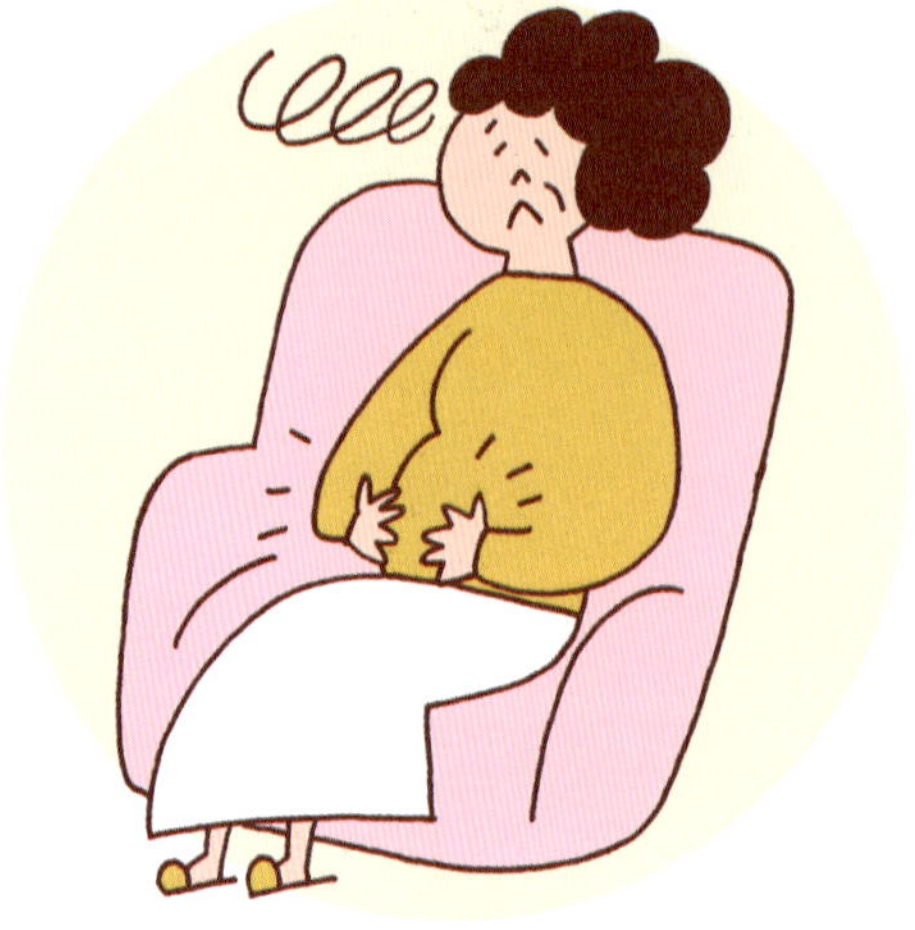

用いられます。高齢者の便秘は、便が乾燥して硬くなる傾向があり、「腸燥」とされています。こういう状態に対しては、通常の下剤だけでは効果が得づらいことがあります。生薬の代表的な瀉下薬は大黄《だいおう》（p.248）ですが、便が硬いときに無理に大黄で大腸を動かそうとすると、痛みばかりが強くなることがあります。麻子仁は良質な脂肪油を含んだ種子生薬であり、油脂分が腸を潤すことで排便をスムースにするはたらきが期待できます。また、杏仁《きょうにん》・桃仁《とうにん》（p.232）で述べたように大腸と表裏関係にある肺にはたらき、鎮咳薬としても用いられます。

長い繊維を持つ植物

脂肪油以外に麻子仁が持つはたらきで有効と考えられるものは、いわゆる風痺《ふうひ》に関連したものです。

風痺のひとつの解釈としては、経脈に比べて細い絡脈に風邪《ふうじゃ》が入り込み、そこにつまって停滞することでしびれや麻痺が起こります。時に何かのきっかけで停滞の状態がくずれ、急に風邪が動き出して発作的に強い痛みなどの症状を出す、と言ったものです。こうした停滞と発作は他の風証でもみることができ、絡脈性の病と風証は深くかかわっています。細い絡脈に風邪が入ることで、半身や局所に症状が偏ったりなど、経脈性の病にはみられないような特徴

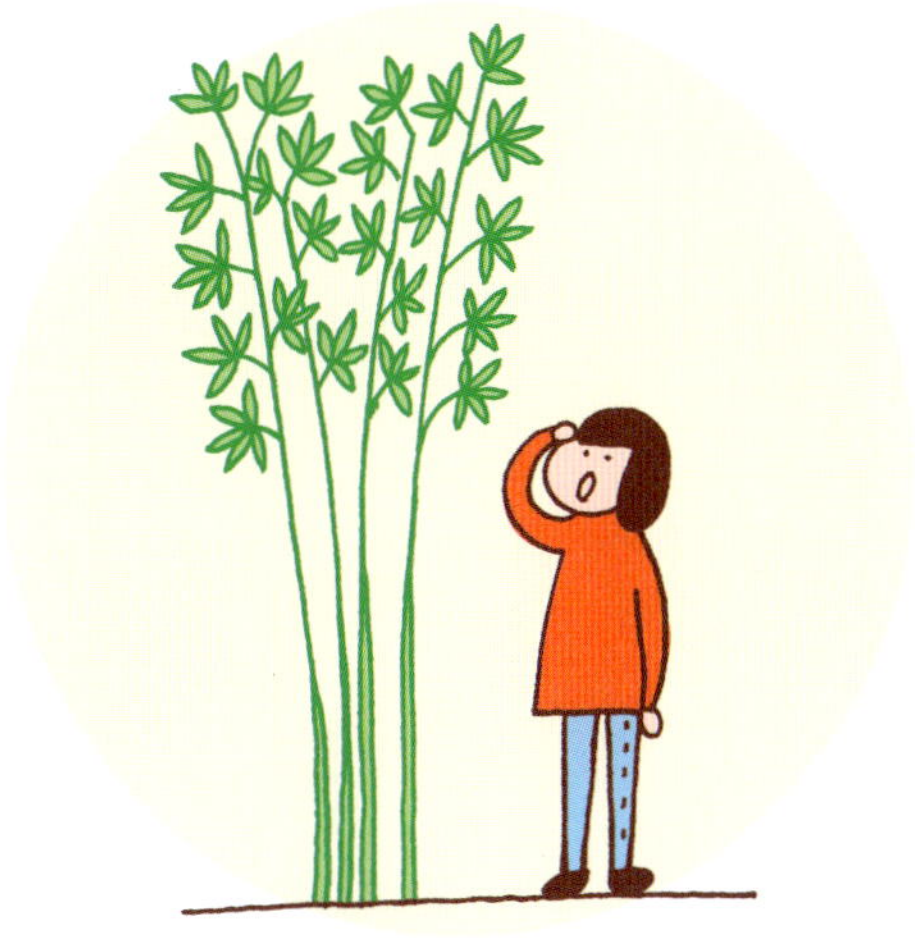

につながることがあります。

麻子仁の基原植物であるアサは人の背丈を越えるようなまっすぐとした細く長い茎に、強い繊維を持っています。これがからだに対しては、脈を通し、さらに上下に伸びる縦の道すじを基本とする、経脈の機能を改善するようにはたらきかけます。

また、大麻の効能には鎮痛、あるいは筋弛緩作用があるとされています。これは、細い絡脈に入って抜けにくくなった風痺を、強い繊維の力で通脈して風痺を治すことで、痛みを取り去って停滞による緊張状態を改善し、筋弛緩をもたらすと考えることができます。

老人性の便秘は食事量や水分摂取量の減少のほかに、腸自体の機能の衰えや、大腸の腸壁が弾力性を失い薄くなると考えられています。この状態は「風痺のように絡脈に病邪がつまって機能不全となって麻痺する」、あるいは「経脈自体の機能が衰えて細くなり絡脈のようになってしまう」、とも理解できます。

麻子仁は強い繊維を持つアサの種子であり、老人の機能が低下した腸に対して、風痺を解消し、経脈の通りをよくします。そうすることで本来の機能を改善するようにはたらきかけるのです。加えて、脂肪油による「潤腸」という、両面で高齢者の便秘の改善を促します。

52

大黄《だいおう》

Rhubarb

- 医学理論の転換点
- 鎮静
- 錦紋《きんもん》
- 瀉下薬

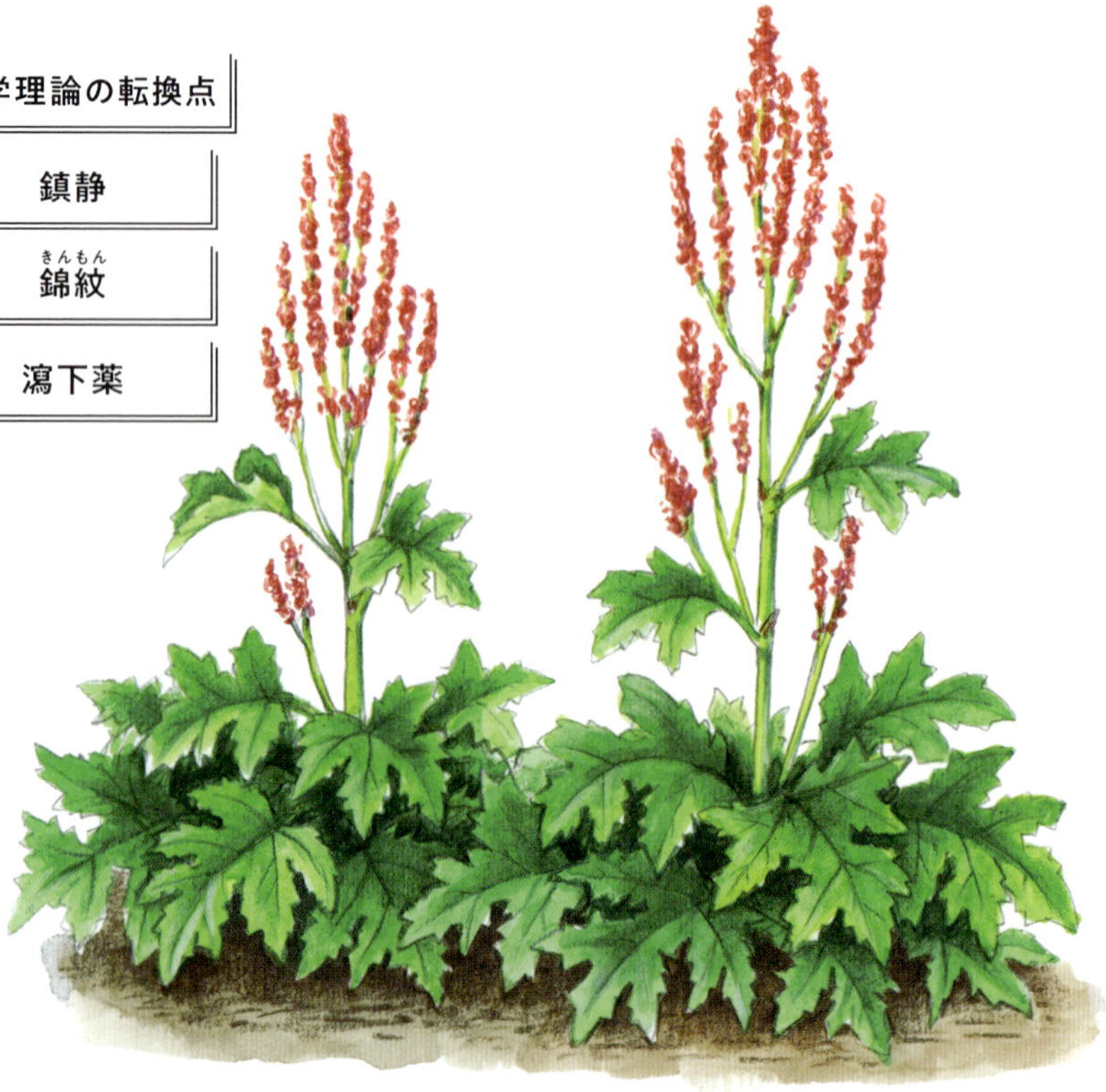

代表的な瀉下薬

大黄《だいおう》は瀉下作用を有する、代表的な生薬です。瀉下作用のほかにも駆瘀血作用や鎮静作用、健胃作用を持つとされ、近年では抗アレルギー、抗炎症作用、脂質代謝改善作用など、さまざまな報告がされています。大黄の基原植物はタデ科*Rheum*（レウム）属であり、その根茎を用います。*Rheum*属は草丈が１ｍ以上になるものが多い大型の多年生植物であり、身近なものではルバーブとして知られるショクヨウダイオウがあります。酸味のある葉柄の部分を用いて、ジャムなどにして食用とされています。ショクヨウダイオウなどの低地でも栽培が容易な種類もありますが、薬用種とされるのはいずれもチベットや四川などの高山地域での生育に適した植物です。

大黄は中国伝統医学のみならず、ヨーロッパ伝統医学でも用いられています。特に中国では、「大黄が知られたことで医学理論に大きな転換点が訪れた」とも言えるほど影響の強い生薬です。

大黄の瀉下活性はその成分であるアントラキノン類に由来するとされています。ただし、アントラキノンはそのままでは活性は高くなく、腸内細菌によって還元されてアントロンとなることで瀉下の効果がもたらされます。アントラキノンは言わば天然のプロドラッグ（生体のなかに入って活性を持つ薬物）であり、下剤として用いやすい成分です。

アントラキノンを含む生薬は他にもありますが、大黄は同時にタンニンを含んでいることが特徴です。タンニンは瀉下とは逆で、「下痢を止める止瀉薬」とされる成分です。つまり、大黄の成分には瀉下にはたらくものと止瀉にはたらくものの、相反する両方の方向性が存在しており、あまりに行き過ぎた瀉下を起こす危惧が少ないという特徴があるのです。

大黄の基原植物となる植物は、生育地域によって種間雑種がみられることがあります。その理由として考えられるのは、大黄の基原植物の生育する場所が、植物の生育でき

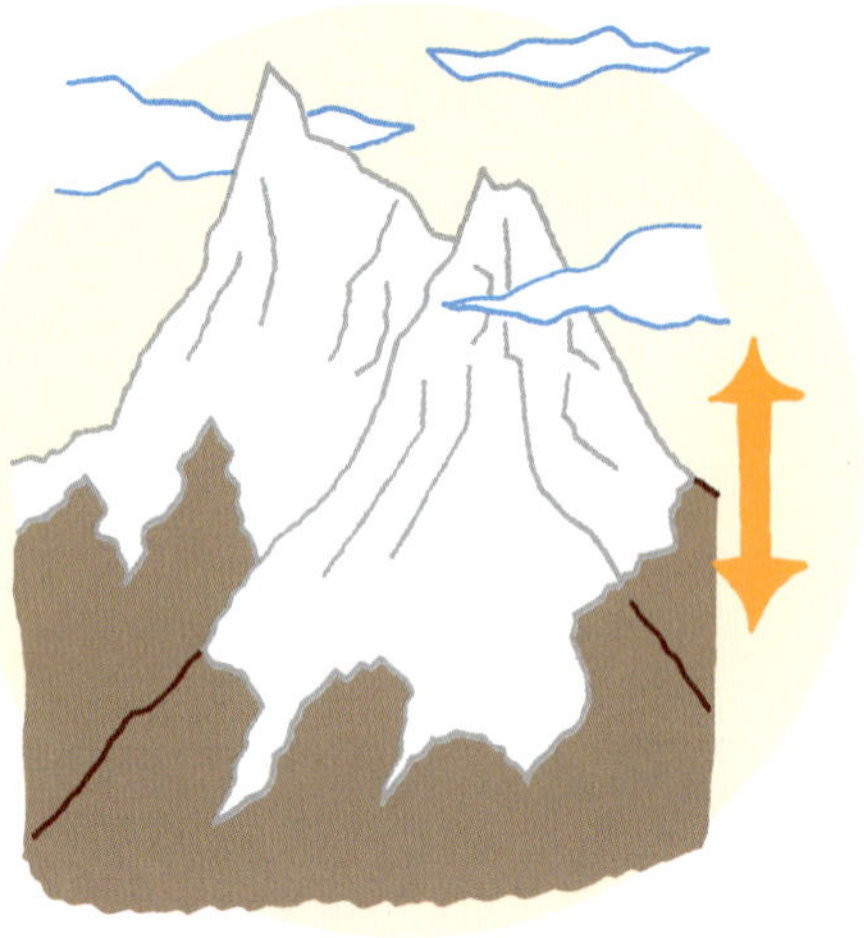

る限界に近い極端な高山地帯ということにあります。
長い歴史のなかで地球がいくつかの氷河期を経ると、高山地域では生育限界の標高が高くなったり低くなったりし、それに伴い大黄の基原植物も生育する標高を上下させてきました。山々が連なってもともと入り組んでいる地形においては、生育する標高が上下することで、ある時期は異なる山で別々に生育してきた種同士がふもとで交雑します。その後、再び山々に分かれて生育地を異にしていったということが考えられ、大黄の基原植物は生育する標高の変化によって多様な雑種を形成し現在の植生に至ったと考えられています。

心気、瘀血を下す生薬

瀉下薬は通常、積聚など腹部に生じた病因を下す目的で用いられます。そのため用途が限定的だと理解されがちです。しかし大黄は瀉下だけでなく、心気を下して鎮静させたり、駆瘀血薬とされたりします。

氷河期により生育域に標高の高低差がみられた大黄は、からだにおいては、どの高さから下向きに力をはたらかせるか、幅を持たせることができます。つまり、通常の瀉下であれば横隔膜より下から、下向きに力をはたらかせて腹中の病邪を排泄させるわけですが、大黄は基準線をやや上か

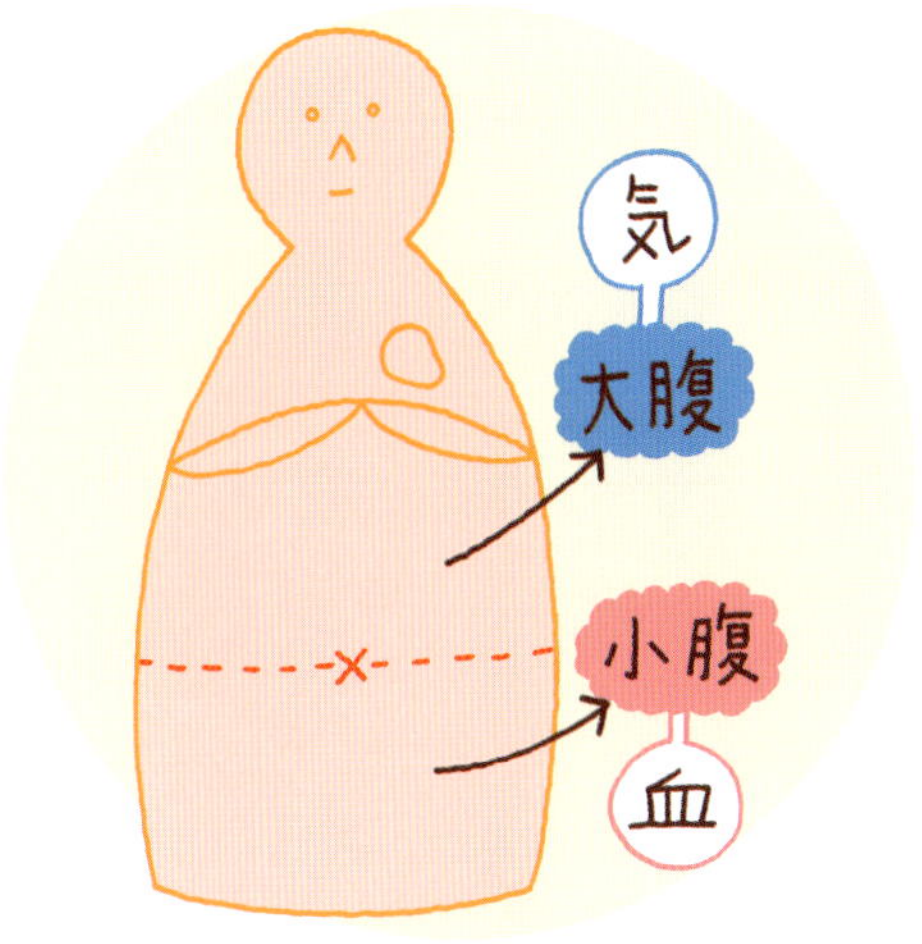

ら取ることもでき、このときは心気が上がってしまったことで精神症状などを起こしたものに対して、元の位置まで気を下し、心気を定めることで鎮静のはたらきを示します。
桃核承気湯《とうかくじょうきとう》は大黄を中心とした調胃承気湯《ちょういじょうきとう》に桃仁などを配合した代表的な駆瘀血剤です。調胃承気湯が駆瘀血に寄与するのも、大黄の高低差の幅にあります。中国伝統医学には腹部を二分する見方があり、横隔膜(膏)から臍のライン(肓)までの上腹部と、そこから下の下腹部に分けます。上腹部を「大腹」とし、下腹部を「小腹」として、それぞれにある腸を「大腸」と「小腸」とします。上下関係にある大腹と小腹は、上は陽、下は陰の性質が強いとして、大腹は気、小腹は血に関係があると考えます。
桃核承気湯の代表的な所見として「小腹急結」がありますが、これは血の部分に生じたかたまりと理解することができます。大黄が駆瘀血としてはたらくのは、基準線を臍のライン(肓)にまで下げて小腹を中心に下向きに力をはたらかせることで血を下し、瘀血の問題に対応するからだとみられます。

髄に維管束がみられる根茎

大黄は*Rheum*属の植物の根茎を用いた生薬です。根茎は非常に大型であり、特徴的な構造を持っています。通常は、

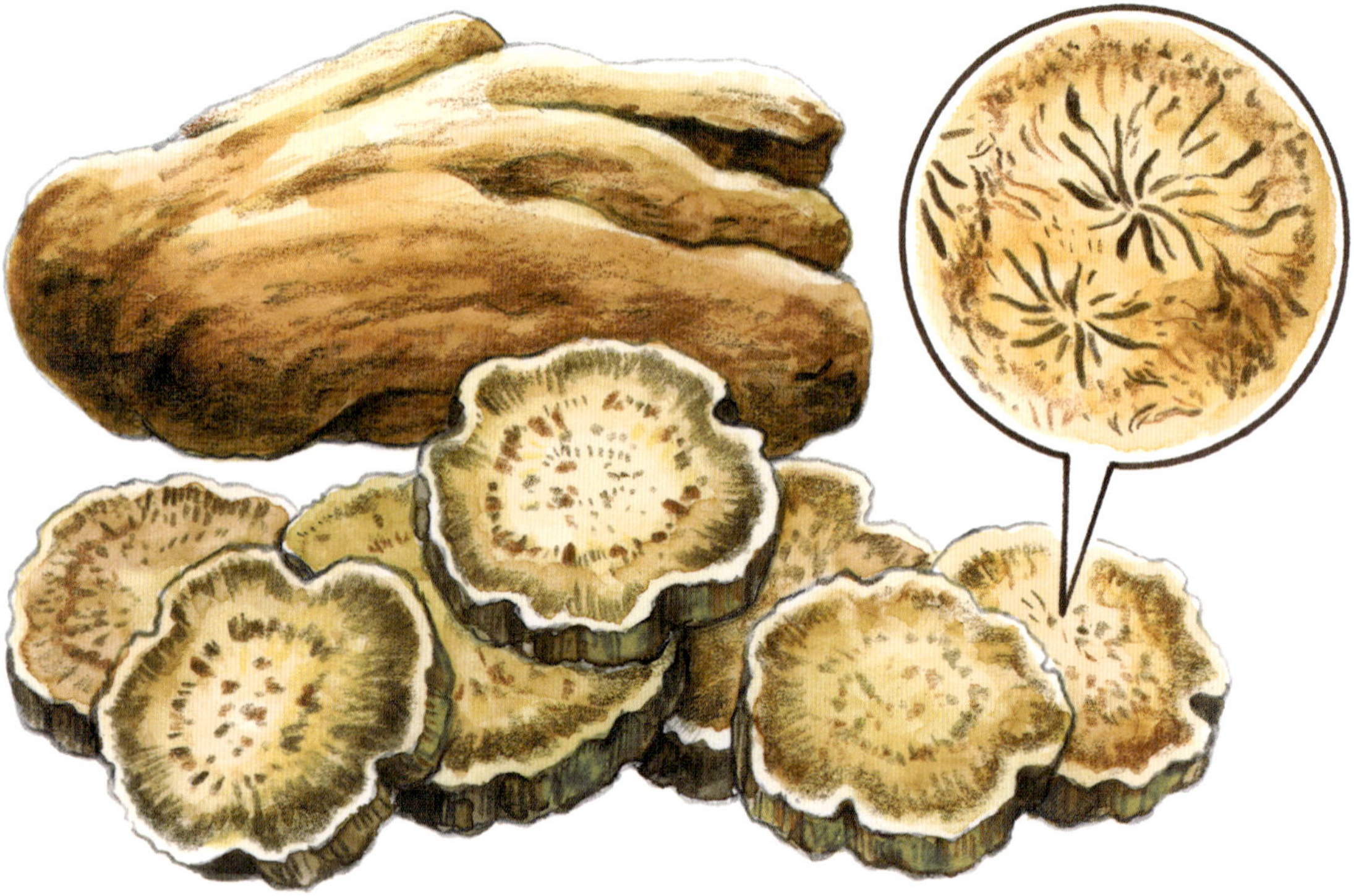

外側に物質を運搬する師管や導管を含んだ維管束や形成層があり、中心にある髄の部分には維管束は含まれません。しかし大黄のなかには、髄の部分に本来は含まない維管束が発達している部分がありま す。この維管束は異常維管束と呼ばれ、中心から放射状に放射組織が伸びています。この紋様を「つむじ紋」あるいは「錦紋《きんもん》」と言い、古来、錦紋がみられるものを良品としてきました。

そのほか大黄を酒に浸ける修治法がとられたり、湯液とするとき加熱抽出する時間が処方によって異なるなど細かな問題がありますが、これらについて今日では研究が進んでいます。

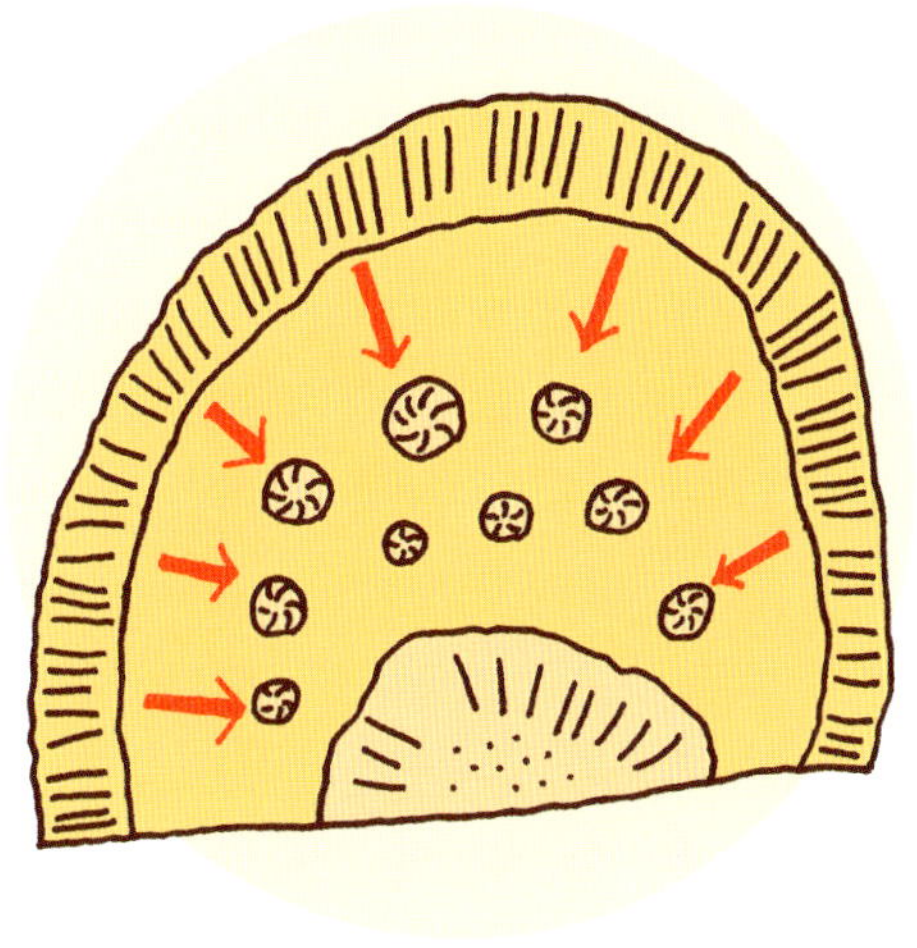

汗吐下を担う瀉下薬

中国伝統医学における基本的な治療に「汗吐下《かんとげ》」があるとされています。汗吐下とは発汗法・吐法・下法のことであり、からだの表面にある外邪は汗によって、からだの内側、特に横隔膜から上の胸膈のあたりに入った外邪は嘔吐により、さらに下がって腹部に入った外邪は下すことによって外邪を排出するといった、外因による病に対する治療の原則を示したものです。風邪《ふうじゃ》や寒邪などに用いられる葛根湯《かっこんとう》や麻黄湯《まおうとう》は、発汗によって体表の外邪を取り除く目的で用いられます。吐下はからだの内側から外邪を出し、発汗法に比べて体液の損失が大きく、からだに大きな負担がかかる治療法です。

大黄はタンニンを含んでいるため、過度に瀉下させる危険性の少ない生薬であることはすでに述べましたが、原始的な下法の処方には大黄よりも激しい下痢を起こさせる瀉下薬を用いるものがあります。そうすると、下法を行ったときに多量の体液が排出されて体力を奪われるため、下法が適応される場面は限られます。

さらに、原始的なものでは、からだの内側から邪気を出すときに、下すことになろうが吐くことになろうがあまり考慮することなく、「とりあえず体液を排出して外邪をから

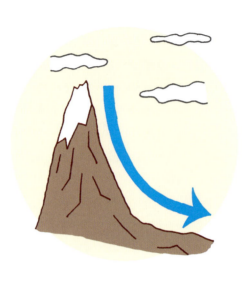

だから排除することができればよい」という大雑把な方針がとられることがあります。「汗吐下」と言いながら、吐と下は明確に区別されていない状態だったのです。

大黄は過度に瀉下させる恐れがない瀉下薬であり、かつ、明確な瀉下の方向性があり、汗吐下の確立に大きく寄与した生薬のひとつと言うことができます。大黄を配合した瀉下剤は漢方処方の主要な原典である『傷寒論』の高度な理論のなかに組み込まれています。大黄以前の峻烈な下剤で「吐いても下してもよい」というような原始的な処方では、おそらくは『傷寒論』の高度な理論のなかには採用されないでしょう。『傷寒論』の成立でさえも大黄の存在が大きかったと言うこともできるでしょう。

高位の精神の乱れを安定化させる生薬

大黄は標高の高い地域に生える植物に由来する瀉下薬であり、生活圏である低地に伝えられてきました。時代により生育域を上下させてきた大黄ですが、高所からもたらされた生薬であることは変わりません。「高いところから低いところへ」という方向性が大黄にはあり、こうした性質が瀉下薬として安定してからだにはたらきかけます。

また、大黄のはたらきとして理解しづらいものに「鎮静」があります。

Column

【 生薬と臨床をつなぐ 】

大黄のツボ療法

大黄は下剤のほかにもさまざまなはたらきを期待できるのですが、下剤なので内服では使いづらいときもあります。そのときはツボ療法を行うとよいでしょう。

桃核承気湯のエキス製剤をワセリンにといて、両足の三陰交につけるなどが一例です。三陰交は内くるぶしから指４本分上がったところの骨のきわにあるので、見つけやすいツボのひとつです。ツボ療法でも少し便が緩くなるようですが、少し幅広い体質に冷え症や婦人科疾患に用いられる桃核承気湯の効果を期待できます。

人間の思考や思索というのは高位にあります。脳の位置はからだの最も上位に置位し、インド哲学の五大説（地水火風空）によれば「空」にあり、中国思想でいえば「気」にあたるでしょう。大黄は高所にある生薬として、からだで言えば高位にある気、つまり「思考」や「思索」にはたらきかけます。高位にある気に乱れがあればこの部分にはたらきかけ、瀉下薬という下向きの力があることで、上下の位置関係を明確にし、一定の方向性をからだに示すことができます。

薬用として優れる大黄には、中心の髄の部分に錦紋が生じています。錦紋は本来根茎の外側にある維管束が中央部に集まったものであり、錦紋の中心から放射状に伸びる模様は車輪のように見えます。大黄が鎮静としてはたらくとき、上から下へという方向性を持って気を下すのと同時に、気の運動を車輪のように回すことで運気として安定化させる面も持ち、からだの心、あるいは膻中《だんちゅう》において運気を回して安定化させることができるのです。

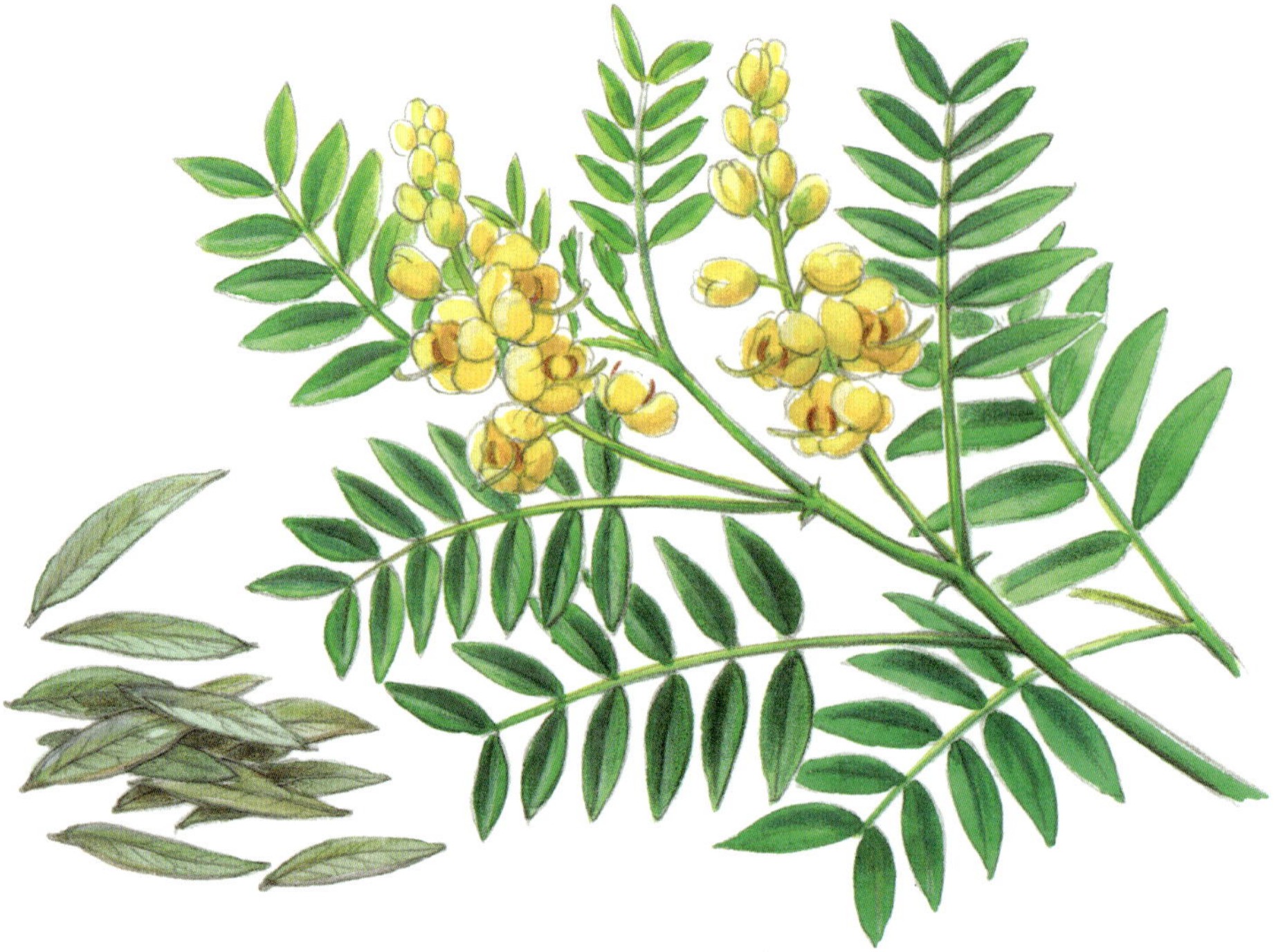

53 センナ

Senna leaf

✓ 羽状複葉　✓ 便秘薬　✓ 停滞や沈着にはたらきかける

マメ科の羽状複葉の生薬

センナはアフリカ原産とされているマメ科のチンネベリセンナ、あるいはアレキサンドリアセンナの葉や果実を基原とする生薬です。マメ科植物にしばしばみられるように、センナの葉は偶数《ぐうすう》羽《う》状《じょう》複葉《ふくよう》という形態をとり、果実は枝豆や、きぬさやと同様に豆果です。複葉とは本来1枚の葉だったものが深く切れ込み、やがてそれぞれが独立したもので、独立した部分は葉の一部分であり「小葉」と言います。

p.258イラストのように、羽状複葉は葉軸の部分だけに葉が残って鳥の羽のようになっています。それゆえに、センナの葉というのは、小葉と葉脈である葉軸を指します。「センナ茶」として出回るもののなかにはセンナの茎を使うものがあります。羽状複葉の葉軸も、一見、茎のようですが、葉軸と茎では成分量が異なるとされています。

習慣性の便秘に対する生薬

センナは便秘薬として広く知られており、薬局でも買い求めやすいです。センナは大黄《だいおう》(p.248)と同様にアントラキノン誘導体を含んでいて、成分的にはさほどの差異はありません。しかしセンナと大黄を比べると、大黄が熱性症状や腹部の急な張りを伴う疾患に用いられたり、鎮静、駆瘀血を伴ったり、急性期の便秘に用いられることが多いのに対して、センナは慢性的な便秘症に用いられます。

ここで言う「慢性的なものに用いる」とは、常習的に毎日服用するという使い方を指しているわけではありません。習慣性の便秘では下剤を服用して一度通じがついても、しばらくしてまた便秘になるといったように繰り返すことがしばしばです。下剤に頼らない体質改善ができればよいのですが、難しい面もあります。

そこで大黄やセンナなどで通じをつける場合、習慣性の便秘には大黄よりセンナのほうが適しています。もちろん体質にもよりますが、センナは習慣性の便秘に優れた効能

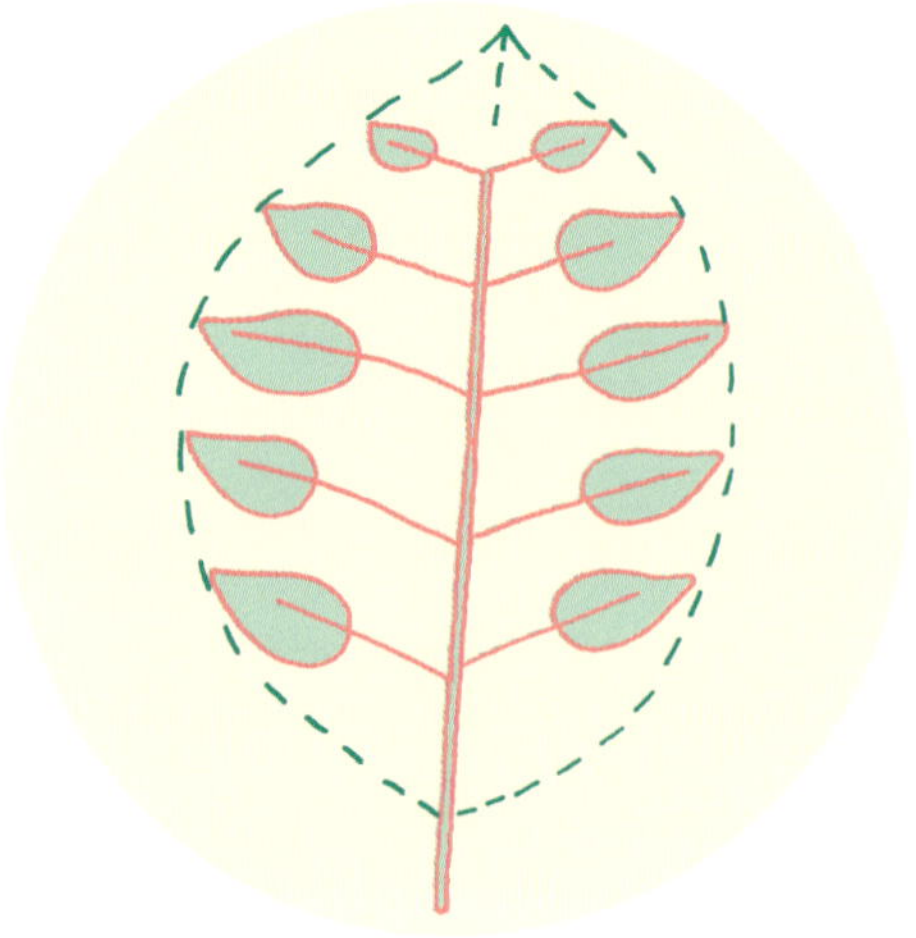

を持ちます。近年、茎を用いたセンナ茶を毎日の便秘に服用を促すことがありますが、成分が少ないからといって望ましくはないでしょう。

センナは有用な生薬ですが、東洋に導入された歴史は驚くほど浅いです。中国に導入されたのは20世紀に入ってからとされています。我が国では蘭学の導入が進んでいたためか、宇田川玄真《うだがわげんしん》・榕菴《ようあん》による『遠西医方名物考《えんせいいほうめいぶっこう》』巻30（1825年）にすでに紹介されています。いずれにしてもヨーロッパやアラブ医学の他の生薬に比べて、センナは西側に長らくとどまっていたと言えるでしょう。

羽状複葉と絡脈性の停滞

大黄が高地に育つ植物であり、上から下へと明確な瀉下の方向性を持ち、経脈にはたらくのに対して、センナは慢性化して行き場を失ったような便秘、絡脈性の停滞や沈着にはたらきかけます。

センナの葉は1枚の葉が葉脈上に細かく分かれ、主脈から横に小葉を広げた形です。葉のなかで太い葉脈である主脈を経脈とすれば、偶数羽状複葉は中心の経脈では葉を展開せず、絡脈というべき中心から横にそれた細い脈に小葉をつけています。

経脈性の病と絡脈性の病を対比するとき、経脈は太い脈

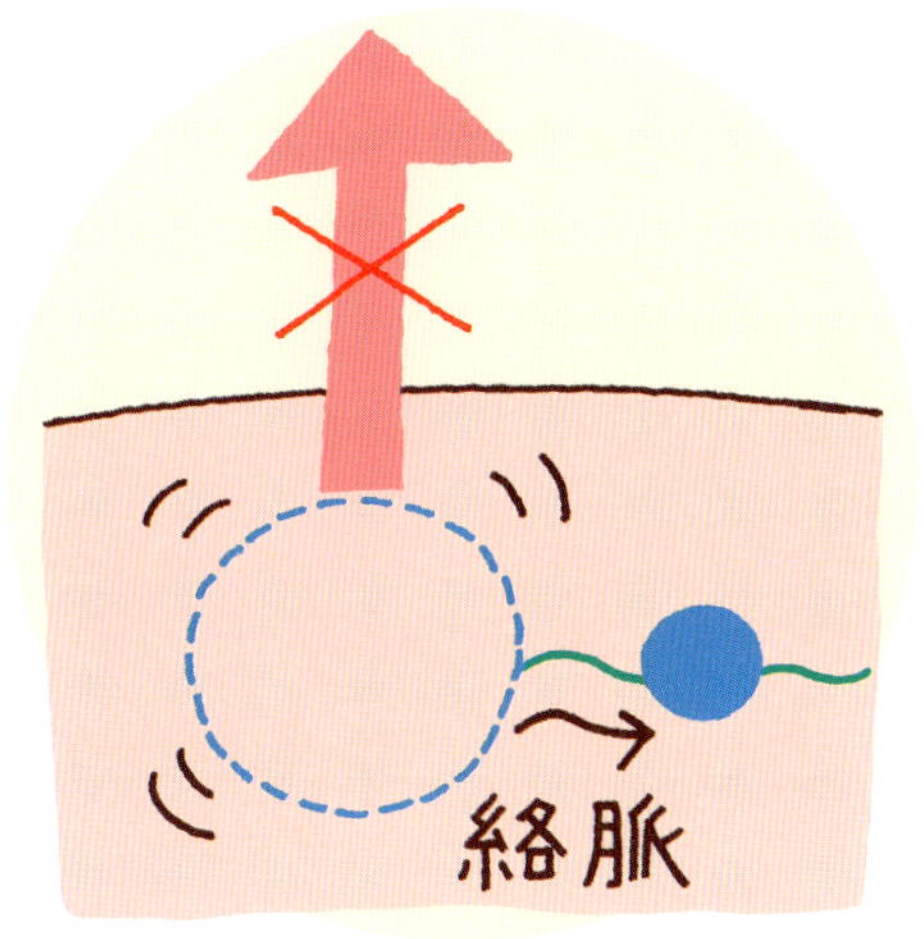

で、ここに入った病は急性期の状態にあり、ある程度の規則性を持って病気は進行します。一方、絡脈は経脈からそれた細い脈であり、ここに病が入ると病邪の動きが細い通路によって制限され停滞を起こします。あるとき停滞が破られて病邪が発動し、発作的な症状を出します。不規則に停滞と発動をするのが絡脈の病のひとつのかたちです。絡脈の停滞が片側に偏れば半身だけに病が出るような左右性を持ち、病の停滞が強ければ症状が慢性的で穏やかなようにみえたり、しびれなどを伴ったりします。傷寒と中風の関係性も、経脈と絡脈の病に近似しています。絡脈の病が難しいのは、「主脈である経脈からどこの細かい脈に流れたか」をつかみづらいところです。

習慣性の便秘となったものは、複雑化した絡脈性の病態と言えます。とくにからだの下部にある下腹部には、食物に限らず、これまで消化しきれないものが沈積していることがあります。

このときは大黄のように明確な方向性をからだに示すよりも、センナのように羽状複葉を持ち、絡脈の停滞や沈着したものに合わせられるほうが有効にはたらくことがあります。

センナが東洋に紹介されずに西側でとどまっていたのは、絡脈性の性質を持っていたからかもしれません。

54

芒消《ぼうしょう》

Sodium sulfate

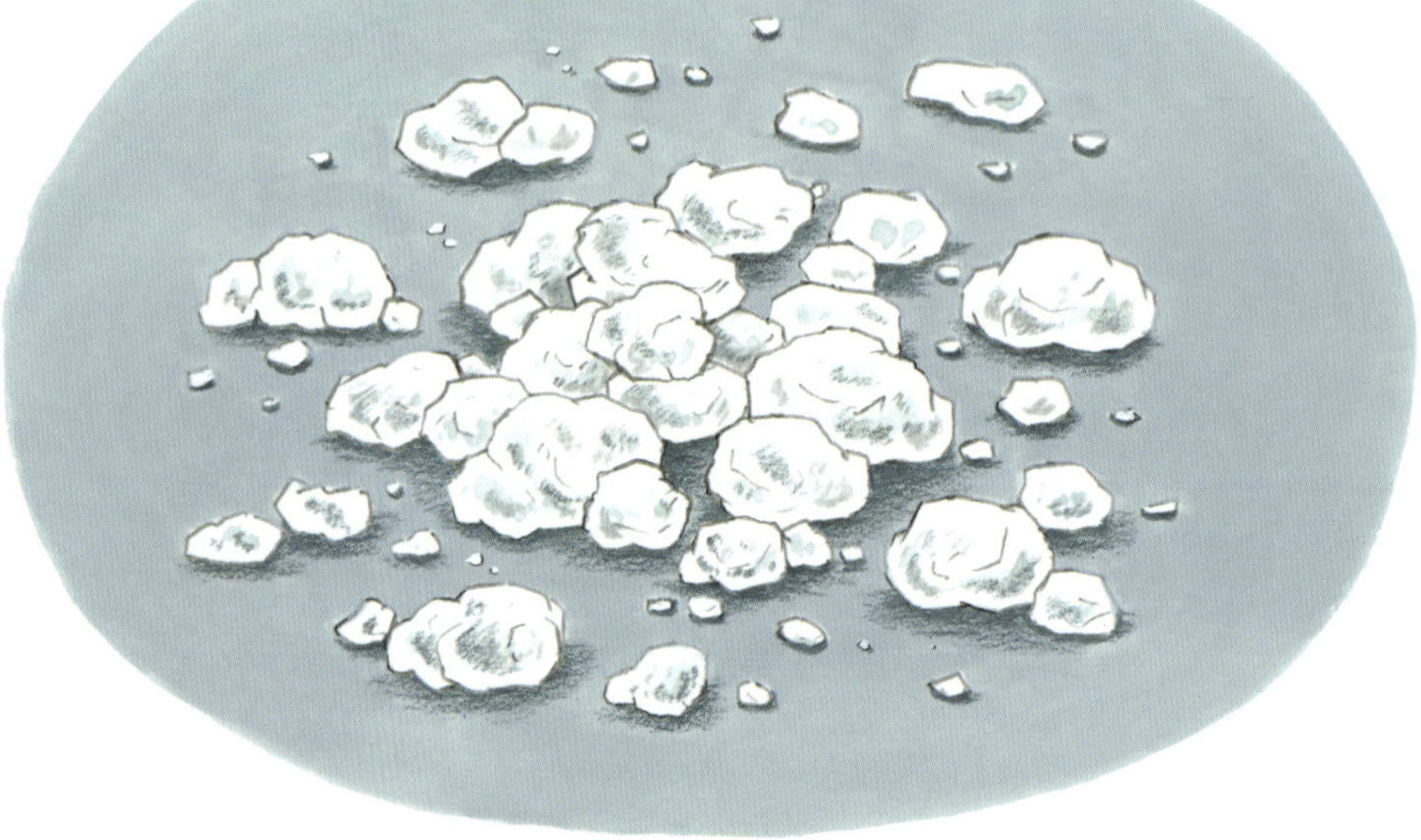

鉱物生薬　隔物灸　体液の活性化　排除すべき沈殿物

硫酸マグネシウムと硫酸ナトリウム

芒消《ぼうしょう》は鉱物の瀉下薬として、硫酸ナトリウムNa_2SO_4、または硫酸マグネシウム$MgSO_4$の両者が用いられます。硫酸マグネシウムにしても硫酸ナトリウムにしても硫酸イオンSO_4^{2-}が吸収されづらいために腸内の水分が保持されて、柔らかい便を促す塩類性の下剤となります。芒消として硫酸マグネシウムと硫酸ナトリウムのどちらを用いるかということには、いささか問題があります。今日の日本薬局方では硫酸ナトリウムを芒消としていますが、奈良、平安時代の物品を納めていることで知られる正倉院に収蔵されている芒消は、硫酸マグネシウ

Column

【 生薬と臨床をつなぐ 】

芒消と漢方処方

下剤として芒消を用いるうえではNa_2SO_4も$MgSO_4$も大差はないでしょう。調《ちょう》胃《い》承《じょう》気《き》湯《とう》を胃気を整える目的で使うときは、$MgSO_4$を使った調胃承気湯では、気のめぐりに合わせて体液の活性化につなげることができます。また、からだの沈殿物は、少陽経や厥陰経など横の経脈にたまりやすいことがあります。横の経脈に用いる柴胡剤などを使用するときは、$MgSO_4$の採用を検討してもよいかもしれません。

ムです。そのため、「もともとの芒消は$MgSO_4$だから『傷寒論』などの処方には$MgSO_4$を用いるべきだ」とすることもあります。日本薬局方の硫酸ナトリウムはグラウバー塩とも言われ、工業的に生産されていて有用ですが、後述するように硫酸マグネシウムの芒消には、硫酸ナトリウムとは異なる特徴があります。

沈殿する海水中の成分

硫酸ナトリウムと硫酸マグネシウムは、多量の塩とともに海水中に含まれています。塩を利用した健康法はさまざまなものがあり、粗塩をからだにすりこむ民間療法などは、ときに体質改善に顕著な効果を示すことがあるのは古くから知られています。灸治療のなかでも「塩灸」が特に効果を示したという事例を経験された方も多いのではないでしょうか。近年は塩だけでなく苦汁《にがり》を利用した健康法もあります。

海水中に多量に含まれる塩NaClを得るときに同時に析出する苦汁の成分は、塩化マグネシウム$MgCl_2$のほかには、化学的な性質から硫酸ナトリウムではなく硫酸マグネシウムのほうが多く含まれることが知られています。塩を得るときのように煮こんで、塩のあとに沈殿してくるのは硫酸マグネシウムのほうです。自然界で海水が内陸に閉じ込めら

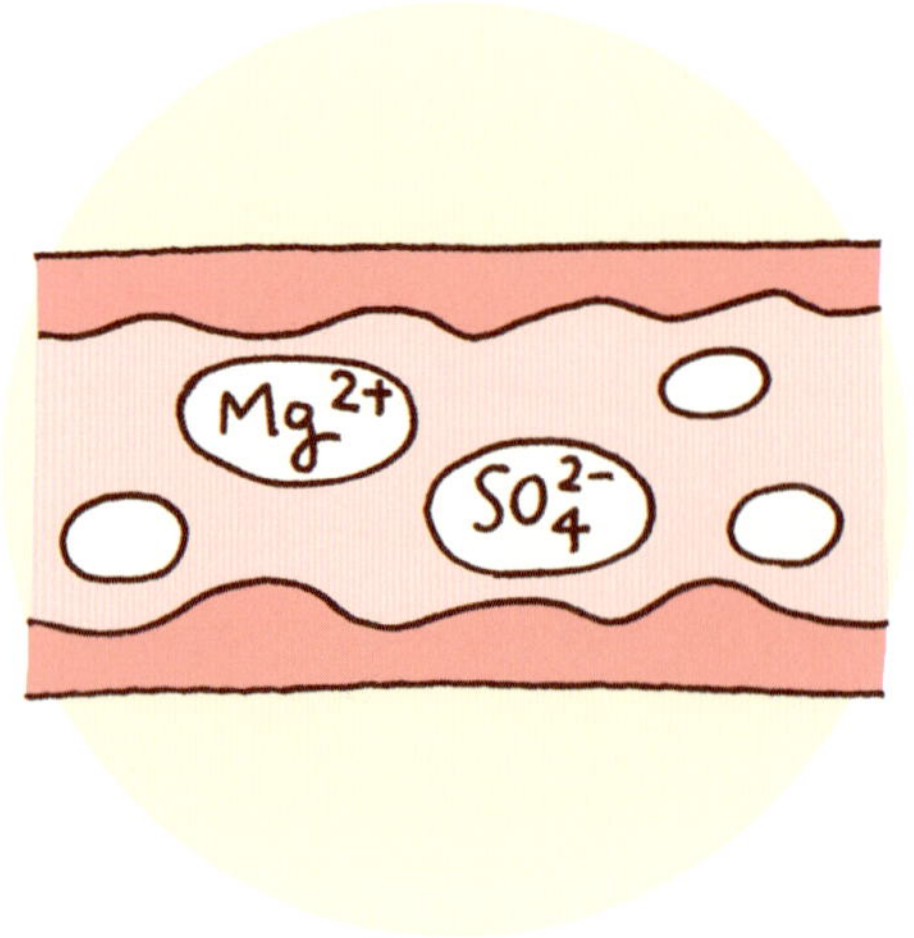

れて岩塩ができるときにも、硫酸マグネシウムが析出して、天然の芒消として得られます。あるいは結晶の大きいものは馬牙消《ばがしょう》とも呼ばれています。

瀉下薬は連用すると徐々に効かなくなり、服用量が増えることがあります。しかし、芒消のような塩類下剤は耐性が生じることが少なく、習慣性の便秘に用いやすいです。便秘を繰り返す体質の人は食物を消化しきれず、宿便としてため込んだり、あるいは精神的に解消しきれなかったものがあたかも沈殿物のように下焦にたまることがあります。

このとき、海水の成分が沈殿した塩や硫酸マグネシウムはからだのなかで沈殿するものにははたらきかけます。とくに硫酸マグネシウムの芒消は、海水の主成分である塩のすぐ上に沈殿して層をつくることから、正常なものと、沈殿させて排出すべきものの両者の間に線引きをする基準となります。基準を示されたからだは、たまった不消化物を沈殿物として排除すべきものだと自覚することができるのです。

生命をはぐくむ海の精

海には死と再生の意味合いがあり、生命は海から生まれ、海に帰っていきます。生物の体液の組成は、海水の組成と似ていると言われています。体液である津液と精には密接

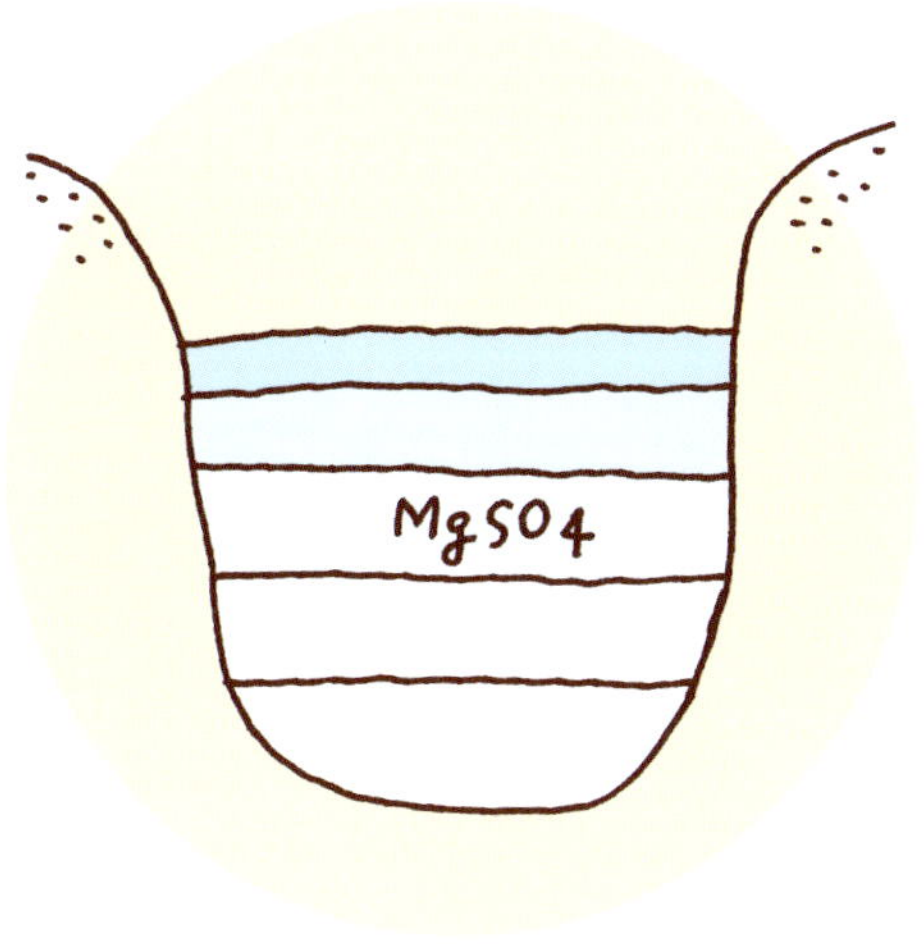

な関係があることから、海水の成分である芒消は体液とつながり、海の精としてからだにはたらきかけるのです。

生薬の多くは植物由来であり、利水剤としてはたらく植物生薬も多いですが、基本的には植物の薬性によるため、からだの組織を中心に作用します。一方、鉱物生薬である芒消は海の精として体液に直接はたらきかけます。純粋に体液にはたらきかけるのが鉱物生薬の特徴であり、津液から精が精製される過程を円滑にして体液を活性化させます。

芒消は「不消化なものを排除すべき沈殿物として認識させる面」と、「海の精として体液を活性化させる面」の、両面から推陳致新を促します。前述の粗塩をすりこむ健康法に比べて、芒消は塩よりも強いはたらきがあるため、局所に用いるツボ療法が望ましいでしょう。眼精疲労に対しては、ワセリンに少量の硫酸マグネシウムの芒消を練りこんでツボ療法を行うと、眼精が活性化され明目します。

塩灸の塩のかわりに、芒消を用いるというのも有効でしょう。海の精を利用した灸をするときは、下焦に堆積した沈殿を排泄させ新陳代謝を目標とします。下焦以外にも、少陽経や厥陰経といった体側の経脈には精神的に解消しきれない問題が蓄積しやすいため、海の精を利用したツボ療法や灸は体質改善につながることがあるでしょう。

55

葛根《かっこん》

Pueraria root

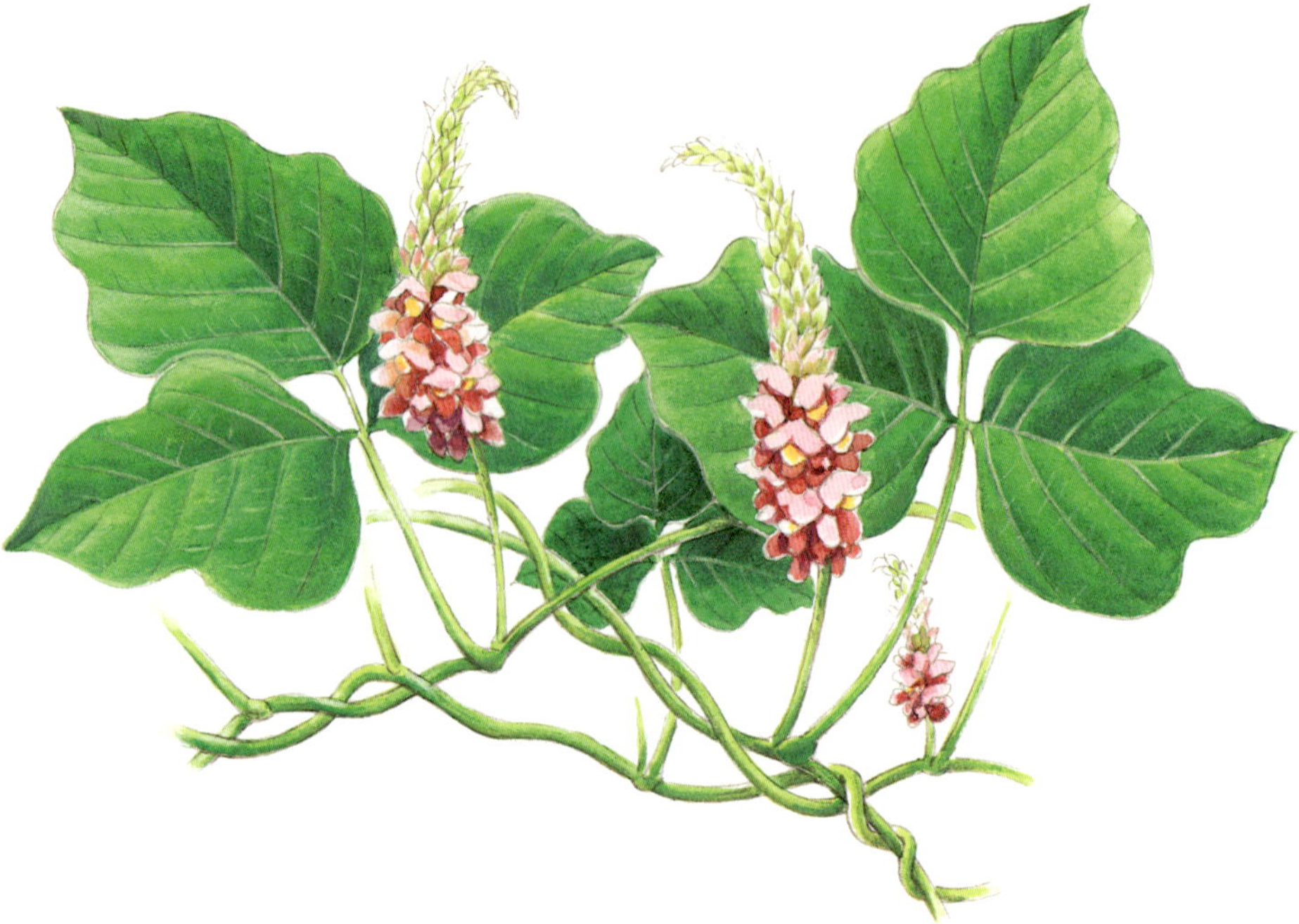

くず湯 / 中風 / 筋肉に対するはたらき

繁茂するつる性の植物

クズは、つる性のマメ科の多年生植物です。初夏を過ぎるころには、都心でもクズがつるを旺盛に伸ばしているのを見ることができます。あまりに繁茂するので、ほかの樹木をすっかり覆って日光を遮って枯らしてしまったり、強い力で巻きついて幹を曲げてしまうこともあります。クズは、くず湯、くず餅、くず切と、根をさらして採取するデンプンを利用することで知られます。

品種によっては畑で栽培すると肥大化しますが、日本の野山で自生するクズの多くは、根を地中深くに長く伸ばすため、簡単には掘り起こせません。それもあってか、「くず

Column

【生薬と臨床をつなぐ】

乳汁不足にクズ

民間療法に、授乳婦の乳汁不足や乳腺炎にクズ粉を用いるというものがあります。クズ粉は良質のデンプンですので、かつては滋養をとるという面が大きかったのでしょう。クズは停滞しているところ、熱がこもってしまったものにはたらくので、乳汁の出が悪くなっていたり、炎症などに期待してもよいのかもしれません。また、クズに含まれるイソフラボンには女性ホルモン様作用があるとされています。

湯」として売られていても、廉価なものではジャガイモのデンプンであることも多いです。

生薬としては、クズの根を用いたものを葛根《かっこん》と称しています。葛根湯に配合されることで名高い生薬であり、成分はデンプンのほか、イソフラボノイドを含み、滋養、清熱薬とされています。そのほか、花は葛花《かっか》といって解毒薬とされ、二日酔いなどに用いられます。

寒熱と自然治癒力

葛根は身近でよく利用される生薬ですが、そのはたらきはとらえづらいです。民間療法では感冒や、熱が出たときにくず湯を用います。発熱して、体力を消耗したときに、クズのデンプンをとることで滋養となります。また、さらしたあとでもわずかに残っているであろうほかの成分によって、清熱を期待します。一方、葛根湯《かっこんとう》はというと、代表的な発汗薬と理解されています。清熱させる生薬が、どうして発汗させる処方に入っているのでしょうか。本来は温めたほうが汗をかかせやすそうだと思いませんか？ 実は、このわかりづらさは、寒熱の相互の関係性によるものなのです。

病は急性期においては気のレベルから津液のレベルに進むのが通常です。寒熱は基本的に気のレベルであり、気の

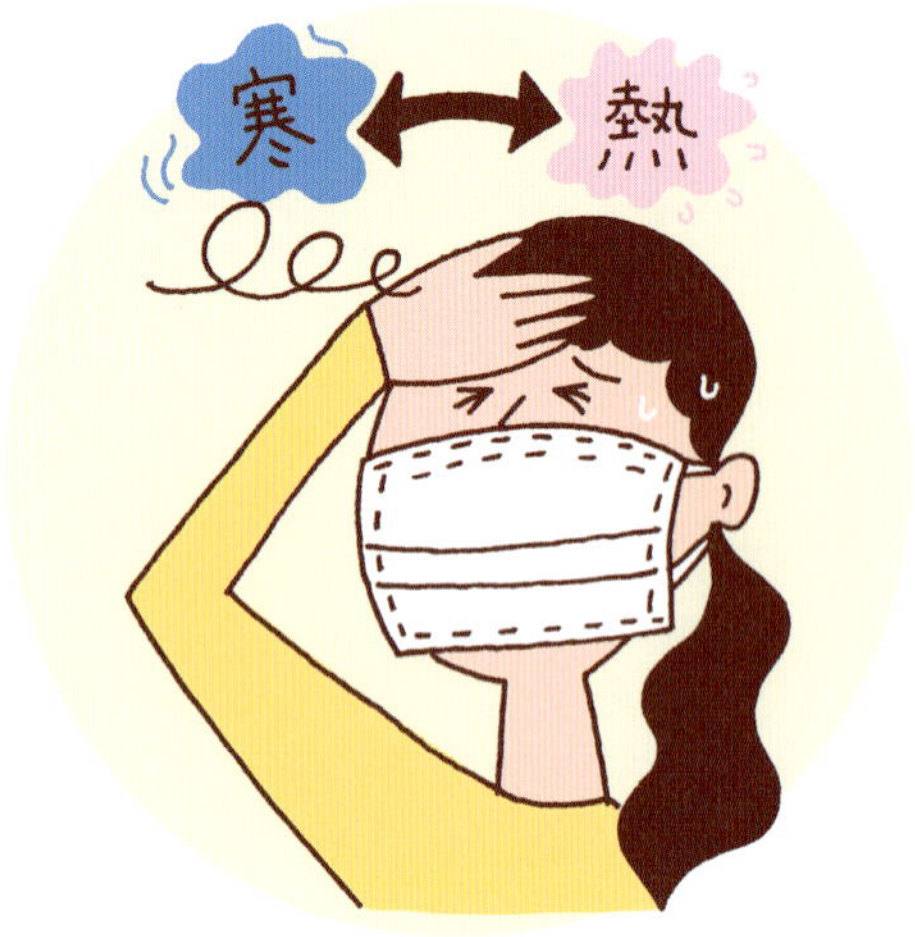

レベルは実体を持たないために病邪が移ろいやすく、からだのなかで寒と熱が共存、競合することもあります。

からだの反応にしても、体温が高く熱感があっても、自覚症状としては強い寒気を感じるときもあります。そもそも発熱自体が自然治癒力のひとつとされています。今日では細菌やウイルスが体内に侵入したときに、体温を上げることで免疫反応を活性化させるとみなされていますし、伝統医学でいえば、寒邪が入ってきたときの反応として発熱が生じると考えています。現代医学において感冒のときに解熱鎮痛薬を多用するのに疑問が呈されることもあるし、伝統医学でも寒と熱のどちらが病因となるかは、病に対する見方によって変わり得るのです。

葛根湯を用いるときの葛根の寒熱の病態に対するはたらきとしては、「筋肉に入った熱を清熱する」と理解できます。寒熱が対立している状態のときは、葛根湯を用いる目安となっている肩こりのように筋肉に緊張を生じるし、あるいは本格的に熱の病態に傾いたときには筋肉は弛緩します。

中風と停滞

寒熱以外に、葛根の筋肉に対するはたらきについては、中風との関係が重要となります。中風の病態を理解するとき、いわゆる『傷寒論』的な中風と、脳卒中（卒中風）のような

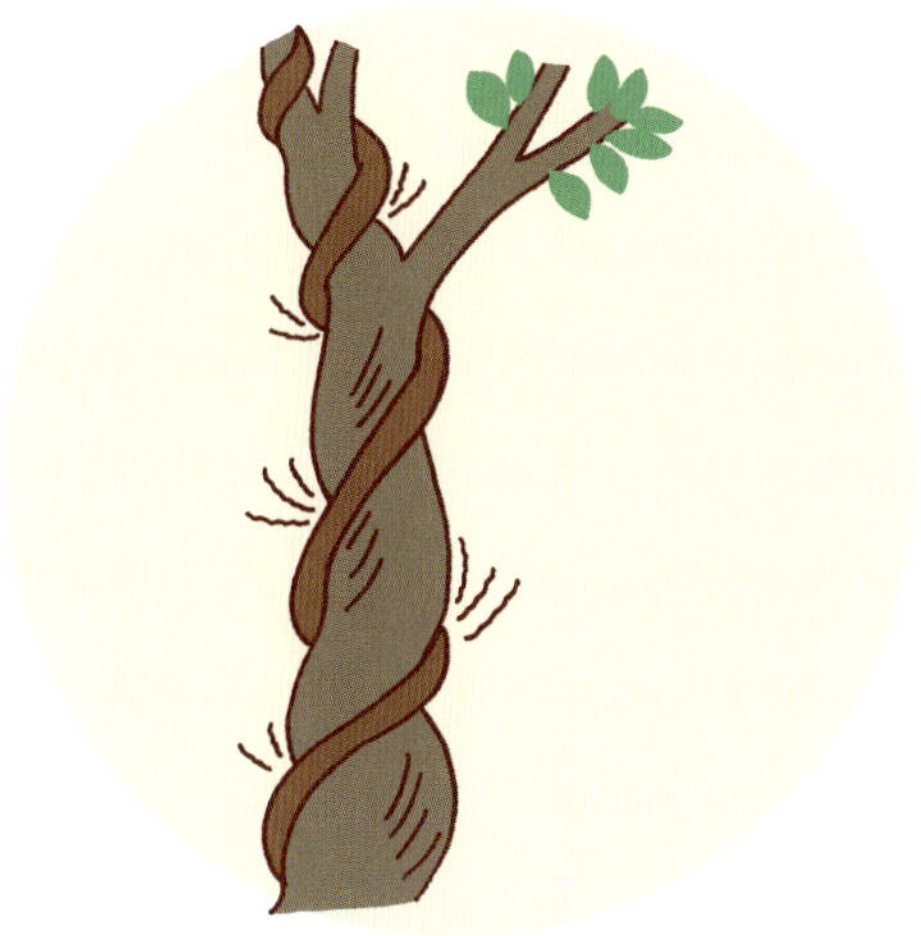

麻痺を伴う脳血管疾患とを分けることがあります。しかし、風邪《ふうじゃ》の性質が停滞と発動にあるという見方をとれば、両者は同一です。

中風は傷寒が複雑化し、経脈性の病から絡脈性の病になったものです。絡脈に入った風邪は停滞して小康状態となり、一見症状が軽いようにも見えますが、その後、多岐にわたる症状を示すようになります。脳卒中は積年にわたった問題が停滞していて、あるとき爆発するように発動して麻痺を起こします。風証であるから麻痺は片側に寄ります。いずれも停滞と発動を繰り返す中風特有の性質です。葛根湯は中風に用いる漢方処方であり、目安となる肩こりは、風邪が筋肉に停滞しているために起こっているという見方もできます。

葛根は野山でほかの植物の根と根の隙間に入り込んで深くまで根を伸ばします。そして、豊かなデンプンと強い繊維を持っています。地上部のつるは巻きついた別の樹木を強い力で締め上げます。根を深くまで伸ばす性質は、からだにおいては筋肉の深くまで入り込んだ風邪にはたらきかけ、ほかの木々を縛る地上のつるの性質は、風邪によって停滞して動かなくなった筋肉と同調します。葛根は寒熱のレベルと中風性の病に対して、筋肉に入り込んだ熱を清熱し風邪の停滞にはたらきかけるのです。

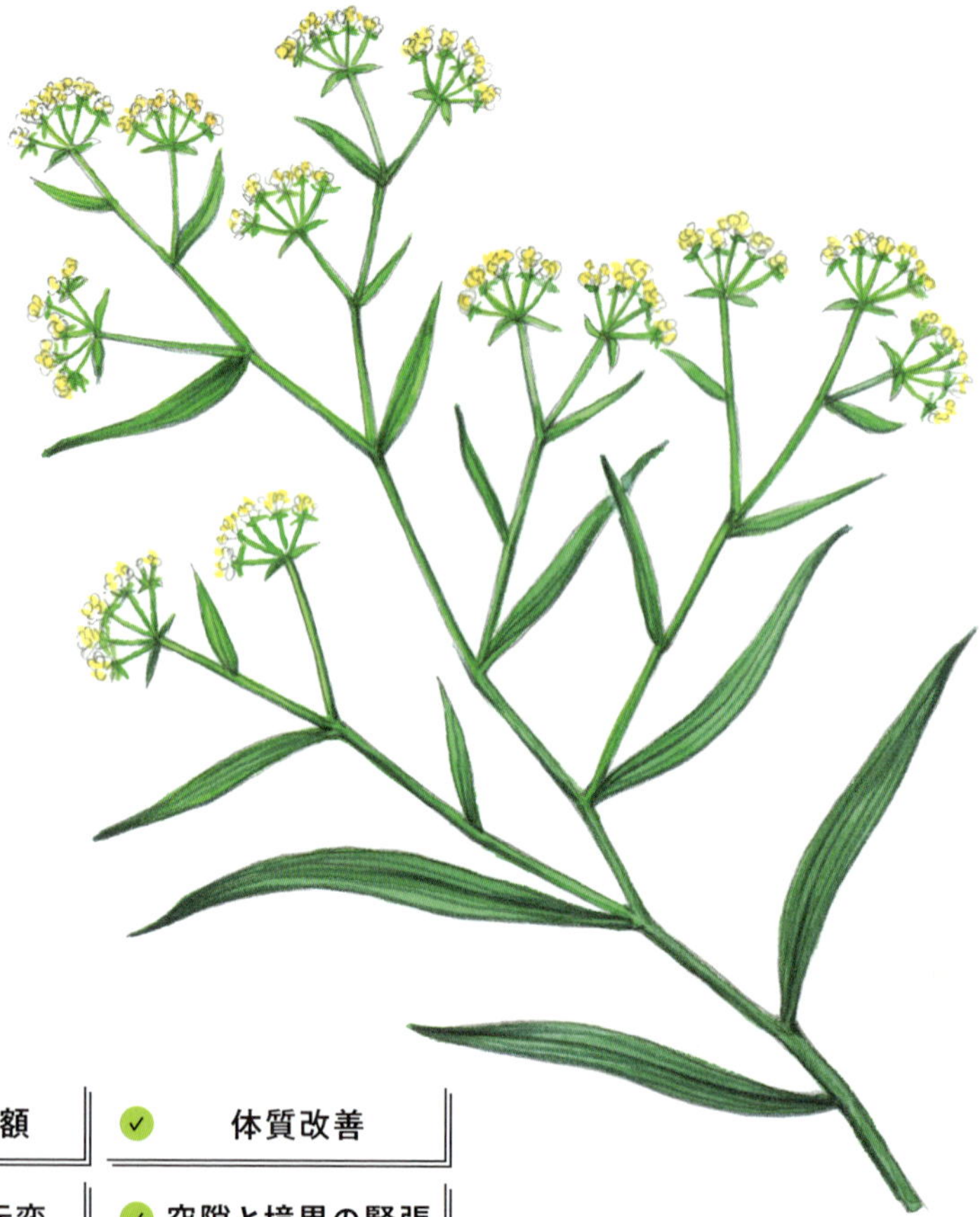

56

柴胡《さいこ》

Bupleurum root

- 国産で高額
- 体質改善
- 三陽病の伝変
- 空隙と境界の緊張

サポニンと精油の生薬

日本薬局方において柴胡《さいこ》は、ミシマサイコの根を基原としています。ミシマサイコはセリ科特有の香りを有し、複散《ふくさん》形《けい》花《か》序《じょ》に花をつけますが、葉脈は単子葉植物のように平行脈状です。

中国でも同じく*Bupleurum*属（ブプレウルム属）はありますが、ミシマサイコとは異なるものを用いていて、日本と中国では柴胡の基原とする植物がわずかに異なります。そのような生薬は少なくないのですが、さらに柴胡は中国産のものより日本産のミシマサイコのほうが良質であるとされています。

柴胡には解熱、鎮静、抗炎症作用があるとされ、主要成

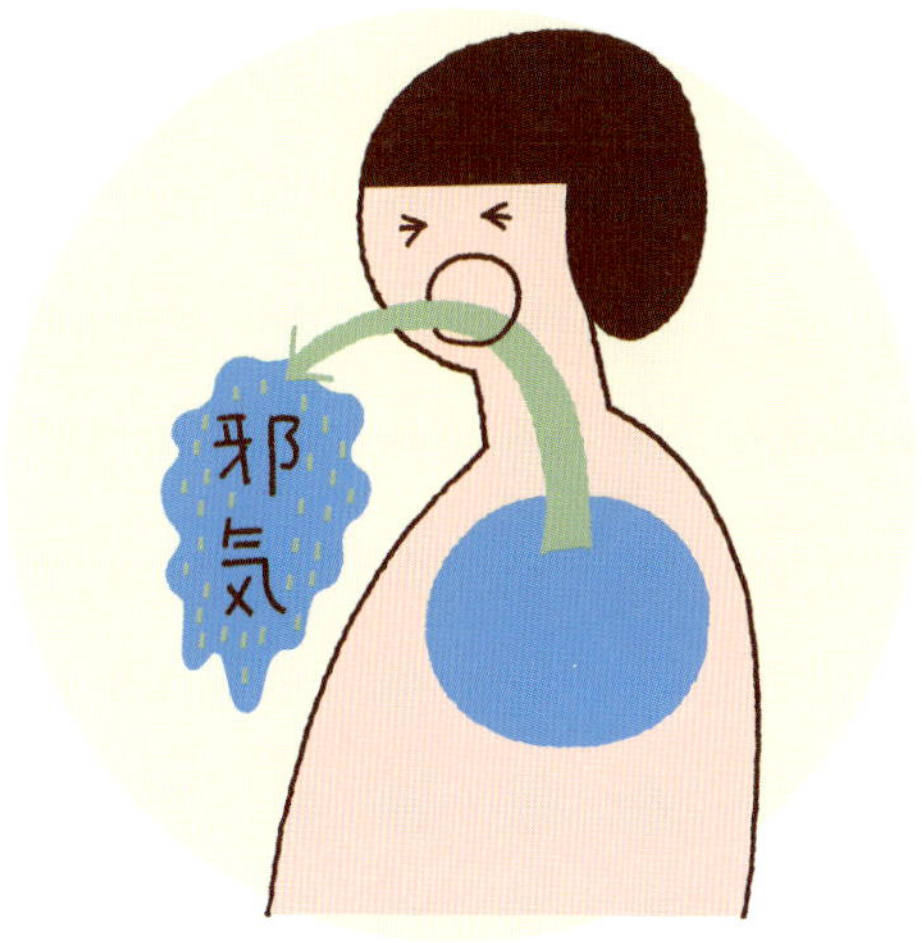

分はサポニンと精油です。サポニンについての研究が先行していましたが、近年は精油成分が注目される傾向があります。日本産のミシマサイコは多年を経過したものではなく、1年あるいは2年間栽培した、若い根のほうがしなやかで油分があり、香り高いとして珍重されています。

柴胡はせっかくの優秀な日本産の生薬ですが、価格が高いためにほとんど用いられません。特に保険診療にあっては、医薬品の価格である「薬価」が安い生薬を基準に定められていますので、日本産の柴胡を使おうと思っても仕入れ値が薬価でまかないきれず、逆ざやとなって良質な生薬を選べないという状況にあります。このようなことは柴胡だけに限りません。国産の柴胡を用いた処方を求めるならば、信頼のおける漢方薬局に頼むほかはないでしょう。

吐剤と柴胡剤

柴胡は小柴胡湯《しょうさいことう》をはじめとした柴胡剤の主薬となっており、柴胡剤はさまざまな疾患に用いられたり体質改善薬とされたりと広く使われています。しかしながら、『傷寒論』などに立ち返って柴胡剤を考えると、その利用法に疑問が生じます。

漢方治療の基本原則には「汗吐下《かんとげ》」があるとされます。これは、病気の進行に合わせて体表に病邪があるときは発汗させ、胸部にあるときは吐かせ、腹部にあるときは瀉下させるといったものだからです。しかし、『傷寒論』には吐剤がほとんどなく、三陰三陽の骨格に当てはまらないのです。吐法は患者の負担が大きいため、『傷寒論』の形成段階で除かれて、代わりに一連の柴胡剤を採用して理論を構築したと考えられることがあります。

また、小柴胡湯の主治にみられる往来寒熱の典型的なものは、マラリアの感染時の、「体温差がみられ、高熱期と無熱期が交代でおこる症状」だとされます。柴胡にはもちろん有用な成分は含まれていますが、果たして吐剤を要するような疾病や、マラリアのような感染症に対応し得るのでしょうか?

マラリア様の症状とみられる瘧《ぎゃく》の処方に柴胡剤を用いるときには、やはり常山《じょうざん》などの吐剤が加味されることもあります。吐剤と入れ代わった当時の柴胡剤は、もともとの処方構成が異なっていた、もしくは柴胡という生薬自体が今とは異なる植物であったかもしれません。少なくとも、今日の柴胡剤の適応範囲とはややずれていると言えるでしょう。

往来寒熱と柴胡

マラリアの間歇熱《かんけつねつ》ではなくとも、感冒時などに体温の上

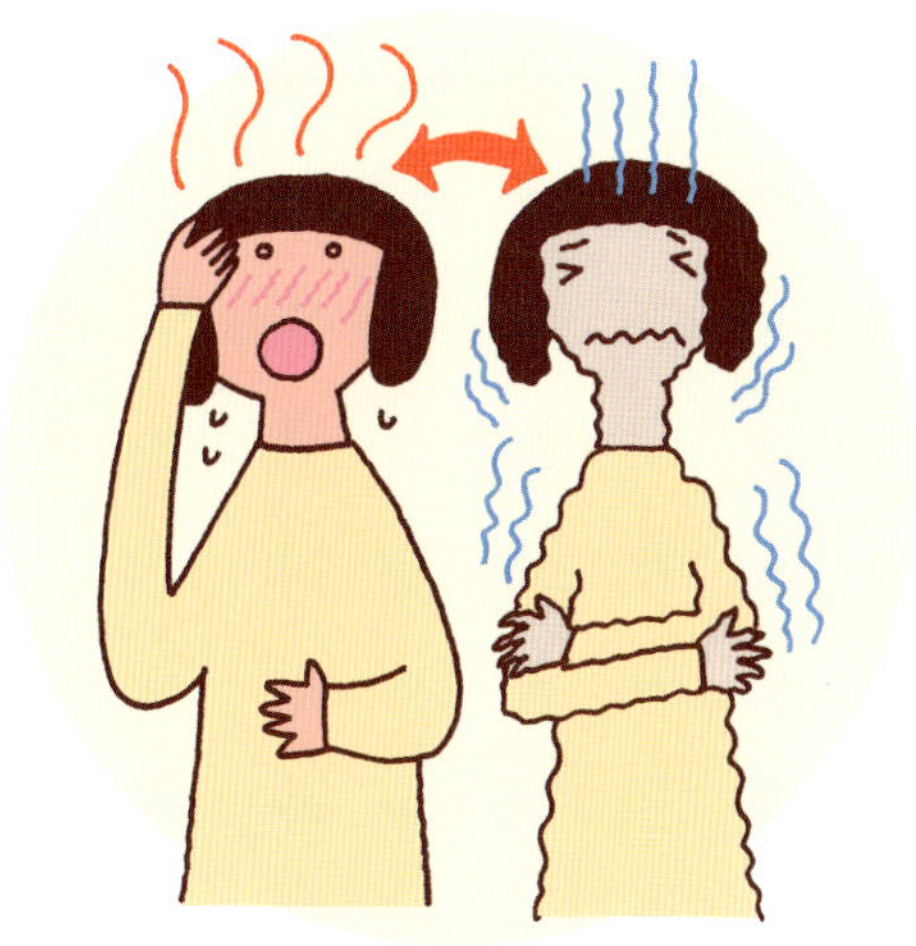

下動によって寒気と熱感が交互に訪れる往来寒熱の状態はみられます。つまり、小柴胡湯などの柴胡剤は、寒気と熱感の両方に対応する処方なのです。

　代表的な小柴胡湯の処方構成は、柴胡、黄芩《おうごん》（p.276）、半夏、人参《にんじん》（p.56）、甘草《かんぞう》（p.44）、大棗、生姜《しょうきょう》（p.32）の7種類です。このうち熱を下げる清熱薬とされるものには黄芩があり、役割は比較的はっきりしています。一方で、寒邪に対して温める役割を担う生薬はというと、こちらは明確ではありません。もちろん、人参や生姜の性質は温と言えますが、特別に強いはたらきではありません。かえって、小柴胡湯の前段階の桂枝湯《けいしとう》に配合される桂皮《けいひ》（p.52）のほうが熱薬としてふさわしくも思えます。

　小柴胡湯の主薬が柴胡と黄芩とするならば、往来寒熱に対して柴胡は寒に、黄芩は熱に対応するとみるべきでしょう。ただし、ここで扱う寒熱は寒邪、熱邪といった単純な外邪に基づくものではなく、体表から深くに病邪が入ってきたときのからだの反応がかかわっていると考えられます。つまり、往来寒熱における寒は外邪が深く入ってきたときのからだが示す緊張であり、このときの緊張に対して、柴胡は緊張を解くようにはたらきかけるのです。

　中医学では柴胡の薬効を「疏肝解鬱《そかんかいうつ》」と言いますが、往来寒熱における柴胡のはたらきを言い得ているでしょう。

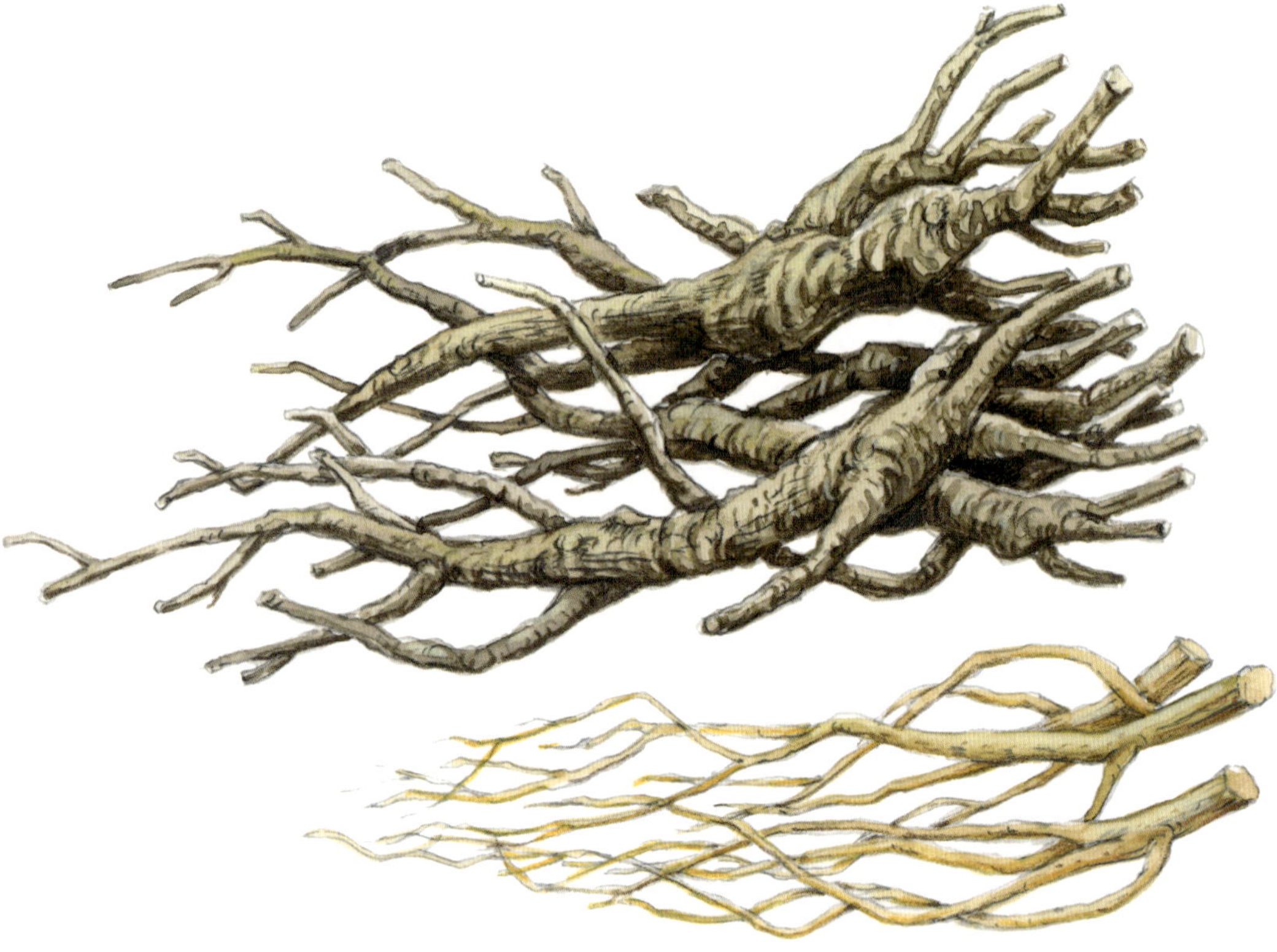

横断面に生じる空隙

柴胡は、若い根のほうがやや淡い褐色をしており、しなやかで有効成分が多いとされます。根の部分の形成層の外側の皮層と呼ばれる部分に精油成分を溜めておく油道が発達しており、若い根は充実していますが、少し年数が経った根の横断面をみると、接線方向(形成層にそって)に空隙があります。

柴胡は少陽病期に用いる柴胡剤の代表的な生薬です。しかし、柴胡剤を用いる病気の段階には見解が異なる伝変が存在します。三陽病といえば『素問』熱論を基本として「太陽→陽明→少陽」と伝わるとされており、鍼灸治療をする方はこちらが馴染みのあるこ

Bupleurum root

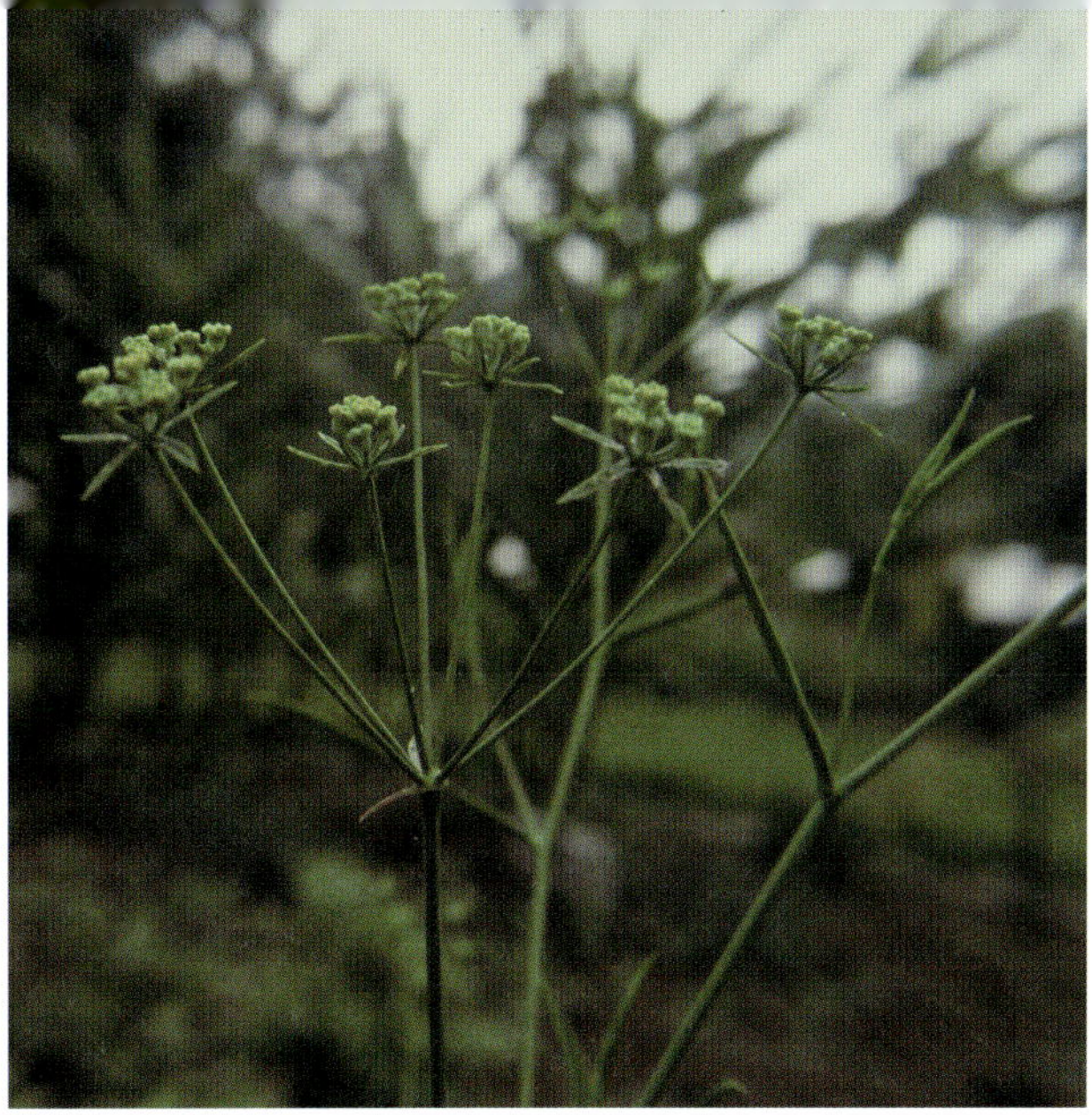

とでしょう。しかし、湯液治療、特に日本漢方の立場のなかには、『傷寒論』における病の伝変に「太陽→少陽→陽明」とする説を採ることがあり、少陽の位置が問題となっているのです。

半表半裏と空隙

日本漢方の「太陽→少陽→陽明」と伝変するとした立場はどのようなものでしょうか。先述のとおり、湯液の基本的な治療方針である汗吐下は、体表に外邪があるときは発汗法で、胸部に入ったときは吐法で吐かせ、腹部に入ったら瀉下法で下すといったもので、体表から胸、腹部と病気が入るので、少陽が陽明の先にあたります。

柴胡剤と吐剤との結びつきが薄いとしても、表裏の概念がこの伝変の仕方を後押しします。外邪が体表から入るときは、三陽経でいえば背側にある太陽経が初めに侵襲され、これを表とするとき、太陽に対する裏として腹側の陽明の部位に病邪が向かっていきます。つまり、表から裏に向かう中間に半表半裏として少陽があり、太陽→少陽→陽明の関係となります。

こうした見解を採るとき、少陽は病の経過において中間であり、転換点に位置しています。いわば「病気と病気の合間にある隙間」のようなもので、ここに入った病邪は、い

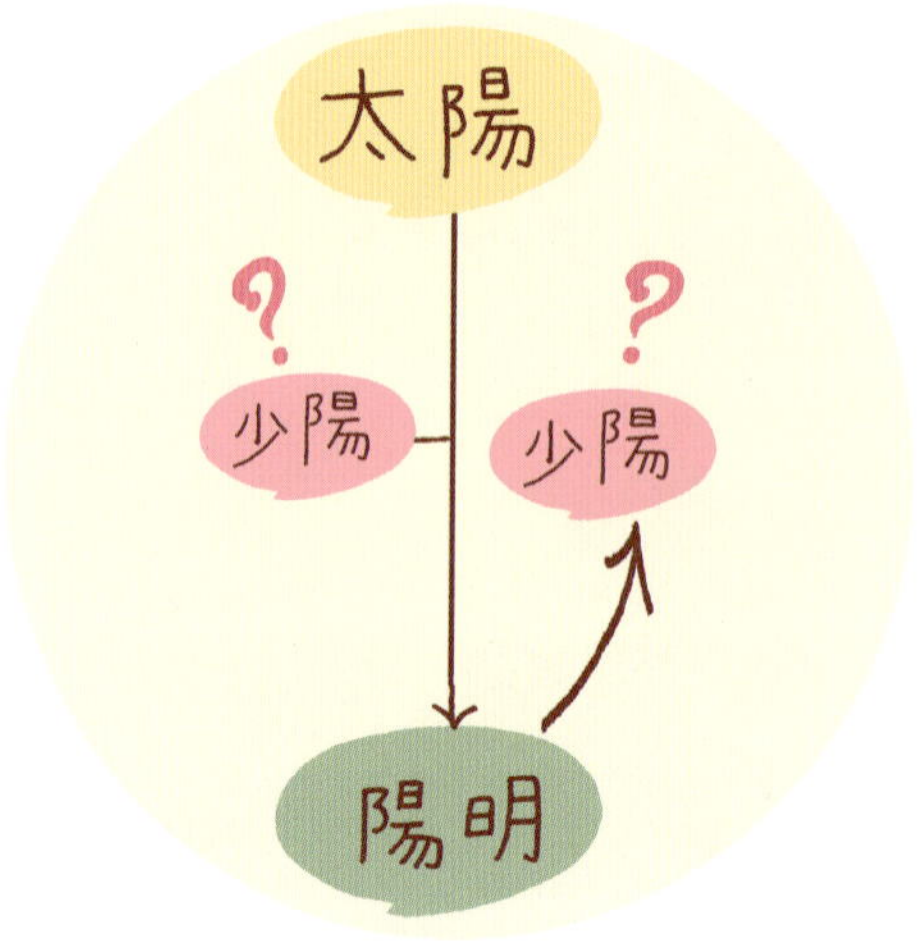

ったん停滞し、病気の性質を変えます。あるいは、体質的に問題のある場合は、半表半裏の間隙に病気が溜め込まれています。柴胡は根の中層に空隙を生じる生薬であり、からだの空隙である少陽の部位にある病にはたらきかけ、病気の転機や体質改善に効果を示すと言えます。

一方、半表半裏の深さが「太陽↓陽明↓少陽」と伝変することについては、『素問』と同様に『傷寒論』の構成もこれに従っていることからも納得しやすいでしょう。その場合は背側の太陽の次に腹側の陽明に向かって、最後に少陽となりますが、このときの少陽は、体側に加えて横隔膜である膏と心下も含んでいます。心下は、からだの深い部分、病の収束する場所として考えられることがあります。

少陽の部位が「病の収束点」を意味するとき、この場所に入った病は強い緊張感を生じます。もともと、境界面は緊張が生じやすく、背側と腹側に引っ張られて張力がはたらいています。柴胡に生じる間隙は、こうした表と裏から引きあう力を逃がすように、緊張状態を解くというのがひとつの理解でしょう。

『素問』熱論にあたる部分で『太素』熱病決を参照すると、陽明が肉で少陽は骨をつかさどるとあるので、少陽は深い部分であるようですが、少陽の病の位置が先にきたり後にきたり、半表半裏が深い場所にあったりというのは不自然なようにも思えます。そしてこの不自然さは、「背骨の位

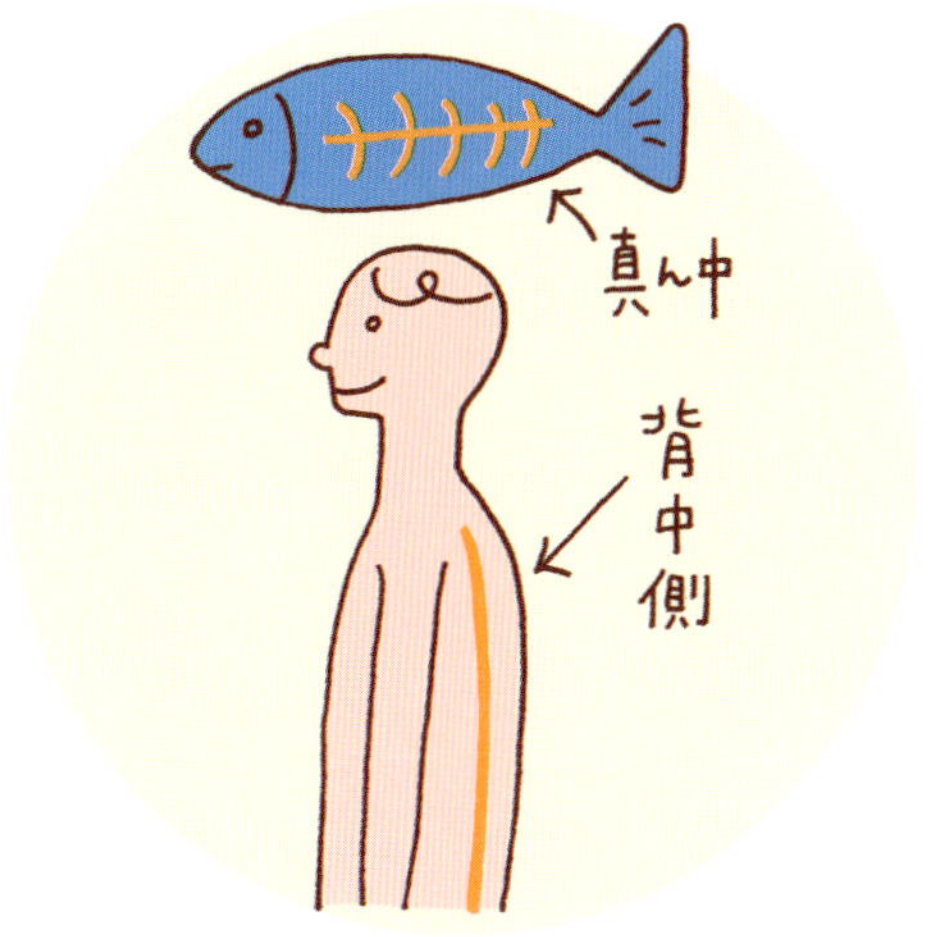

置」の問題につながっていきます。

脊椎動物として最も早く出現したのが魚類であり、魚類の背側と腹側の境界にある側線には重要な機能があります。魚類は側線で音を感じ水流や水圧を知ります。そして、側線と同じように背側と腹側の真ん中あたりに脊髄、背骨が位置します。側線に聴覚などの感覚器があることと、少陽経が耳につながることは共通しているでしょう。

しかしながら、四肢を持つ脊椎動物の多くは、背骨は境界線上ではなく背側に偏っており、背骨に残る棘だけがその名残です。背骨という骨の中心で最も深い位置にみなされるものが背中に張り出しているのです。からだの構造的に、少陽と骨は最も深くとることも、表に張り出していることで、浅くとることも可能であり、このことから少陽については幅広くとらえる必要があると言えます。

柴胡のツボ療法として大椎付近、あるいは爪を骨にあたる深いものとして考えて井穴付近におくことで、骨との境界付近の緊張を解いて機能を改善させるという可能性もあるでしょう。

57

黄芩《おうごん》

Scutellaria root

- 清熱薬
- 空腸《くうちょう》・腐腸《ふちょう》
- 鬱熱《うつねつ》

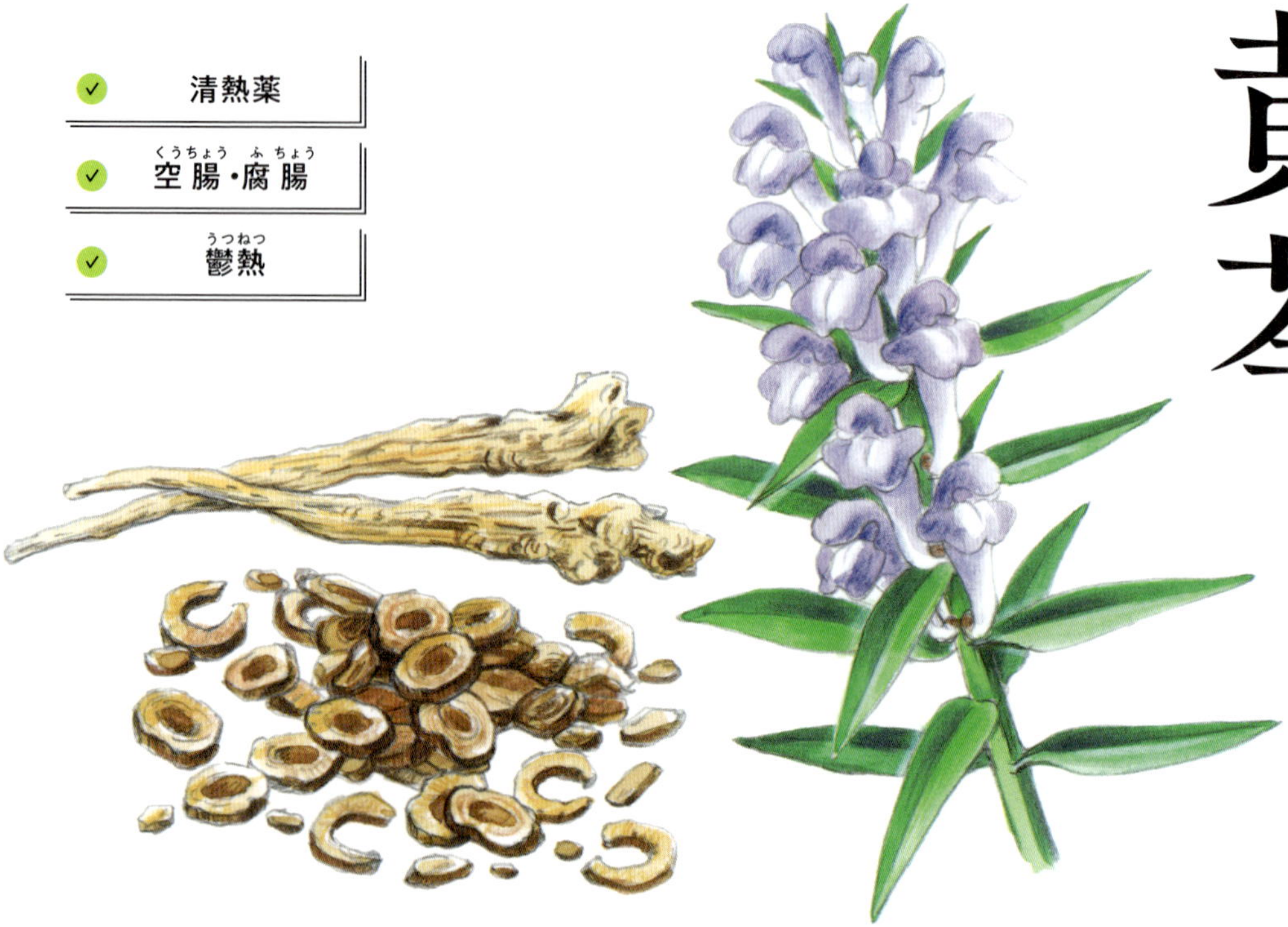

多年生植物の根

黄芩《おうごん》はシソ科の多年生草本植物であるコガネバナの根を用いる生薬です。「コガネバナ」といっても、花は鮮やかな青紫色で、黄金色なのは薬用部位の根の部分です。成分にはフラボノイド配糖体のバイカリンやオウゴノシドを含み、清熱、鎮痛、抗炎症作用、抗アレルギー作用があるとされています。

黄芩の根は主根が太くなりますが、生育年数が長くなると、根の中心部がしばしば黒ずみ、さらには腐って抜け落ちることがあります。近年はこれを嫌って、生育年数が浅く、まだ中心部が充実している若い根を用いることを好む場合があります。

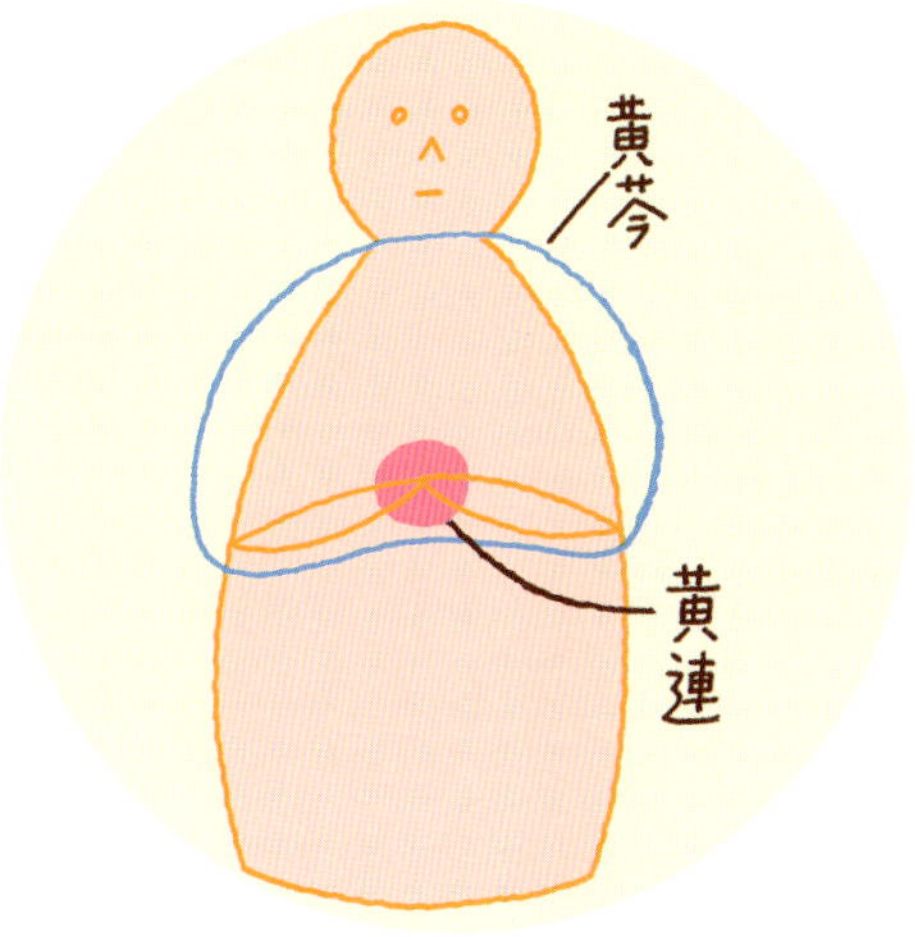

胸膈全体の広い範囲における清熱薬

黄芩は清熱薬として漢方処方に配合されます。三黄瀉心《さんおうしゃしん》湯《とう》や往来寒熱に対する小柴胡湯《しょうさいことう》などが、そうした処方の例です。

三黄瀉心湯では、黄連《おうれん》（p.112）とともに、のぼせなどの実熱に対して清熱します。黄連は代表的な清熱薬であり、はたらく場所は限局的で、特に心窩部や膻中に入り込んだ熱に対して清熱します。この部分の熱は精神症状に結びつくような深い熱です。それに対して、黄芩は黄連よりやや広い範囲で、深さもやや浅い熱に対応します。三黄瀉心湯は深部の限局的な熱に対する黄連と、黄連よりはやや浅く広い範囲に広がった熱に対する黄芩を組み合わせた処方と言えます。

往来寒熱に対応する小柴胡湯に代表される柴胡剤の主剤は、柴胡《さいこ》（p.268）と黄芩です。病邪が、少陽の部位である横隔膜のあたりに入った緊張状態に対して、柴胡は緊張を解くようにはたらきかけます。横隔膜は胃気の脈にかかわる膏として、天地の陰陽の気を交流させます。ここに病邪が入って緊張状態になると、横隔膜の上下動による天地の気の取り込みと、それをからだに巡らせる機能に問題が生じます。

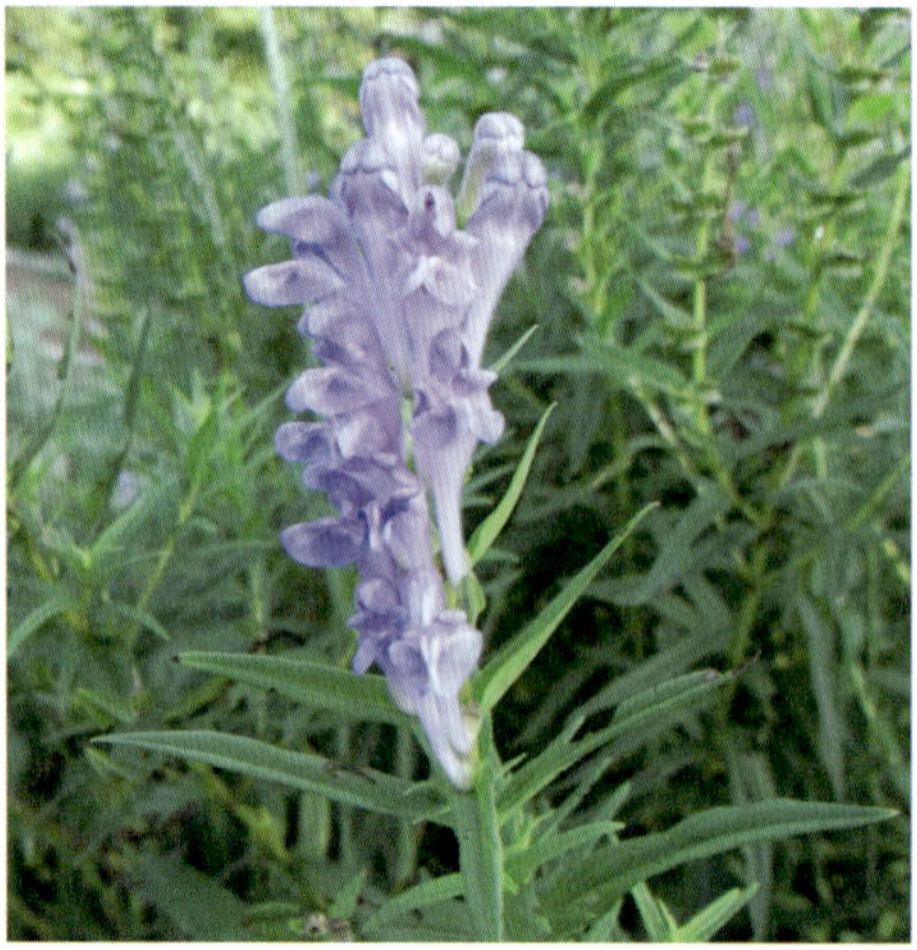

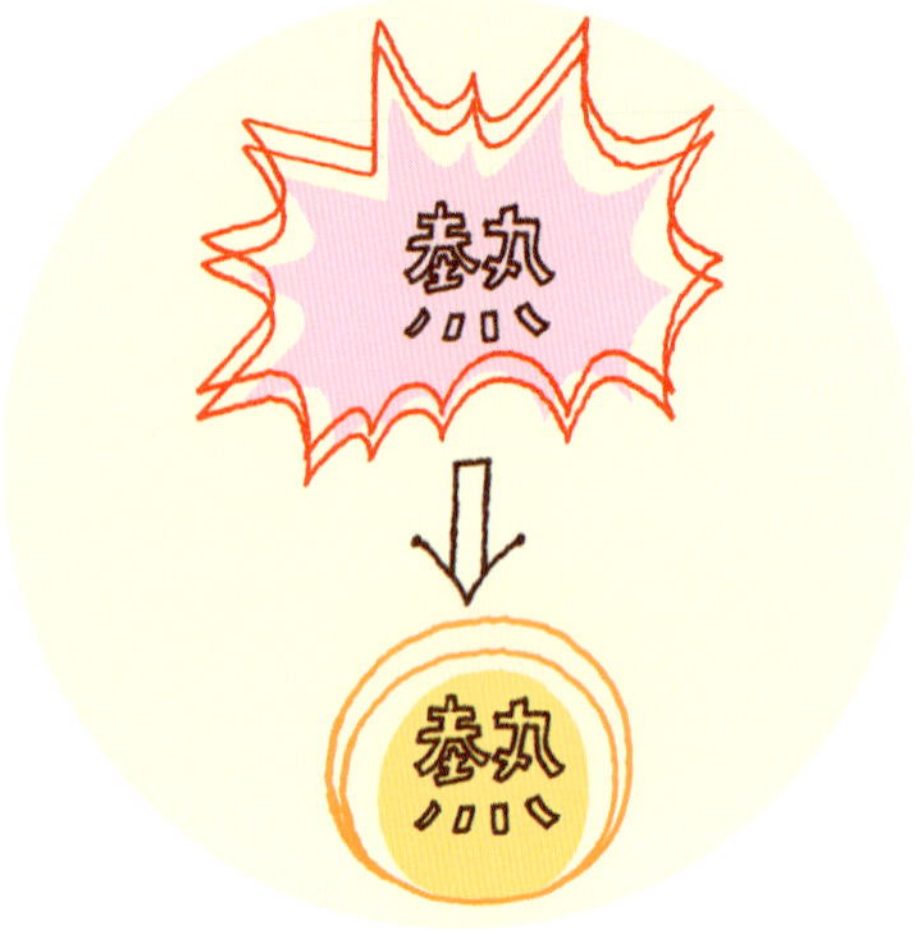

横隔膜が機能不全を起こすことで、上焦の胸膈の気が行き場を失い、鬱熱《うつねつ》となります。このときの鬱熱は、からだの深部から生じたものではなく、滞り、こもってしまった熱です。黄芩は浅く広い部分から、熱をとる清熱薬として、少陽の部位である胸膈全体の広い範囲の鬱熱にはたらきかけます。つまり、少陽病期の往来寒熱は、病邪がからだの深くに入ってきたときの緊張状態によりもたらされた寒と、横隔膜の緊張のために交流が絶たれて生じた鬱熱との寒熱に、柴胡と黄芩がそれぞれの特徴を生かしてはたらきかけるのです。

内部の熟成に対する生薬

黄芩には「空腸《くうちょう》」や「腐腸《ふちょう》」といった別称があります。年数を経た根の内部が黒くなって腐ることで、根が空洞化することからこうした別称がつけられたとみられます。この形状から、消化器の腸の清熱薬としてもとらえられることもあります。

黄芩が対応する熱の性質としては、急性期の激しい熱というよりも柴胡剤で扱われるような鬱熱であり、急性期からやや進行した病態となります。外邪に傷られる外因論で病をみるとき、「寒熱といった気の段階の病として始まり、次第に津液性の病に移行する」というのが一般的です。小

Column

【黄芩の豆知識】

黄芩の花と色

コガネバナの立ち上がった花は合弁花で、花の入り口が唇のように上下にせり出していることから唇形花と呼ばれます。シソ科の植物の仲間にはこのような唇形花をつけるものが多くみられます。

本文にもある通り、黄芩はフラボノイド類を含んでいて、これらの成分が黄色を呈します。ラテン語のflavus（黄色）を語源とするフラボノイドの構造を持つ化合物は黄色のものが多くみられます。

黄芩の薬理作用についての研究は盛んにおこなわれていて、最近では美白効果があることが注目され化粧品に配合されることもあるようです。

柴胡湯の段階は、津液性の病態もかかわってきています。

津液性の病は体液が煮熟ののち熟成して排泄されることにより治癒の過程をたどります。津液性の病の前段階である寒熱においても、外邪として入ってきた寒とそれに対する熱が激しく対立する状態から、徐々に停滞する病態に移行していきます。黄芩は内部が腐熟する性質を持っていることで、鬱熱と同調して清熱をはたらきかけます。

また黄芩は、小柴胡湯の副作用である間質性肺炎の原因となると考えられています。小柴胡湯の副作用が注目された当時は、本来は適応すべきでない体力の弱った人や、慢性期に入って久しい人などに漫然と投与したことが原因であるという議論がありました。小柴胡湯が用いられることがある少陽病期は、太陽病から進んだ病期とはいえ、未だ陽病であり、慢性化して体力が著しく弱った状態とは言えません。病期の見極めは漢方処方を扱ううえで重要なテーマのひとつです。黄芩においては、激しい熱の状態からは落ち着いてきていて穏やかに見えますが、内部に鬱熱があることが目安となります。内部を腐熟させる性質は、病期を誤ると正常なからだの部分を腐らせてしまうことになりかねないのです。

58

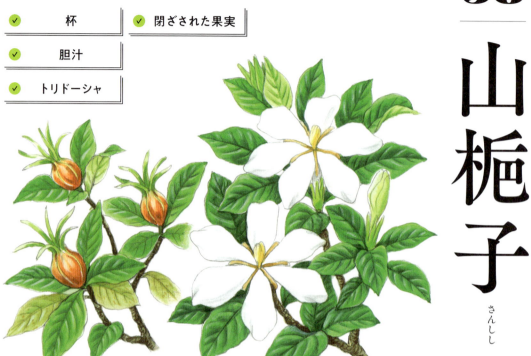

山梔子《さんしし》

Gardenia fruit

- 杯
- 閉ざされた果実
- 胆汁
- トリドーシャ

庭園樹に実る生薬

山梔子《さんしし》はアカネ科の常緑低木であるクチナシの果実を利用した生薬です。クチナシは6～7月に白い花を咲かせ、花の香りも良いので庭園樹として好まれ、公園などに植えられているのをしばしば見かけます。11月ごろに熟して赤黄色になった果実が採取されます。イリドイド配糖体のゲニポシドや黄色色素のクロシンなどを含み、利胆、解熱、鎮痛、止血薬とされ、黄疸、肝炎、胃潰瘍になどに用いられます。生薬以外にも、色素を含んでいることで染料とされたり、栗きんとんの色味つけにされることもあります。また、果実の形状が将棋盤と囲碁盤の脚のモチーフとなっていたりと、身近な植物のひとつです。

鬱熱に対する生薬

果実のなかには熟すと、口を開いて内部の種子をパラパラと散布させるものがあります。それに対してクチナシの果実は裂開せず、鳥などに食べられることで種子が散布されます。出口がなく、なかに種子が密閉されているということが、クチナシの和名の由来のひとつとなっています。

一方、山梔子の梔の字の一部である「卮」には、取っ手のついた杯《さかずき》・酒器の字義があります。酒瓶に入れられた酒は、杯に注がれます。酒はアルコール発酵によってつくられ、酒瓶のなかで熟成します。「酒瓶から杯に注がれる」ことは、「貯蔵され熟成したものが外に出る」ということを意味します。

クチナシの果実は、種子が出てくる穴がない、閉じられた壷状の容器です。からだであれば、体液が行き場を失い熟成の過程をたどり、やがて排出されるということにつながります。さらに、酒は摂取するとからだを温めることで、熱性を持つと理解されます。山梔子は出口を失い鬱熱として熱性を有した体液にはたらきかけます。

クチナシの果実は熟成により果実の表面が色づき、色素は黄色です。酒瓶が素焼きだったならば、貯蔵された酒は

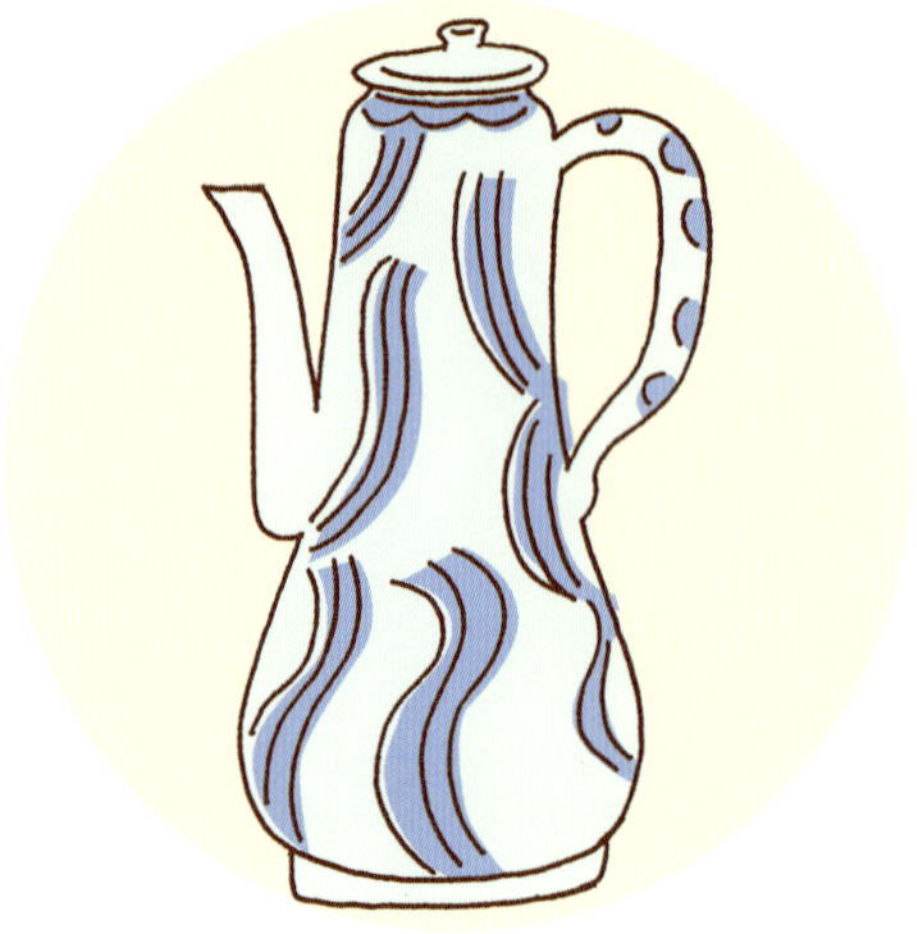

熟成の過程で外にしみ出てくるでしょう。黄疸の原因のひとつが、胆汁が排泄されずに皮膚に沈着することです。そのため「山梔子は熱性の体液である胆汁のうっ滞と、胆汁が表面にしみ出てくることに対応するのだ」と理解できます。

トリドーシャの熱性の体液

黄疸に適応のある漢方処方に、山梔子が構成生薬となっている茵蔯蒿湯《いんちんこうとう》があります。一方、同じく山梔子を配合する梔子豉湯《しししとう》は胸膈、上焦の虚熱に用いられ、梔子豉湯を服用して体液を吐くことで治るとされています。この上焦の熱と黄疸を引き起こす胆汁とを、どのように理解したらよいでしょうか。

伝統的な中国医学においては、胆汁について、ひいては黄疸を胆汁に結びつける概念は希薄です。中国伝統医学は「気」を重視する見方をとり、体液論の見方は気の概念が前提とされることがしばしばです。一方で、世界各地の伝統医学は体液論を重視することが多いです。特に、インド伝統医学ではトリドーシャを基本として、病的な体液と消化の過程を関連づけています。

インド伝統医学では、消化がうまくいかないことで生じる悪性の体液を3つに分類し、トリドーシャとしました。現

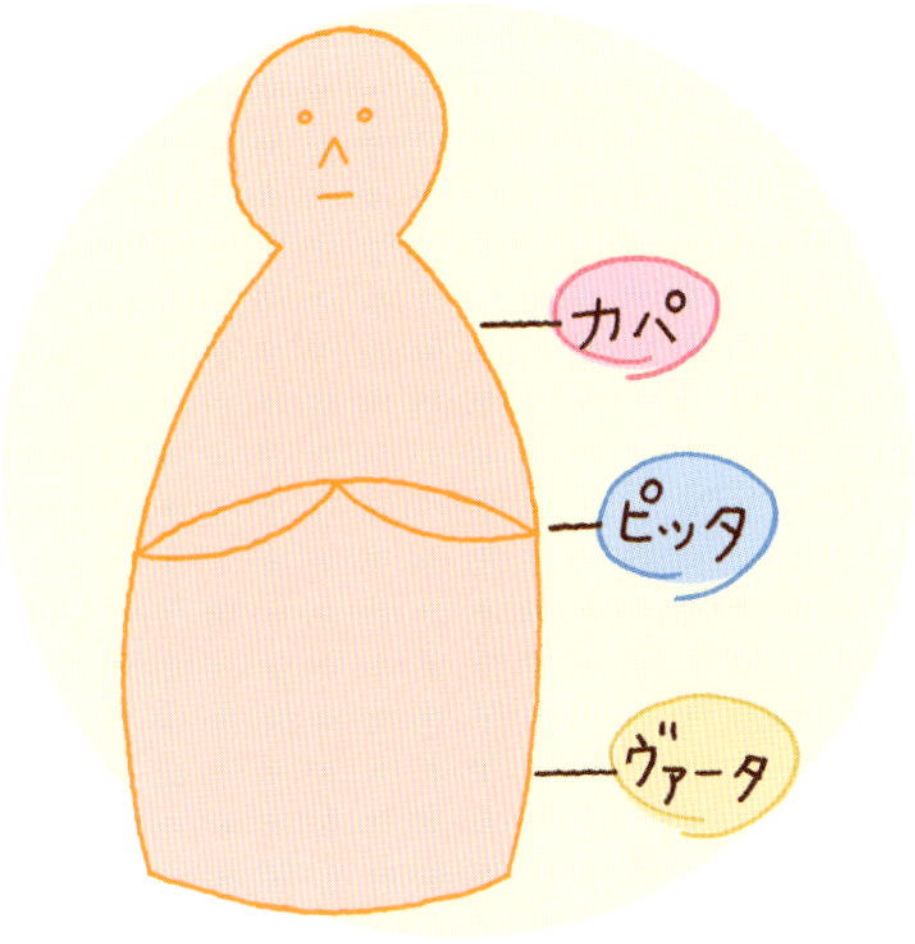

代では消化というと、食物が消化管で分解されることに限定されますが、インドの伝統思想では消化はもっと重要な意味を持ちます。地、水、火、風の四大、あるいはそれに空を加えた五大にもとづく思想があります。四大では、地が最も粗雑なもので、徐々に細かくなっていって水↓火↓風となっていくと考えます。物質の微細化こそが根底にある原理であり、からだでいうと食物を食べたときの消化がこれにあたります。

四大と中国伝統医学の五行論は混同されることがあります。しかし五行論は属性である五行各々の循環を基本とし、四大では消化、つまり、物質の微細化が重視されるという違いがあります。消化の過程で生じるトリドーシャにおいて水↓火↓風にあたるものは、カパ↓ピッタ↓ヴァータとなります。もともとそうした概念がなかった中国医学では、これらを痰↓胆汁↓風としました。胆汁・ピッタはカパの次の段階で生じる不消化物という面があり、四大における火、つまり「熱を持つ体液」とされます。

伝統医学における胆汁は消化液としてだけではなく、広く熱性の体液を意味することがあります。現代の解剖学、生理学的な概念に縛られて茵蔯蒿湯の黄疸と、梔子豉湯の胸膈の熱を別々のものとせず、体液論から山梔子のはたらきを広くとらえる必要があるでしょう。

59

石膏《せっこう》

Gypsum

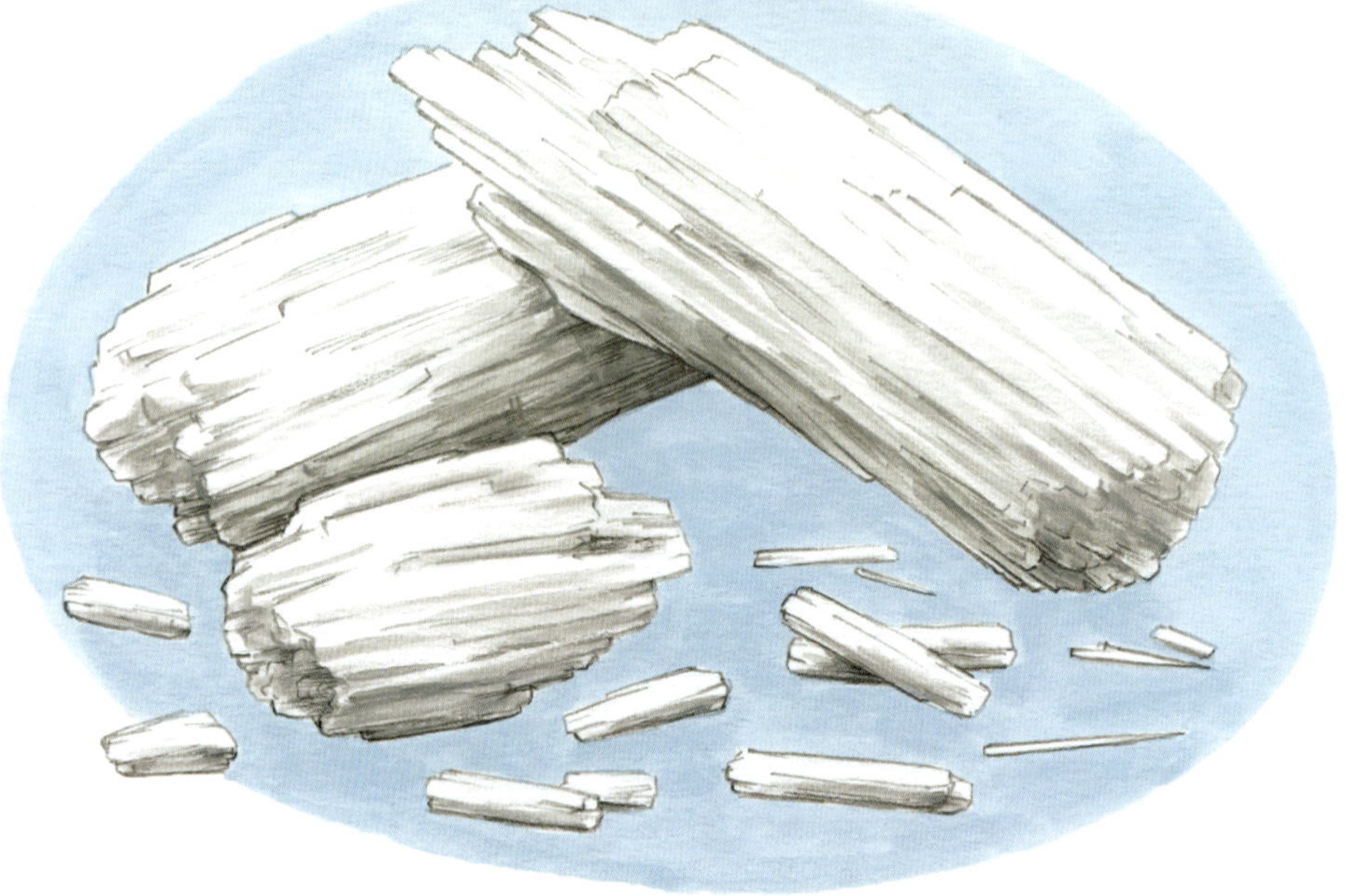

鉱物生薬　溶けづらい　大宇宙の法則　清熱薬・活血薬

難溶性の海の結晶

石膏《せっこう》は鉱物生薬であり、硫酸カルシウムから成り立っています。彫像をつくったり、最近は少ないですが、ギプスの材料とされるなどの使われ方がよく知られていますが、内服薬とすることには、驚かれることもあります。硫酸カルシウムの鉱石のなかでも、特に2水和物 $CaSO_4 \cdot 2H_2O$ となったものは、結晶が繊維状にまっすぐ伸びていています。これを繊維石膏としており、薬用にされます。

天然の石膏には、硫酸カルシウムだけではなく、ケイ素や鉄などの化合物が少量含まれています。

石膏が生成するのは、岩塩ができるのと同様で、「海水が内陸で干上がるときに堆積してできる」とされています。

塩や芒消《ぼうしょう》（p.260）は水にかなり溶けますが、石膏はほとんど溶けません。溶解度の違いから、塩や芒消に先立って析出してきます。海の成分でありながら難溶性なので、煎じ薬としたときにはほとんど溶け出してきません。分量を増やしたり、粉末にすると溶けるようになるとか、あるいは石膏が一緒に煎じられているその他の生薬の成分を吸着するといったことが報告されていますが、成分から効能を理解することが難しい生薬のひとつです。

生命の海と石膏

海水から析出した芒消は、海の精としてからだの体液と親和性を持ち、活性化させることもあります。これは芒消が海の成分であり、再び生命サイクルに戻るからです。一方、石膏の硫酸カルシウムは、海水中ではカルシウムイオンと硫酸イオンとして確かに存在していますが、海水が干上がるときには各々のイオンが結びつきます。そして硫酸カルシウムとして析出すると、難溶性のため、再び水に溶け出して海の精になることは難しいです。

大宇宙のなかで海という条件下で生まれたのが、生命です。この点においては、石膏は生命という小宇宙から離れた大宇宙の存在ということになるでしょう。からだのなか

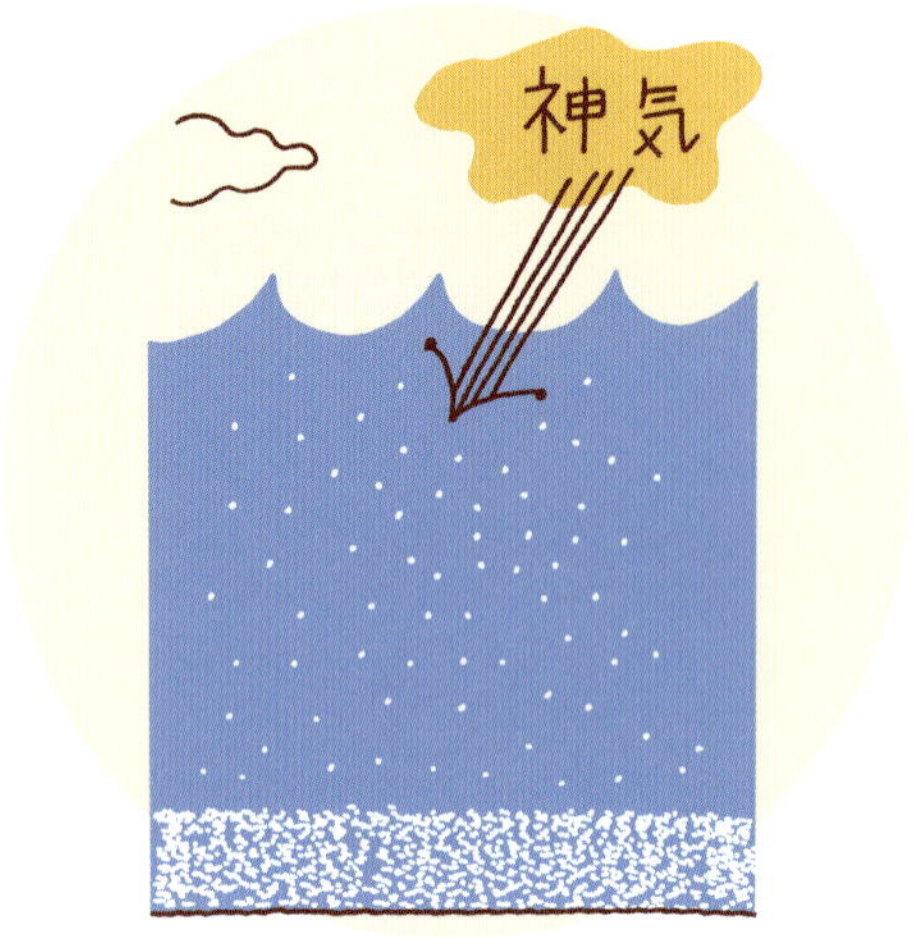

にもカルシウムはありますが、骨として存在するのは、主にリン酸カルシウムであり、石膏とは異なります。

植物由来の生薬が多いなか、鉱物由来の石薬は、特別な位置づけがされています。植物は長い時間を経ると朽ち果てますが、石薬は腐りません。大宇宙の絶対的な精として、不老不死の薬に結びつけられることもしばしばあります。しかし、「腐らない」ということは生命サイクルとは別の場所にある、大宇宙の存在ということですから、小宇宙であるからだになじむかどうかはわかりません。ここに、石薬を扱うときの危険性があるのです。

石薬は基本的にからだを冷やすとされています。これは、生命活動があるときに発生する熱と、大宇宙の冷たい精である石薬が対極的な位置にあるためです。もともとは生命の海に存在したのに、そこから乖離した石膏は、特にからだの熱に対して強い清熱をします。

石薬として神気を導入させる活血薬

石膏は代表的な清熱薬ですが、別の面では、植物性の生薬では対応が難しい、血の病に対しての活血薬として期待できます。石膏が海水から析出するのは、塩や芒消と同様に、自然の摂理としての外界の法則、つまり神気《しんき》が生命のゆりかごである海の精に入ることで起こります。しかし、石

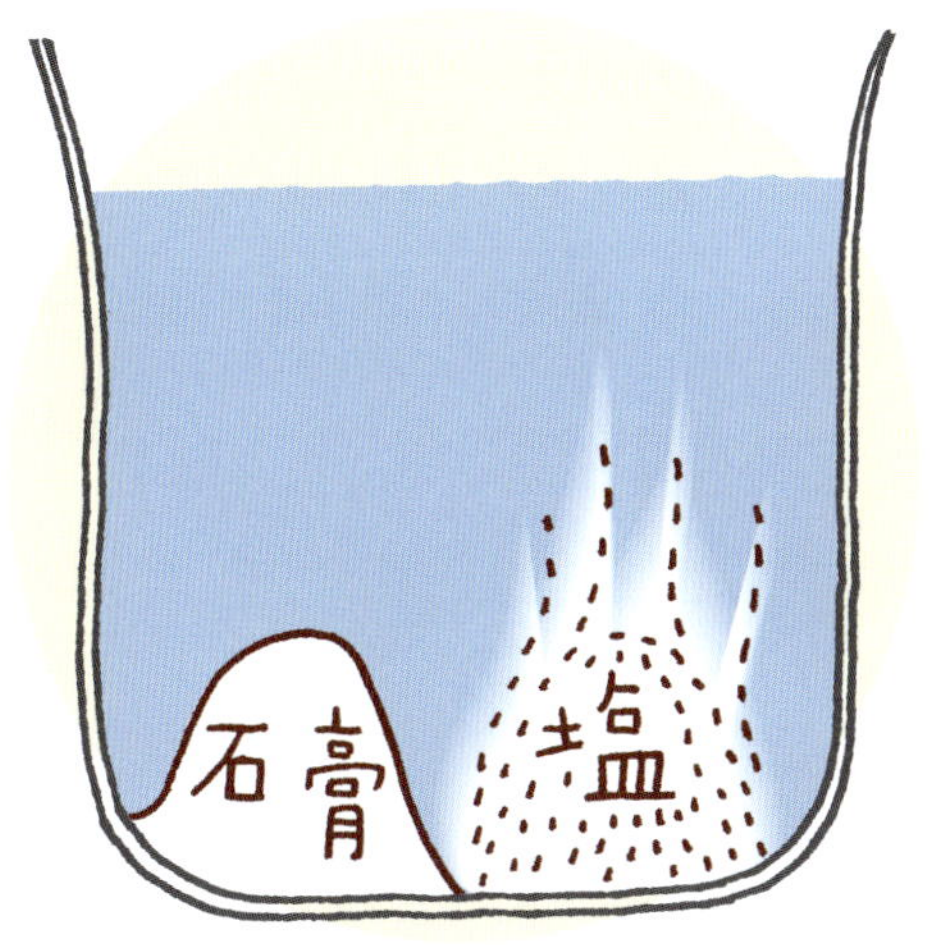

膏は溶けて再び生命のサイクルに戻らないわけですから、石膏が析出したときに導入された神気は、塩や芒消とは異なると言えます。

からだにおける血は「律動する体液」であり、そのリズムは外界からの法則性である神気を受け取ることで生じています。血の循環が悪くなったり、瘀血が生じたときは、生薬を介して神気をからだに取り込むことがひとつの選択肢となります。こうした生薬が植物由来であれば、植物自体に生命としての営みがあるため、からだと同一ではなくとも植物が受けた神気を、導入しやすいです。しかし、石膏が生成するときに受けた神気は、植物をはじめとした生薬とはかなり異質なものです。もし、植物生薬の神気ではどうしても血のうっ滞を動かすことができないとき、大宇宙の強大な神気に近い生薬として、石膏を用いることもできます。

石膏の清熱や活血のはたらきは、植物生薬よりも大宇宙の法則に近いものです。大宇宙の運行は、小宇宙であるからだに対してあまりにも大きく粗野であり、むやみに取り込むことは危険を伴います。古来、「石膏を多量に用いるとからだの熱を取りすぎてしまう」など、注意喚起されてきたのは、大宇宙と小宇宙のスケールの違いによるものであると理解できます。

60

牛黄《ごおう》

Oriental bezoar

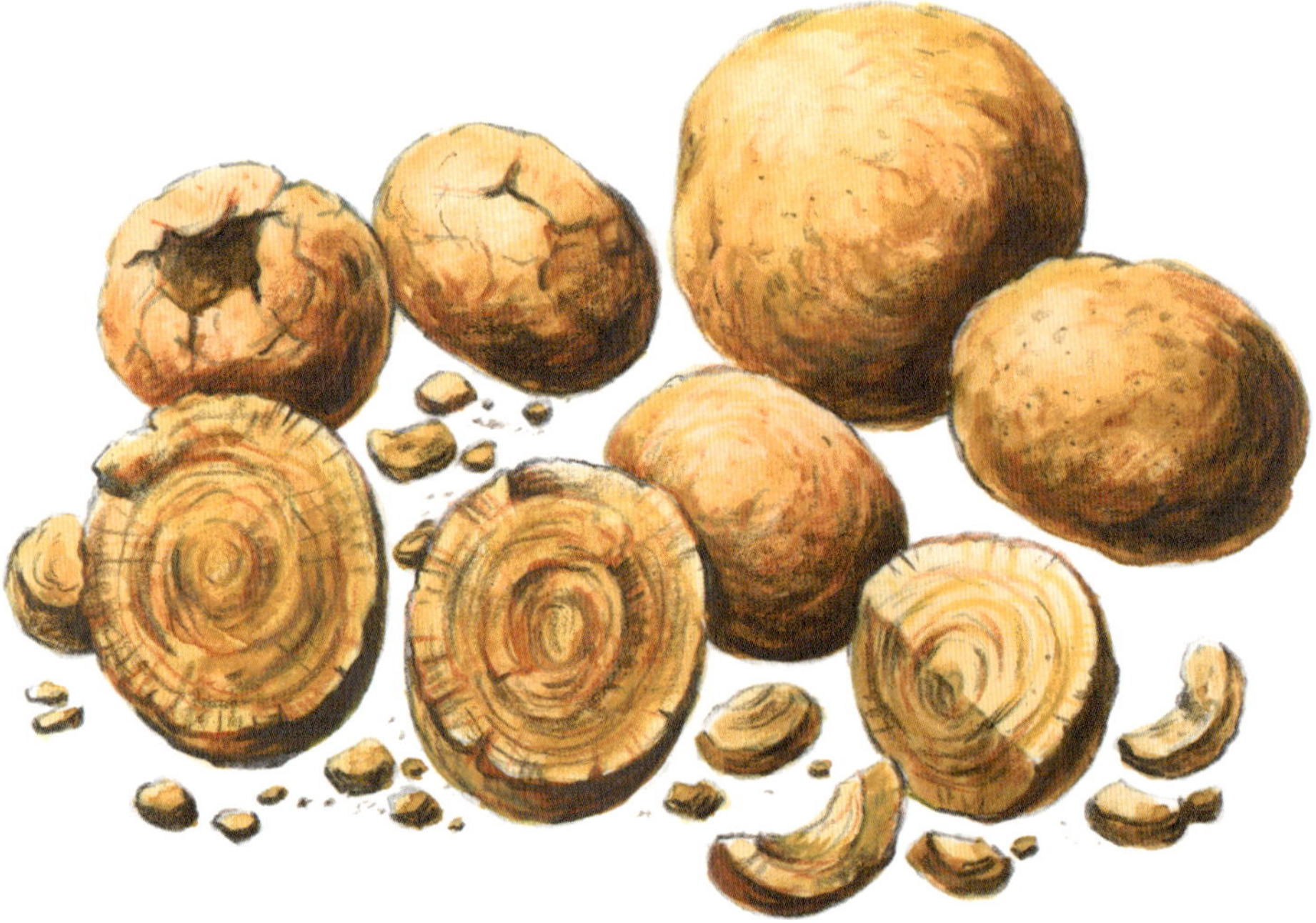

ウシの胆石　中心軸　万病薬　疳の虫

胆石を由来とする生薬

牛黄《ごおう》はウシの胆のう中に生じる結石である、胆石を利用する生薬です。胆石なので、成分としては胆汁酸やビリルビン、アミノ酸といったものが含まれています。

ビリルビンは古くなった赤血球のヘムが肝臓で代謝されたものです。ビリルビンを含んだ胆汁は、肝臓から胆のうに分泌され、一旦、胆のうに貯蔵されます。ビリルビンは黄色の色素であり、黄疸は血液や体液、皮膚や眼球といった体組織にビリルビンが沈着することで起こります。ビリルビンを含む牛黄は褐色から橙黄色をしており、また、胆のうで徐々に大きくなることから、内部に同心円状の細かな層を形成します。

ウシに胆石ができるのは非常にまれだとされているため、貴重な生薬であり、市場価格はグラム換算で金より高くなることもあります。高貴薬なので医療用の漢方製剤はもちろん、湯液方（煎じ薬）に用いられることは少ないです。丸剤や散剤として極めて少量を服用し、売薬に配合されることが多くありました。

多くの軸を持つ生薬

牛黄は基本的には清熱解毒薬とされていますが、それ以外にもかなり多くの薬効が挙げられています。強心、開竅《かいきょう》、鎮静、利胆、去痰、抗炎症、造血、鎮痙といった具合で、どんな症状にも使えそうです。実際に、牛黄を含んだ処方のなかには万病薬とされているものが多く、滋養強壮薬とされることもしばしばであります。

非常に幅の広いはたらきを持つのは、牛黄が「いくつもの中心軸を持つ生薬」だからです。そもそも、からだにおける中心はどこでしょうか。一般的には、膻中をとることが多いです。しかし、頭脳明晰で理知的な傾向がある人は額の天眼に中心を持つこともあるし、修行僧は下極にある丹田を中心に気を集めようとします。または、胆が中心となることもあります。「どこにからだの中心を持つか」とい

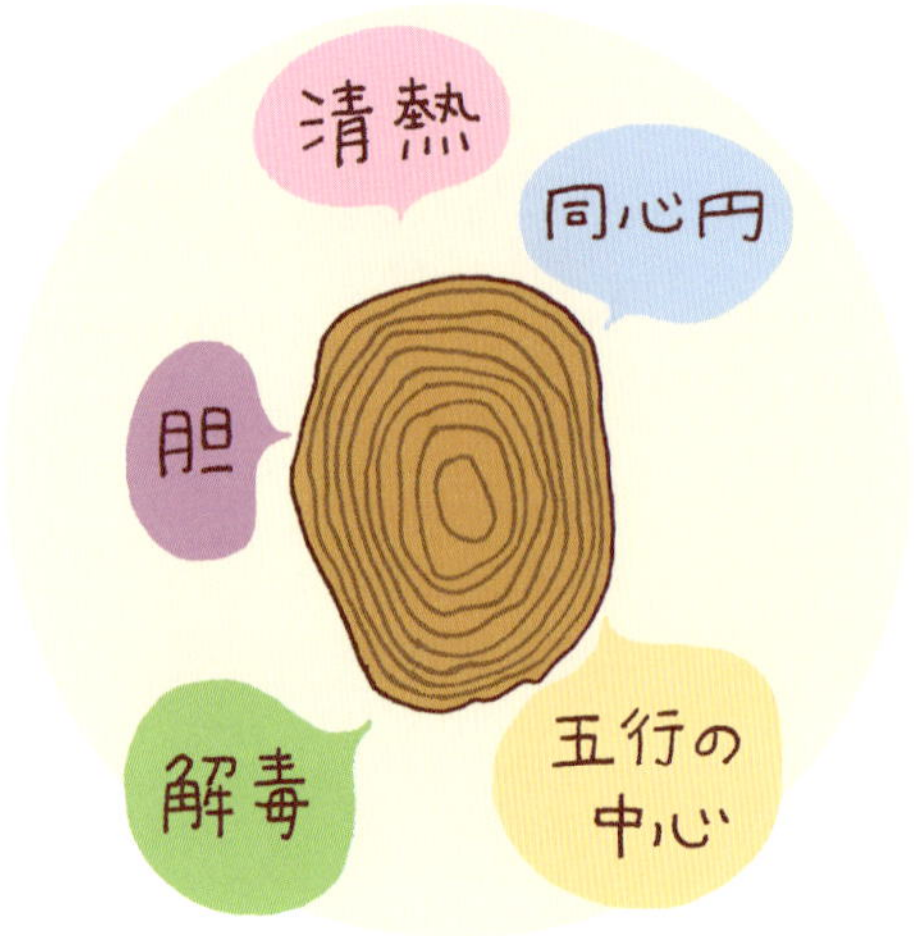

うのは、その人の背景や個性によってさまざまです。

胆汁は熱性の体液であるから、そこから生じる牛黄は清熱のはたらきがあります。さらに、同心円状であることから、同様の構造を持つ膻中、あるいは心の中心軸にはたらきかけて、余分な熱をとることで、強心、鎮静をもたらします。

中心軸を持つという牛黄の性格は、黄色という色にも関係があります。五行を五角形ではなく十字に配置するとき、中心は土であり、土には黄色が配当されます。また、牛黄はそもそも胆のう中に生じることから、胆のうを中心に軸を持たせることができます。「肝《きも》っ玉が据わる」と言う言葉がありますが、庶民的、土着的な傾向がある人は、一般的・普遍的な膻中などを中心とするよりも、胆のうを軸に据えたほうが安定することがあります。

牛黄は清熱以外にも解毒の効能を持ちます。動物の胆石、あるいは胃腸に生じる結石を利用したのは中国だけではありません。アラブやヨーロッパの医学では「ベゾアル」と呼ばれ、解毒薬として珍重されてきました。清熱と解毒を中心として、からだの多様な中心軸に合わせてはたらきかけるというのが、牛黄の特徴と言えるでしょう。

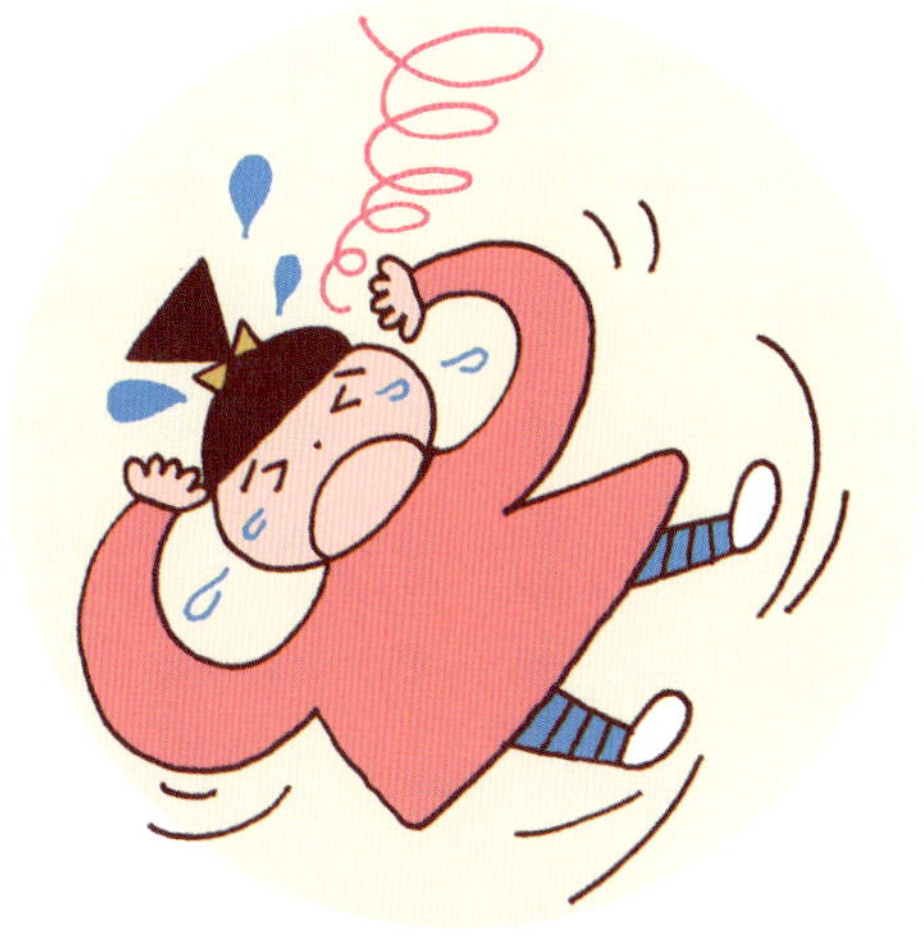

小児の疳の虫と牛黄

牛黄は強心作用を持つセンソ（p.48）とともに、「神経過敏で夜泣きがひどい」などの、小児の疳の虫に用いられることがあります。五臓のうち、心は神を蔵すとされるように、心、さらに膻中は精神活動を担います。また、五行で言うところの心は火に配当され、その活動は火の属性を持ちます。小児において、心に精がしっかりと固まっていないと、何かの拍子に過剰に活動が高まり、心や膻中の周りに熱がこもってしまいます。センソは離散しがちな精を中心に留め、牛黄は同心円を持つことで、それぞれ中心をからだに提示し、余分な熱を清し、疳の虫の病態に適応するというのが基本的な理解の仕方でしょう。

一方で、胆石である牛黄は、胆のうのなかに貯蔵される胆汁から生成したものです。この胆汁から固体である胆石が生じる、「流体から成形される」という性質が牛黄にはあります。小児のからだは、精があるべき場所に固まっておらず、未成熟で体質がまだ定まっていません。流体から成形した牛黄の存在は、未成熟な小児のからだに対し、成熟して精を固定するようにはたらきかけます。その際に、多くの軸を持つ牛黄は、個性に合わせて成長の仕方に幅を持たせることができるのです。

61

熊胆《ゆうたん》

Bear's gall

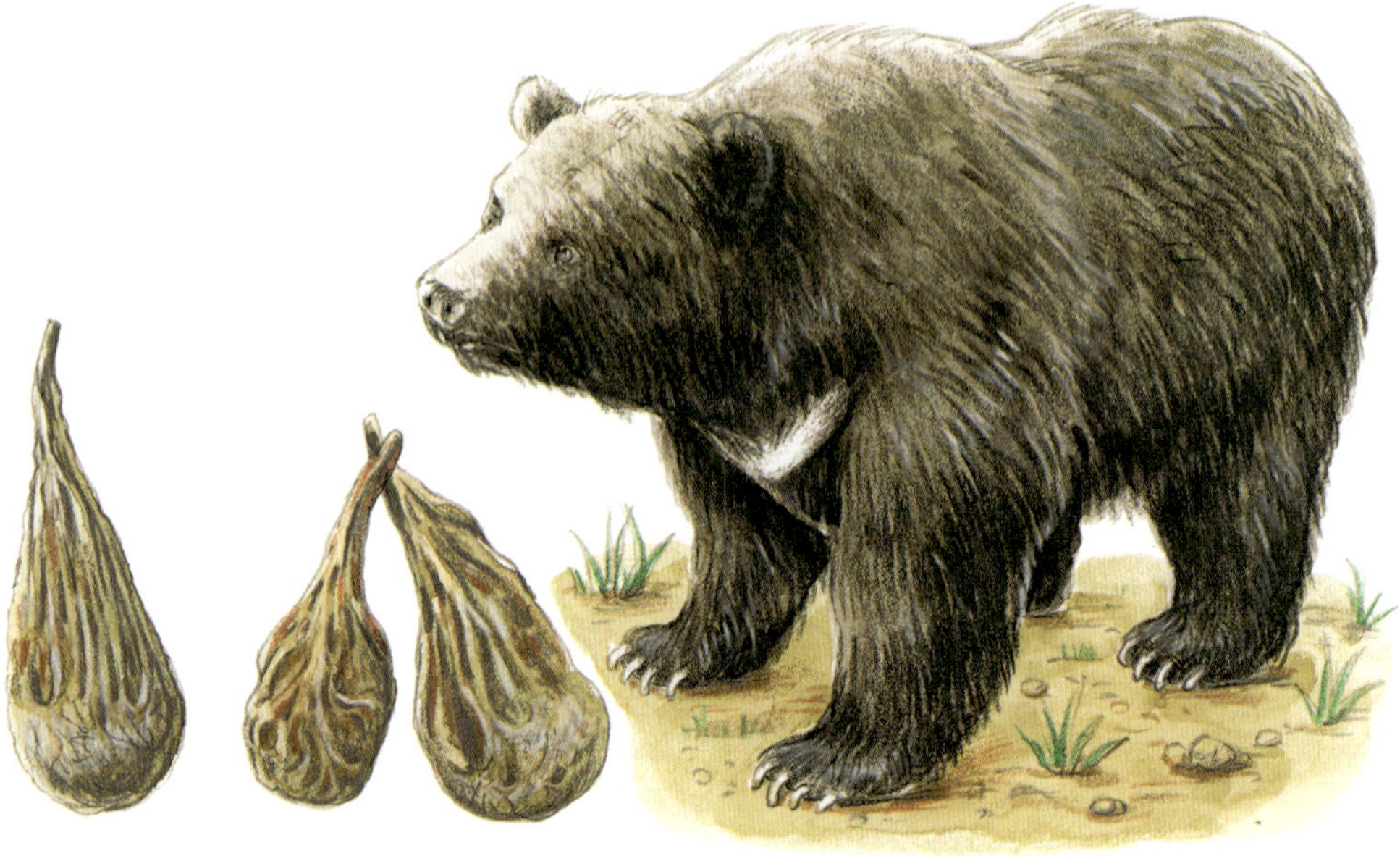

- クマの胆のう・胆汁
- 後藤艮山《ごとうこんざん》
- 熊経鳥申《ゆうけいちょうしん》

動物の臓器を用いる生薬

熊胆《ゆうたん》は熊《くま》の胆《い》とも称せられます。日本薬局方では「ヒグマ（学名：*Ursusarctos*）や近縁動物の胆汁を用いる」とされていますが、伝統的にはクマを殺傷して胆のうを採取し、多くは板に挟んだ状態で乾燥させて、平たくのされた状態で流通します。また、ユーラシア、北アメリカの北部に分布するヒグマより、東アジアに広く分布するツキノワグマの熊胆の品質のほうが優れているとされています。日本では北海道にヒグマが、本州にツキノワグマが分布することは広く知られていますが、ツキノワグマは絶滅が危惧されるため、流通することはまれです。他の動物胆などの偽物が出回ることも多いです。

　胆のうを採取するにはクマを殺傷しなくてはならないため、近年では熊農園と呼ばれる施設で、胆管にチューブをつなぎ、胆汁のみをとることも試みられています。殺傷は免れてもクマにとって大きな負担であることは疑いの余地がありません。

　しかし「環境保全」となると、動物生薬ばかりが注目され、飼育されたクマの苦痛を強調して報じられることもあります。ただし、たとえ植物生薬を栽培するにしても、栽培地を設けるには環境を破壊します。自然とのかかわりを考えなくてはならないのは、生薬全般の宿命です。クマにしても人里に下りてくれば駆除しなくてはならないし、生息地を保全することが何よりも大切なはずです。自然と人間社会の共存が求められているのであり、感情的な問題だけで済むことはないのです。

一気留滞説と熊胆

　熊胆は牛黄《ごおう》(p.288)などと同様に高貴薬であり、丸薬にごく少量配合されることが多いです。誰よりも熊胆の使用を奨励したのは後藤艮山《ごとうこんざん》とされています。艮山は単独で熊胆を使用するほか、黒丸子《こくがんし》という丸薬に合歓木霜《ごうかんぼくそう》（ネムノキの樹皮の黒焼き）と一緒に配合しています。黒丸子は腹部

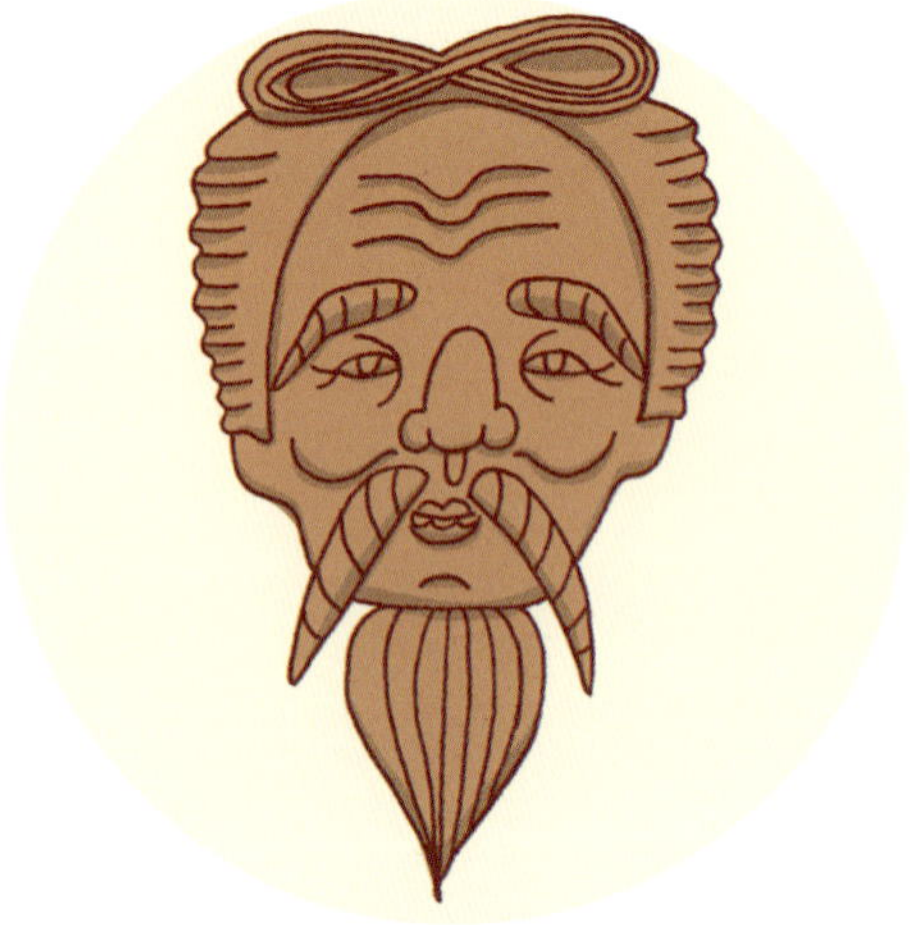

の積聚や食傷、嘔吐など、消化器疾患の処方と考えられ、それは熊胆に含まれるウルソデオキシコール酸が胆汁分泌を促進したり、肝保護作用があるからとされています。

しかしながら、艮山は熊胆、および黒丸子をかなり幅広い疾患に用いていました。後藤艮山の医学理論は一気留滞説で、「病気が生じるのは、一元気がうっ滞することによるため」とし、気のめぐりをよくすることに重きを置いていました。広範に用いられた熊胆も、気の留滞の病を目的としていたと考えられます。

熊胆が配合される処方は、黒丸子をはじめ、奇応丸《きおうがん》や六《ろく》神丸《しんがん》といった有名処方のほか、クマのイラストが入ったパッケージの熊胆円や、翁の面が広告とされる翁丸《おきながん》などがあります。今日では熊胆の流通量が少ないため、熊胆が配合されなくなったものも多いです。

熊経鳥申と熊胆

クマはさまざまな地域で霊的な存在、自然の畏怖を与える存在として神事に扱われてきました。神仙思想ではクマを象徴とした熊経鳥申《ゆうけいちょうしん》があります。この鍛錬法は、からだの気をめぐらせ、外界から新しい気を導入する吐故納新《とこのうしん》を意味しています。熊経はクマが前足をかけて立ちあがるさま、あるいは立ちあがってからだを震わせることとされて

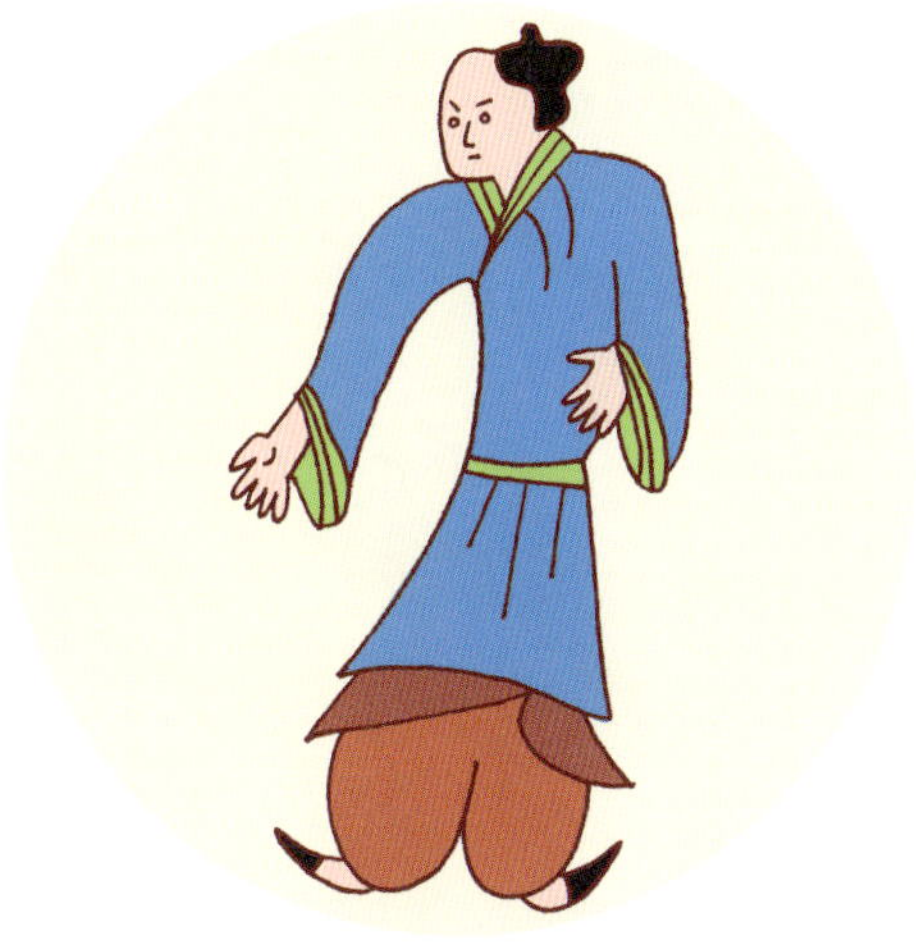

おり、馬王堆帛書《まおうたいはくしょ》『五十二病方《ごじゅうにびょうほう》』の導引図にもみられます。四足歩行のクマが立ちあがることは、導引でいうところの「地の気がからだに導入されてあがること」を意味します。からだを震わせることは気が動き出すことにつながるでしょう。艮山の一気留滞説においては、一元気が滞っていることで病気になるとされていました。地の気が立ちあがり、動き出すことを象徴するクマの胆のう、「熊胆」は、まさに一元気を動かすようにはたらきかけると言えるでしょう。

熊胆は胆汁、および胆のうであり、ウシの結石である牛黄とは流動性に違いがあります。牛黄は石として精が固まる意味合いを持つのに対して、熊胆は流体としての体液を意味します。熊胆が配合される売薬処方には、牛黄などの固精をはたらきかけるものも配合されることが多いです。売薬は幅広い人に対応しなくてはならないので、固精をはたらきかける一方で、固まらせて緊張や留滞が生じてはいけません。牛黄などの固精薬に熊胆を配合することで、処方にバランスをもたらします。

熊胆を単一成分からみただけでは、クマの命を犠牲にして得るほどのものはないかもしれません。しかし、「一元気にはたらきかけて流動性をもたらす生薬」として考えることで、有用性を見出すことができるでしょう。

62

山薬《さんやく》

Dioscorea rhizome

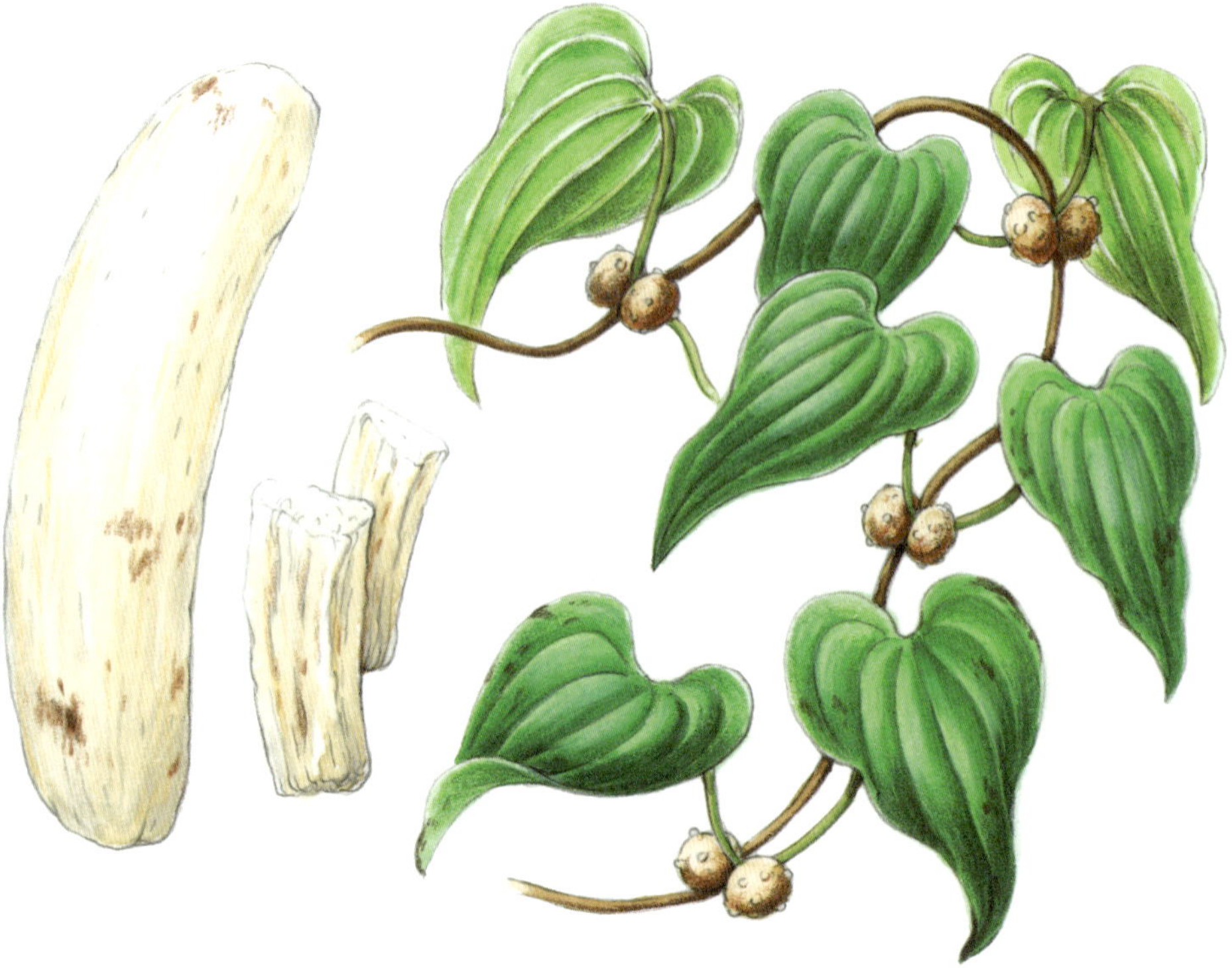

✓ 山芋　✓ 流動性を持った精　✓ 担根体　✓ 粘性

担根体を用いる強壮薬

山薬《さんやく》はヤマノイモ科のつる性の多年生植物を基原とする生薬です。山芋、あるいはナガイモとして食卓に並ぶことでおなじみでしょう。山薬の薬用部位を根茎としていることがありますが、植物形態学上は、担根体《たんこんたい》といって茎と根の中間、あるいは胚軸にあたるものが成長したものです。

食用として流通するナガイモが、あのように立派に育つためには1年では足りません。

通常は春先に昨年栽培しておいた種芋を植えて栽培するのですが、種芋がそのまま大きくなるのではなく、そこから離れた場所に新たな芋（担根体）をつくります。多年草でありながら担根体を1年お

Column

【 生薬と臨床をつなぐ 】

山薬のねばり

本文では山芋の形状によって、粘性に違いがあることを述べました。「生薬に用いられることが多いまっすぐ長いナガイモは粘性も少ないので、途中でとどまらずに下まで降りていって下焦に入り腎を補う。」「イチョウ芋は粘性が高いために途中で止まってしまう。」また、「芋の形状が心臓の形に似ているので、心を補う。」というように、粘性と象形薬理を合わせて考えて、使い分けをすることもできるでしょう。

きに入れ替えて肥大化させていきます。

山薬には強壮、強精、鎮咳や止瀉作用があるとされます。ねばねばと糸を引くことから、「食べると精がつく」と言うように、酒に浸けて山芋酒として民間薬的に強壮や利尿薬として用いられています。

補腎と風証

山薬が配合される代表的な処方に八味地黄丸《はちみじおうがん》があります。八味地黄丸は今日では代表的な補腎薬とされていますが、古い文献をみると、やや異なる印象を受けます。八味地黄丸の原典は『金匱要略《きんきようりゃく》』とされていますが、そもそも『傷寒論』の頃の時代は、薬物により積極的に補うということはされておらず、補腎の概念も希薄でした。八味地黄丸は『金匱要略』中風歴節病脈証并治に収載され、脚気がのぼり、小腹に入って不仁になったものに用いるとしています。小腹の不仁は、下腹部に力がなくなったものですから、もちろんこれを虚証と判断することは今日でも一般的なことですが、それが「中風歴節にかかわる病態」とされていたのです。

おそらくは、「下肢の関節に風邪《ふうじゃ》が入り込んだことで気がのぼってしまい、さらに下腹部に到達して乱した」と考えることができます。

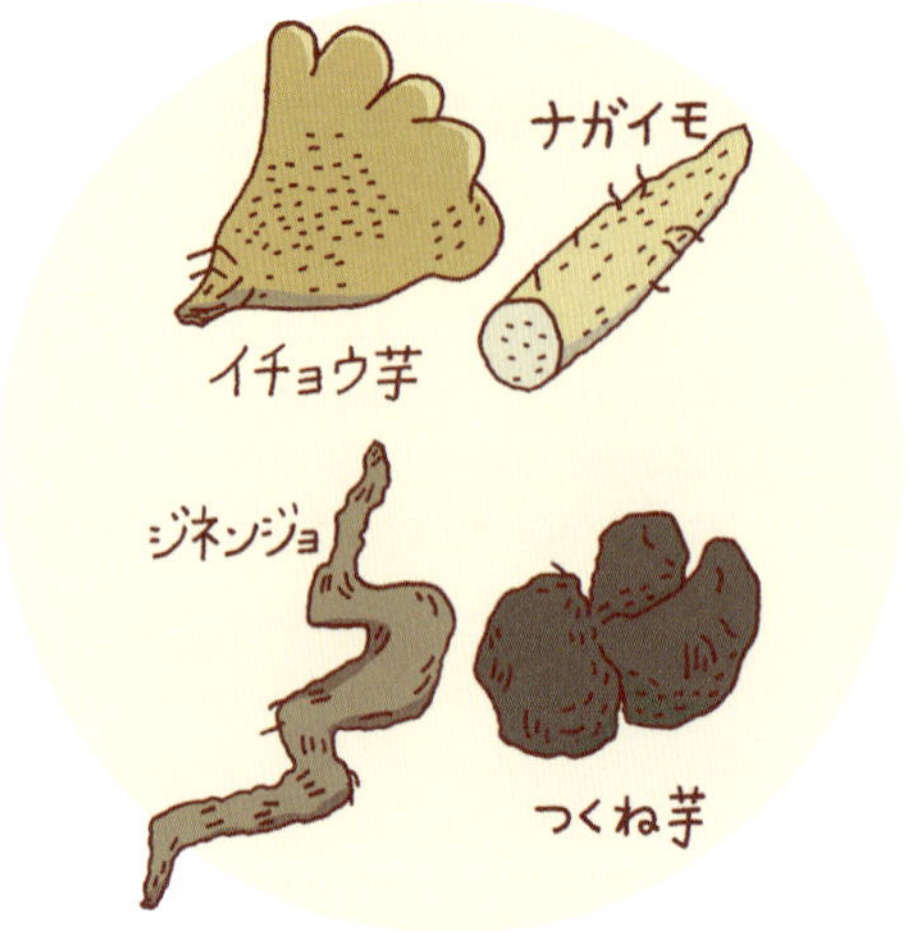

下腹部である下焦はもちろん、四肢の関節は精が溜まっている場所です。風邪が入り込むと、静かにとどまっていた精が揺り動かされ、本来とは異なる場所へと離散してしまうことになります。八味地黄丸には、補腎の代表的な生薬である地黄《じおう》（p.220）が配合されますが、地黄は根をしっかりと張って地の気を徐々に取り込んで生育したもので、からだに地の気を導入させます。地黄は、言わば「精にあるべきリズムを取り戻させるもの」なのです。

対して山薬は、同じように地中に生じながら、担根体によって1年おきに貯蔵物質を動かします。地黄のように固定された根に地の気を蓄えるよりも、天の気の影響を受けており、その性質もねばねばとした粘性を持っていて流動的です。この点において八味地黄丸のなかの山薬は、風邪によって動かされ、病的に流動性を持った精にはたらきかけるのです。

芋の形状と粘性

日本薬局方において、山薬の基原植物は、ヤマノイモ、またはナガイモとされています。茎が通常帯紫色であるのがナガイモとされますが、形態はさまざまで、すべてには当てはまりません。ヤマノイモ科の担根体の形も多様であり、山芋といっても地方や各々の家庭によって、その形状は大

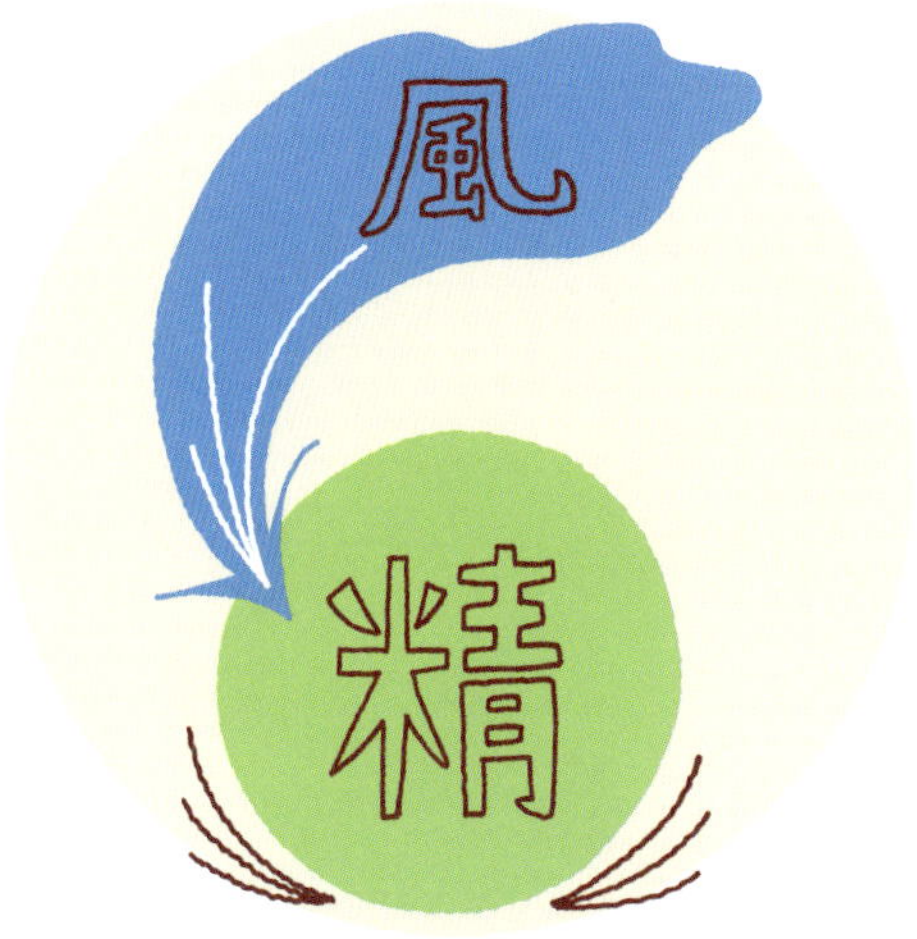

きく異なります。担根体が扇状に開くものをイチョウ芋、里芋のように丸くなるものをつくね芋と言います。形状によって粘性が異なるとされており、一般的にはナガイモ、イチョウ芋、つくね芋の順に粘性が高くなります。生薬として用いられるのはナガイモのように長細く伸びる、比較的粘度が低いものが用いられます。

　こうした山芋のなかでも異質なものが、自然薯《じねんじょ》です。近年では、担根体が成長する場所にパイプを埋めておく栽培法がとられることで、自然薯も比較的まっすぐに成長したものが流通しています。しかし本来、山中で生育する自然薯は、地中で入り乱れる根と根の間を分け入って生育するため、くねくねと曲がっています。

　自然薯をすりおろしても、ナガイモのように流動することはなく、べったりとしていることはよく知られています。あまりにも粘度が高いため、山薬のように流動性を生かした用い方はできません。

　「自然薯は特に精がつく」と言われていますが、体質を選ぶでしょう。根と根の間に入り込む性質は、確かに精の隙間に入り込んでいって、補います。しかしながら、あまりにも性質が強いために、精の枠組みが脆弱な体質の弱い人には、自身の精の構造に乱れが起こることもあります。

63

龍骨《りゅうこつ》

Longgu

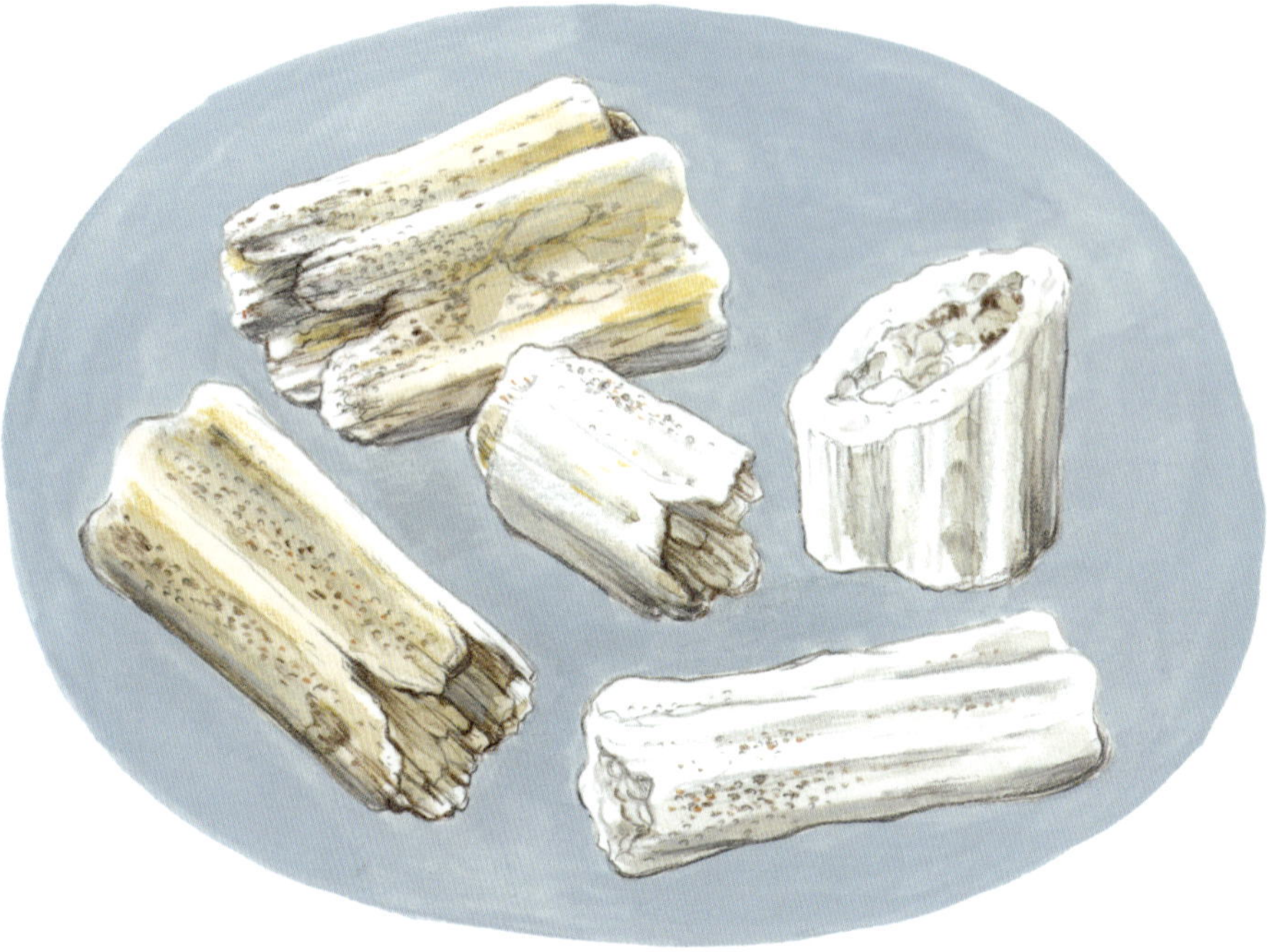

✓ 鉱物生薬　✓ 驚に対する処方　✓ 悪夢

化石の生薬

龍骨《りゅうこつ》は大型哺乳類の骨が化石化したもので、鉱物生薬に分類されます。なかには絶滅したマンモスなど、メガファウナとされる非常に大きい動物や、恐竜の化石なども含まれることがあります。今日みられる動物よりもはるかに大きい骨のため、「龍の骨」と見まごうこともあったでしょう。主成分は炭酸カルシウムやリン酸カルシウムなどとされており、収れん作用や鎮静作用が知られています。

化石化する前は動物の骨だったで、カルシウム塩などの無機物ばかりではなく、結合組織や血管も含んでおり、タンパク質などの有機物がありました。化石化する過程で、そうした有機物は失われるため、龍骨は、微細な穴や通路が無数に存在する多孔質となっています。龍骨は化石化骨であり鉱物としても希少であるため、動物の骨を焼いたりした偽物が出回ることが多いです。簡単な鑑別法としては、龍骨を舌につけるというものがあります。多孔質であるため、舌につけると吸着してくっつきます。

龍骨は薬効を定義しづらい生薬でもあります。それは、主成分とされる炭酸カルシウムが水に溶けづらいことにあります。近年は龍骨の多孔質の構造が、一緒に煎じた他の生薬の成分を吸着して、全体の成分の構成が変わったり、微量なミネラルが効を奏するとしている報告があります。しかし、「化石」という有限の資源を用いることに積極的な理由を見出せないでいます。

驚と精の状態

龍骨が配合される代表的な漢方処方に柴胡《さいこ》加《か》龍骨《りゅうこつ》牡蛎湯《ぼれいとう》があります。本方はヒステリーなどの精神神経症状などに用いられますが、「驚」に対する処方としても知られています。「驚」とは神経が過敏で驚きやすいことを意味しています。ここでの驚きやすいという状態は、からだの精の状態が関係しています。精はからだの深部に静寂を保っていることが理想であり、精がしっかりと固まっていない人は、少

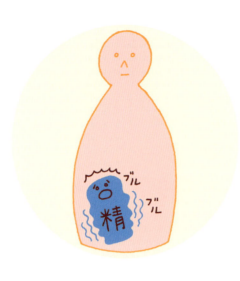

しの刺激が加わっただけで精が動き出してしまいます。精の状態は情動にもかかわっているので、驚きやすいということは、精がどっしりと構えていないために、少しでも予期せぬことが起きると精が大きく動揺してしまうのです。こうした精の状態の悪さは恒常的な精神の不安にもつながります。

中国伝統医学ではからだを形づくる形体を皮・脈・肉・筋・骨と分類し、骨は一番深くにあり、精が溜まっています。龍骨は化石化した骨であり、骨髄の深さにある精にはたらきかけ、その収れん作用よって精が不用意に動き出すのを収めます。また、多孔質構造は複雑に入り組んでいて、精が収まる場所を支える枠組みを提示することができます。精神不安を持つ人は精の構造が複雑になりやすく、龍骨の構造と親和性を持つことがあるのです。

古い時代の畏怖を感じさせる生薬

本草書で龍骨の薬効をみると、「夢で鬼と交わるときに用いる」とあります。龍骨を服用すると、鬼ではなくとも、恐竜のようなものが出てきたり、自分にとって怖い人物が出てくるなどの悪夢をみることがあります。龍骨は私たちが生きている時代よりも、かなり古い時代の巨大な動物の骨であり、古来「龍の骨」とされていたように、龍は自然へ

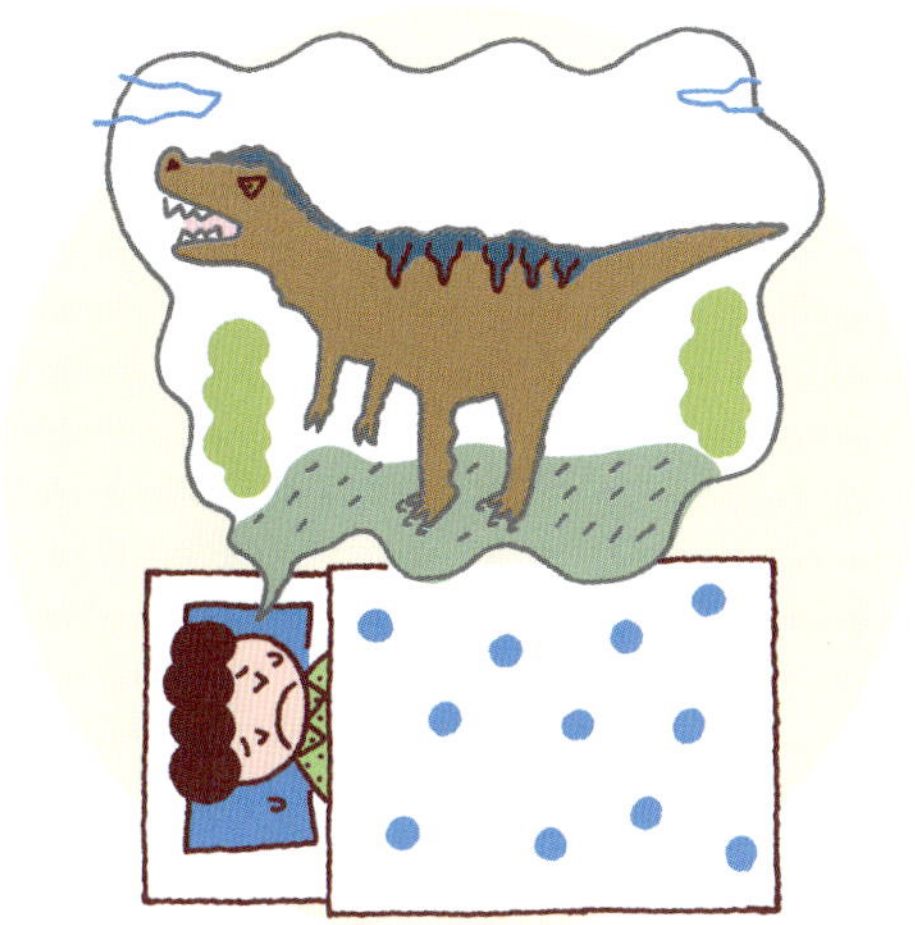

の畏怖を象徴した存在です。

古い時代にさかのぼらせ、畏怖を感じさせる龍骨が、個人の精神においては、「その人が無意識層に抱える問題」にはたらきかけるのです。龍骨を服用したときにみる怖い夢は、龍骨のはたらきを介して、深層部の精の状態が改善されることで、無意識層の問題が解決していきます。無意識層の問題とは、本人が今まで触れることができずに目を伏せていていて、恐れていた部分でしょう。そうした問題が解決していくということは、「問題を正視すること」によってもたらされるものであり、無意識層に感じる怖さが夢として出てくるものと理解できます。

龍骨を用いるうえで注意しなくてはいけないことは、「無意識層に畏怖するものを気づかせるもの」であるため、服用する人が自身の無意識層の問題に直面し、克服する準備ができていないと逆効果になることです。収れん作用は、深部に邪気を呼び込んでしまうこともあるし、精神構造があまりに特殊な人は、多孔質の構造に反発することもあります。治療の初期の段階に用いるものではなく、龍骨を与えてよい段階にあるかどうかの見極めが大切になるでしょう。

64

牡蠣《ぼれい》

Oyster shell

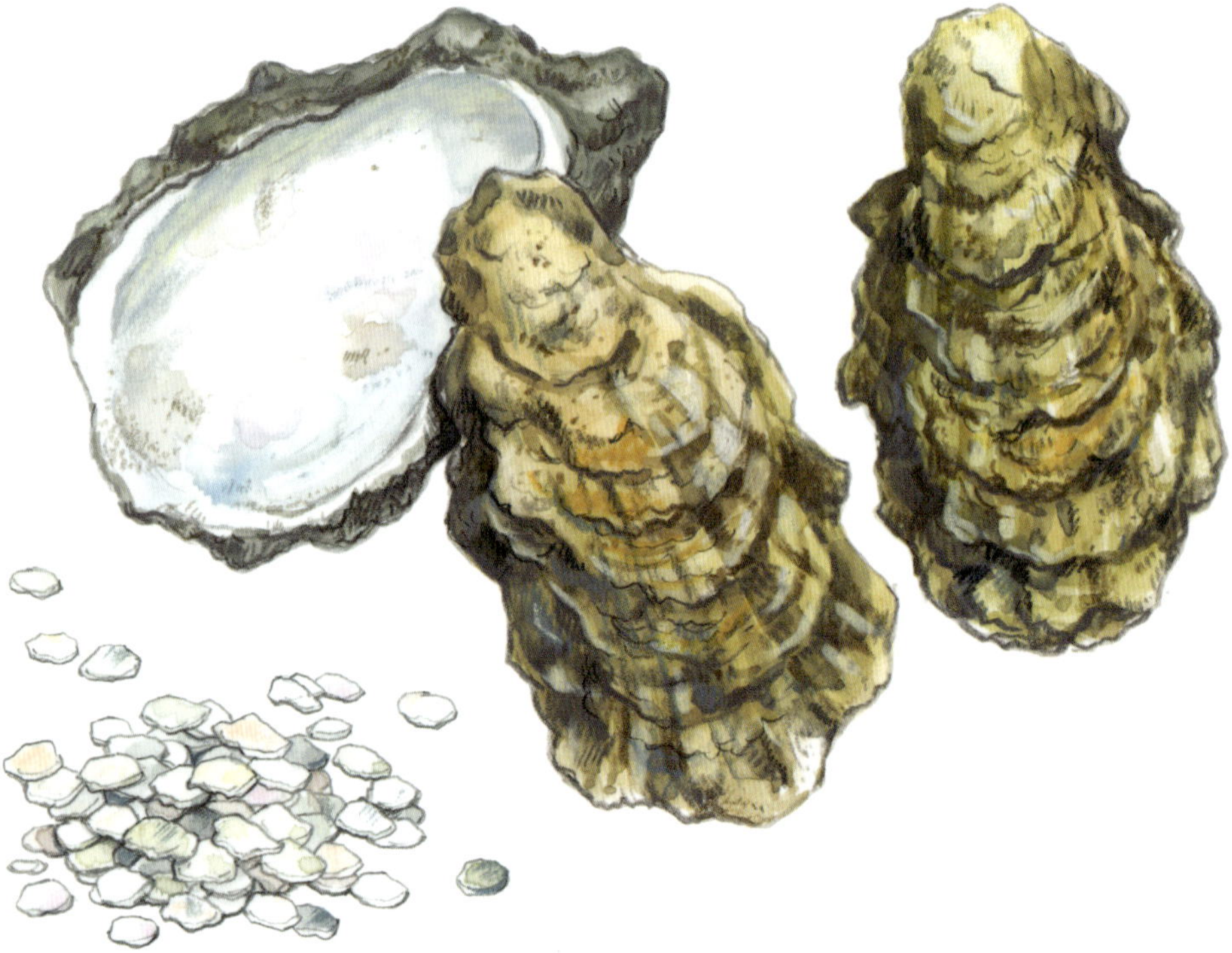

貝殻の生薬　鎮静作用　海のリズム

貝殻の生薬

「牡蠣」と表記すると、通常は「かき」と読んで二枚貝のカキの食用部分をさすことが多いですが、生薬では「ボレイ」と読み、薬用部位はカキの貝殻の部分です。カキが生きている間は、厚く、複雑に波打っている牡蠣殻は固く閉ざされています。牡蠣は炭酸カルシウムやリン酸カルシウムを主成分とし、鎮静薬として用いられるところは龍骨《りゅうこつ》（p.300）と同様です。しかし、龍骨もそうですが、炭酸カルシウムなどは水に溶けづらい性質があるので、薬効を定義しづらいです。鎮静以外の効能としては、煎じるのではなく散剤として直接服用するときに、「炭酸カルシウムが胃酸を中和する制酸剤となる」とされています。

精を固める不動の生薬

カキは二枚貝ですが、ホタテガイやアサリ、バカガイ（青柳）と言った、そのほかの馴染みのある二枚貝とは異なる生態を持ちます。

アサリやバカガイは長い舌のように延びた斧足《ふそく》を使って砂中にもぐりますし、ホタテガイは大きな貝柱による貝殻を開閉させることで水流を起こして一時的に泳ぐことができます。つまり、ほかの二枚貝は活動性を持っているのです。

それに対して、カキは幼生として海中を漂ったのち、岩などに着生をしてからは動かずに一生をそこで終えます。ほとんど動かないので、筋肉は退化しており、身は内臓が多くを占めています。カキを養殖するとき、イカダにぶら下げたホタテガイの殻に幼生を着生させ、その後は特に囲いなどを設けずに育てられるのは、カキのこうした生態のためです。

そのほかの活動性のある二枚貝と異なる、このようなカキの「動かない」という性質が、鎮静作用につながります。生命をはぐくんだ海は、精の根元につながる存在です。そうした海のなかにあって、「岩に張りついて動かない」とい

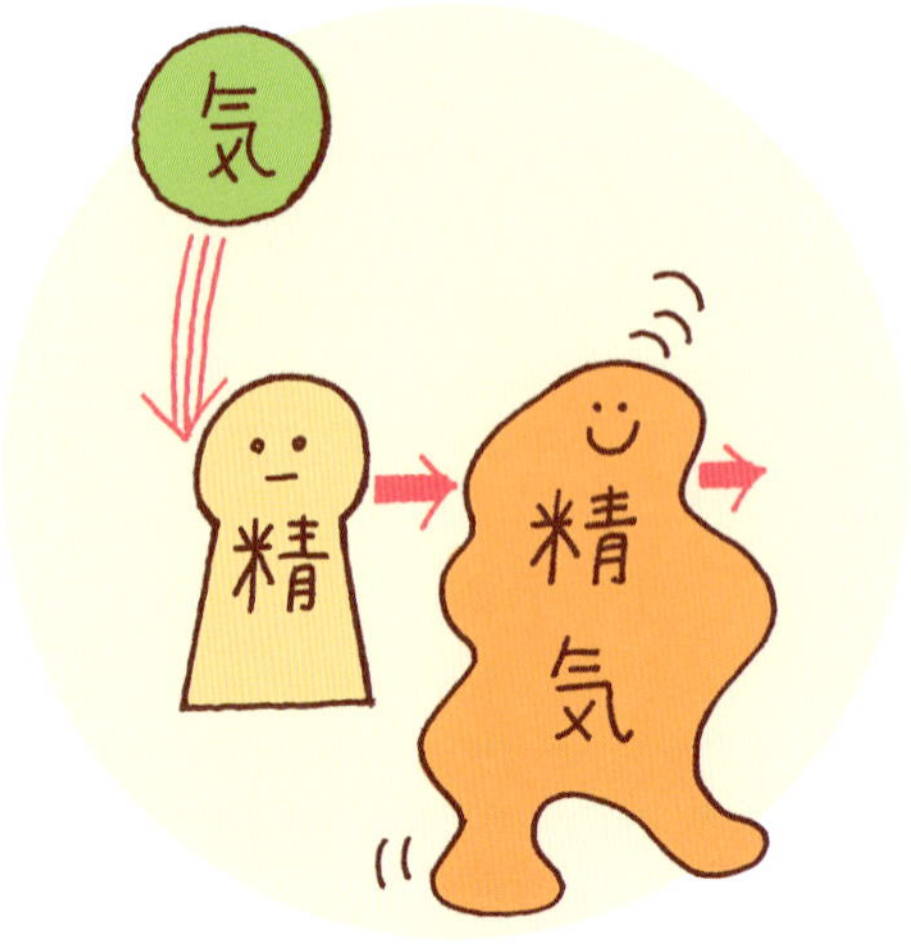

う性質は、ちょっとしたことで動揺して動き出してしまうような精を固定化させるようにはたらきかけるのです。

精と精気、海のリズムの生薬

カキを生薬として用いるときは、たっぷりと養分を含んでいて「海のミルク」とも言われる「身」ではなく、貝殻を用います。精をつけるならば、栄養のある身も一緒にしたほうが適しているのでは？　と考えられますが、なぜか貝殻のみです。

前節で述べたように、精が不動であることはひとつの理想形です。しかし、精が尽きることが生命の終焉を意味しているように、生命活動や成長などは、精によって営まれるものです。したがって、生命を保つためには、精がからだの各々の器官にたどり着き、滋養したり運動のためのエネルギーとならなければいけないはずです。つまり、精は「むやみに動いて消耗してしまったり、どこかに漏れ出ていってしまうのはいけない」という面と、「生命活動のために、適度な活動性を持たなくてはいけない」という面があるのです。見方によっては、精は不動であり、そこに適度な運動をもたらす「気」が、精と一緒になって「精気」として活動するということもできます。

カキは、海中でじっとしている間も、潮の動きから海の

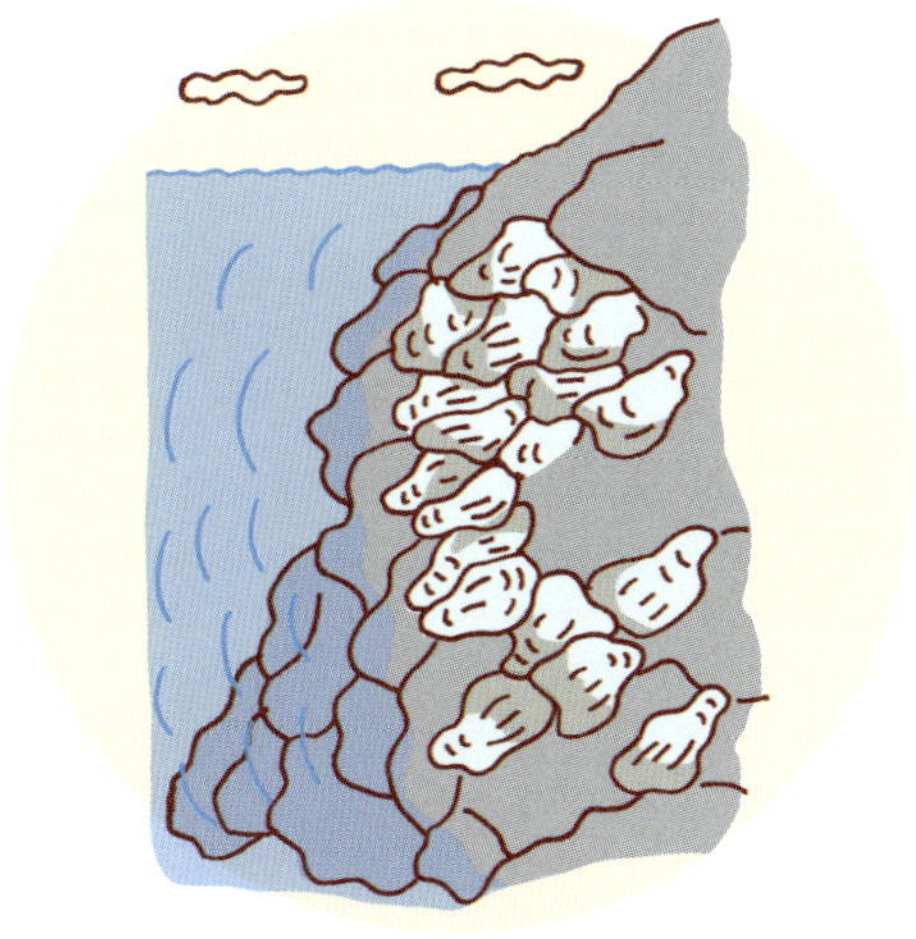

リズムを受け取っています。厚い牡蠣殻の不規則に波打ったような構造は、海のリズムを受けていることを示しているのです。また、生薬に用いられるマガキは、比較的浅場に着生して、干潮時に岸辺の岩肌にカキがびっしりとついているのを見かけることがあります。牡蠣は、波のリズムだけではなく、潮の満ち引きの影響も受け取っていると考えることができます。

牡蠣が配合される代表的な漢方処方のひとつに、胃炎などに用いられる安中散《あんちゅうさん》があります。ここでの牡蠣は、「胃酸を中和させる効能がある」とされていますが、そうした理解は不十分でしょう。安中散の出典である『和剤局方《わざいきょくほう》』を見ると、胃の症状のほかに月経時の問題にかかわる効能も記されています。女性の月経の周期は、根元的には海の満ち潮と引き潮のリズムが関係しています。牡蠣は海のリズムと干満のリズムを受けた生薬として、リズムに狂いが生じたからだに、根元的なリズムを提示することで不安定な月経周期から抜け出すきっかけを与えることができます。

牡蠣の性質から考えることで、安中散が胃炎のなかでも「精の不安定さからくる神経性の問題にはたらきかける」ことや、「月経にかかわる腹部の痛みなどに適応する」ことについて理解を深めることができるでしょう。

65 膠飴《こうい》

Saccharum granorum

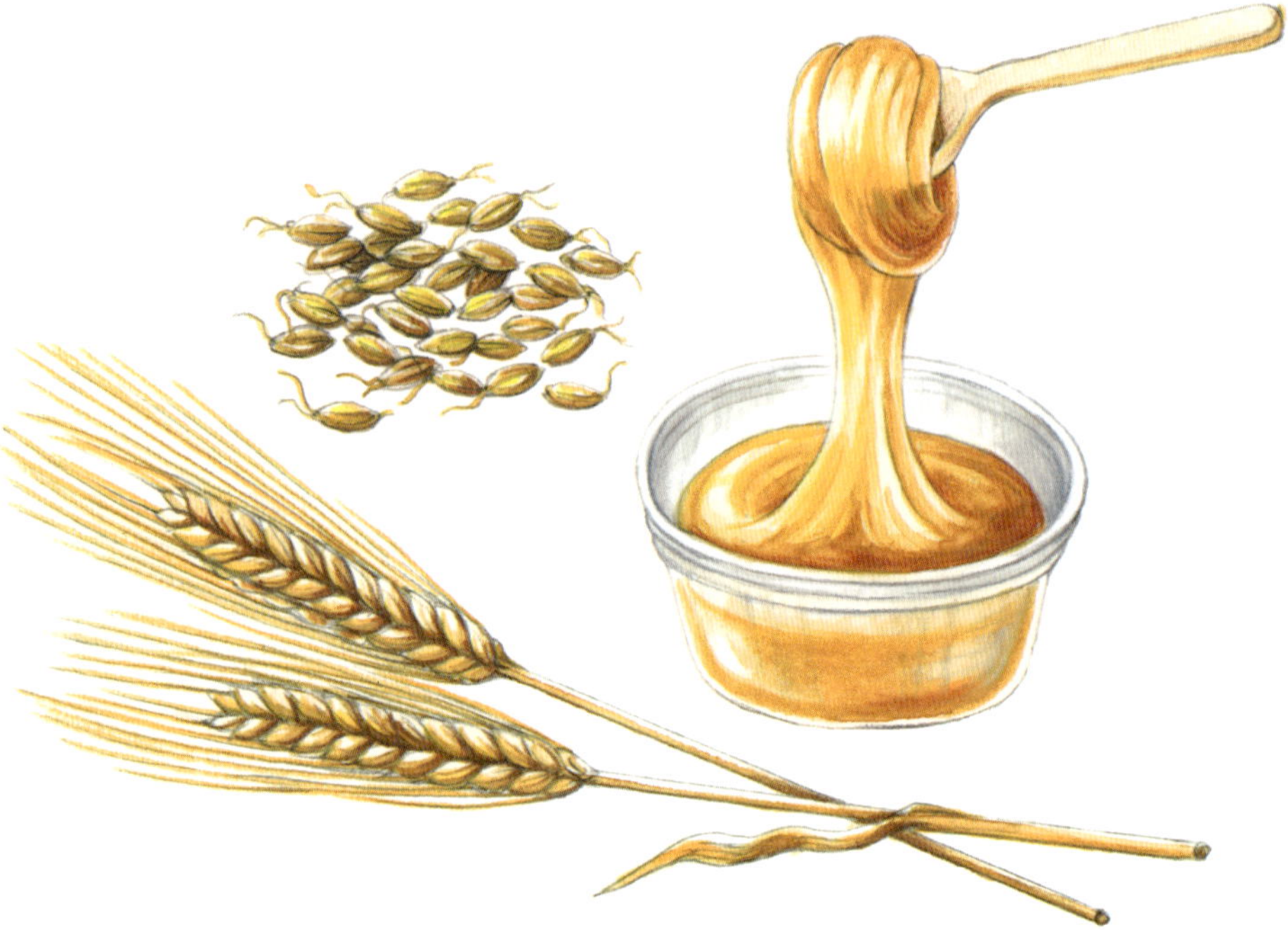

水あめ　穀物　後天の精　小児の便秘

麦芽を利用した水あめ

飽食の時代になり、あまり見かけなくなりましたが、子供のころ水あめを割りばしで練っておやつにしたことはありませんか?

膠飴《こうい》は麦芽を利用してつくった水あめです。大麦などのイネ科の植物の種子はデンプンとして栄養分を貯蔵しています。デンプンのままではエネルギーとして利用できないので、穀物は発芽の条件が整うとデンプンを分解するためのアミラーゼをつくり、デンプンから糖をつくり成長の糧とします。膠飴をつくるときは、アミラーゼを含んだ発芽大麦に、その他の穀物のデンプンを追加することで糖化を進ませ、べとべととした水あめにします。

膠飴に含まれる糖には、マルトースやグルコース、デキストリン、マルトトリオースなどがあります。「水あめが生薬に？」と驚かれるかもしれませんが、滋養作用があるとされ、小児の虚弱などに用いられます。

流動的な穀物の精

生薬において甘い気味を持つものは補のはたらきがあるとされます。ただし、膠飴の甘味は糖そのものの甘味なので、栄養状況の悪い時代であればまだしも、現代はかつてほど甘みにありがたみを感じる時代ではないでしょう。「ただ甘いだけで滋養になる」あるいは、「補の生薬」としてとらえるのは難しいです。

膠飴は大麦の種子である麦芽をもとにした生薬です。種子は植物にとって、次世代の個体が成長するための精が蓄えられています。ラテン語で「種子」を意味するsemenは、同時に「精液」や「原子」も意味します。種子が発芽した麦芽は、穀物として蓄えられた精が動き出し、流動性を持ったものと考えることができます。

からだの精といったとき、多くは腎精に結びつけられます。腎精を保つためには、精がやたらに動き出さないように、精を固めるようにはたらきかけるのが基本です。固精

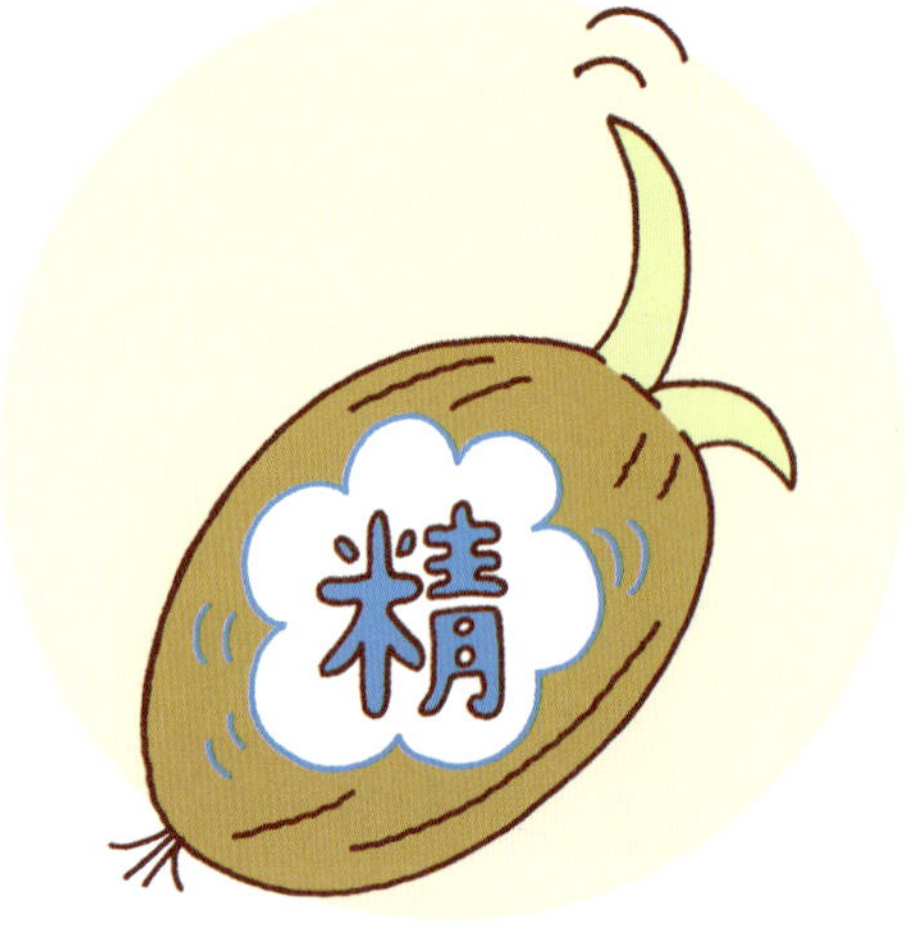

をするべき腎精を、「先天の精」とすると、穀物の精は「後天の精」にあたり、脾胃や胃気の脈である横隔膜の活動性に関わります。

　からだは横隔膜を上下動させることによって、外界の天の気と地の気を取り入れ交流させます。横隔膜の上下動がうまくいかないと、天地の気をからだに循環させることができないことから、体質の虚弱さにつながることがあります。膠飴は後天の精のもととなる穀物からできていて、なおかつ流動的な精の性質を持ち、脾胃や横隔膜の活動性を助けるようにはたらきかけます。

流動性を持ち虚実のバランスをとる

　膠飴を配合した代表的な処方に、小児の虚弱に用いられる小建中湯《しょうけんちゅうとう》があります。小建中湯は桂枝湯《けいしとう》の変方である桂《けい》枝加芍薬湯《しかしゃくやくとう》に、さらに膠飴を加えたものです。もともとの桂枝湯は太陽病の発散・発汗薬であり、桂枝加芍薬湯は太陰病のしぶり腹や腹満に用いる処方です。小建中湯が虚弱体質に適応があることは、膠飴のはたらきから考えると理解しやすいです。

　桂枝加芍薬湯が腹部の張りに用いられるのに対し、小建中湯は腹壁が張っているときや、逆に腹力がないときにも用いられます。これは、基本的に腹の内側が虚しており、そ

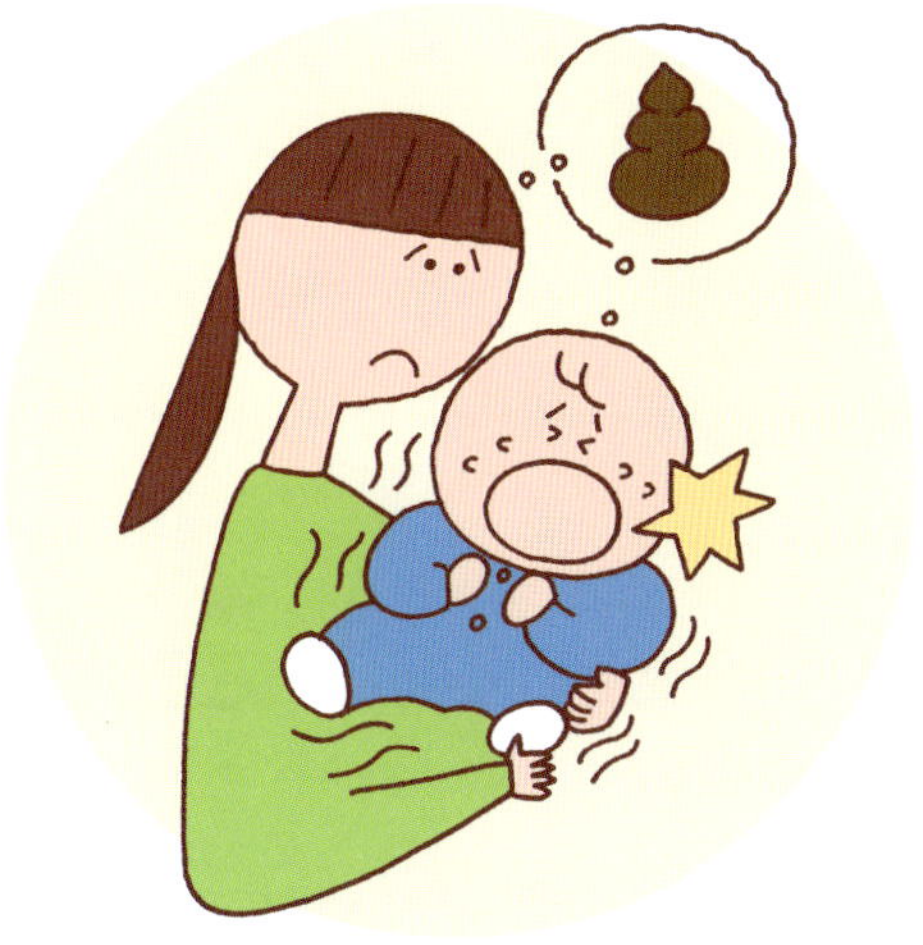

のまま腹壁にも虚が表れているか、内側が空虚であるため代償的に腹壁を固めて支えようとして張り子のような状態であるかによっています。

虚実に対処するには、虚している部分と実している部分の均衡をとることが基本となります。実体がない気の段階の虚実であれば、気は動かしやすいため交流させやすいですが、精や津液に不均衡が生じた虚実は、虚と実に大きく隔たりが起こり、強く緊張した部分と弛緩した部分に分かれやすいです。

また、実体を持つだけ交流させづらいという面もあります。膠飴は精や津液に流動性を持たせるようにはたらきかけることで実体性を持った虚実に対応し、バランスをとって緊張を緩和させます。

膠飴と近いものに、乳幼児の便秘に用いられるマルツエキスがあります。糖の一部が吸収されずに残ったり、腸内細菌叢を変化させたりすることで排便を促すと考えられています。乳児が便秘になると、疳証のように不機嫌になってむずがることもあります。マルツエキスをあたえると、通じがつくのとともに、緊張を緩めて穏やかになることも多いです。乳児に強い下剤を使うと、からだの水分が失われやすいです。マルツエキスは薬局でも購入しやすく、穏やかに通じをつけることができます。

66 ムクゲ

Hibiscus syriacus

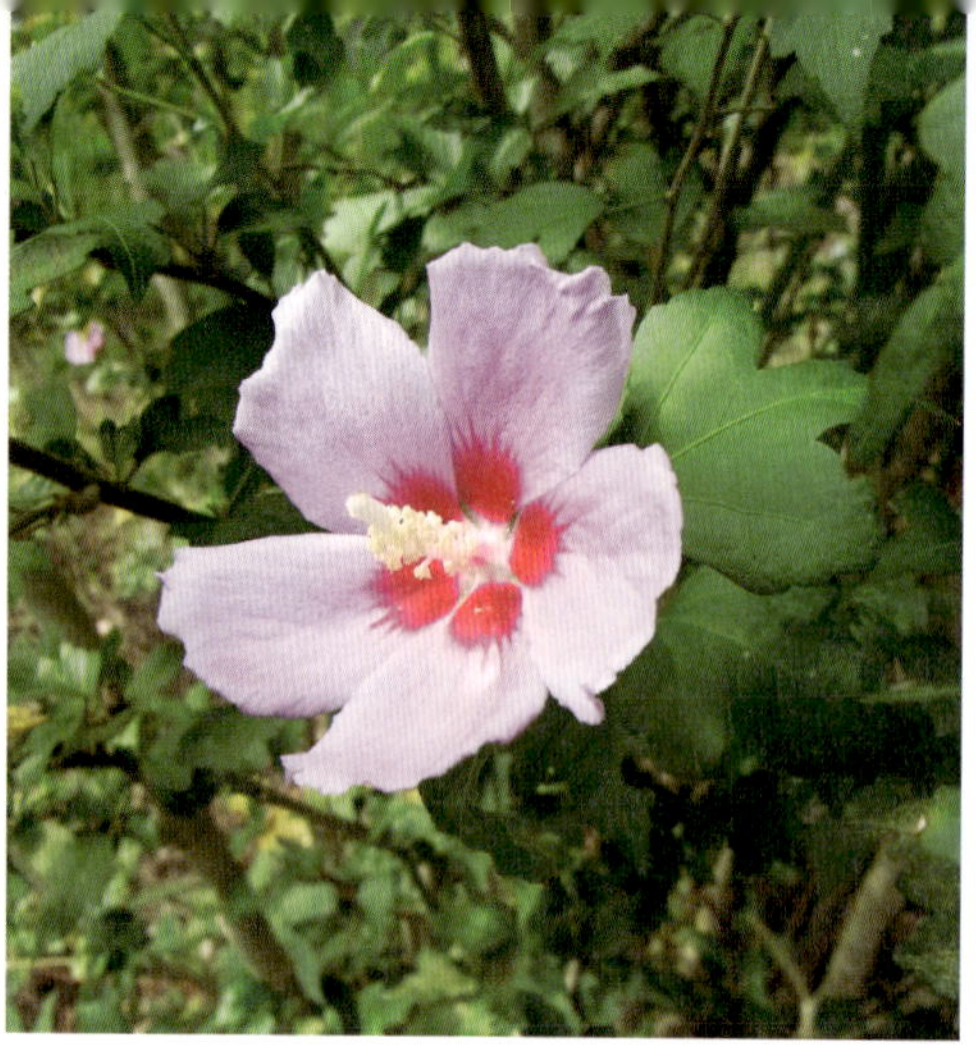

- 夏の花
- 短期間のみ咲く
- 下痢止め
- 水虫

夏に咲き誇る短命の花

ムクゲは樹高2〜3mほどのアオイ科の植物で、大きく花冠を広げた花が特徴です。雄しべの根元が合着してトンネルをつくり、雌しべはそのトンネルをくぐっています。また、粘液を含み強い繊維を持っています。

一つひとつの花の寿命はとても短く、唐の詩人である、白居易《はくきょい》は、「長寿のマツに対してムクゲの花は短期間でも華やかに咲かせる」と詠んでいます。これは本来、「寿命の長短に執心することは無意味だ」とするものですが、我が国ではムクゲに栄華の儚さをみて解釈したようです。しかしながら、一つひとつは短命なムクゲの花も、株全体をみると真夏の盛りに1ヵ月ほどの長きにわたって次々と新しい花を咲かせます。暑さに負けぬように勢いよく花々を弾けさせるようでもあります。花に栄枯盛衰をみるのも、それを映す心次第でしょうか。

薬用としては樹皮を木槿皮《もくきんぴ》、花を木槿花《もくきんか》として下痢止めに用います。また、「土槿皮《どきんぴ》チンキ」とされている水虫の薬に木槿皮が配合されています。しばしば混同されますが、土槿皮はマツ科のイヌカラマツであって、ムクゲとは全く異なります。これは、もともとは中国で土槿皮を使っていたものを我が国で木槿皮に代用したためです。

67 ウコン

Turmeric

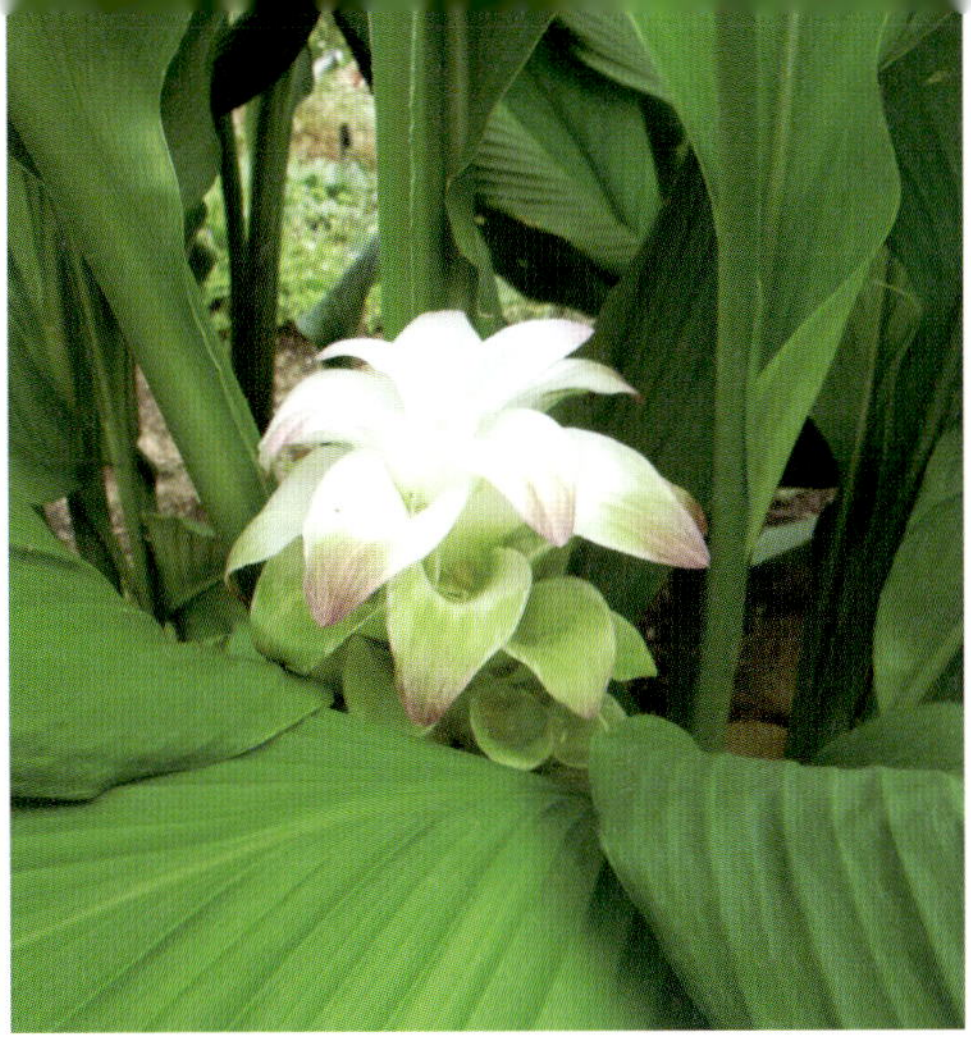

ピッタ

二日酔い防止

胆汁の分泌を促進する香辛料

ウコンはカレーの香辛料として広く知られています。関東地方付近でも栽培は容易ですが、開花に至ることはあまり多くはないようです。緑白色から白色へと苞《ほう》が幾重にも積み重なり、苞の合間から本当の花がわずかに覗いています。

ウコンには顕著な胆汁分泌促進があることから、研究対象として好まれていますが、漢方処方に登場することは稀です。

一方、インドの伝統的な病理観では、地水火風の四大を根底に病的な体液をヴァータ（風）、ピッタ（胆汁）、カパ（痰）の3つのトリドーシャに分類します。このうち、ピッタは四大の火に相当し、胆汁は熱性の体液とされます。これらは飲食物の不消化により生じるとされるので、ウコンが香辛料として用いられているのも、うなずけるというわけです。

しかし、体質か、気候条件の違いからか、日本人にとってはウコンの効果は強く出ることが多く、やや体質の強い方に適応があるようです。近年は二日酔い防止にもされますが、もともとお酒を受けつけない方や、体調が悪いときは適さないでしょう。ウコンに近縁のガジュツは、適応の範囲が比較的広く、常用するにも適しています。

68 ラッキョウ

Allium chinense

- 心臓性喘息
- 鎮痛や整腸

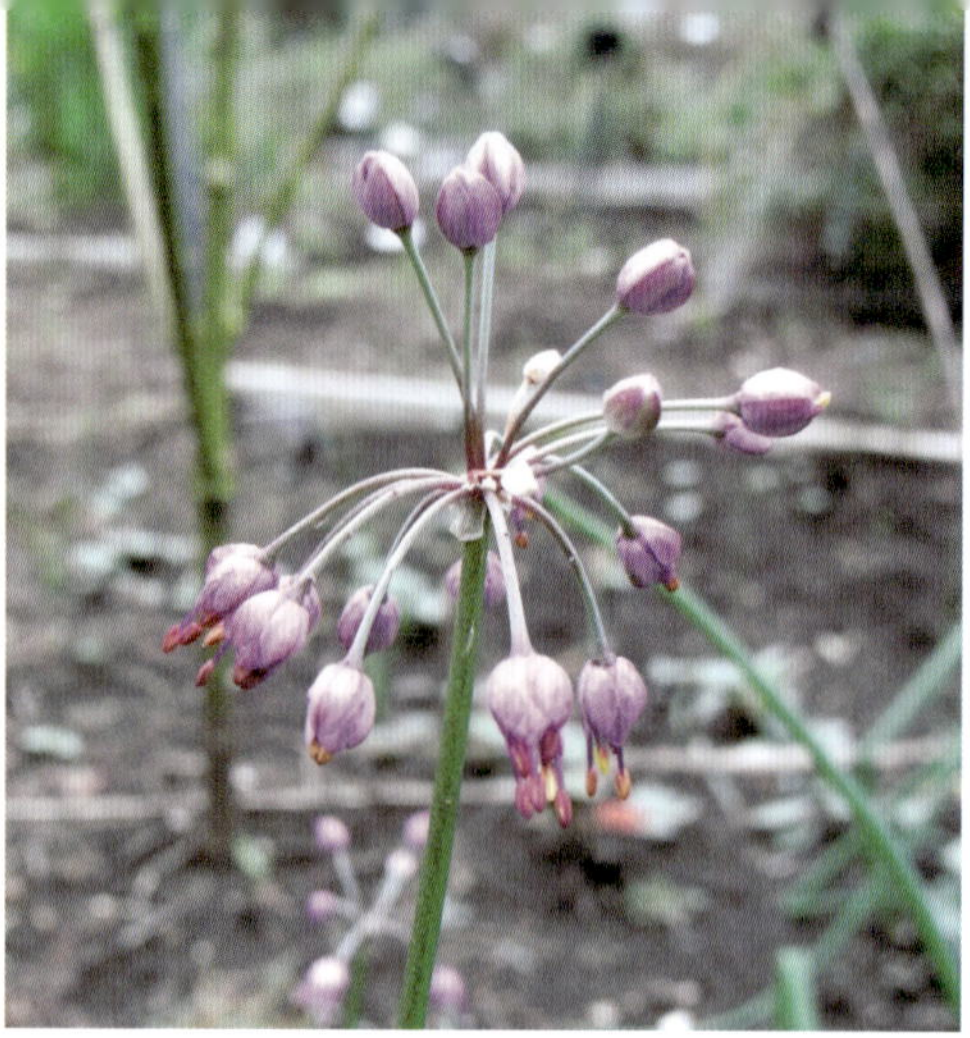

さらなる考究が期待される身近な植物

甘酢漬けなどで食卓にお馴染みのラッキョウはニンニクと近縁の植物です。他の植物が繁茂する夏季は反対に休眠期にあたり、地上部は枯れています。秋になると葉を茂らせ、10～11月ごろに花を咲かせます。

伸ばした花茎《かけい》の先の1点から花火が弾けるように、小さな紫色の花をいくつも散らします。この花のつけ方は散形花序《さんけいかじょ》と呼ばれています。薬としては食用と同じ部分の鱗茎《りんけい》を用いて、薤白《がいはく》と呼ばれます。太宰治の『秋風記』に書かれているラッキョウと猿の話にあるように、ラッキョウの鱗茎は幾重にも重なっています。生薬とするにはこれらを1枚1枚はがして乾燥させなければならず、とても手間がかかります。漢方薬では心臓性喘息などに対する処方に配合されていますが、従来の薬理や民間療法では、ラッキョウ単体については、鎮痛や整腸などのはたらきを述べるにとどまり、強心作用には踏み込んでこなかったきらいがありました。

かたや、近縁のニンニクには強壮作用がうたわれてきましたから、ラッキョウについても、もっと考究されるべきでしょう。近年は循環器に対する作用についての報告も出てきているようです。

69

ツワブキ

Farfugium japonicum

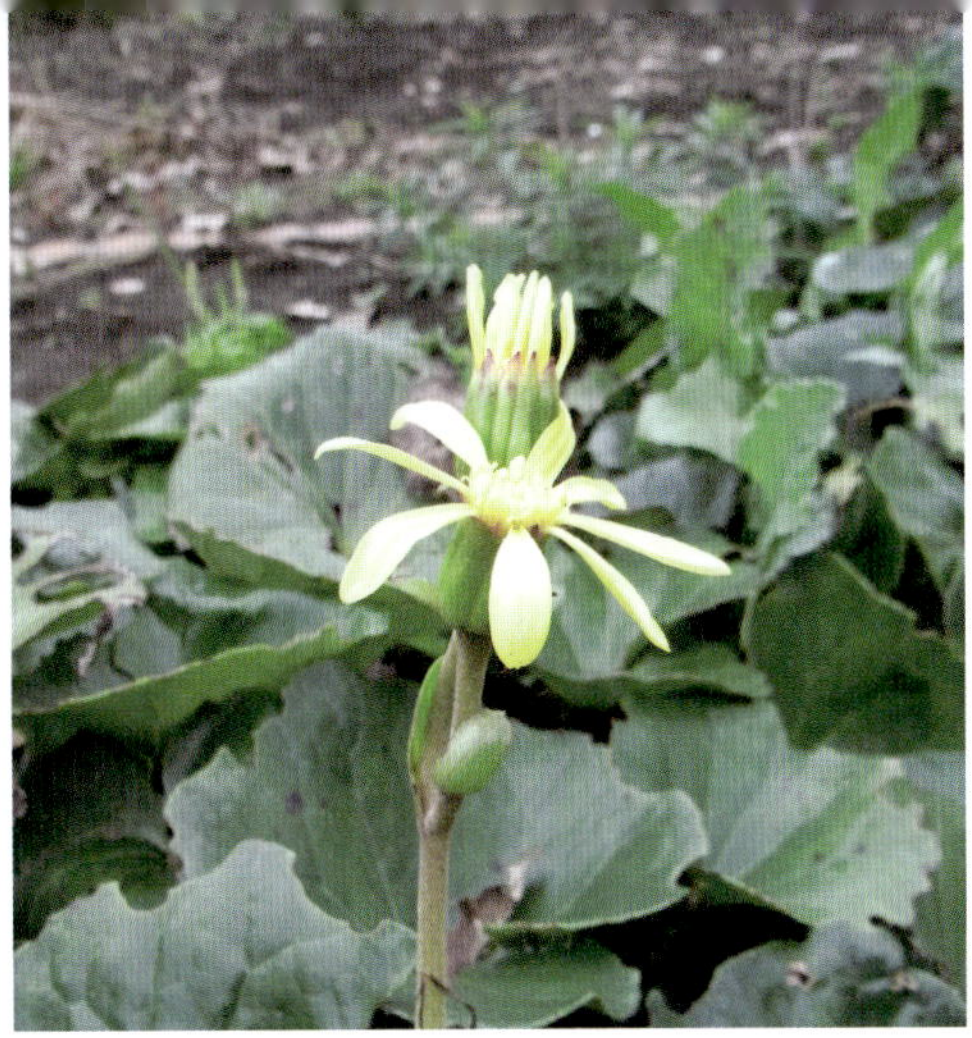

- 光沢
- 火傷や腫れ
- フキノトウ

美しい花が魅力の民間薬

キク科の植物であるツワブキは、フキと同様に春先の若い葉柄（葉のつけ根）を食用にします。フキとツワブキは、葉の形はよく似ていますが、ツワブキの方は深い緑色でやや厚みがあり、表面に光沢があります。「艶蕗《つやぶき》」とも書かれますので、ツヤ（光沢）のある葉をしたフキ、というのが名称の由来のようです。

春の風味のひとつであるフキノトウは、フキの花の芽の部分です。フキが春先に花を咲かせるのに対して、ツワブキの花期は秋です。どちらも、キク科にみられる頭状花《とうじょうか》という構造をしていて、1つの花にみえるものは、多数の小花が集まってできたものです。同じく頭状花のタンポポの花が、花後に綿毛をつけた無数の種子をつくることから理解できると思います。ツワブキの花は、フキよりも黄味が強く、目立ちます。海岸沿いを自生地とするツワブキですが、花が好まれて観賞用として庭園に栽培されます。ツワブキの花の芽はフキのように食用にはしませんが、花の美しさではこちらに軍配が上がるようです。民間薬としても広く利用されており、火傷や腫れがある部位に焙ったりゆでたりした葉を当てておくと、痛みや腫れがよく引きます。

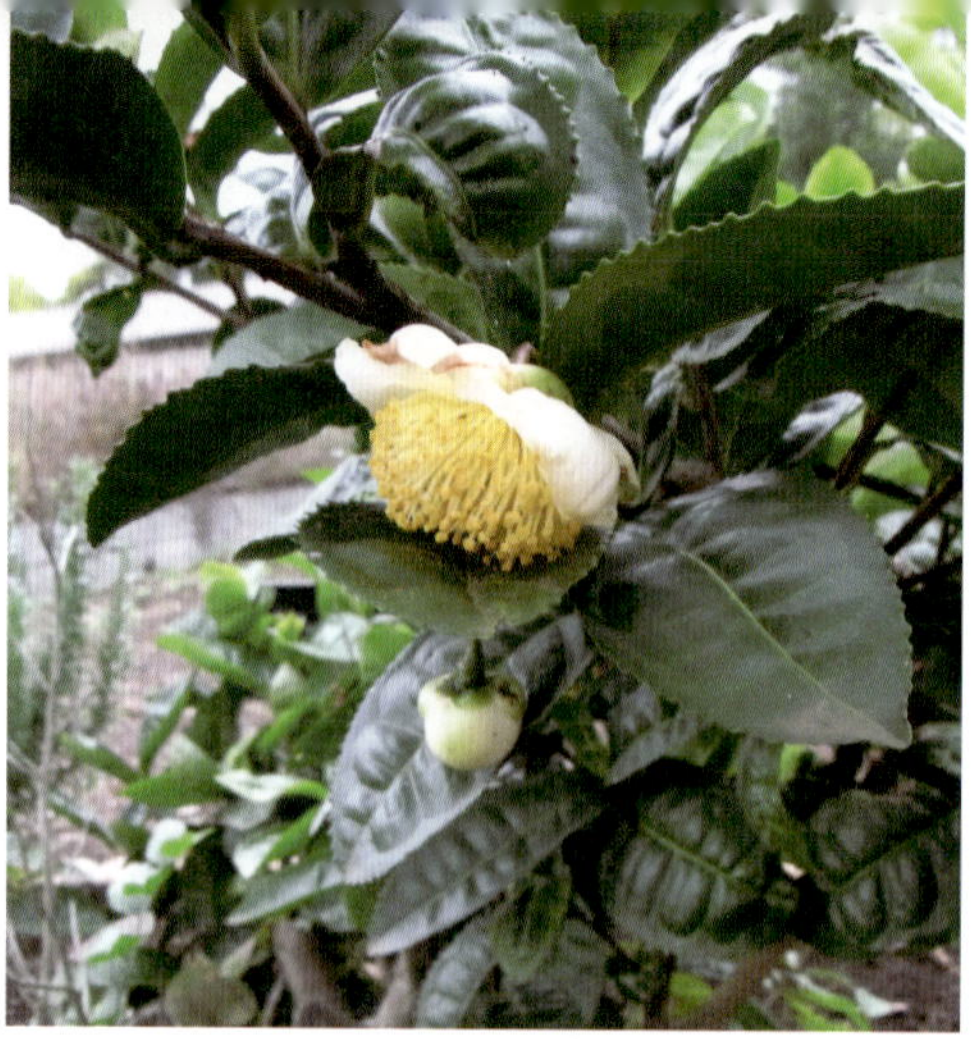

70 チャ

Camellia sinensis

薬のはたらきを補助する

川芎茶調散《せんきゅうちゃちょうさん》

補助飲料にもされた最も身近な生薬

ツバキ科の植物であるチャは、嗜好品として世界中で利用されています。とても身近な植物ではありますが、一般的に茶摘みをするのは春や夏の時期であるため、秋から冬にかけて咲く花をご覧になったことのある方は少ないかもしれません。白色の花弁に包まれて、多数の雄しべがあるのがチャの花の特徴です。

今日では茶の効能は多方面で述べられていて、それらを紹介するにはページがいくらあっても足りないでしょう。しかし、茶が漢方処方に登場するのは非常に稀です。保険適用になっている処方では唯一、川《せん》芎茶調散《きゅうちゃちょうさん》という処方に配合されています。川芎茶調散は、中国の宋代の処方集である『和剤局方《わざいきょくほう》』に収載されていますが、実際に原典を見ますと、その他の8種の生薬を調製した散薬を茶で服用するとあります。つまり、茶はいわば補助飲料として扱われているのです。これは、今日ではあまりみられない活用法ですが、宋代の頃は茶を始め、酒、塩、粥、蜂蜜などを薬のはたらきを補助するものとして、有効に使い分けていました。伝統的に、食物と薬の関係が非常に近いものと認識されていることを示していると言えるでしょう。

71 マツ

Pine

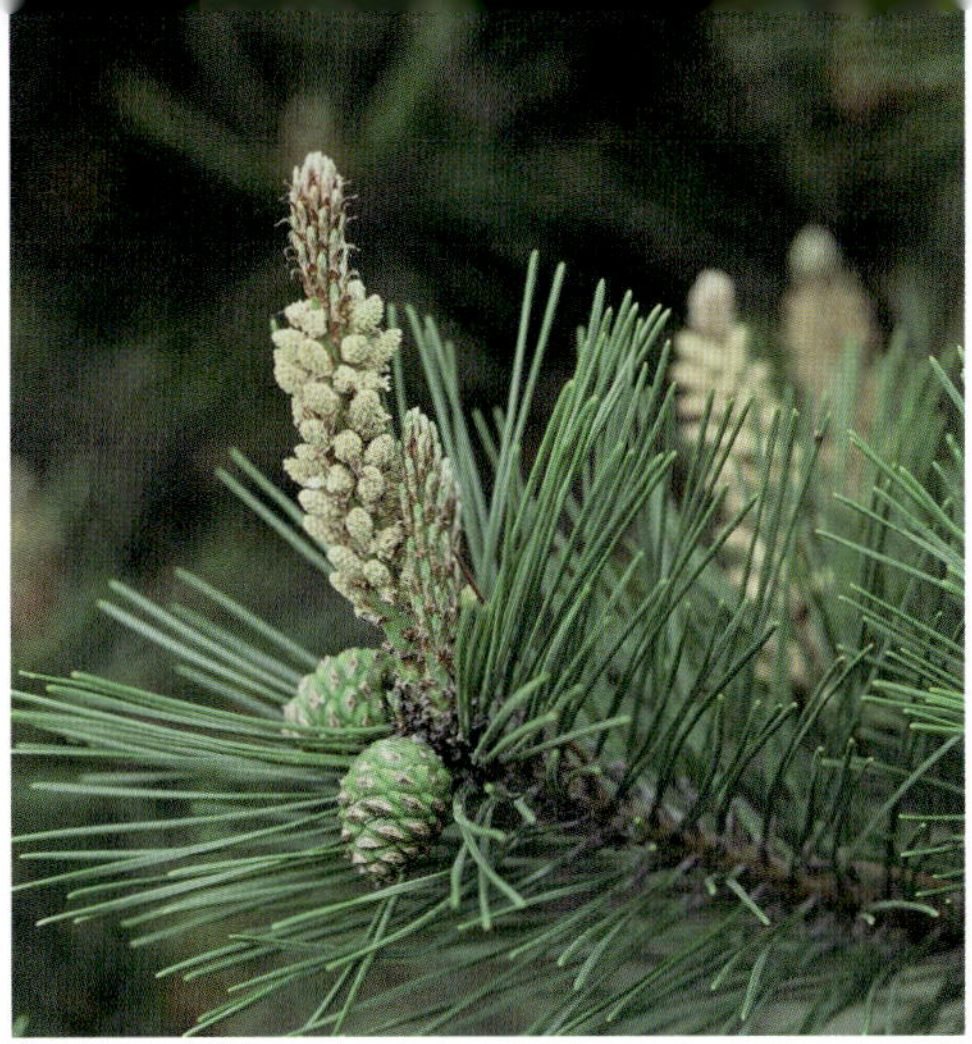

- 正月飾り
- 血圧の調整
- 排膿

滋養強壮から香料まで

マツは日本固有の植物と思われがちですが、実際は我が国に自生しているよりもっと多くの種が北半球に広く分布しています。日本では正月飾りにするなど、古くから吉祥の象徴としてきましたが、欧米においても意匠とされることが多く、1年を通じて青々とした葉を茂らせるマツの生命力に、崇敬の念を抱くことは世界に共通するようです。

マツは薬用に限らず、非常に用途の広い有用植物です。使用される部位もさまざまですが、民間薬として特に親しまれてきたのは松葉です。山歩きのときに新鮮な葉の根元をかじって強壮薬としたり、松葉酒としては、血圧の調節に役立ってきました。朝鮮五葉などの大きな松ぼっくりをつけるものは、その種子も大きく、松の実として食用にし、漢方では海松子《かいしょうし》と称され滋養強壮薬となります。また、新鮮な葉や枝を取り、その香りを利用して浴剤にします。幹から得られる松脂《しょうし》は、伝統医学の領域で皮膚疾患に対し、化膿を進めて膿の排出を促す排膿薬として用いられてきました。松脂に含まれるテレビン油から得られるα－ピネンは、今日においても工業的に重要で、さまざまな医薬品や香料の原料となっています。

72

アミガサユリ

Fritillaria thunbergii

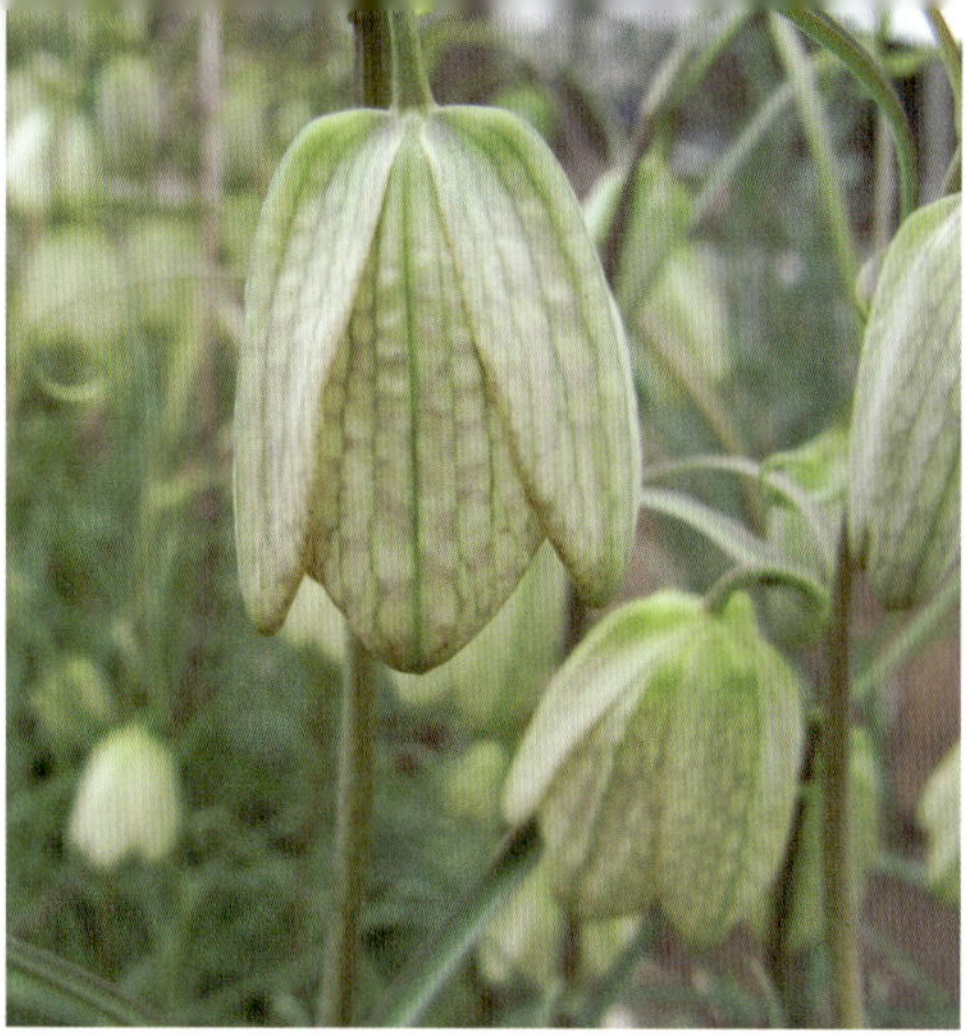

春を告げる花

去痰、消炎薬

貝に見立てられた肥大部

アミガサユリの花の内側には網目状の模様があります。加えて、花をやや下向きに咲かせて笠のようであることからこの名がつけられたようです。早春に、まだ他の植物の花がないうちに咲くので、春を告げる花のひとつとして観賞用にされます。

漢方では地下の肥大部を貝母《ばいも》と称して用います。アミガサユリと同じユリ科の仲間には、ユリ根、ニンニク、ラッキョウといったように地下部が肥大化するものが多くあります。これらは、鱗片葉《りんぺんよう》や鱗茎《りんけい》と呼ばれる地下部にある葉や茎で、貯蔵器官の役割を担っています。貝母の場合は通常、大小2枚の鱗片葉を合わせたような形になっているので、貝に見立てられたと考えられています。ユリ科の鱗片葉や鱗茎には滋養強壮になるものが多いですが、貝母には呼吸抑制や血圧降下を示すアルカロイドが含まれているため滋養を目的とした長期服用には向きません。脈や呼吸の切迫にともなう、咳や痰の症状に、去痰、消炎薬として用いられます。特に粘稠《ねんちょう》な痰に対する生薬として有用です。文献上では、バセドウ氏病と思われるような眼球突出と、不眠などの症状に貝母を配合した処方が用いられています。

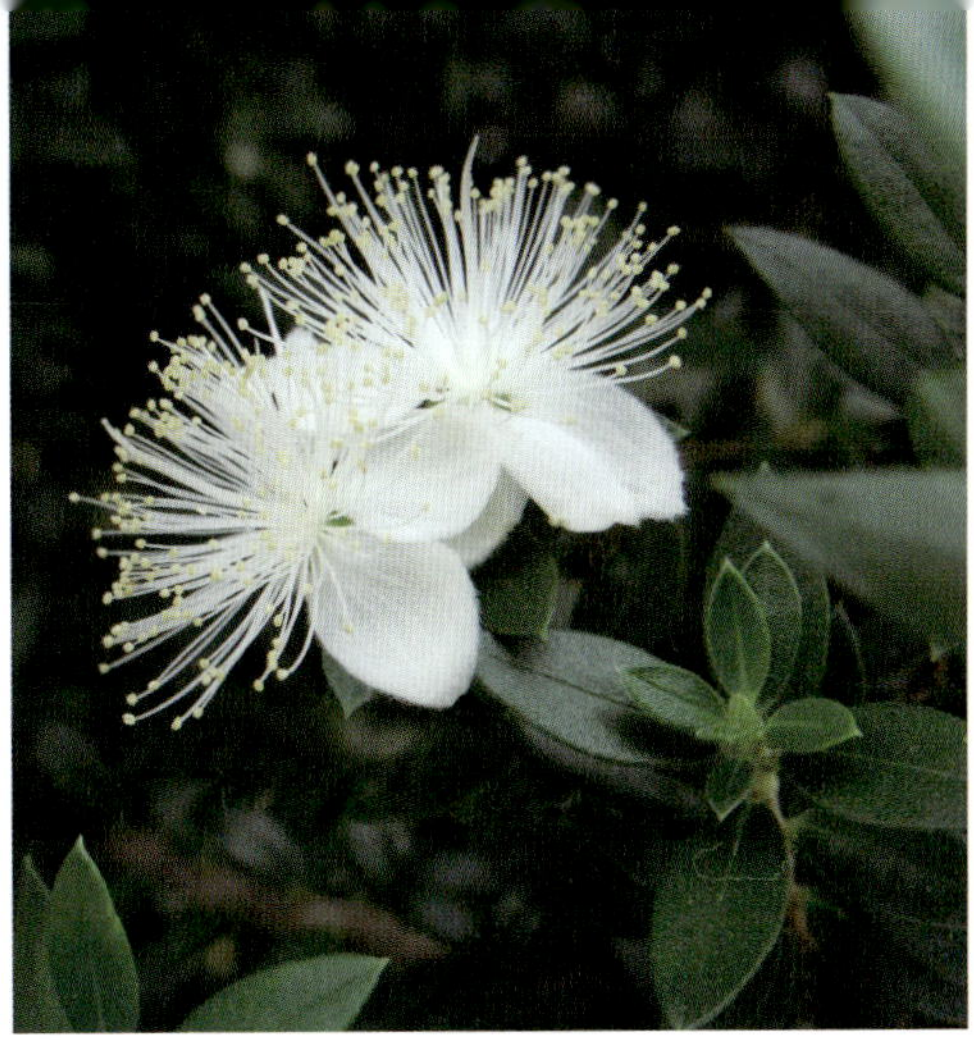

73 ギンバイカ

Myrtus communis

- 地中海原産
- フトモモ科

香料やスパイスとされるフトモモ科の植物

ギンバイカはヨーロッパでミルトス（ミルテ）と呼ばれてギリシャ神話にも登場し、祝いの木とされています。梅の花に似た白色の花を咲かせることから銀梅花《ぎんばいか》と名づけられましたが、ウメはバラ科であり、ギンバイカはフトモモ科の植物です。フトモモ科の仲間には、グアバなど食用にするものから、ユーカリ、香辛料のクローブとして知られる丁子《ちょうじ》（p.38）、オールスパイスといった香りを持つものがあるなど、有用な植物が多くあります。

ギンバイカの葉や果実も芳香を持っていて、スパイスや香料とされます。透きとおるような白い花とさわやかな香りを持ち、関東地方以西では地植えにできることもあって、庭木として好まれています。

ギンバイカは地中海原産の植物ですが、フトモモ科の多くは南半球一帯に分布しています。これは大陸が今のかたちになる前の、ゴンドワナ大陸にフトモモ科の植物の起源があったことを示しています。ギンバイカの原産地である地中海はフトモモ科の分布からみると、かなり外れたところに位置しますので、その分ヨーロッパの人の目には貴重で珍しい植物に映ったことでしょう。

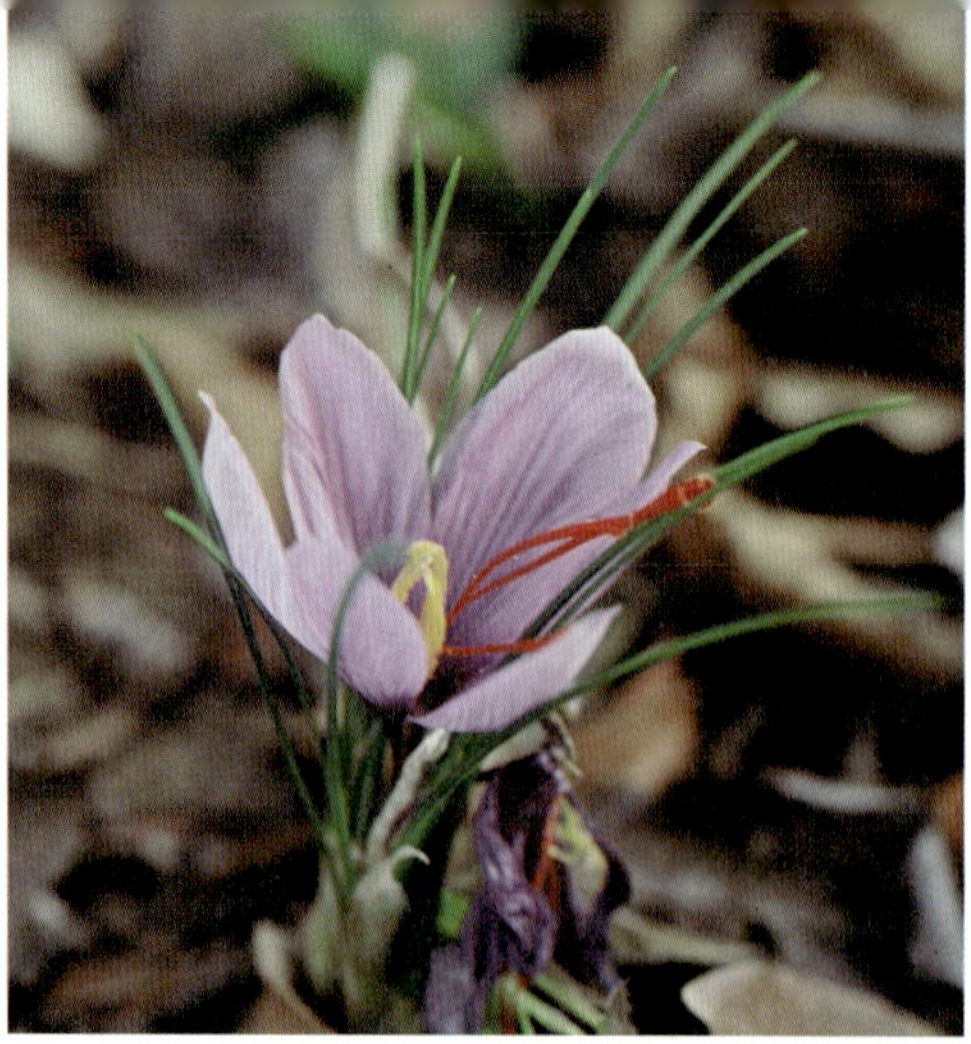

74 サフラン

Crocus Sativus

- 鎮静・鎮痛
- 生理痛・月経不順

鎮静や鎮痛で用いられる高価な生薬

サフランは薬以外にも香辛料や染料としても用いられています。最近ではウコンなどの代用品を使うこともあるようですが、サフランはパエリアに入れられて鮮やかな黄色にお米を色づかせ、風味を与えます。

サフランはアヤメ科の植物で、写真にあるように橙赤色の雌《し》ずい（めしべ）の花柱の部分が3つに分かれ、細長く伸びます。生薬や香辛料として用いられるのは、このわずかな花柱の部分です。1つのサフランの球根からは、それほど多くの花が咲くわけではないので、収量は少なくとても高価です。かつては、重さで換算すると金と同じくらいの価格で取り引きされたともいわれるほどです。我が国には江戸末期にもたらされ、色や形が紅花《こうか》（p.228）に近いため、生薬名には「番紅《ばんこう》花《か》」が当てられています。紅花はキク科のベニバナを基原としているものですが、こちらは無数に咲く花の花冠（合弁花の花びら全体）を用いるので、収量は多いため価格はぐっと安いです。サフランには鎮静、鎮痛の効果があることが知られており、月経を通ずる通経薬として生理痛、月経不順に用いられます。

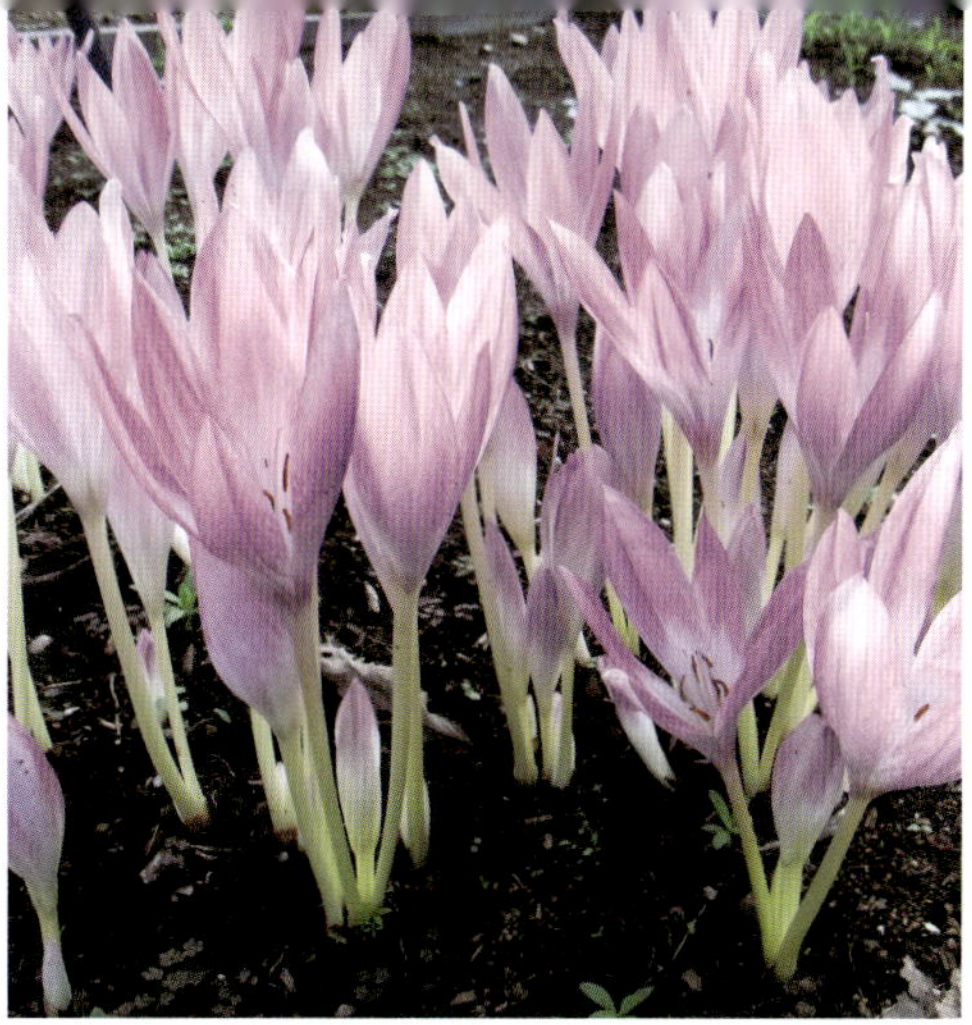

- 毒草
- 痛風の鎮痛薬

75 イヌサフラン

Colchicum autumnale

はでやかな花がつく、痛風の鎮痛薬

香辛料に用いるサフランがアヤメ科の植物であるのに対して、イヌサフランはユリ科の植物です。球根から花をつけることは似ていますが、サフランの花の色は落ち着いた紫色をしているのに対し、イヌサフランのピンクに近い花の色は、ややきつい印象が持たれます。また、イヌサフランが葉を茂らせるのは、花期が終わって冬が明けた春先からであり、開花時には葉がないため余計にはでやかさが増します。

植物の名称で、頭に「イヌ」がつけられたものは、もとの植物に形態が似ていても、利用法について比べると、あまり役に立たないものであることが多くあります。サフランは高価な香辛料ですが、イヌサフランは毒草であるので香辛料として役立てることができません。その点はまさに「イヌ」かもしれませんが、イヌサフランの学名は*Colchicum autumnale*と言い、地下部の球根（鱗茎）にコルヒチンを含みます。香辛料としては使えませんが、コルヒチンは細胞分裂の阻害薬として、痛風治療や農業、園芸の分野で品種改良に活用されているのはよく知られるところです。コルヒチンが単離されるずっと以前から、イヌサフランは痛風の鎮痛薬として用いられてきました。

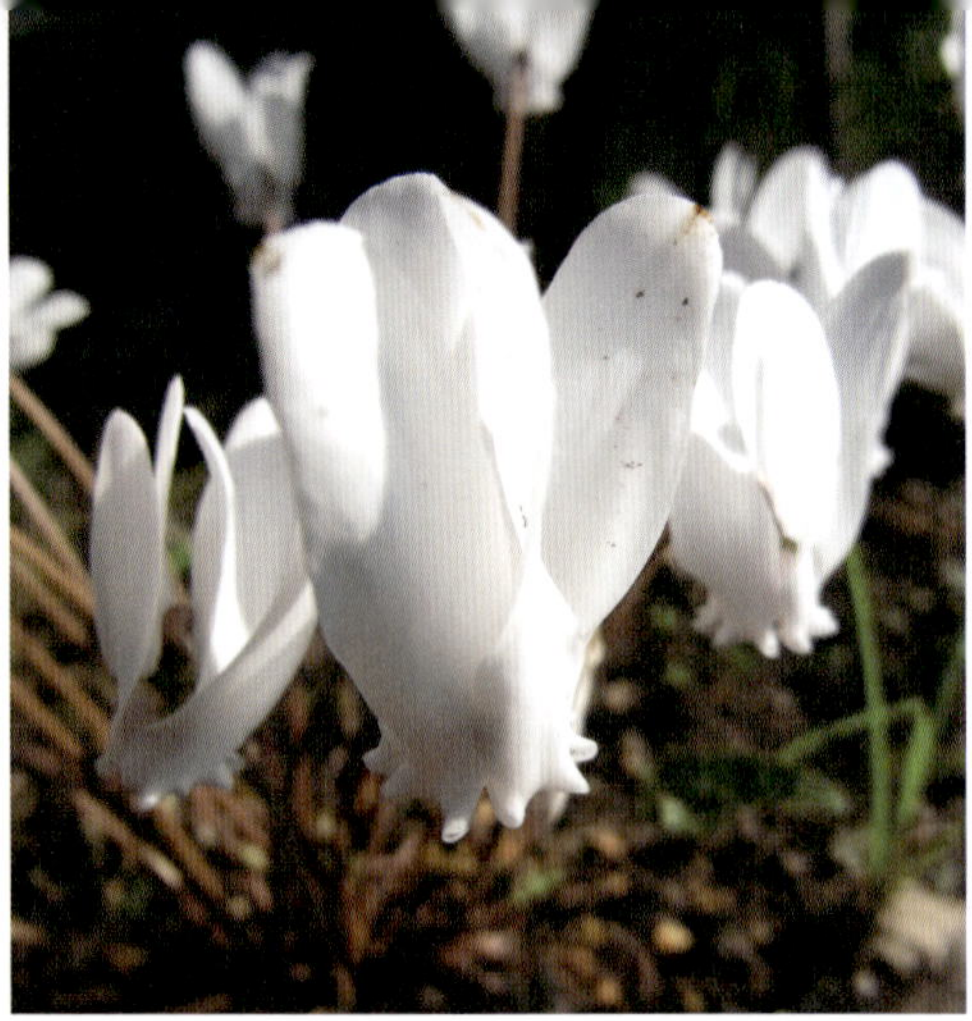

76 シクラメン

Cyclamen persicum

デンプンを多く含む

雌豚のパン

驚きの和名をもつ冬の植物

野外に花が少なくなった冬にシクラメンは花を咲かせるので、冬になると鑑賞用として店先に出ているのを見かけます。一般的なシクラメンは長く伸びた花びらが垂れ下がり、次々と花を咲かせるので、小さな株でも見応えがあります。最近では地植えで栽培できるものや、写真のように小さめの花をつけるものも流通しています。小さめの花を見ると、花の構造が少し見やすくなります。シクラメンはサクラソウ科の植物で合弁花なのですが、花は下向きに咲かせていて、合着した花冠のなかほどで上向きに折り返しているのです。

シクラメンは球根植物であり、球根にデンプンとトリテルペン配糖体のシクラミンを含んでいます。シクラメンの英名はsowbreadといいますが、デンプンを含んでいることから、「雌豚（sow）のパン」と名づけられました。それに対して、和名をブタノマンジュウといいます。英名を和訳したのですが、パンではなく饅頭としたのは球根の形状からでしょうか。この和名が広く知られていたら、名曲「シクラメンのかほり」は生まれなかったかもしれません。今は薬用にされませんが、球根が下剤や痛みどめとして用いられていました。

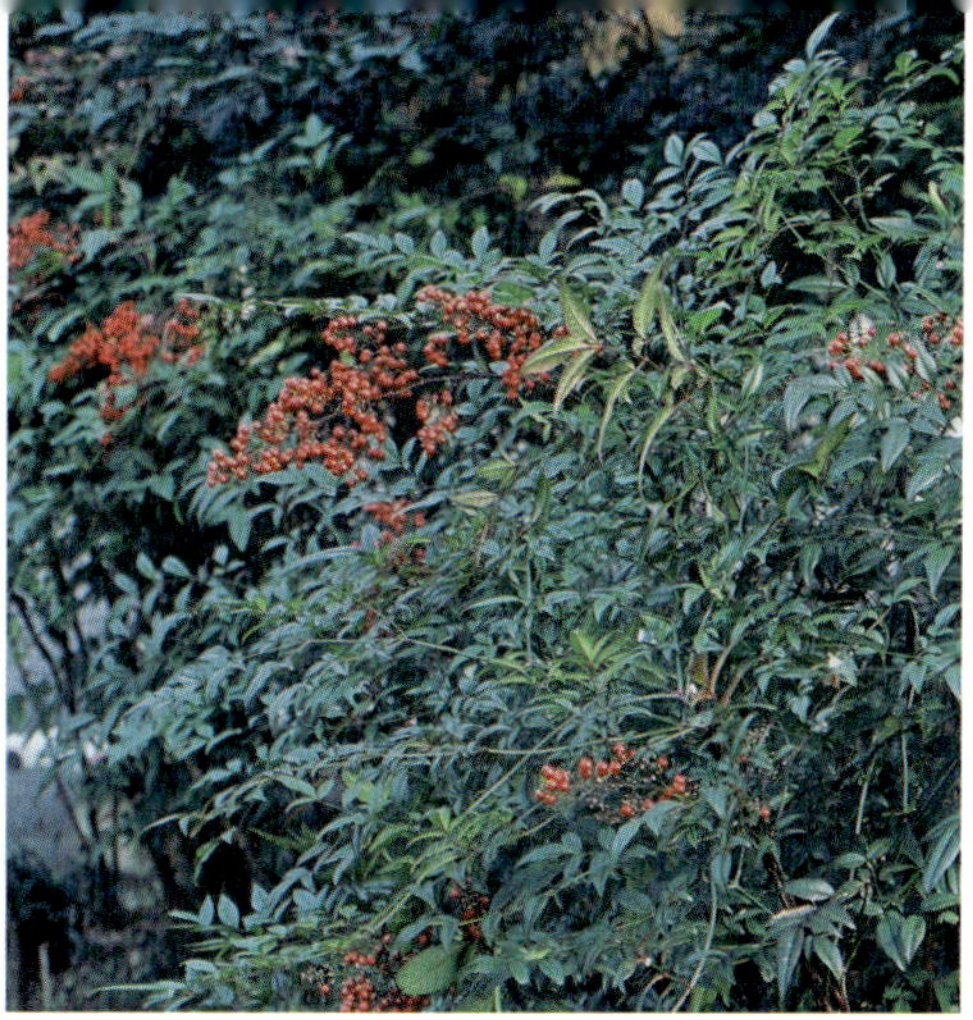

77 ナンテン

Nandina domestica

- 園芸植物
- 咳止め

厄除けに用いられる鮮やかな実

ナンテンはメギ科の植物で、6月ごろ花が咲いて12～3月にかけて果実をつけます。ナンテンは園芸植物として広く栽培されているので、読者の方のなかにはご自宅の庭でご覧いただくこともできるのではないでしょうか。

ナンテンはよく家の北東の位置に植えられます。北東は鬼門の方角であり、厄除けのためとされています。これはナンテンが「難を転ずるからだ」という通説があります。日本語の音韻がかかわるようですから、中国に由来するものではない、日本の風習であろうと思われます。江戸時代はナンテンの栽培が盛んで、さまざまな品種があったようです。

ナンテンの果実にはアルカロイドが含まれ、咳止めとして用いられます。生薬の薬効は中国の文献が参考にされることが多いですが、中国の代表的な本草書の『本草綱目《ほんぞうこうもく》』には、ナンテンの項目に咳止めの記載はみられません。これも鬼門の厄除けの風習と同様にして、我が国で見いだされた生薬の用途と見なせます。薬用には白い実をつけるシロミノナンテンという品種が優れているとされています。

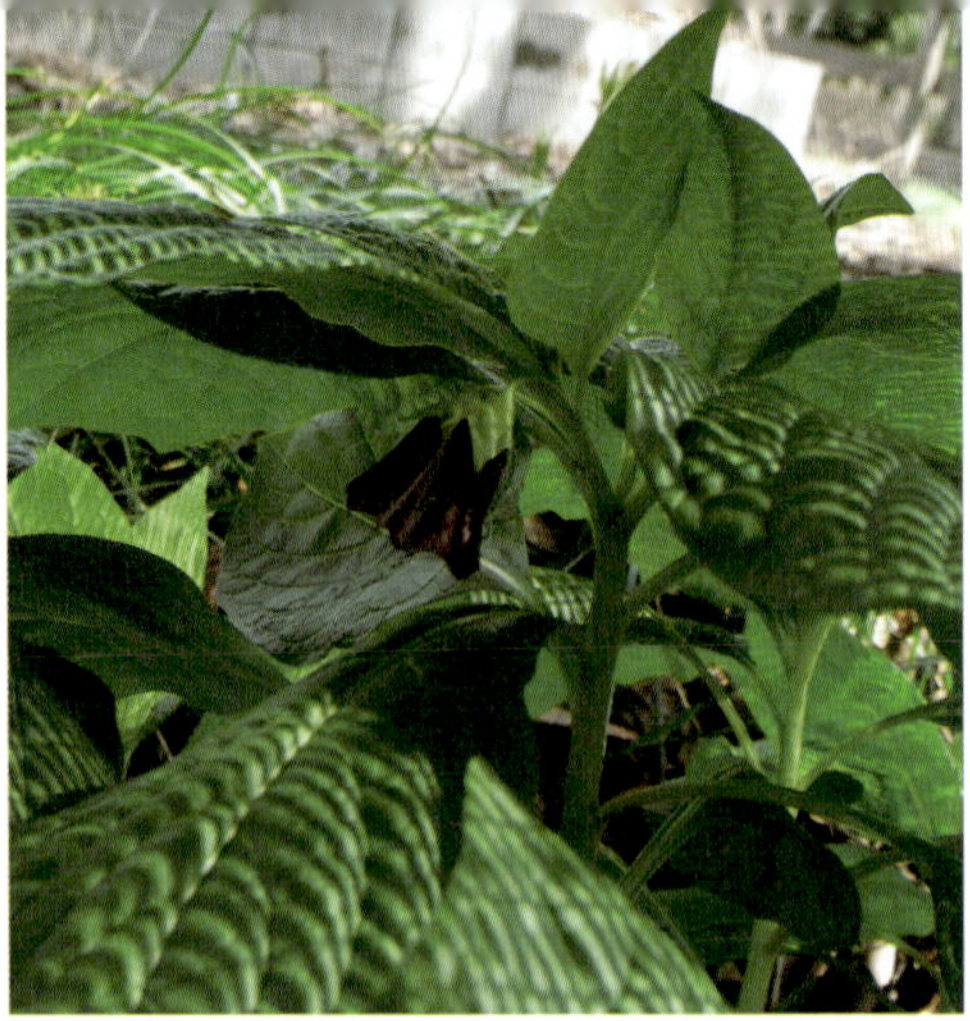

78 ハシリドコロ

Scopolia japonica

- 幻覚
- 胃酸過多
- 胃・十二指腸潰瘍

多くのはたらきを持つ根茎

ハシリドコロはナス科の植物で、あまり日差しの強くない湿った場所を好んで生育し、4～5月に釣り鐘状の花を咲かせます。花冠の外面は暗紫色ですが、内側は黄緑色をしています。ハシリドコロには植物体全体に有毒成分が含まれていて、誤って食べるとめまいや幻覚がおこります。「ハシリドコロ」とは、幻覚がおきて走り回ることが名前の由来とされています。早春の芽生えの時期には、フキノトウと誤食されることもあり、山菜採りの際には注意したい植物のひとつです。

ハシリドコロの肥大化した地下部の根茎を莨《ろう》菪《と》根と称します。近縁の植物にはベラドンナ、ヒヨスなどがあり、いずれもアルカロイドのヒヨスチアミンやスコポラミンを含んでいます。つまり、これらのアルカロイドが有毒成分ということになるのですが、同時にアセチルコリン受容体を競合的に阻害する抗コリン作用を有し、副交感神経のはたらきを抑制することで、生薬としてさまざまな効能を持っています。莨菪根はヒヨスチアミンのラセミ体であるアトロピンの製造原料とされるほか、ロートエキスとして胃酸過多や胃、十二指腸潰瘍などに利用されています。

79 セージ

Salvia officinalis

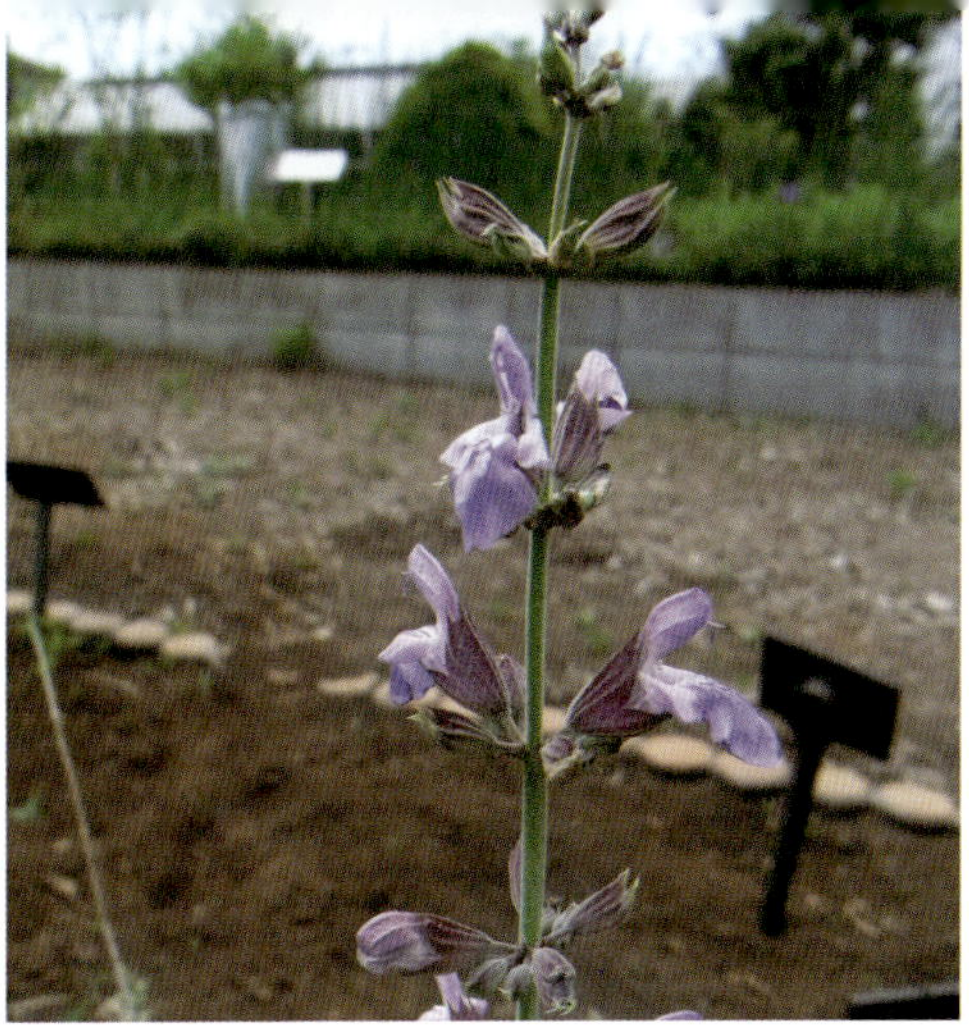

- 花冠裂片
- 咽喉炎・扁桃炎
- 強壮薬・健胃薬

欧米で定番の、肉料理の香辛料

セージはシソ科の多年生植物です。セージと同様に*Salvia*の学名（属名）を持つ植物は極めて種類が多く、赤や黄色をしたサルビアと呼ばれる鑑賞用の花をよく見かけます。これらの花は、合着した花弁にあって、唇を突き出したように上側と下側の花冠裂片が分かれて発達している特徴があります。合弁花のなかでも特別に唇形花と呼ばれます。このようなサルビアの仲間のなかでも、セージは「ヤクヨウ（薬用）サルビア」の別称があり、古くから有用植物とされました。セージにはさわやかな香りがあり、乾燥した葉を香味料や薬用として用います。

欧米では肉料理に用いる香味料として、古くから親しまれてきました。薬用としては含嗽薬《がんそうやく》として咽喉炎に使われたり、扁桃炎にも用いられました。また、内服薬として強壮薬、健胃薬としても利用されました。セージはヨーロッパで特に好まれている薬用植物であり、イギリスの古いことわざに、「He that would live for aye, must eat sage in May.（長生きをしたいのであれば、5月にセージを食べなさい）」といったものがあります。新緑の季節の食卓に、さわやかなセージの香りを添えるのはいかがでしょうか。

80

サンショウ

Zanthoxylum piperitum

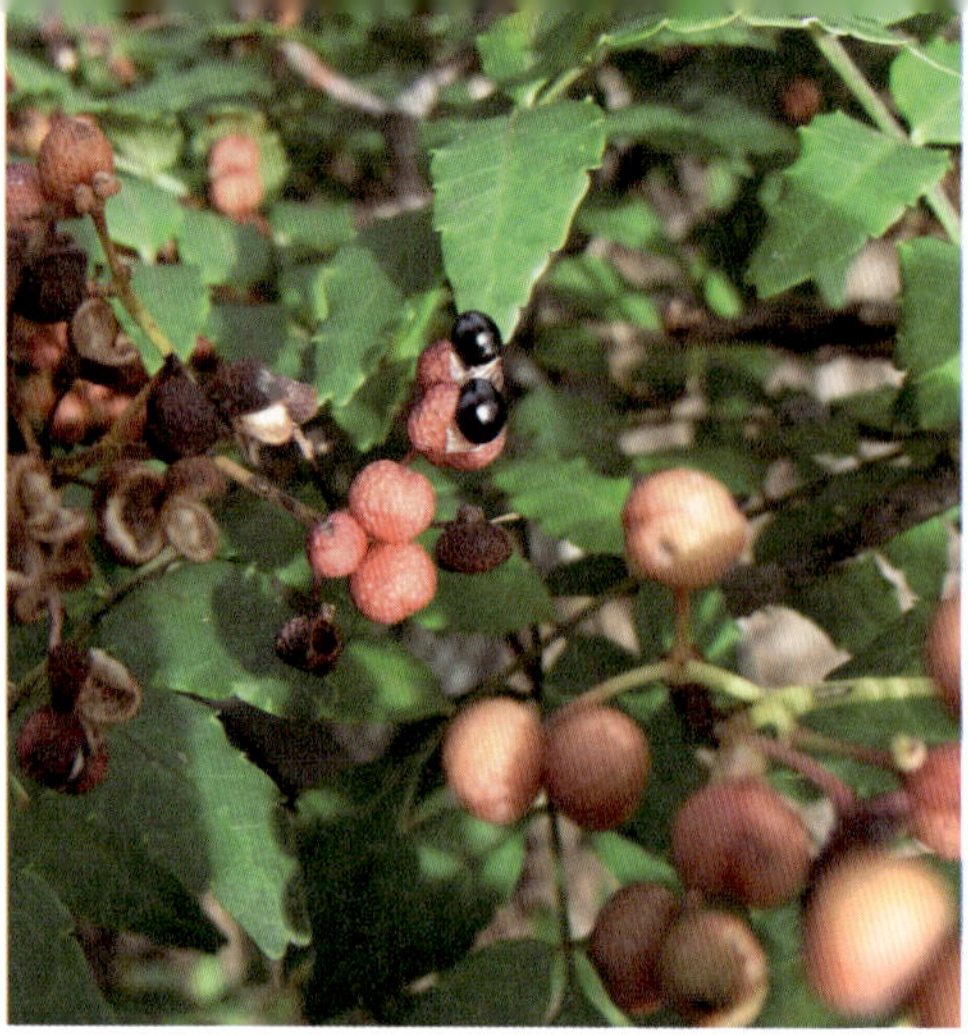

- ウナギのかば焼き
- α−サンショオール
- 苦味チンキ

消化を助けるミカン科の植物

サンショウは「山椒は小粒でもぴりりと辛い」ということわざでも知られ、土用の丑の日に食べるウナギのかば焼きには、粉末になった山椒がそえられています。

サンショウはミカン科の植物ですが、果実の構造は、いわゆるミカンのそれとは異なっています。写真にもあるように、果実が熟してくると果皮が2つにパカリと裂けて、なかの種子がとび出てきます。果皮の外面に小さなくぼみがいくつもみられるところはミカンの皮に近く、ミカン科らしく見えるところでしょうか。

辛味成分や精油は2つに裂けた果皮の方に多く含まれるため、生薬や香辛料とするにはとび出た種子を極力除いて用います。辛味成分のなかで代表的なものにはα−サンショオールがあり、芳香性、および辛味性の健胃作用があるとされています。山椒は、日本薬局方に収載される苦味健胃剤の苦味チンキにも配合されています。ウナギのかば焼きは体力の落ちる夏場に滋養をつける食べ物として親しまれていますが、そこに健胃作用のある山椒を合わせて消化を助けるというは、理にかなった利用法と言えるでしょう。

81 トウガラシ

Capsicum annuum

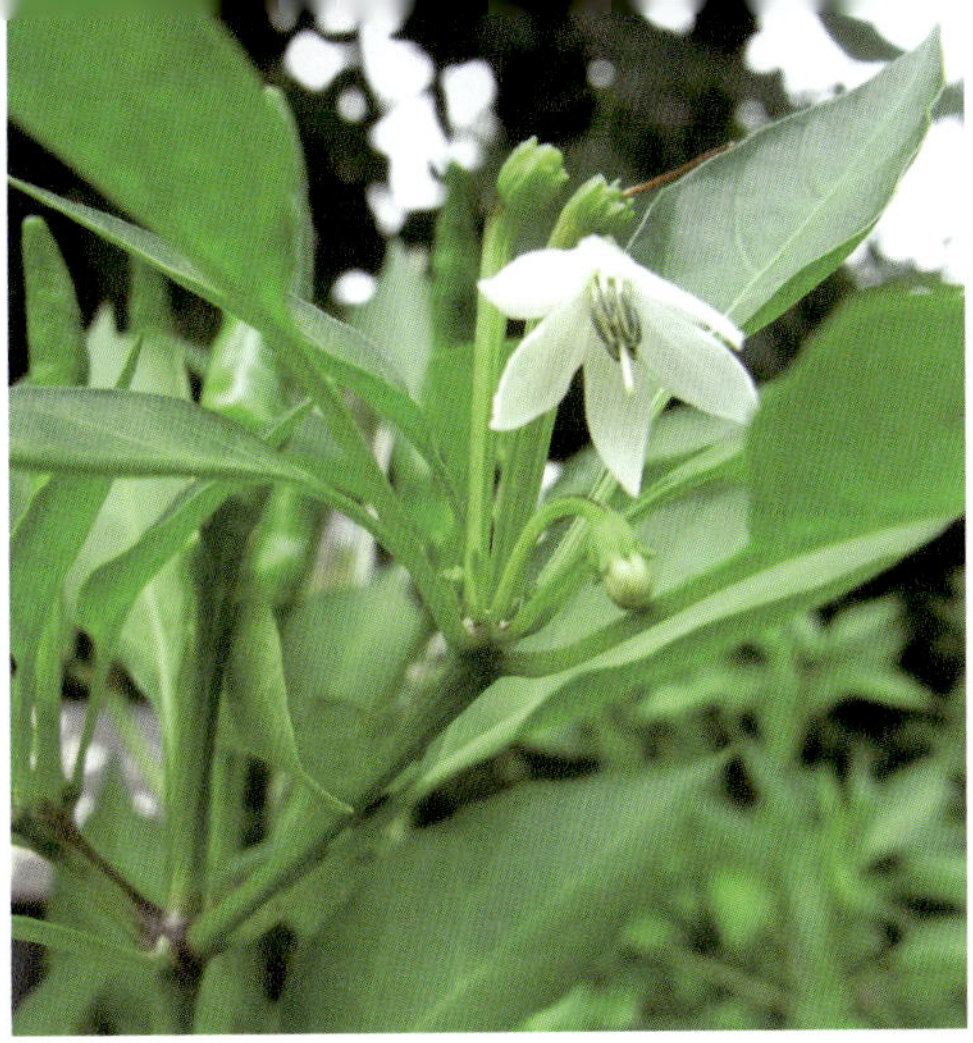

- 後藤良山
- 筋肉痛
- 凍傷
- 疼痛
- 育毛

後藤良山に推奨された生薬

香辛料で知られるトウガラシは、ナス科の植物です。ナス科には有用な植物が非常に多く、ナスやピーマン、トマト、ジャガイモといった食用とされるものから、アルカロイドのヒヨスチアミンやスコポラミンを含む、ベラドンナやチョウセンアサガオ、あるいは、ニコチンを含むタバコがあります。

トウガラシは16世紀中ごろから末期にかけて我が国に渡来したと考えられています。17世紀後半に活躍した江戸時代の医師、後藤良山《ごとうこんざん》は湯熊灸庵《ゆのくまきゅうあん》と呼ばれ、既成の中国処方にとらわれず、温泉療法や熊の胆のうを用いた治療（p.292）、お灸といった民間療法を重視したといわれています。トウガラシも良山が推奨したもののひとつで、生薬としては蕃椒《ばんしょう》と称されます。良山はトウガラシにはからだのなかの陽の気を運行させて気を調和し、皮膚に発散させるはたらきがあると述べています。

今日ではトウガラシをエタノールにつけてチンキ剤にして、外用しています。皮膚を刺激して血流を改善する皮膚引赤薬となり、筋肉痛、凍傷、疼痛、育毛などに利用されています。

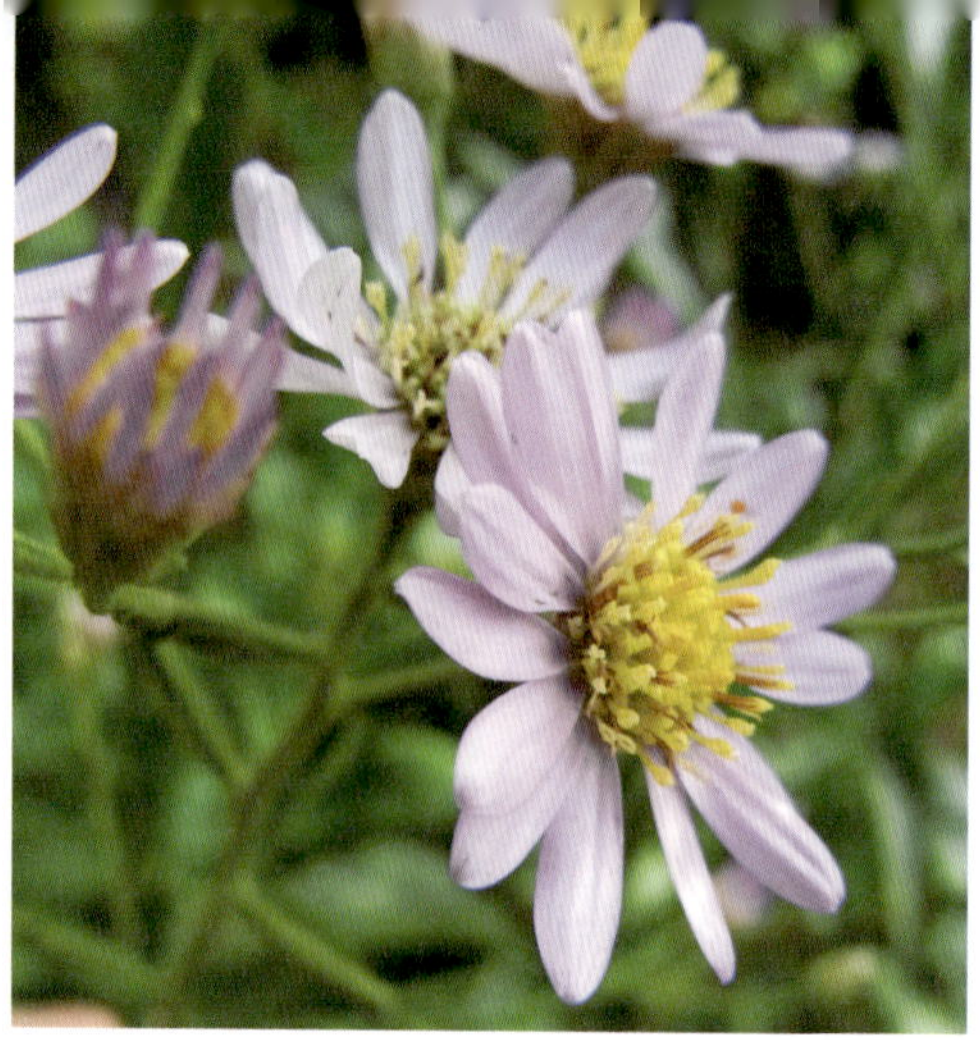

82 シオン

Aster tataricus

- サポニン
- 鎮咳・去痰薬

サポニンを有する細根

シオンは草丈が1.5mから、ときには2mほどまで成長するキク科の多年生植物で、8～10月にかけて花を咲かせます。写真にあるように、1つの花のように見えるのは、小さな花の集合体です。外側に紫色の花弁をつけた小花が一輪ならび、中心は花弁が目立たない黄色い小花が密集して咲いています。シオンはこのような花の集合体を背の高く伸びた茎の上部にいくつもつけます。丈夫な植物で、日当たりの良いところでは旺盛に個体数を増やしていき、花数も多いので鑑賞用として適しています。最近では矮小生の品種もあり、比較的小さな庭でも栽培しやすいため、園芸品種として好まれています。

まっすぐと高く伸びた地上部とは異なり、地下部では細根が発達しており、何本もの細長く伸びた根が広い範囲に繁茂します。主に生薬として用いられる部分は、まっすぐ伸びた地上部ではなく、細根が入り組んだ地下部の根と根茎の部分で、紫菀《しおん》と称されます。紫菀にはサポニンという界面活性作用を有する成分が含まれます。サポニンを含む生薬には鎮咳、去痰薬となるものが多く、紫菀も同様の薬効が期待されています。

- 不老長寿
- 高血圧肝疾患
- 滋養強壮薬

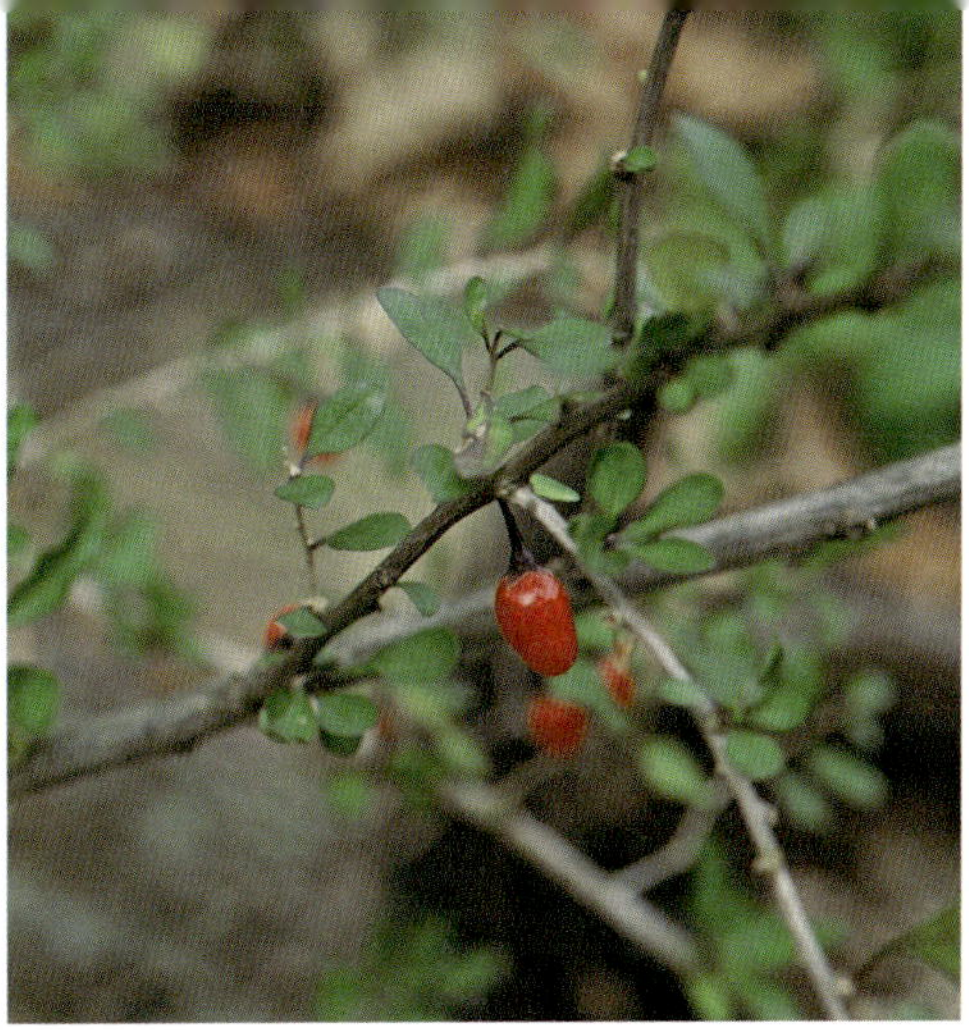

83 クコ

Lycium barbarum

実・葉・根の皮を用いる生薬

クコは古くから滋養がとれ、不老長寿をもたらす生薬として利用されてきました。小さな赤い実をしたクコの実は漢方薬として用いられる以外にも、薬膳料理によく使われます。杏仁豆腐の上に何粒か赤い実が添えられていることで、ご存知の方も多いでしょう。

クコはナス科の木本植物で高さ1～2mほどの細い木質の茎をのばします。少ししだれた枝が多数に枝分かれして叢生していることが多いです。ところどころに枝が変化したとげをつけています。紫色の小さな花をつけたあと、お馴染みの赤い実を結びます。これを生薬としては枸杞子《くこし》と呼び、高血圧肝疾患など、滋養強壮薬として用います。焼酎などに漬けて枸杞子酒をつくり、手軽に利用する方法もとられています。また、クコは果実以外にもさまざまな部分を生薬として用います。葉は枸杞葉《くこよう》と称し、健康茶として利用されます。なかでも根の皮は地骨皮《じこっぴ》と称され、漢方処方にも配合されます。地骨皮は強壮解熱薬となり、民間薬的には糖尿病に用いられました。そのほか排尿困難などに用いられる清心蓮子飲《せいしんれんしいん》や、慢性的な咳や痰に適用がある滋陰至宝《じいんしほう》湯《とう》に配合されます。

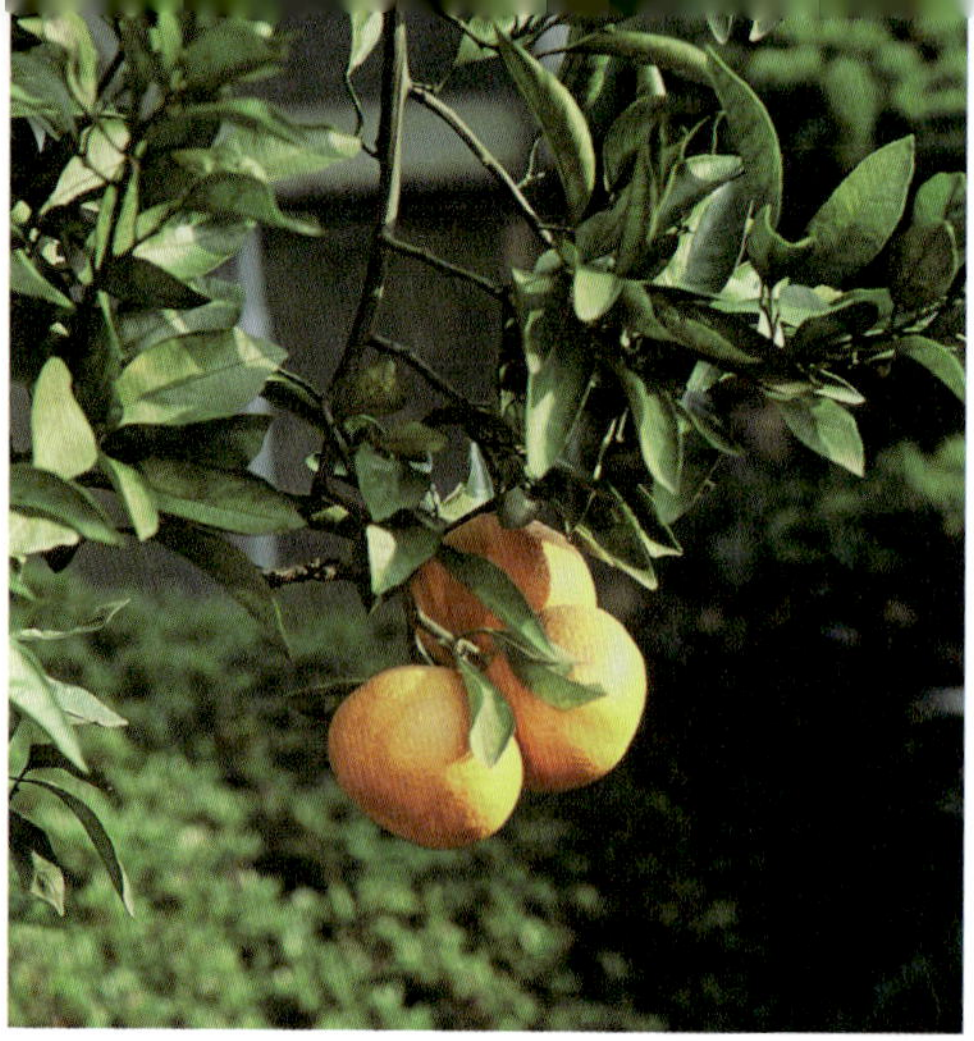

84 ウンシュウミカン

Citrus unshiu

- 身近な果物
- 芳香性健胃薬
- 苦味健胃薬

誰もが知っている日本の冬の風物詩

ウンシュウミカンは日本人に最も馴染みのある柑橘類と言ってもよいかもしれません。最近はコタツを使う家庭が少なくなったとは言え、足をなかまで入れて温まりながら、ミカンを食べるというのは冬の風物詩のひとつでしょう。

ミカンにはウンシュウミカンのように皮が薄くて向きやすい品種と、ナツミカンのように皮の白い部分が厚いものがあります。漢方では両者を使い分け、前者を陳皮《ちんぴ》、後者を枳実《きじつ》や枳殻《きこく》とします。

ミカンの皮は3層に分かれていて、外層の色づく部分をフラベド（外果皮）、白い部分をアルベド（中果皮）と言い、フラベドの部分はリモネンなどの精油を多く含んだ油胞が数多く並びます。ウンシュウミカンのように、皮の白いアルベドの部分が少なく、フラベドが中心であるものは、その香りを有効に用い、芳香性健胃薬とされます。対して、アルベドの部分は苦みが強いので、ナツミカンなどを生薬としたものは苦味健胃薬として用いられることが多いです。ちなみに、果皮のうち、もっとも内側にある内果皮はミカンの房を包む薄皮の部分で、普段おいしく食べているのは薄皮の内側に生えた毛の部分です。

85 フクジュソウ

Adonis ramosa

- 七種粥
- 強心薬

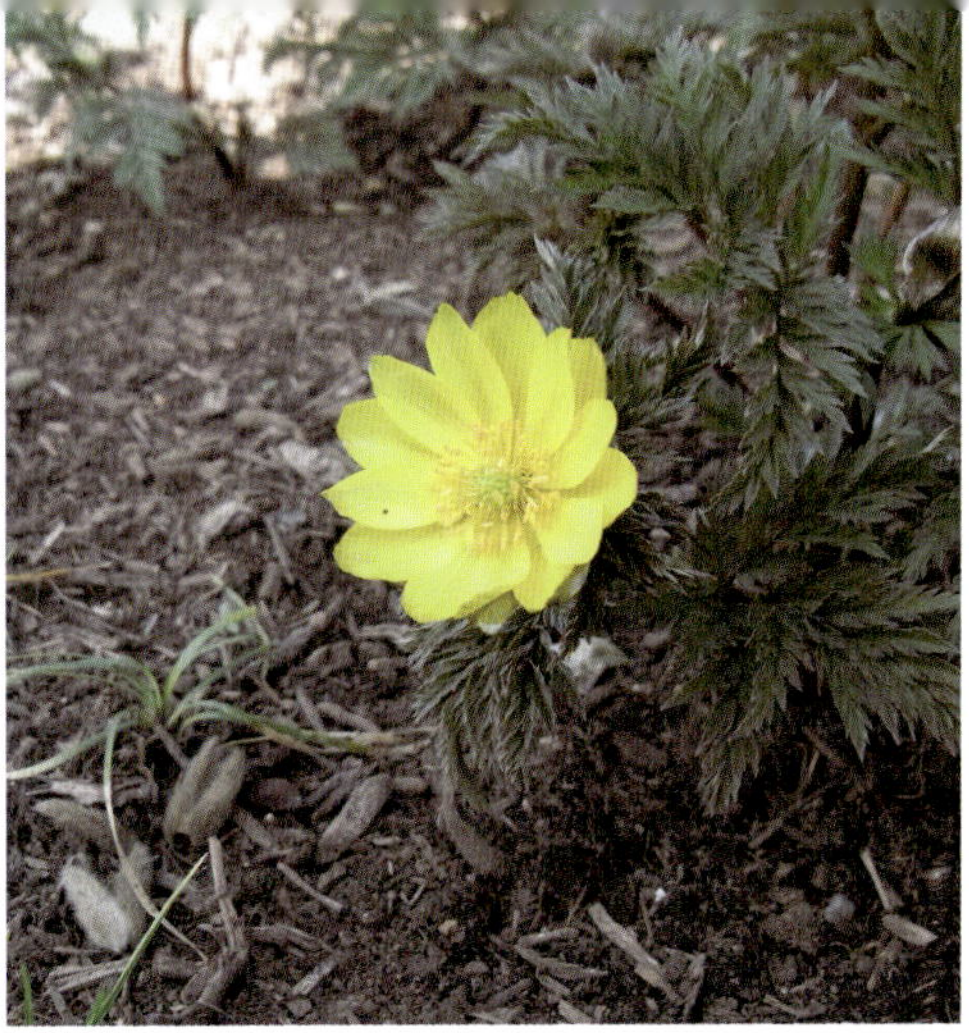

江戸時代から伝わる正月の花

正月を飾る植物はさまざまです。門松に用いられるマツやタケ、7日になれば春の七草（セリ、ナズナ、ハハコグサ、ハコベ、コオニタビラコ、カブ、ダイコン）を七種粥《ななくさがゆ》とします。キンポウゲ科のフクジュソウも正月の花のひとつですが、門松や七草に比べると知名度は低いかもしれません。しかし、フクジュソウを正月の花とする歴史は古く、江戸時代中期の薬物書である『大和本草《やまとほんぞう》』には「福寿草《ふくじゅそう》」、「元日《がんじつ》草《そう》」の名で記載されています。『大和本草』の著者は貝原益軒《かいばらえきけん》です。貝原益軒は他にも基礎的な養生書として知られる『養生訓《ようじょうくん》』を著していることで知られています。正月といっても当時は旧暦ですので、今では気温などを調節して正月に花期を合わせているようです。

フクジュソウには日本にもともと自生していたフクジュソウ *Adonis amurensis* と、明治時代にヨーロッパから導入されたセイヨウフクジュソウ *Adonis vernalis* があり、成分はシマリン、アドニトキシンなどを含んでいます。これらの成分は強心配糖体の一種であり、ヨーロッパの伝統医学においてジギタリスと同様に強心薬として用いられていました。

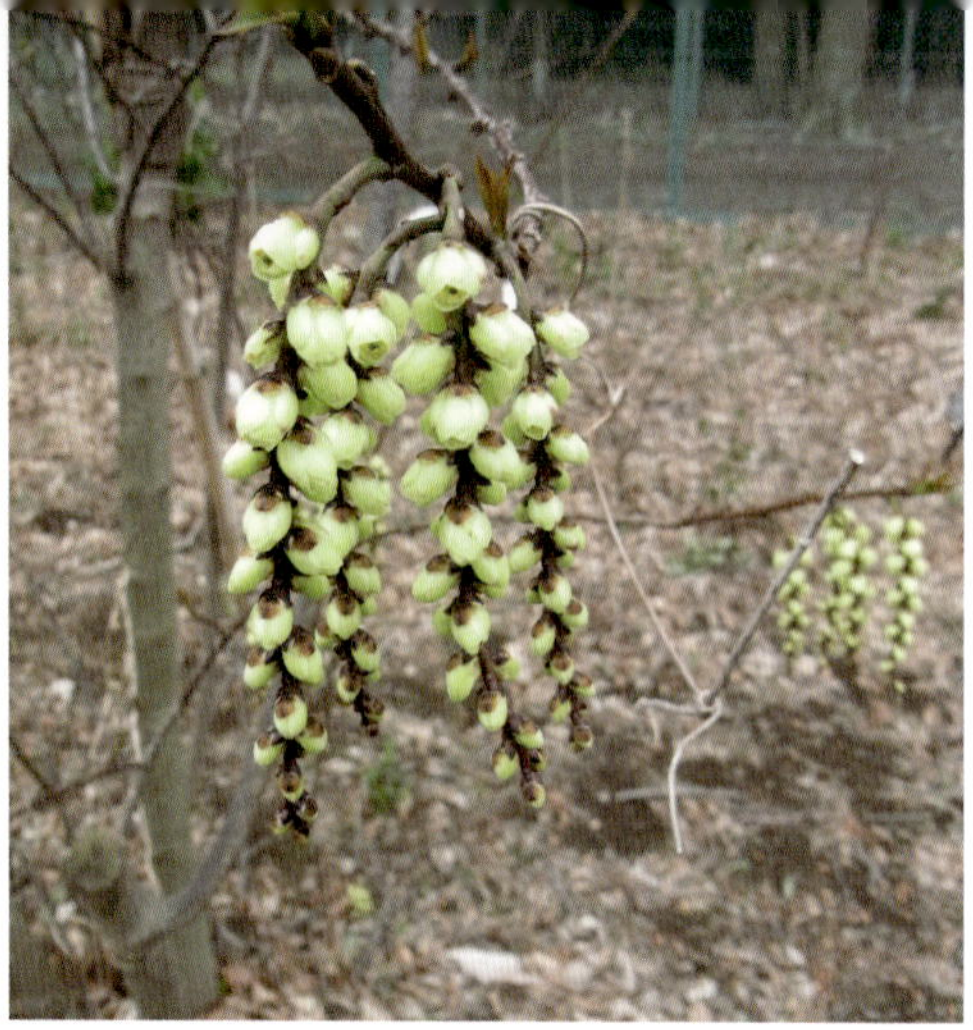

86 キブシ

Stachyurus praecox

- 虫こぶ
- 止瀉・鎮咳薬
- 利尿薬

ヌルデの代用にもされた生薬

キブシは日本に広く分布し、林野でよくみられる落葉低木です。早春の雑木林で、新芽が出始めるころにいち早く花を咲かせます。花は淡黄緑色の上品な花色であまり鮮やかとは言えませんが、ブドウの房のようにいくつもの花が集まって咲いており、色どりが乏しいころの林野ではよく目立ちます。

　生薬や植物の名前に「ブシ」がつきますと、トリカブトを由来とし、有毒なアルカロイドを含む「附子」を想像しますが、キブシの「ブシ」の由来はほかにあるようです。ウルシ科のヌルデにヌルデシロアブラムシが寄生すると、それが刺激になって葉に虫癭《ちゅうえい》（虫こぶ）ができ、これを五倍子《ごばいし》と称して生薬とされます。五倍子にはタンニンが豊富に含まれており、止瀉、鎮咳薬として用いたり、皮なめしや染料に用いられたりします。五倍子は「フシ」と呼ばれることもあり、こちらがキブシの名の由来となったようです。キブシにもタンニンが含まれています。枝や葉にはそのほかにアントシアン系の色素を含んでおり、民間薬で利尿薬とされるほか、果実はタンニン原料として、ヌルデの代用とされたようです。

87 レンギョウ

Forsythia suspensa

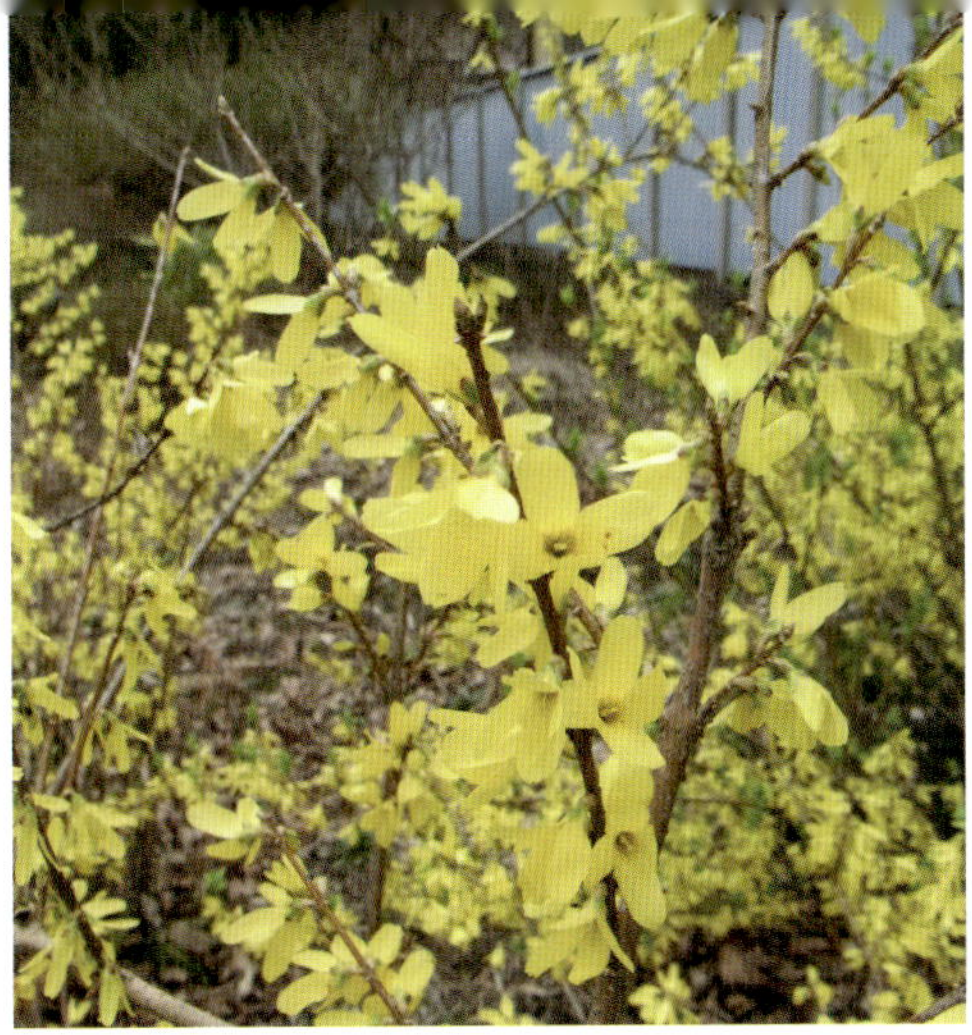

- 瘡家の聖薬
- 解毒・排膿・消炎

お花見でふと目線を下げてみる

レンギョウはモクセイ科の低木で、生け垣や公園に植樹されているのを見かけます。花期は3～4月なので公園などで桜のお花見をされるときに、少し目線を下げていただくと鮮やかな黄色い花を咲かせているのを見ることがあるかもしれません。近縁種にはシナレンギョウやチョウセンレンギョウがありますが、枝を折って断面を見て、中心の髄が中空ならばレンギョウ、膜質の髄があればシナレンギョウかチョウセンレンギョウといったように見分けることができます。また、シナレンギョウはいくらか下向きに花を咲かせます。

レンギョウの仲間のモクセイ科の植物にはマツリカ（ジャスミン）や、オリーブ、キンモクセイなど有用なものが多くあります。レンギョウは、果実を乾燥したものを連翹《れんぎょう》と称して生薬として用います。連翹《れんぎょう》は解毒や排膿、消炎といった効能が知られています。漢方の薬物書である本草書には「瘡家《そうか》（腫れもののできやすい人）の聖薬」とあり、腫れものや諸種の皮膚疾患に用いられています。連翹が配合される代表的な漢方処方には、柴胡清肝湯《さいこせいかんとう》や荊芥連翹湯《けいがいれんぎょうとう》、竜胆瀉肝湯《りゅうたんしゃかんとう》などがあります。

おわりに

生薬や漢方に関する書物が幾多もあるなか、本書を手に取っていただいた読者の方々に感謝を申し上げたいと思います。本書の刊行時も月刊誌『医道の日本』に連載中であるため、生薬を解説する本としては、当然収載するべきはずのものがまだまだ収載しきれていないということもあります。本書にご興味を持たれた方は、連載の方もご覧いただき、また、気長にお待ちいただければと思います。『医道の日本』に連載した以外にも、ご厚意により『Isotope News』に「移りゆく薬草の一景」として連載していたものも本書に掲載させていただくことができました。

生薬をわかりやすく解説するためには、植物画やはたらきをイメージできるイラストが欠かせません。本書の作成にあたっては、みやしたはんなさん、シュクヤフミコさんには素敵なイラストをいただきました。編集にご尽力いただいた医道の日本社の高橋優果さんをはじめ編集部の方々には心から御礼申し上げます。

最後に、遠藤次郎先生、故・中村輝子先生には数々のご指導をいただきましたことに感謝の念を込め、本書をささげたいと思います。

平成三十年五月吉日

帝京平成大学薬学部准教授
鈴木達彦

参考文献

遠藤次郎、中村輝子、マリア・サキム著
図説中国文化百華第9巻『癒す力を探る　東の医学と西の医学』　農山漁村文化協会　2006
岡田稔監修　『原色牧野和漢薬草大図鑑』　北隆館　2002
堀田満　他著　『世界有用植物事典』　平凡社　2002
大塚恭男著　『東西生薬考』創元社　1993
宗田一著　『日本の名薬　売薬の文化誌』　八坂書房　1981
宗田一著　『渡来薬の文化誌　－オランダ船が運んだ洋薬－』　八坂書房　1993
宗田一著　『近代薬物発達史』　薬事新報社　1975
宗田一著　『図説・日本医療文化史』　思文閣出版　1989
小曽戸洋著　『日本漢方典籍辞典』　大修館書店　1999
小曽戸洋著　『中国医学古典と日本　－書誌と伝承－』　塙書房　1996
小曽戸洋著　『新版 漢方の歴史 』　あじあブックス　2014
小曽戸洋、町泉寿郎、長谷部英一著　『五十二病方 (馬王堆出土文献訳注叢書)』　東方書店　2007
白杉悦雄、坂内栄夫著　『却穀食気・導引図・養生方・雑療方 (馬王堆出土文献訳注叢書)』　東方書店　2011
真柳誠著　『黄帝医籍研究』　汲古書院　2014
小川鼎三監訳　『図説医学史』　朝倉書店　1982
清水藤太郎著　『日本薬学史』　南山堂　1971
矢数道明著　『近世漢方医学史　曲直瀬道三とその学統』　名著出版　2000
矢部一郎著　『江戸の本草　－薬物学と博物学－』　サイエンス社　1984
石坂哲夫著　『くすりの歴史』　日本評論社　1959
吉田忠、深瀬泰旦著　『東と西の医療文化』　思文閣出版　2001
中村信一、戸部博訳　『植物形態の事典』　朝倉書店　2009
山田慶兒編　『東アジアの本草と博物学の世界』　思文閣出版　1995
山田慶兒、栗山茂久編　『歴史の中の病と医学』　思文閣出版　1997
矢数道明　『臨床応用 漢方処方解説』　創元社　1981
大塚敬節　『臨床応用 傷寒論解説』　創元社　1966
奥田謙蔵　『漢方古方要方解説』　医道の日本社　1973
矢数道明　『漢方後世要方解説』　医道の日本社　2001
荒木正胤　『日本漢方の特質と源流』　荒木正胤遺徳会　1982
大槻真一郎編　『ヒポクラテス全集』　エンタプライズ　1997
五十嵐一　『東方の医と知』　講談社　1989

本書で紹介している1～65の生薬は、『医道の日本』(医道の日本社)2012年1月号(820号)～2018年4月号(895号)の連載記事を元に、加筆・改筆したものです。また、66～87の薬草は、『Isotope News』(公益社団法人日本アイソトープ協会)2013年7月号(No.711)～2016年3月号(No.743)の連載記事を元に改筆したものです。

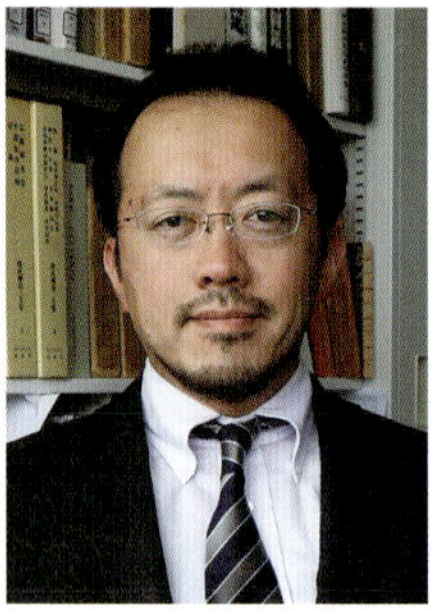

著者　鈴木 達彦（すずき たつひこ）

1975年、千葉県生まれ。東京理科大学薬学部薬学科、東洋鍼灸専門学校卒業。博士（薬学）、薬剤師、鍼灸師。現在は帝京平成大学薬学部准教授、千葉大学大学院医学研究院和漢診療学非常勤講師・客員研究員、北里大学東洋医学総合研究所客員研究員を兼任。漢方薬局店主。第17回東亜医学協会学術奨励賞、第20回富士川游学術奨励賞を受賞。

カバー・本文植物画イラスト　みやしたはんな

東京都生まれ。女子美術大学産業デザイン科卒。文具メーカーのデザイン部を経て、フリーのイラストレーターに。主に教科書や児童向け教材などのイラストで活動中。 植物画は「日本植物画倶楽部」初代会長、小林英成氏に師事。ボタニカルアートの研究、制作を続けている。日本植物画倶楽部会員。
http://hannah.webcrow.jp/

挿絵　シュクヤフミコ

東京都在中。セツモードセミナー卒業。雑誌などでフリーのイラストレーターとして活動中。shukuyafumiko.com

ブックデザイン　田中俊輔（PAGES）

生薬とからだをつなぐ

— 自然との調和を目指した生薬の使い方 —

2018年6月15日　初版第1刷発行

著　者　　鈴木達彦
発行者　　戸部慎一郎
発行所　　株式会社 医道の日本社
〒237-0068 神奈川県横須賀市追浜本町1-105
TEL 046-865-2161
FAX 046-865-2707

印刷・製本　シナノ印刷株式会社
C3047 ISBN 978-4-7529-2000-7